王付经方使用手册

讲透260首经方（第2版）

◎主编 王 付
◎编者 王帮民 王帮众 关芳芳 李 佳

河南科学技术出版社
·郑州·

图书在版编目（CIP）数据

王付经方使用手册：讲透260首经方 / 王付主编.--2版. -- 郑州：河南科学技术出版社, 2025. 6.-- ISBN 978-7-5725-1762-4

Ⅰ. R289.2

中国国家版本馆CIP数据核字第2025FB1911号

出版发行：河南科学技术出版社
地址：郑州市郑东新区祥盛街27号　邮编：450016
电话：（0371）65788613　　65788628
网址：www.hnstp.cn

出 版 人：乔　辉
策划编辑：邓　为　高　杨
责任编辑：高　杨
责任校对：董静云
封面设计：李小健
责任印制：徐海东
印　　刷：河南省环发印务有限公司
经　　销：全国新华书店
开　　本：720 mm × 1020 mm　1/16　　印张：25.75　　字数：475千字
版　　次：2025年6月第2版　　2025年6月第1次印刷
定　　价：85.00元

第2版前言

《王付经方使用手册——讲透260首经方》自2018年出版以来，多次重印，深受广大读者喜爱，为了进一步提高该书在理论上的指导性和临床上的操作性，并结合近几年在临床中治病用方总结的成功经验，在《王付经方使用手册——讲透260首经方（第2版）》修订中重点做了五方面工作。

一、针对所有经方方歌进行了全面修订

在方药组成的基础上对经方方歌进行了全面修订，如对桂枝汤的方歌修订为："调补气血桂枝汤，芍药甘草姜枣同，气血虚弱夹寒证，内外兼治有奇功。"修订方歌以经方主治基本证型为切入点，修改以经方主治某一证型而编写方歌，如修订桂枝汤方歌以主治气血虚夹寒证为切入点，修改以桂枝汤主治太阳中风证而编写方歌，若从方药组成、用药角度编写经方方歌，对开拓学习思维和应用领域具有重要的启发及引导作用。

二、针对所有经方功用进行了全面修订

修订经方功用，如桂枝汤的功用修订为："补益气血，调和营卫，温通散寒。"修订之后桂枝汤的功用，既突出了研究桂枝汤功用可以用于治疗太阳中风证，又突出了在理论上重新认识桂枝汤功用可用于治疗气血虚夹寒证，更可开拓及提高理论认识思维和临床应用能力，还突出了在临床中运用桂枝汤能够更好地辨治各科常见病、多发病、疑难病及疫病，对此就进一步明白了桂枝汤既可用于治疗太阳病，又可用于治疗厥阴病、少阴病、太阴病、少阳病、阳明病的理论依据和临床意义。

三、针对所有经方增补了主治基本证型

增补经方主治基本证型，如增补桂枝汤的主治基本证型："气血虚夹寒证。①气虚证、气伤证的基本症状表现即倦怠乏力，神志不佳，面色不荣；气虚证的病变证机及症状表现较气伤证为重。②血虚证、血伤证的基本症状表现即面色苍白，头晕目眩，肌肤指（趾）甲无泽；血虚证病变证机及症状表现较血伤证为重。③寒证、阴寒证的基本症状表现即手足不温，怕冷，舌质淡，苔白；阴寒证的病变证机及症状表现较寒证为重。④气血虚夹寒证病变在心有心的基本症状表现如心悸等，在肺有肺的基本症状表现如咳嗽等，在肾有肾的基本症状表现如腰酸等，在肝有肝的基本症状表现如胁肋不舒等，在脾胃有脾胃的基本症状表现如脘腹不适，在太阳有太阳的基本症状表现如发热、疼痛、瘙痒等。⑤辨识气血虚夹寒证即包含太阳中风证和脾胃虚弱证的基本病变证机，于此适应证列举桂枝汤治疗太阳中风证和脾胃虚弱证的基本思路与方法。”研究桂枝汤，在经过全面客观务实综合分析之后，得知太阳中风证的最基本病变证机就是气血虚夹寒，而太阳伤寒证在其病变演变过程中亦可出现气血虚夹寒的病变证机，厥阴病、少阴病、太阴病、阳明病、少阳病在其病变演变过程中亦可出现气血虚夹寒的病变证机，以此就明白运用桂枝汤可辨清诸多疾病的病变证机，即气血虚夹寒，对此亦即明白研究应用经方主治基本证型的实用性、启发性、重要性及迫切性。对此还要特别指出：在辨识主治基本证型时还要进一步总结归纳症状表现，分别列举寒证、热证、瘀证、水证等基本证型，对此需在深入了解和全面掌握辨寒证、热证、瘀证、水证等基本证型的基础上，明白主治基本证型中的症状表现在临床中不一定都具备，所以应开辟应用经方治疗基本证型的思路、方法与技巧，用不断变化的思维去灵活地运用经方思路、方法和技巧，且针对临床中复杂多变的症状表现能随机应变地确立很好的治疗方案是经方合方十八反，最终取得预期疗效。

四、对用药分析进行了全面修订

研究用药分析彻底改变长期以来解读方药作用仅仅围绕病证表现剖析方药作用特点的弊端。在修订中，根据方中用药的基本作用重新客观地解读剖析方药作用。如桂枝汤中用药分析修订为：“方中芍药以补血敛阴兼清泻为主，大枣以益气兼补血为主，甘草以益气生津兼缓急为主，桂枝以温宣通经兼补为主，生姜以温通宣散兼降逆为主，从用药用量分析进而得出桂枝汤是治疗气血虚夹寒证的重要基础用方。”这样就自然而然对桂枝汤等经方有了明确的认识、理解和应用，如此研究经方方药，可打开运用经方治病的思路，提升运用经方治病的技术、技能及技巧。

五、对随证加减内容修订为随证合方

众所周知，在临床中确保治病疗效的最佳选择是经方，提高治病疗效的关键是选择经方合方，而落实提高疗效的核心是经方合方十八反。对此在本次修订时增补了相关经方合方十八反的具体内容，对全面客观务实地提升临床运用经方合方十八反诊治水平奠定了扎实的理论应用基础。

通过此次修订，可提高医生的认知能力和诊治水平，如学习桂枝汤、麻黄汤，医生原来仅仅知道桂枝汤是治疗太阳中风证的重要用方，麻黄汤是治疗太阳伤寒证的重要用方，经学习进而得知桂枝汤是治疗太阳伤寒证的重要合用方，麻黄汤是治疗太阳中风证的重要合用方，对运用桂枝汤、麻黄汤等重要合用方治疗厥阴病、少阴病、太阴病、少阳病、阳明病、太阳病具有举足轻重的指导意义。

从对方中用药用量的全面系统、科学务实的解读剖析，对经方用药基本作用进行综合分析、总结判断而提炼方药功用，如解读桂枝汤功用不再局限于治疗太阳中风证，而从方中用药用量角度得出桂枝汤基本功用是补益气血，调和营卫，温通散寒。再根据功用又得出桂枝汤主治基本证型是气血虚夹寒证，这样就能从本质上认清桂枝汤无论是针对厥阴病、少阴病、太阴病，还是针对少阳病、阳明病、太阳病，只要辨清病变证机都是气血虚夹寒，均可选用桂枝汤，均能取得预期最佳疗效。再如从方中用药用量角度分析得出麻黄汤的基本功用是宣通血脉，降泄浊逆，温经散寒，补益中气，再根据功用又得出麻黄汤主治基本证型是寒郁夹湿证，这从本质上认清麻黄汤无论是针对厥阴病、少阴病、太阴病，还是针对少阳病、阳明病、太阳病，只要其病变证机都是寒郁夹湿，均可选用麻黄汤，均能取得预期最佳疗效。掌握与应用其余所有经方的学习研究与应用思路、方法与技巧技能均以此类推，这样自然而然就能得出大承气汤、四逆汤、百合地黄汤、大建中汤、小柴胡汤、天雄散等经方既可治疗厥阴病、少阴病、太阴病，又可治疗少阳病、阳明病、太阳病，以此研究应用经方既拥有扎实的理论基础，又具有扎实的临床依据，以此即可达到运用经方、经方合方、经方合方十八反辨治临床各科常见病、多发病、疑难病及疫病的目的。

总之，在临床中“下工”仅用桂枝汤治疗太阳中风证或仅用麻黄汤治疗太阳伤寒证；“中工”用桂枝汤治疗太阳伤寒证或用麻黄汤治疗太阳中风证；“上工”用桂枝汤、麻黄汤等经方治疗厥阴病、少阴病、太阴病、少阳病、阳明病、太阳病。

本次再版修订，既感谢邓为副总编辑、高杨编辑对本书的支持和关心，也感谢广大读者对本书的青睐和厚爱，同时为本书特有的经方治病思维及方法能给读者提供有益的学用技巧、技能、技术而高兴。因修订时间比较紧，书中可能存在不足，恳请读者提出宝贵意见，以便再次修订及提高。

王付

2025年2月

第1版前言

众所周知，医生在临床中能不能较好地运用经方辨治杂病，能不能用经方治愈杂病，关键在于如何正确地选用经方。再则，医生在临床中欲熟记经方260首，尤其是想要比较熟练地掌握运用经方治病的各个环节，实现运用经方治病的最终愿望，需要花费很多时间。而当今医生能完全牢记260首经方治病的各个要点者仅仅是少数，为了使更多临床医生能够比较熟练地选择经方辨治各科杂病，并取得预期最佳治疗效果，特撰写《王付经方使用手册——讲透260首经方》一书。

医生欲在临床中运用经方辨治常见病、多发病及疑难病，就必须对运用经方治病的各个环节了如指掌，这样才能做到胸有成竹、有的放矢。再者，为了学好经方、用活经方、熟悉经方、掌握经方、变通经方，达到用经方治病而能触类旁通的目标，拥有一本好的经方手册至关重要。

医生在临床中若能正确地运用经方辨治各科杂病，并取得预期疗效，就必须进一步掌握导读、方歌、方药、用法、功用、适应证、用药分析、用方思路、随证加减及注意事项等。导读可以引导医生学习经方、拓展思维，使医生更好地运用经方；方歌可以帮助医生牢记经方组成；方药组成可以帮助医生临证娴熟应用经方；用法是运用经方辨治病证、发挥疗效的重要保障；功用可以帮助医生掌握经方的辨治病证范围；适应证可以帮助医生在选用经方时有的放矢；用药分析可以帮助医生剖析药与药之间的相互促进、协调或制约等多种复杂演变关系；用方思路突出运用经方辨治疾病时举一反三、触类旁通；随证加减是临证灵活运用经方的依据，说明经方既有其辨治病证的适应范围又有一定的局限性；注意事项强调临证要审明病变证机，辨清西医疾病和中医病证，合理运用经方。

王付

2017 年 12 月 23 日

编写说明

经方即《伤寒杂病论》之方，亦即仲景方；经方之所以称为经方，是因为经方不仅具有非凡的治疗效果，还是具有不同于时方治疗作用的经典用方。

学好经方、用活经方，这是中医或中西医结合医生共同的向往与追求；提高治病效果，尽快减轻患者痛苦，这是医生共同的目标与宗旨。

要想实现治病救人的最终目标与宗旨，就必须深入研习与合理应用经方；要想更好地用经方理论指导临床，就必须对运用经方的各个环节全面研习并系统掌握。本书对每个经方按照导读、方歌、方药、用法、功用、主治基本证型、适应证、用药分析、用方思路、随证合方和注意事项的顺序进行了归纳总结。

其一，“导读”可以引导医者学习经方、拓展思维，使医者更好地运用经方，是从思路与方法角度学习、研究和应用经方，目的在于更加灵活地运用经方辨治诸多杂病。

其二，“方歌”可以帮助医者牢记经方组成，这是学好经方的基本功，将为临床应用经方奠定扎实的基础。

其三，“方药”可以帮助读者临证娴熟应用经方。经方组成中用药及用量是学用经方必须重点掌握的核心部分。研究经方用药还必须打破中药学归经理论的制约，从经方用药的基本思路与方法入手，从本质上认清经方用药的基本治病作用。例如，麻黄既可用于辨治太阳病（如麻黄汤），又可用于辨治肺病（如麻黄汤、射干麻黄汤），更可辨治心病（如半夏麻黄丸）、肝病（如麻黄连翘赤小豆汤）、肾病（如越婢汤）、脾胃病（如桂枝去芍药加麻黄附子细辛汤）、肠病（如麻黄升麻汤）、肌肉关节病（如乌头汤）等。经方药物用量对临床治病取得最佳疗效也很重要，如桂枝汤、桂枝加芍药汤、桂枝新加汤因芍药的用量不同，所辨治的病证也不尽相同。所以学用经方既要研究用药，又要研究用量，临证只有将二者有机地结合，才能真正用活经方，以实现辨治诸疾的目的。

其四，“用法”是运用经方辨治病证、发挥疗效的重要保障，亦是运用经方治病的重要环节。如半夏泻心汤、小柴胡汤、茵陈蒿汤等煎药方法都直接关系到能否取得预期治疗效果。临证治病要重视运用煎药方法及服药方法等，以取得最佳疗效。

其五，“功用”可以帮助医者掌握经方的辨治病证范围，也是引导医者运用经方的基本切入点，了解与掌握经方的功用对正确使用经方具有非常重要的指导意义。

其六，“主治基本证型” 可以开拓运用经方治疗诸多疾病的基本思路和扩大应用范围，如桂枝汤主治基本证型是气血虚夹寒证，其既可治疗太阳病的病变证型是气血虚夹寒证，即太阳中风证的基本病变证机为气血虚夹寒，又可治疗阳明病、少阳病、太阴病、少阴病、厥阴病的病变证机为气血虚夹寒证，以此深入全面学习经方主治基本证型，既能点拨学习思路和应用技巧，又能显著提高治疗效果。

其七，“适应证”可以帮助医者在选用经方时有的放矢。想要更好地运用经方辨治病证，就必须做到既要辨清经方针对的病是西医的什么病，又要辨清西医的病属于中医的什么证，还要辨清西医病与中医证之间的内在联系，以此研究经方的适应证而辨治复杂多变的病证。

其八，“用药分析”可以帮助医者剖析药与药之间的相互促进、协调或制约等多种复杂演变关系。其相互促进可使疗效倍增，相互协调可主次兼顾，相互制约可消除弊端，使经方用药能最大限度减少毒副作用，并能充分发挥药效。

其九，“用方思路”突出运用经方辨治疾病时举一反三，触类旁通。每个经方既有基本适应证，又有扩大适应证。学习基本适应证是运用经方辨治病证的基础，学习扩大适应证是运用经方辨治病证的提高。将基础与提高有机地结合，才能真正用活、用好经方，从而辨治复杂多变的病证。

其十，“随证合方”是临证灵活运用经方的依据，说明经方既有其辨治病证的适应范围，又有一定的局限性。运用经方只有知己知彼，才能百用百效。为了避免运用经方辨治病证的局限性，提高运用经方辨治病证的思辨性和灵活性，临证辨治诸疾可选用经方合方或酌情进行加减变化。

其十一，“注意事项”强调临证要审明病变证机，辨清西医疾病和中医病证，合理运用经方。辨西医之病可进一步了解疾病的发展演变规律及其转归，辨清中医之证可更好地针对西医之病而选用经方。

全面研究及应用经方，可形成完整的经方病证理论体系，并应用于临床，达到运用经方病证理论体系辨治各科常见病、多发病及疑难病的目的。

王付

2025 年 2 月

目　录

第/一/章　表/证/用/方

表证用方既可治疗表证，又可治疗非表证。临床应用表证用方，以表证为基本适应证，而治疗非表证则为临床应用范围的扩大。表证用方除了治疗表证以外，还可广泛用于治疗消化系统、呼吸系统，以及内分泌系统、神经系统疾病。深入学习与研究表证用方，不仅有助于合理运用表证用方，而且对指导中医辨证与西医辨病具有重要作用。

第一节　太阳中风证用方

一、桂枝汤

【导读】①学用桂枝汤应重视桂枝和芍药的用量调配关系。②桂枝汤虽是辨治太阳中风证的重要代表方，但在临床中还要明确指出桂枝汤主治基本证型是气血虚夹寒证。

【方歌】调补气血桂枝汤，芍药甘草姜枣同，气血虚弱夹寒证，内外兼治有奇功。

【方药】桂枝三两（9 g）　芍药三两（9 g）　甘草炙，二两（6 g）　生姜切，三两（9 g）　大枣十二枚，擘

【用法】上五味，㕮咀三味，以水七升，微火煮取三升，去滓。适寒温，服一升。服已须臾，啜热稀粥一升余，以助药力。温服令一时许，遍身微似有汗者益佳，不可令如水流漓，病必不除。若一服汗出病瘥，停后服，不必尽剂；若不汗，更服依前法；又不汗，后服小促其间，半日许令三服尽。若病重者，一日一夜服，周时观之。服一剂尽，病证犹在者，更作服。若汗不出者，乃服至二三剂。禁生冷、黏滑、肉面、五辛、酒酪、臭恶等。

【功用】补益气血，调和营卫，温通散寒。

【主治基本证型】气血虚夹寒证。①气虚证、气伤证的基本症状表现即倦怠乏力，神志不佳，面色不荣；气虚证的病变证机及症状表现较气伤证为重。

②血虚证、血伤证的基本症状表现即面色苍白，头晕目眩，肌肤指（趾）甲无泽；血虚证病变证机及症状表现较血伤证为重。③寒证、阴寒证的基本症状表现即手足不温，怕冷，舌质淡，苔白；阴寒证的病变证机及症状表现较寒证为重。④气血虚夹寒证病变在心有心的基本症状表现如心悸等，在肺有肺的基本症状表现如咳嗽等，在肾有肾的基本症状表现如腰酸等，在肝有肝的基本症状表现如胁肋不舒等，在脾胃有脾胃的基本症状表现如脘腹不适，在太阳有太阳的基本症状表现如发热、疼痛、瘙痒等。⑤辨识气血虚夹寒证即包含太阳中风证和脾胃虚弱证的基本病变证机，于此适应证列举桂枝汤治疗太阳中风证和脾胃虚弱证的基本思路与方法。

【适应证】

1. 中医病证　①风寒表虚证（太阳中风证）：发热恶风，汗出，头痛，鼻鸣，干呕，口不渴，舌淡、苔白，脉浮缓或浮弱。②妊娠恶阻证（脾胃虚弱证）：恶心，呕吐，不思饮食，脘腹不舒，舌淡、苔薄白，脉弱。

2. 西医疾病　普通感冒、流行性感冒、鼻炎、支气管炎、原因不明的低热，以及慢性胃炎、慢性肝炎、慢性胰腺炎等病变证机属于气血虚夹寒证者。

【用药分析】 方中芍药以补血敛阴兼清泻为主，大枣以益气兼补血为主，甘草以益气生津兼缓急为主，桂枝以温宣通经兼补为主，生姜以温通宣散兼降逆为主，从用药用量分析进而得出桂枝汤是治疗气血虚夹寒证的重要基础用方。

【用方思路】

（1）桂枝汤既是辨治太阳中风证的重要代表方，又是辨治妊娠恶阻证的基础用方，还可用于辨治诸多杂病如心脏病、肺病、脾胃病等属于气血虚夹寒证者的重要基础用方。

（2）方中桂枝、生姜既是辛温解表药，又是温里散寒药；桂枝、生姜既是辨治表证的重要用药，又是辨治里证的重要用药；芍药、大枣、甘草既是调补营卫的首选用药，又是补益诸脏腑气血虚的基本用药。桂枝汤可根据病机的不同而发挥不同的治疗作用。从方中用药、用量及调配分析得知，桂枝汤的应用并不局限于表证，还可用于辨治诸多杂病，如循环、消化、呼吸等系统疾病病变证机属于气血虚夹寒证者。

（3）运用桂枝汤辨治的基本病证（无论病变部位是在表还是在里）是气血虚夹寒；根据方中用药分析，运用本方辨治的病证以虚为主，治疗以补为主、以散寒为次；再根据大枣、炙甘草的药物属性判断，运用本方辨治的病证是寒与虚俱有。

【随证合方】 若夹手指麻木，可与藜芦甘草汤合方用之；若夹肢体疼痛，可与乌头花粉汤合方用之；若夹热，可与白虎汤合方用之；若夹郁，可与四逆散合方用之；若夹瘀热，可与桃核承气汤合方用之。运用桂枝汤辨治复杂多变的病证必须结合病变证机主次而酌情调整方药用量，这样才能取得预期治疗效果。

【注意事项】运用桂枝汤既要辨清西医之病，又要辨清西医之病属于中医气血虚夹寒证。辨西医之病可进一步了解疾病的发展演变规律及其转归，辨中医之证可更好地针对西医之病选用桂枝汤。

二、桂枝二麻黄一汤

【导读】①学用桂枝二麻黄一汤应重视桂枝和麻黄的用量调配关系、桂枝和芍药的用量调配关系。②桂枝二麻黄一汤虽是辨治太阳中风轻证的重要代表方，但在临床中还要明确指出桂枝二麻黄一汤主治基本证型是寒郁夹气血虚证。

【方歌】桂枝二麻黄一汤，调整用量示范方，辨治脏腑及营卫，调补宣通效非常。

【方药】桂枝去皮，一两十七铢（5.4 g）　芍药一两六铢（3.7 g）　麻黄去节，十六铢（2.1 g）　生姜切，一两六铢（3.7 g）　杏仁去皮尖，十六个（2.5 g）　甘草炙，一两二铢（3.2 g）　大枣擘，五枚

【用法】上七味，以水五升，先煮麻黄一二沸，去上沫，内诸药，煮取二升，去滓。温服一升，日再服。本云：桂枝汤二分，麻黄汤一分，合为二升，分再服。今合为一方，将息如前法。

【功用】宣散温通，养血敛阴，补益正气。

【主治基本证型】寒郁夹气血虚证。①寒郁证的基本症状表现为手足不温，怕冷，舌质淡，苔白；寒郁证的特点是病程比较缠绵胶结，症状表现比较复杂，病变证机比较顽固。②气虚证、气伤证的基本症状表现为倦怠乏力，神志不佳，面色不荣；气虚证的病变证机及症状表现较气伤证为重。③血虚证、血伤证的基本症状表现为面色苍白、头晕目眩、肌肤指（趾）甲无泽；血虚证病变证机及症状表现较血伤证为重。④寒郁夹气血虚证病变在心有心的基本症状表现如心悸等，在肺有肺的基本症状表现如咳嗽等，在肾有肾的基本症状表现如腰酸等，在肝有肝的基本症状表现如胁肋不舒等，在脾胃有脾胃的基本症状表现如脘腹不适，在太阳有太阳的基本症状表现如发热、疼痛、瘙痒等。⑤辨识寒郁夹气血虚证即包含太阳中风轻证的基本病变证机，于此适应证列举桂枝二麻黄一汤治疗太阳中风轻证的基本思路与方法。

【适应证】

1. 中医病证　太阳中风轻证：发热，恶风寒，形似疟状，一日再发，头

痛，汗出，舌淡、苔薄，脉浮。

2. 西医疾病　普通感冒、流行性感冒、支气管炎、支气管肺炎、过敏性疾病、皮肤病等病变证机属于寒郁夹气血虚证者。

【用药分析】 方中桂枝以温宣通经兼补为主，麻黄以温宣兼降泄为主，生姜以温通宣散兼降逆为主，杏仁以温降化痰兼润为主，芍药以补血敛阴兼清泻为主，大枣以益气兼补血为主，甘草以益气生津兼缓急为主，从用药用量分析进而得出桂枝二麻黄一汤是治疗寒郁夹气血虚证的重要基础用方。

【用方思路】

（1）桂枝二麻黄一汤既是辨治太阳中风轻证的重要代表方，又是辨治心脏病、肺病、内分泌疾病等属于寒郁夹气血虚证者的重要基础方。

（2）方中桂枝、生姜、麻黄既是辛温解表药，又是温里散寒药；芍药、大枣、甘草既是调补营卫的首选用药，又是补益诸脏腑气血虚的基本用药；杏仁既是化痰药，又是润燥药。桂枝二麻黄一汤可根据病机的不同而发挥不同的治疗作用。从方中用药、用量及调配分析得知，桂枝二麻黄一汤的应用并不局限于表证，更可用于辨治诸多杂病，如循环、消化、呼吸等系统疾病病变证机属于寒郁夹气血虚证者。

（3）运用桂枝二麻黄一汤辨治的基本病证（无论病变部位是在表还是在里）是寒郁夹气血虚；根据方中用药也可看出，运用本方辨治的病证主要是虚实夹寒，治疗重在补泻兼顾。

【随证合方】 若夹风，可与藜芦甘草汤合方用之；若夹寒痰，可与藜芦细辛汤合方用之；若夹热，可与白虎加人参汤合方用之；若夹痰热，可与小陷胸汤合方用之。运用桂枝二麻黄一汤辨治复杂多变的病证必须结合病变证机主次而酌情调整方药用量，这样才能取得预期治疗效果。

【注意事项】 运用桂枝二麻黄一汤既要辨清西医之病，还要辨清西医之病属于中医寒郁夹气血虚证。辨西医之病可进一步了解疾病的发展演变规律及其转归，辨中医之证可更好地针对西医之病选用桂枝二麻黄一汤。

三、桂枝加黄芪汤

【导读】 ①学用桂枝加黄芪汤应重视甘草和黄芪的用量调配关系。②桂枝加黄芪汤虽是辨治寒湿黄汗证的重要代表方，但在临床中要明确指出桂枝加黄芪汤主治基本证型是气虚伤血夹寒证。

【方歌】 桂枝汤中加黄芪，调补营卫气血虚，脏腑诸虚皆可治，治表治里病可去。

【方药】 桂枝三两（9 g） 芍药三两（9 g） 甘草二两（6 g） 生姜三两（9 g） 大枣十二枚 黄芪二两（6 g）

【用法】 上六味，以水八升，煮取三升，温服一升，须臾，饮热稀粥一升余，以助药力，温服，取微汗；若不汗，更服。

【功用】 温通散寒，补益气血，敛阴固表。

【主治基本证型】 气虚伤血夹寒证。①气虚证、气伤证的基本症状表现即倦怠乏力，神志不佳，面色不荣；气虚证的病变证机及症状表现较气伤证为重。②血虚证、血伤证的基本症状表现即面色苍白，头晕目眩，肌肤指（趾）甲无泽；血虚证病变证机及症状表现较血伤证为重。③寒证、阴寒证的基本症状表现即手足不温，怕冷，舌质淡，苔白；阴寒证的病变证机及症状表现较寒证为重。④气虚伤血夹寒证病变在心有心的基本症状表现如心悸等，在肺有肺的基本症状表现如咳嗽等，在肾有肾的基本症状表现如腰酸等，在肝有肝的基本症状表现如胁肋不舒等，在脾胃有脾胃的基本症状表现如脘腹不适，在太阳有太阳的基本症状表现如发热、疼痛、瘙痒等。⑤辨识气虚伤血夹寒证即包含寒湿黄汗证和营卫气虚证的基本病变证机，于此适应证列举桂枝加黄芪汤治疗寒湿黄汗证和营卫气虚证的基本思路与方法。

【适应证】

1. 中医病证 ①寒湿黄汗证：汗出色黄，两胫自冷，身重，汗出已辄轻，久久必眴；髋及胸中痛，腰以上必汗出，以下无汗，腰髋弛痛，如有物在皮中状，病甚者不能食，身疼痛，烦躁，小便不利，舌淡、苔白腻，脉濡或缓。②营卫气虚证：多汗，怕风，倦怠乏力，时时发热，舌质淡、苔薄白，脉虚弱。

2. 西医疾病 普通感冒、流行性感冒、神经性头痛、过敏性皮肤病、过敏性鼻炎、皮肤疮疡、慢性肠胃炎或溃疡、慢性肝炎、慢性胆囊炎、慢性胰腺炎、慢性支气管炎、慢性气管炎、肺气肿、肺间质纤维化、末梢神经炎、面神经炎、神经性疼痛、神经衰弱、慢性鼻炎、慢性鼻窦炎、慢性额窦炎等病变证机属于气虚伤血夹寒证者。

【用药分析】 方中黄芪以益气兼消疮为主，大枣以益气兼补血为主，甘草以益气生津兼缓急为主，芍药以补血敛阴兼清泻为主，桂枝以温宣通经兼补为主，生姜以温通宣散兼降逆为主，从用药用量分析进而得出方药是治疗气虚伤血夹寒证的重要基础用方。

【用方思路】

（1）桂枝加黄芪汤既是辨治寒湿黄汗证及营卫气虚证的重要代表方，又是辨治脾胃病、肺病、肝病、肾病等属于气虚伤血夹寒证者的重要基础方。

（2）方中桂枝、生姜既是辛温解表药，又是温里散寒药；芍药、黄芪、大枣、甘草既是调补营卫的首选用药，又是补益诸脏腑气血虚的基本用药。运用桂枝加黄芪汤辨治的病证以气虚为主。从方中用药、用量及调配分析得知，桂枝加黄芪汤的应用并不局限于寒湿黄汗证及营卫气虚证，还可用于辨治诸多杂病，如消化、呼吸、泌尿、内分泌等系统疾病病变证机属于气虚伤血夹寒证者。

（3）运用桂枝加黄芪汤辨治的基本病证（无论病变部位是在表还是在里）是气虚伤血夹寒；根据方中用药分析，运用本方辨治的病证是气虚伤血夹寒为主，治疗重在补虚，次在散寒。

【随证合方】若夹风痰，可与藜芦甘草汤合方用之；若夹寒痰，可与赤丸合方用之；若夹热，可与栀子柏皮汤合方用之；若夹瘀，可与桂枝茯苓丸合方用之。运用桂枝加黄芪汤辨治复杂多变的病证必须结合病变证机主次而酌情调整方药用量，这样才能取得预期治疗效果。

【注意事项】运用桂枝加黄芪汤既要辨清西医之病，又要辨清西医之病属于中医气虚伤血夹寒证。辨西医之病可了解疾病的发展演变规律及其转归，辨清中医之证可更好地针对西医之病选用桂枝加黄芪汤。

第二节　太阳伤寒证用方

一、麻黄汤

【导读】①学用麻黄汤应重视麻黄和桂枝的用量调配关系、麻黄和杏仁的用量调配关系。②麻黄汤虽是辨治太阳伤寒证的重要代表方，但在临床中还要明确指出麻黄汤主治基本证型是寒郁夹湿证。

【方歌】麻黄汤中用桂枝，杏仁甘草四般施，寒郁夹湿诸般证，各科杂病因人宜。

【方药】麻黄去节，三两（9 g）　桂枝去皮，二两（6 g）　甘草炙，一两（3 g）　杏仁去皮尖，七十个（12 g）

【用法】上四味，以水九升，先煮麻黄减二升，去上沫，内诸药，煮取二升半，去滓。温服八合，覆取微似汗，不需啜粥，余如桂枝法将息。

【功用】宣通血脉，降泄浊逆，温经散寒，补益中气。

【主治基本证型】寒郁夹湿证。①寒郁证的基本症状表现即手足不温，怕冷，舌质淡，苔白；寒郁证的表现特点是气血营卫津液因寒郁而运行不畅。②湿证的基本症状表现即身体酸楚、沉重、困痛，或大便溏泻，或小便混浊，口腻，苔腻。③寒郁夹湿证病变在心有心的基本症状表现如心悸等，在肺有肺的基本症状表现如咳嗽等，在肾有肾的基本症状表现如腰酸等，在肝有肝的基本症状表现如胁肋不舒等，在脾胃有脾胃的基本症状表现如脘腹不适，在太阳有太阳的基本症状表现如发热、疼痛、瘙痒等。④辨识寒郁夹湿证即包含太阳伤寒证和风寒犯肺证的基本病变证机，于此适应证列举麻黄汤治疗太阳伤寒证和风寒犯肺证的基本思路与方法。

【适应证】

1. 中医病证　①风寒表实证（太阳伤寒证）：发热恶寒，头身疼痛，腰痛，骨节疼痛，无汗而喘，口不渴，舌淡、苔白，脉浮紧。②风寒犯肺证：咳嗽，气喘，痰白，舌淡、苔白，脉浮。

2. 西医疾病　普通感冒、流行性感冒、支气管炎、支气管肺炎、支气管哮喘、慢性阻塞性肺疾病、慢性鼻炎、神经性头痛、风湿性关节炎等病变证机属于寒郁夹湿证者。

【用药分析】方中麻黄以温宣兼降泄为主，桂枝以温宣通经兼补为主，杏仁以温降化痰兼润为主，甘草以益气生津兼缓急为主，从用药用量分析进而得出麻黄汤是治疗寒郁夹湿证的重要基础用方。

【用方思路】

（1）麻黄汤既是辨治太阳伤寒证、风寒犯肺证的重要代表方，又是辨治心病、肺病、肌肉关节病等属于寒郁夹湿证者的重要基础方。

（2）方中麻黄、桂枝既是辛温解表药，又是温里散寒药；杏仁、甘草虽是治里药，但杏仁以肃降为主，甘草以补益为主。运用麻黄汤辨治的表证以实为主；从方中用药、用量及调配分析得知，麻黄汤的应用并不局限于太阳伤寒证及风寒犯肺证，还可用于辨治诸多杂病，如运动、神经、循环、呼吸等系统疾病病变证机属于寒郁夹湿证者。

（3）运用麻黄汤辨治的基本病证（无论病变部位是在表还是在里）是寒郁夹湿；根据方中用药分析，运用本方辨治的病证以实为主，治疗重在散寒化湿。

【随证合方】若夹热，可与白虎汤合方用之；若夹咽喉不利，可与附子贝母汤合方用之；若虚实夹杂，可酌情调整方中甘草用量，亦可与理中丸合方用之。

【注意事项】运用麻黄汤既要辨清西医之病，又要辨清西医之病属于中医寒郁夹湿证。辨西医之病可了解疾病的发展演变规律及其转归，辨中医之证可更好地针对西医之病选用麻黄汤。

二、桂枝麻黄各半汤

【导读】①学用桂枝麻黄各半汤应重视桂枝和麻黄的用量调配关系、芍药和麻黄的用量调配关系。②桂枝麻黄各半汤虽是辨治太阳伤寒轻证的重要代表方，但在临床中还要明确指出桂枝麻黄各半汤主治基本证型是寒郁湿夹气血虚证。

【方歌】 桂枝麻黄各半汤，寒郁夹虚合成方，因人而异治杂病，合方巧在用量上。

【方药】 桂枝去皮，一两十六铢（5.2 g） 芍药 生姜切 甘草炙 麻黄去节，各一两（3 g） 大枣擘，四枚 杏仁汤渍，去皮尖及两仁者，二十四枚（4 g）

【用法】 上七味，以水五升，先煮麻黄一二沸，去上沫，内诸药，煮取一升八合，去滓。温服六合。本云：桂枝汤三合，麻黄汤三合，并为六合。顿服，将息如上法。

【功用】 温通宣散，温阳化湿，补益气血。

【主治基本证型】 寒郁湿夹气血虚证。①寒郁证的基本症状表现即手足不温，怕冷，舌质淡，苔白；寒郁证的表现特点是既有气血营卫津液因寒郁而运行不畅，又有病程比较缠绵胶结，症状表现比较复杂，病变证机比较顽固。②湿证的基本症状表现即身体酸楚、沉重、困痛，或大便溏泻，或小便混浊，口腻，苔腻。③气虚证、气伤证的基本症状表现即倦怠乏力，神志不佳，面色不荣；气虚证的病变证机及症状表现较气伤证为重。④血虚证、血伤证的基本症状表现即面色苍白，头晕目眩，肌肤指（趾）甲无泽；血虚证病变证机及症状表现较血伤证为重。⑤寒郁湿夹气血虚证病变在心有心的基本症状表现如心悸等，在肺有肺的基本症状表现如咳嗽等，在肾有肾的基本症状表现如腰酸等，在肝有肝的基本症状表现如胁肋不舒等，在脾胃有脾胃的基本症状表现如脘腹不适，在太阳有太阳的基本症状表现如发热、疼痛、瘙痒等。⑥辨识寒郁湿夹气血虚证即包含太阳伤寒轻证的基本病变证机，于此适应证列举桂枝麻黄各半汤治疗太阳伤寒轻证的基本思路与方法。

【适应证】

1. 中医病证 太阳伤寒轻证、肺寒轻证。发热，恶风寒，热多寒少，如疟状，一日二三度发，面色赤，身痒，舌淡、苔薄白，脉浮或紧。

2. 西医疾病 普通感冒，流行性感冒，皮肤病如荨麻疹、风疹、皮肤干燥综合征，神经性头痛，支气管肺炎等病变证机属于寒郁湿夹气血虚证者。

【用药分析】 方中桂枝以温宣通经兼补为主，麻黄以温宣兼降泄为主，生姜以温通宣散兼降逆为主，杏仁以温降化痰兼润为主，芍药以补血敛阴兼清泻为主，大枣以益气兼补血为主，甘草以益气生津兼缓急为主，从用药用量分析进而得出桂枝麻黄各半汤是治疗寒郁湿夹气血虚证的重要基础用方。

【用方思路】

（1）桂枝麻黄各半汤既是辨治太阳伤寒轻证、肺寒轻证的重要代表方，又是辨治诸多杂病如脾胃病、肺病等属于寒郁湿夹气血虚证者的重要基础方。

（2）方中麻黄、桂枝、生姜既是辛温解表药，又是温里散寒药；杏仁既是化痰药，又是润燥药；芍药既是补血药，又是收敛药；大枣、甘草可补脏腑及营卫之气。从方中用药得知，桂枝麻黄各半汤的应用并不局限于太阳伤寒轻证及肺寒轻证，还可用于辨治诸多杂病，如运动、神经、循环等系统疾病病变证机属于寒郁湿夹气血虚证者。

（3）运用桂枝麻黄各半汤辨治的基本病证（无论病变部位是在表还是在里）是寒郁湿夹气血虚；根据方中用药分析，运用本方辨治的病证以实为主，治疗兼益气血。

【随证合方】若身体疼痛，可与附子花粉汤合方用之；若夹热，可与白虎汤合方应用，并可酌情调整方药用量；若虚实夹杂，可酌情调整方药用量。

【注意事项】运用桂枝麻黄各半汤既要辨清西医之病，又要辨清西医之病属于中医寒郁湿夹气血虚证。辨西医之病可了解疾病的发展演变规律及其转归，辨中医之证可更好地针对西医之病选用桂枝麻黄各半汤。

第三节　太阳温病证用方

桂枝二越婢一汤

【导读】①学用桂枝二越婢一汤应重视桂枝和麻黄的用量调配关系、芍药和石膏的用量调配关系。②桂枝二越婢一汤虽是辨治太阳温病证的重要代表方，但在临床中还要明确指出桂枝二越婢一汤主治基本证型是寒郁气虚夹热证。

【方歌】桂枝二越婢一汤，合方用药调用量，寒郁气虚夹热证，治内治外效非常。

【方药】桂枝去皮，十八铢（2.3 g）　芍药十八铢（2.3 g）　麻黄十八铢（2.3 g）　甘草炙，十八铢（2.3 g）　大枣擘，四枚　生姜切，一两二铢（3.3 g）　石膏碎，绵裹，一两（3 g）

【用法】上七味，以水五升，煮麻黄一二沸，去上沫，内诸药，煮取二升，去滓。温服一升。本云：当裁为越婢汤、桂枝汤合之，饮一升。今合为一方，桂枝汤二分，越婢汤一分。

【功用】 温宣散寒，补益气血，兼清郁热。

【主治基本证型】 寒郁气虚夹热证。①寒证、阴寒证的基本症状表现即手足不温，怕冷，舌质淡，苔白，阴寒证较寒证为重；寒郁的病变证机是寒邪郁结不解，症状表现比较缠绵胶结，治疗难度比较大。②气虚证、气伤证的基本症状表现即倦怠乏力，神志不佳，面色不荣；气虚证的病变证机及症状表现较气伤证为重。③热证的基本症状表现即口渴，或口苦，或面赤，舌红苔黄。④寒郁气虚夹热证病变在心有心的基本症状表现如心悸等，在肺有肺的基本症状表现如咳嗽等，在肾有肾的基本症状表现如腰酸等，在肝有肝的基本症状表现如胁肋不舒等，在脾胃有脾胃的基本症状表现如脘腹不适，在太阳有太阳的基本症状表现如发热、疼痛、瘙痒等。⑤辨识寒郁气虚夹热证即包含太阳温病证（亦即表寒里热证）的基本病变证机，于此适应证列举桂枝二越婢一汤治疗太阳温病证即表寒里热证的基本思路与方法。

【适应证】

1. 中医病证　太阳温病证（风热表证，亦即表寒里热证）。发热，恶风寒，头痛，或咽干，或咽痛，口渴，舌质偏红、苔薄黄，脉浮数。

2. 西医疾病　普通感冒、流行性感冒、肌肉及关节疼痛、神经性疼痛、支气管炎、过敏性鼻炎、荨麻疹、过敏性皮炎等病变证机属于寒郁气虚夹热证者。

【用药分析】 方中桂枝以温宣通经兼补为主，麻黄以温宣兼降泄为主，芍药以补血敛阴兼清泻为主，石膏以清泻兼生津为主，生姜以温通宣散兼降逆为主，大枣以益气兼补血为主，甘草以益气生津兼缓急为主，从用药用量分析进而得出桂枝二越婢一汤是治疗寒郁气虚夹热证的重要基础用方。

【用方思路】

（1）桂枝二越婢一汤既是辨治太阳温病证（表寒里热证）的重要代表方，又是辨治诸多杂病如肺病、肾病，以及肌肉、筋脉、关节等病变属于寒郁气虚夹热证者的重要基础方。

（2）方中麻黄、桂枝、生姜既是辛温解表药，又是温里散寒药；石膏、芍药既可清热，又可益阴；大枣、甘草可补益脏腑及营卫之气。从方中用药得知，桂枝二越婢一汤的应用并不局限于太阳温病证，还可用于辨治诸多杂病如呼吸、运动、神经等系统疾病病变证机属于寒郁气虚夹热证者。

（3）运用桂枝二越婢一汤辨治的基本病证（无论病变部位是在表还是在里）是寒郁气虚夹热；根据方中用药分析，运用本方辨治的病证主要是寒郁气虚夹热，治疗重在补泻兼顾。

【随证合方】 若夹风痰，可与藜芦甘草汤合方用之；若夹热，可与白虎汤合方用之；若夹寒，可与麻黄汤合方用之；若身体瘙痒，可与藜芦细辛汤合方用之；若虚实夹杂，可酌情调整泻实药与补虚药之间的用量比例。

【注意事项】运用桂枝二越婢一汤既要辨清西医之病，又要辨清西医之病属于中医寒郁气虚夹热证。辨西医之病可进一步了解疾病的发展演变规律及其转归，辨中医之证可更好地针对西医之病选用桂枝二越婢一汤。

第四节　太阳柔痉证用方

桂枝加葛根汤

【导读】①学用桂枝加葛根汤应重视桂枝和葛根的用量调配关系、芍药和葛根的用量调配关系。②桂枝加葛根汤虽是辨治太阳柔痉证的重要代表方，但在临床中还要明确指出桂枝加葛根汤主治基本证型是气血虚寒郁夹热证。

【方歌】桂枝汤中用麻葛，温通清热能舒筋，气血虚寒郁夹热，贵在活用别拘紧。

【方药】葛根四两（12 g）　桂枝去皮，二两（6 g）　芍药二两（6 g）　生姜切，三两（9 g）　甘草炙，二两（6 g）　大枣十二枚，擘　麻黄去节，三两（9 g）

【用法】上七味，以水一斗，先煮葛根，减二升，去上沫，内诸药，煮取三升，去滓。温服一升，覆取微似汗，不须啜粥，余如桂枝法将息及禁忌。

【功用】温通营卫，舒达筋脉，补益气血，兼清夹热。

【主治基本证型】气血虚寒郁夹热证。①气虚证、气伤证的基本症状表现即倦怠乏力，神志不佳，面色不荣；气虚证的病变证机及症状表现较气伤证为重。②血虚证、血伤证的基本症状表现即面色苍白，头晕目眩，肌肤指（趾）甲无泽；血虚证病变证机及症状表现较血伤证为重。③寒郁证的基本症状表现即手足不温，怕冷，舌质淡，苔白；寒郁证的表现特点是气血营卫津液因寒郁而运行不畅。④热证的基本症状表现即口渴，或口苦，或面赤，舌红苔黄。⑤气血虚寒郁夹热证病变在心有心的基本症状表现如心悸等，在肺有肺的基本症状表现如咳嗽等，在肾有肾的基本症状表现如腰酸等，在肝有肝的基本症状表现如胁肋不舒等，在脾胃有脾胃的基本症状表现如脘腹不适，在太阳有太阳的基本症状表现如发热、疼痛、瘙痒等。⑥辨识气血虚寒郁夹热证即包含太阳柔痉证的基本病变证机，于此适应证列举桂枝加葛根汤治疗太阳柔痉证的基本思路与方法。

【适应证】

1. 中医病证　太阳柔痉证，项背强几几，头痛，舌淡、苔薄白，脉浮。

2. 西医疾病　普通感冒、流行性感冒、鼻炎、颈椎增生、颈椎椎管狭窄、落枕、神经性头痛、三叉神经痛、单侧神经痛、慢性肠胃炎等病变证机属于气血虚寒郁夹热证者。

【用药分析】 方中芍药以补血敛阴兼清泻为主，大枣以益气兼补血为主，甘草以益气生津兼缓急为主，桂枝以温宣通经兼补为主，生姜以温通宣散兼降逆为主，葛根以清宣舒筋兼生津为主，麻黄以温宣兼降泄为主，从用药用量分析进而得出桂枝加葛根汤是治疗气血虚寒郁夹热证的重要基础用方。

【用方思路】

（1）桂枝加葛根汤既是辨治太阳柔痉证的重要代表方，又是辨治颈椎增生、颈椎椎管狭窄等病变属于气血虚寒郁夹热证者的重要基础方。

（2）方中葛根、桂枝、生姜既是解表药，又是治里药；葛根性凉，又可制约桂枝、生姜之温燥；大枣、甘草可益气和中。太阳柔痉证主要是寒郁筋脉夹虚，病以汗出为辨治要点，桂枝加葛根汤的作用是散寒、清热、益气；从方中用药又可得知，桂枝加葛根汤的应用并不局限于太阳柔痉证，还可用于辨治诸多杂病，如运动、神经、心血管等系统疾病病变证机属于气血虚寒郁夹热证者。

（3）运用桂枝加葛根汤辨治的基本病证（无论病变部位是在表还是在里）是气血虚寒郁夹热；根据方中用药分析，运用本方辨治的病证以气血虚寒郁夹热为主，治疗重在补益散寒、柔筋清热。

【随证合方】 若身体僵硬，可与附子花粉汤合方用之；若夹热，可与白虎加桂枝汤合方用之；若夹瘀热，可与桃核承气汤合方用之；若虚实夹杂，可根据病变主次酌情调整方药用量。

【注意事项】 运用桂枝加葛根汤既要辨清西医之病，又要辨清西医之病属于中医气血虚寒郁夹热证。辨西医之病可进一步了解疾病的发展演变规律及其转归，辨中医之证可更好地针对西医之病选用桂枝加葛根汤。

第五节　太阳刚痉证用方

葛根汤

【导读】 ①学用葛根汤应重视桂枝和葛根的用量调配关系、葛根和麻黄的用量调配关系、葛根和芍药的用量调配关系。②葛根汤虽是辨治太阳刚痉证的重要代表方，但在临床中还要明确指出葛根汤主治基本证型是寒郁气血夹热证。

【方歌】太阳刚痉葛根汤，桂枝汤中加葛黄，寒郁气血或夹热，筋骨脏腑用之良。

【方药】葛根四两（12 g）　麻黄去节，三两（9 g）　桂枝去皮，二两（6 g）　生姜切，三两（9 g）　甘草炙，二两（6 g）　芍药二两（6 g）　大枣擘，十二枚

【用法】上七味，以水一斗，先煮麻黄、葛根，减二升，去白沫，内诸药，煮取三升，去滓。温服一升，覆取微似汗，余如桂枝法将息及禁忌，诸汤皆仿此。

【功用】温通宣散，舒达筋骨，补益气血，兼清夹热。

【主治基本证型】寒郁气血夹热证。①寒郁证的基本症状表现即手足不温，怕冷，舌质淡，苔白；寒郁证的表现特点是气血营卫津液因寒郁而运行不畅。②气虚夹郁证的基本症状表现即倦怠乏力，面色不荣，肌肤筋脉拘紧。③血虚夹郁证的基本症状表现即面色苍白，头晕目眩，肌肤筋脉挛急。④热证的基本症状表现即口渴，或口苦，或面赤，舌红苔黄。⑤寒郁气血夹热证病变在心有心的基本症状表现如心悸等，在肺有肺的基本症状表现如咳嗽等，在肾有肾的基本症状表现如腰酸等，在肝有肝的基本症状表现如胁肋不舒等，在脾胃有脾胃的基本症状表现如脘腹不适，在太阳有太阳的基本症状表现如发热、疼痛、瘙痒等。⑥辨识寒郁气血夹热证即包含太阳刚痉证的基本病变证机，于此适应证列举葛根汤治疗太阳刚痉证的基本思路与方法。

【适应证】

1. 中医病证　太阳刚痉证。发热，恶风寒，头痛，无汗，项背强几几，舌淡、苔薄白，脉浮紧。

2. 西医疾病　颈项肌肉疼痛、肩关节炎、颈椎增生、颈椎损伤、骨质增生、普通感冒、流行性感冒、感冒综合征、支气管炎、慢性胃炎、慢性胆囊炎、慢性胰腺炎、慢性肠炎、慢性副鼻窦炎、睑腺炎、梅尼埃病、面神经炎等病变证机属于寒郁气血夹热证者。

【用药分析】方中芍药以补血敛阴兼清泻为主，大枣以益气兼补血为主，甘草以益气生津兼缓急为主，桂枝以温宣通经兼补为主，生姜以温通宣散兼降逆为主，葛根以清宣舒筋兼生津为主，麻黄以温宣兼降泄为主。从用药用量分析进而得出葛根汤是治疗寒郁气血夹热证的重要基础用方。

【用方思路】

（1）葛根汤既是辨治太阳刚痉证的重要代表方，又是辨治诸多杂病如颈椎增生、颈椎椎管狭窄等病变属于寒郁气血夹热证者的重要基础方。

（2）方中葛根、麻黄、桂枝、生姜既是解表药，又是治里药；葛根性凉，又可制约麻黄、桂枝、生姜之温燥；大枣、甘草益气和中；葛根汤走表以疏散

通透为主，走里以宣散透达为主。从方中用药得知，葛根汤的应用并不局限于太阳刚痉证，还可用于辨治诸多杂病，如运动、神经、呼吸等系统疾病病变证机属于寒郁气血夹热证者。

（3）运用葛根汤辨治的基本病证（无论病变部位是在表还是在里）是寒郁气血夹热；根据方中用药分析，本方辨治的病证主要是寒郁气血夹热，治疗以泻为主。

【随证合方】若夹寒痰，可与赤丸合方用之；若夹热，可与麻杏薏甘汤合方用之；若夹寒瘀，可与温经汤合方用之；若虚实夹杂，应用时可根据病变主次酌情调整泻实与补虚药用量。

【注意事项】运用葛根汤既要辨清西医之病，又要辨清西医之病属于中医寒郁气血夹热证。辨西医之病可进一步了解疾病的发展演变规律及其转归，辨中医之证可更好地针对西医之病选用葛根汤。

第六节　太阳寒湿表实证用方

麻黄加术汤

【导读】①学用麻黄加术汤应重视麻黄和白术的用量调配关系、杏仁和白术的用量调配关系。②麻黄加术汤虽是辨治太阳寒湿表实证的重要代表方，但在临床中还要明确指出麻黄加术汤主治基本证型是寒湿夹虚证。

【方歌】仲景麻黄加术汤，宣通散寒能燥湿，脏腑筋骨营卫病，寒湿夹虚服之宜。

【方药】麻黄去节，三两（9 g）　桂枝去皮，二两（6 g）　甘草炙，一两（3 g）　杏仁去皮尖，七十个（12 g）　白术四两（12 g）

【用法】上五味，以水九升，先煮麻黄，减二升，去上沫，内诸药，煮取二升半，去滓。温服八合，覆取微似汗。

【功用】宣通散寒，降泄燥湿，补益正气。

【主治基本证型】寒湿夹虚证。①寒证、阴寒证的基本症状表现即手足不温，怕冷，舌质淡，苔白；阴寒证的病变证机及症状表现较寒证为重。②湿证的基本症状表现即身体酸楚、沉重、困痛，或大便溏泻，或小便混浊，口腻，苔腻。③气虚证的基本症状表现即倦怠乏力，面色不荣，肌肤筋脉拘紧。④寒湿夹虚证病变在心有心的基本症状表现如心悸等，在肺有肺的基本症状表现如咳嗽等，在肾有肾的基本症状表现如腰酸等，在肝有肝的基本症状表现如胁肋不舒等，在脾胃有脾胃的基本症状表现如脘腹不适，在太阳有太阳的基本症状表现如发热、疼痛、瘙痒等。⑤辨识寒湿夹虚证即包含太阳寒湿表实证的基本病变证机，于此适应证列举麻黄加术汤治疗太阳寒湿痹证的基本思路与方法。

【适应证】

1. 中医病证　太阳寒湿表实证。身体疼痛剧烈，烦扰不宁，无汗，遇寒湿加剧，或关节疼痛，舌淡、苔薄，脉浮或紧。或太阳寒湿夹虚痹证；或痰湿蕴肺证。

2. 西医疾病　普通感冒、流行性感冒、支气管炎、慢性阻塞性肺疾病、慢性鼻炎、风湿性关节炎、强直性脊柱炎、坐骨神经痛等病变证机属于寒湿夹虚证者。

【用药分析】 方中麻黄以温宣兼降泄为主，桂枝以温宣通经兼补为主，杏仁以温降化痰兼润为主，白术以益气兼燥湿为主，甘草以益气生津兼缓急为主，从用药用量分析进而得出麻黄加术汤是治疗寒湿夹虚证的重要基础用方。

【用方思路】

（1）麻黄加术汤既是辨治太阳寒湿表实证的重要代表方，又是辨治诸多杂病如支气管炎、慢性阻塞性肺疾病、风湿性关节炎等病变属于寒湿夹虚证者的重要基础方。

（2）方中麻黄、桂枝既是辨治表证的重要用药，又是辨治里证的重要用药；白术、甘草可补中益气，白术辨治太阳病重在燥湿和筋，又可健脾益气；杏仁降泄通利；麻黄、桂枝、白术走太阳以宣通燥湿为主，走里以温经益气为主。麻黄加术汤的作用是散寒、燥湿、益气，辨治病证是寒湿夹虚。从方中用药得知，麻黄加术汤的应用并不局限于太阳寒湿表实证，还可用于辨治诸多杂病，如运动、神经、呼吸等系统疾病病变证机属于寒湿夹虚证者。

（3）运用麻黄加术汤辨治的基本病证（无论病变部位是在表还是在里）是寒湿夹虚；根据方中用药分析，本方辨治的病证主要是寒湿夹虚，治疗以泻实为主。

【随证合方】 若肢体抽搐，可与藜芦芍药汤合方用之；若夹湿热，可与葛根芩连汤合方用之；若夹寒痰，可与赤丸合方用之；若虚实夹杂且都比较重，可根据病变调整泻实与补虚药用量。

【注意事项】 运用麻黄加术汤既要辨清西医之病，又要辨清西医之病属于中医寒湿夹虚证。辨西医之病可进一步了解疾病的发展演变规律及其转归，辨中医之证可更好地针对西医之病选用麻黄加术汤。

第七节　太阳湿热痹证用方

一、麻黄杏仁薏苡甘草汤

【导读】①学用麻黄杏仁薏苡甘草汤应重视麻黄和薏苡仁的用量调配关系。②麻黄杏仁薏苡甘草汤虽是辨治太阳湿热痹证的重要代表方，但在临床中还要明确指出麻黄杏仁薏苡甘草汤主治基本证型是湿热寒郁气虚证。

【方歌】仲景麻杏薏甘汤，寒热并用基础方，温宣化湿能清热，经方合方效非常。

【方药】麻黄去节，汤泡，半两（1.5 g）　杏仁去皮尖，炒，十个（1.8 g）　薏苡仁半两（1.5 g）　甘草炙，一两（3 g）

【功用】清热利湿，宣通散寒，益气生津。

【用法】上锉，如麻豆大，每服四钱匕，水盏半，煮八分，去滓。温服。有微汗，避风。

【主治基本证型】湿热寒郁气虚证。①湿证的基本症状表现即身体酸楚、沉重、困痛，或大便溏泻，或小便混浊，口腻，苔腻。②热证的基本症状表现即口渴，或口苦，或面赤，舌红苔黄。③寒证、阴寒证的基本症状表现即手足不温，怕冷，舌质淡，苔白；阴寒证较寒证为重；寒郁的病变证机是寒邪郁结不解，症状表现比较缠绵胶结，治疗难度比较大。④气虚证、气伤证的基本症状表现即倦怠乏力，面色不荣，动则加重。⑤湿热寒郁气虚证病变在心有心的基本症状表现如心悸等，在肺有肺的基本症状表现如咳嗽等，在肾有肾的基本症状表现如腰酸等，在肝有肝的基本症状表现如胁肋不舒等，在脾胃有脾胃的基本症状表现如脘腹不适，在太阳有太阳的基本症状表现如发热、疼痛、瘙痒等。⑥辨识湿热寒郁气虚证即包含太阳湿热痹证的基本病变证机，于此适应证列举麻黄杏仁薏苡甘草汤治疗太阳湿热痹证的基本思路与方法。

【适应证】

1. 中医病证　太阳湿热痹证。一身尽疼痛，发热，甚于日晡，四肢沉重，或头昏，或疼痛游走不定，苔薄，脉沉或迟。

2. 西医疾病　普通感冒、流行性感冒、支气管炎、慢性阻塞性肺疾病、慢性鼻炎、风湿性关节炎、强直性脊柱炎、坐骨神经痛等病变证机属于湿热寒郁气虚证者。

【用药分析】　方中麻黄以温宣兼降泄为主，杏仁以温降化痰兼润为主，薏苡仁以益气利湿兼清热通络为主，甘草以益气生津兼缓急为主，从用药用量分析进而得出麻黄杏仁薏苡甘草汤是治疗湿热寒郁气虚证的重要基础用方。

【用方思路】

（1）麻黄杏仁薏苡甘草汤既是辨治太阳湿热痹证的重要代表方，又是辨治支气管炎、慢性阻塞性肺疾病、风湿性关节炎等病变属于湿热寒郁气虚证者的重要基础方。

（2）方中麻黄既是解表药，又是治里药；杏仁、薏苡仁既是辨治肌肉骨节湿浊的重要用药，又是辨治里有痰湿的重要用药；甘草可补脏腑及营卫之气。结合麻黄杏仁薏苡甘草汤的作用散寒益气、利湿清热，从方中用药得知，麻黄杏仁薏苡甘草汤的应用并不局限于太阳湿热痹证，还可用于辨治诸多杂病，如运动、呼吸、内分泌等系统疾病病变证机属于湿热寒郁气虚证者。

（3）运用麻黄杏仁薏苡甘草汤辨治的基本病证（无论病变部位是在表还是在里）以湿热寒郁气虚为主；根据方中用药分析，本方辨治的病证主要是湿热寒郁气虚，治疗以清化温通为主。

【随证合方】若夹皮肤瘙痒，可与藜芦芍药汤合方用之；若夹寒，可与桂枝附子汤合方用之；若夹瘀热，可与桃核承气汤合方用之；若湿热比较重，可与附子泻心汤合方用之。

【注意事项】运用麻黄杏仁薏苡甘草汤既要辨清西医之病，又要辨清西医之病属于中医湿热寒郁气虚证。辨西医之病可进一步了解疾病的发展演变规律及其转归，辨中医之证可更好地针对西医之病选用麻黄杏仁薏苡甘草汤。

二、白虎加桂枝汤

【导读】①学用白虎加桂枝汤应重视石膏和知母的用量调配关系、桂枝和甘草的用量调配关系。②白虎加桂枝汤虽是辨治太阳湿热痹证的重要代表方，但在临床中还要明确指出白虎加桂枝汤主治基本证型是热盛夹寒瘀证。

【方歌】白虎汤中加桂枝，清热益气能通阳，脏腑肌肉关节病，各科杂病皆可康。

【方药】知母六两（18 g）　石膏碎，一斤（48 g）　甘草炙，二两（6 g）　粳米六合（18 g）　桂枝去皮，三两（9 g）

【功用】清泻盛热，益气生津，温通化瘀。

【用法】上锉，每五钱，水一盏半，煎至八分，去滓。温服，汗出愈。

【主治基本证型】热盛夹寒瘀证。①郁热证的基本症状表现即口渴，舌红，苔薄黄；郁热证表现特点是病程比较缠绵胶结，症状表现比较复杂，病变证机比较顽固。②寒证、阴寒证的基本症状表现即手足不温，怕冷，舌质淡，苔白；阴寒证的病变证机及症状表现较寒证为重。③瘀证的基本症状表现即疼痛如针刺，部位固定，舌质夹瘀紫。④热盛夹寒瘀证病变在心有心的基本症状表现如心悸等，在肺有肺的基本症状表现如咳嗽等，在肾有肾的基本症状表现如腰酸等，在肝有肝的基本症状表现如胁肋不舒等，在脾胃有脾胃的基本症状表现如脘腹不适，在太阳有太阳的基本症状表现如发热、疼痛、瘙痒等。⑤辨识热盛夹寒瘀证即包含太阳湿热痹证和温疟证的基本病变证机，于此适应证列举白虎加桂枝汤治疗太阳湿热痹证和温疟证的基本思路与方法。

【适应证】

1. 中医病证　①太阳湿热痹证。关节疼痛，遇热则甚，或关节红肿，发热，烦躁，口干，口渴，舌红、苔黄，脉数。②温疟证。寒热交替出现，头痛，舌红、苔黄，脉数。

2. 西医疾病　风湿热、风湿性关节炎、类风湿关节炎、骨质增生、传染性疾病、感染性疾病、免疫性疾病、甲状腺功能亢进症、糖尿病酮症酸中毒、糖尿病性视网膜病变、糖尿病性周围神经病变等病变证机属于热盛夹寒瘀证者。

【用药分析】 方中石膏以清泻兼生津为主，知母以清热兼益阴为主，桂枝以温宣通经兼补为主，甘草、粳米以益气生津兼缓急为主，从用药用量分析进而得出白虎加桂枝汤是治疗热盛夹寒瘀证的重要基础用方。

【用方思路】

（1）白虎加桂枝汤既是辨治太阳湿热痹证的重要代表方，又是辨治诸多杂病如肌肉筋脉关节病变、风湿热、内分泌失调、感染性疾病等属于热盛夹寒瘀证者的重要基础方。

（2）方中石膏、知母既可清热，又可生津；桂枝既是通经重要用药，又是温化重要用药。太阳湿热痹证的主要病机是热郁筋脉骨节，运用白虎加桂枝汤走太阳以清通为主，走里以清化为主；从方中用药得知，白虎加桂枝汤的应用并不局限于太阳湿热痹证，还可用于辨治诸多杂病，如运动、神经、内分泌等系统疾病病变证机属于热盛夹寒瘀证者。

（3）运用白虎加桂枝汤辨治的基本病证（无论病变部位是在太阳还是在里）以热盛夹寒瘀为主；根据方中用药分析，运用本方辨治的病证主要是热盛夹寒瘀，治疗以泻热为主。

【随证合方】 若寒热夹杂，可与附子花粉汤合方用之；若夹寒，可与麻黄汤合方用之；若夹瘀热，可与桃核承气汤合方用之；若夹痰热，可与小陷胸汤合方用之。

【注意事项】 运用白虎加桂枝汤既要辨清西医之病，又要辨清西医之病属于中医热盛夹寒瘀证。辨西医之病可进一步了解疾病的发展演变规律及其转归，辨中医之证可更好地针对西医之病选用白虎加桂枝汤。

第八节　太阳风水夹热证用方

越婢汤

【导读】①学用越婢汤应重视麻黄和石膏的用量调配关系、石膏和甘草的用量调配关系。②越婢汤虽是辨治太阳风水夹热证的重要代表方，但在临床中还要明确指出越婢汤主治基本证型是寒郁热蕴夹虚证。

【方歌】越婢汤麻黄生姜，石膏大枣和甘草，寒郁热蕴夹气虚，温清补益效果好。

【方药】麻黄六两（18 g）　石膏半斤（24 g）　生姜三两（9 g）　甘草二两（6 g）　大枣十五枚

【用法】上五味，以水六升，先煮麻黄，去上沫，内诸药，煮取三升，分温三服。恶风者，加附子一枚，炮；风水加白术四两。

【功用】温通散寒，清泻郁热，补益正气。

【主治基本证型】寒郁热蕴夹虚证。①寒证、阴寒证的基本症状表现即手足不温，怕冷，舌质淡，苔白，阴寒证较寒证为重；寒郁的病变证机是寒邪郁结不解，症状表现比较缠绵胶结，治疗难度比较大。②热证的基本症状表现即口渴，或口苦，或面赤，舌红苔黄。③气虚证、气伤证的基本症状表现即倦怠乏力，面色不荣，动则加重。④寒郁热蕴夹虚证病变在心有心的基本症状表现如心悸等，在肺有肺的基本症状表现如咳嗽等，在肾有肾的基本症状表现如腰酸等，在肝有肝的基本症状表现如胁肋不舒等，在脾胃有脾胃的基本症状表现如脘腹不适，在太阳有太阳的基本症状表现如发热、疼痛、瘙痒等。⑤辨识寒郁热蕴夹虚证即包含太阳风水夹热证的基本病变证机，于此适应证列举越婢汤治疗太阳风水夹热证的基本思路与方法。

【适应证】

1. 中医病证　太阳风水夹热证。发热，恶风寒，一身悉肿，口微渴，骨节疼痛，或身体反重而酸，汗自出，或目窠上微肿，即眼睑水肿，如蚕新卧起状，其颈脉动，按手足肿上陷而不起，脉浮或寸口脉沉滑。

2. 西医疾病　肾小球肾炎、肾盂肾炎、肾病综合征、脂溢性皮炎、接触性皮炎、湿疹等病变证机属于寒郁热蕴夹虚证者。

【用药分析】方中麻黄以温宣兼降泄为主，生姜以温通宣散兼降逆为主，石膏以清泻兼生津为主，大枣以益气兼补血为主，甘草以益气生津兼缓急为主，从用药用量分析进而得出越婢汤是治疗寒郁热蕴夹虚证的重要基础用方。

【用方思路】

（1）越婢汤既是辨治太阳风水夹热证的重要代表方，又是辨治诸多杂病如肾病、皮肤病、内分泌失调等属于寒郁热蕴夹虚证者的重要基础方。

（2）方中麻黄、生姜因配伍不同既可辨治寒证，又可辨治热证；石膏既可辨治热证，又可辨治郁热伤阴。运用越婢汤走太阳以清透为主，走里以清宣为主。根据越婢汤的基本作用是清热、宣透、益气，辨治病证是热夹水气，又从方中用药得知，越婢汤的应用并不局限于太阳风水夹热证，还可用于辨治诸多杂病，如泌尿、神经、内分泌等系统疾病病变证机属于寒郁热蕴夹虚证者。

（3）运用越婢汤辨治的基本病证（无论病变部位是在太阳还是在里）以寒郁热蕴夹虚为主；根据方中用药分析，本方辨治的病证主要是寒郁热蕴夹虚，治疗以泻热为主，兼以温化。

【随证合方】若寒热夹杂，可与栝楼瞿麦丸合方用之；若夹寒痰，可与赤丸合方用之；若夹痰热，可与小陷胸汤合方用之；若虚实夹杂，可根据病变轻重调整泻实药与补虚药用量。

【注意事项】运用越婢汤既要辨清西医之病，又要辨清西医之病属于中医寒郁热蕴夹虚证。辨西医之病可进一步了解疾病的发展演变规律及其转归，辨中医之证可更好地针对西医之病选用越婢汤。

第九节　太阳风湿表虚证、太阳风水表虚证用方

一、防己黄芪汤

【导读】①学用防己黄芪汤应重视防己和黄芪的用量调配关系、白术和黄芪的用量调配关系。②防己黄芪汤虽是辨治太阳风湿表虚证的重要代表方，但在临床中还要明确指出防己黄芪汤主治基本证型是气虚水湿夹寒证。

【方歌】仲景防己黄芪汤，甘草白术枣生姜，气虚水湿夹寒证，内外杂病皆可康。

【方药】防己一两（3 g）　甘草炙，半两（1.5 g）　白术七钱半（12 g）　黄芪去芦，一两一分（3.3 g）

【用法】上锉，如麻豆大，每抄五钱匕，生姜四片，大枣一枚，水盏半，煎八分，去滓。温服，良久再服。喘者，加麻黄半两；胃中不和者，加芍药三

分；气上冲者，加桂枝三分；下有陈寒者，加细辛三分。服后当如虫行皮中，从腰下如冰，后坐被上，又以一被绕腰以下，温令微汗，瘥。

【功用】 宣散水气，温化水湿，益气制水。

【主治基本证型】 气虚水湿夹寒证。①气虚证、气伤证的基本症状表现即倦怠乏力，面色不荣，动则加重。②水证、水气证的基本症状表现即四肢、肌肤颜面水肿，身体困重，或腹中有水声，苔滑。③湿证的基本症状表现即身体酸楚、沉重、困痛，或大便溏泻，或小便混浊，口腻，苔腻。④寒证、阴寒证的基本症状表现即手足不温，怕冷，舌质淡，苔白；阴寒证的病变证机及症状表现较寒证为重。⑤气虚水湿夹寒证病变在心有心的基本症状表现如心悸等，在肺有肺的基本症状表现如咳嗽等，在肾有肾的基本症状表现如腰酸等，在肝有肝的基本症状表现如胁肋不舒等，在脾胃有脾胃的基本症状表现如脘腹不适，在太阳有太阳的基本症状表现如发热、疼痛、瘙痒等。⑥辨识气虚水湿夹寒证即包含太阳风湿表虚证和太阳风水表虚证的基本病变证机，于此适应证列举防己黄芪汤治疗太阳风湿表虚证和太阳风水表虚证的基本思路与方法。

【适应证】

1. 中医病证　①太阳风湿表虚证。肌肉关节疼痛，身重，汗出，恶风寒，舌淡、苔白，脉浮或沉或缓。②太阳风水表虚证。眼睑水肿，身重，汗出，恶风寒，舌淡、苔白，脉浮或沉缓。

2. 西医疾病　风湿性关节炎、类风湿关节炎、风湿热、慢性肾小球肾炎、肾积水、慢性肾盂肾炎等病变证机属于气虚水湿夹寒证者。

【用药分析】 方中防己清热利湿定狂兼利大小便为主，黄芪以益气兼消疮为主，白术以益气兼燥湿为主，生姜以温通宣散兼降逆为主，大枣以益气兼补血为主，甘草以益气生津兼缓急为主，从用药用量分析进而得出防己黄芪汤是治疗气虚水湿夹寒证的重要基础用方。

【用方思路】

（1）防己黄芪汤既是辨治太阳风水表虚证、太阳风湿表虚证的重要代表方，又是辨治诸多杂病如肾病、肌肉关节病变、肺病、脾胃病等属于气虚水湿夹寒证者的重要基础方。

（2）方中防己、生姜既是辛散解表药，又是治里宣降药；黄芪、白术、大枣、甘草既可调补营卫，又可补益诸脏腑。从方中用药用量及调配分析得知，防己黄芪汤的应用并不局限于太阳风水表虚证或太阳风湿表虚证，还可用于辨治诸多杂病，如泌尿、循环、运动等系统疾病病变证机属于气虚水湿夹寒证者。

（3）运用防己黄芪汤辨治的基本病证（无论病变部位是在表还是在里）是气虚水湿夹寒；根据方中用药分析，本方辨治的病证主要以气虚水湿夹寒为主，治疗重在补虚，次在治湿。

【随证合方】 若夹寒热，可与附子花粉汤合方用之；若夹热，可与猪苓汤合方用之；若夹瘀，可与蒲灰散合方用之。

【注意事项】 运用防己黄芪汤既要辨清西医之病，又要辨清西医之病属于中医气虚水湿夹寒证。辨西医之病可进一步了解疾病的发展演变规律及其转归，辨中医之证可更好地针对西医之病选用防己黄芪汤。

二、黄芪芍药桂枝苦酒汤

【导读】 ①学用黄芪芍药桂枝苦酒汤应重视黄芪和苦酒的用量调配关系、芍药和苦酒的用量调配关系。②黄芪芍药桂枝苦酒汤虽是辨治湿热虚寒黄汗证的重要代表方，但在临床中还要明确指出黄芪芍药桂枝苦酒汤主治基本证型是寒热气血虚证。

【方歌】 黄芪芍桂苦酒汤，益气补血能固汗，郁热气虚不固证，汗出不固病可安。

【方药】 黄芪五两（15 g） 芍药三两（9 g） 桂枝三两（9 g）

【用法】 上三味，以苦酒（醋）一升，水七升，相和，煮取三升，温服一升。当心烦，服至六七日乃解。若心烦不止者，以苦酒阻故也。

【功用】 补益气血，调补营卫，温通清热。

【主治基本证型】 寒热气血虚证。①寒证、阴寒证的基本症状表现即手足不温，怕冷，舌质淡，苔白；阴寒证的病变证机及症状表现较寒证为重。②热证的基本症状表现即口渴，或口苦，或面赤，舌红苔黄。③气虚证、气伤证的基本症状表现即倦怠乏力，面色不荣，动则加重。④血虚证、血伤证的基本症状表现即面色苍白，头晕目眩，肌肤指（趾）甲无泽；血虚证病变证机及症状表现较血伤证为重。⑤寒热气血虚证病变在心有心的基本症状表现如心悸等，在肺有肺的基本症状表现如咳嗽等，在肾有肾的基本症状表现如腰酸等，在肝有肝的基本症状表现如胁肋不舒等，在脾胃有脾胃的基本症状表现如脘腹不适，在太阳有太阳的基本症状表现如发热、疼痛、瘙痒等。⑥辨识寒热气血虚证即包含湿热虚寒黄汗证的基本病变证机，于此适应证列举黄芪芍药桂枝苦酒汤治疗湿热虚寒黄汗证的基本思路与方法。

【适应证】

1. 中医病证 湿热虚寒黄汗证。身体重，四肢头面肿，胸满，发热，汗出而渴，状如风水，汗沾衣，色正黄如柏汁，若汗出已，久久其身必甲错，发热不止者，必生恶疮，或生痈脓，舌红、苔黄腻，脉沉迟。

2. 西医疾病　内分泌紊乱引起的多汗症、末梢神经炎、神经性皮炎、神经性头痛、神经性肌肉痉挛、皮肤过敏引起的瘙痒症等病变证机属于寒热气血虚证者。

【用药分析】方中黄芪以益气兼消疮为主，桂枝以温宣通经兼补为主，芍药以补血敛阴兼清泻为主，苦酒以滋阴兼消肿为主，从用药用量分析进而得出黄芪芍药桂枝苦酒汤是治疗寒热气血虚证的重要基础用方。

【用方思路】

（1）黄芪芍药桂枝苦酒汤既是辨治湿热虚寒黄汗证的重要代表方，又是辨治诸多杂病如心病、肺病、肾病等属于寒热气血虚证的重要基础方。

（2）方中黄芪既可固表，又可益里；芍药、苦酒既可固表敛阴，又可泻热。从方中用药、用量及调配分析得知，黄芪芍药桂枝苦酒汤的应用并不局限于湿热虚寒黄汗证，还可用于辨治诸多杂病，如内分泌、泌尿、循环等系统疾病病变证机属于寒热气血虚证者。

（3）运用黄芪芍药桂枝苦酒汤辨治的基本病证（无论病变部位是在表还是在里）是寒热气血虚；根据方中用药分析，本方辨治的病证主要是虚实夹杂，治疗重在补虚泻实。

【随证合方】若夹风痰，可与藜芦甘草汤合方用之；若夹热，可与栀子柏皮汤合方用之；若夹寒湿，可与甘姜苓术汤合方用之。

【注意事项】运用黄芪芍药桂枝苦酒汤既要辨清西医之病，又要辨清西医之病属于中医寒热气血虚证。辨西医之病可进一步了解疾病的发展演变规律及其转归，辨中医之证可更好地针对西医之病选用黄芪芍药桂枝苦酒汤。

三、文蛤散

【导读】①文蛤散组成药物仅有一味，单用比较少，最好能合方应用，这样治疗效果会更好。②文蛤散虽是辨治营卫湿热证的重要代表方，但在临床中还要明确指出文蛤散主治基本证型是湿热津伤证。

【方歌】文蛤散中用五两，皮肤营卫湿热郁，更治脾胃湿热证，经方合方病可愈。

【方药】文蛤五两（15 g）

【用法】上一味，为散，以沸汤和方寸匕服。汤用五合。

【功用】清热利湿，软坚生津。

【主治基本证型】湿热津伤证。①湿证的基本症状表现即身体酸楚、沉重、困痛，或大便溏泻，或小便混浊，口腻，苔腻。②热证的基本症状表现即口渴，或口苦，或面赤，舌红苔黄。③湿热证的基本症状表现即身体烦热困重，口苦口腻，舌红苔黄腻。④津伤证的基本症状表现即口舌眼目干燥，肌肤粗糙。⑤湿热津伤证病变在心有心的基本症状表现如心悸等，在肺有肺的基本症状表现如咳嗽等，在肾有肾的基本症状表现如腰酸等，在肝有肝的基本症状表现如胁肋不舒等，在脾胃有脾胃的基本症状表现如脘腹不适，在太阳有太阳的基本症状表现如发热、疼痛、瘙痒等。⑥辨识湿热津伤证即包含营卫湿热证的基本病变证机，于此适应证列举文蛤散治疗营卫湿热证的基本思路与方法。

【适应证】

1. 中医病证　营卫湿热证。皮肤、肌肉上粟起（鸡皮疙瘩症），或皮肤瘙痒。

2. 西医疾病　皮肤过敏症，淋浴后肌肤凸起症，过敏性风团疹，以及皮肤结核、疔疖，慢性胃炎，慢性胰腺炎，甲状腺功能亢进症，糖尿病等病变证机属于湿热津伤证者。

【用药分析】 方中文蛤以清热通利兼消疮为主，从用药用量分析进而得出文蛤散是治疗湿热津伤证的重要基础用方。

【用方思路】

（1）文蛤散既是辨治营卫湿热证的重要代表方，又是辨治诸多杂病如肺病、心病等属于湿热津伤证者的重要基础方。

（2）方中文蛤既可治表，又可治里。从方中用药、用量及调配分析得知，文蛤散的应用并不局限于营卫湿热证，还可用于辨治诸多杂病，如内分泌疾病、代谢障碍疾病等病变证机属于湿热津伤证者。

（3）运用文蛤散辨治的基本病证（无论病变部位是在表还是在里）是湿热津伤；根据方中用药分析，本方重在清热化湿生津。

【随证合方】 若寒热虚夹杂，可与参藜芍药细辛汤合方用之；若夹寒，可与桂枝麻黄各半汤合方用之；若夹湿热，可与牡蛎泽泻散合方用之。

【注意事项】 运用文蛤散既要辨清西医之病，又要辨清西医之病属于中医湿热津伤证。辨西医之病可进一步了解疾病的发展演变规律及其转归，辨中医之证可更好地针对西医之病选用文蛤散。

四、一物瓜蒂散

【导读】 ①一物瓜蒂散组成药物仅有一味，单用比较少，最好能合方应用，这样治疗效果会更好。②一物瓜蒂散虽是辨治营卫暑湿证的重要代表方，但在临床中还要明确指出一物瓜蒂散主治基本证型是湿热水气痰食证。

【方歌】 仲景一物瓜蒂散，治心治肺又治咽，湿热水气痰食证，湿热蕴结病可安。

【方药】 瓜蒂二十个（2 g）

【用法】 上锉，以水一升，煮取五合，去滓。顿服。

【功用】 荡涤痰湿，攻逐水饮，补益正气。

【主治基本证型】 湿热水气痰食证。①湿证的基本症状表现即身体酸楚、沉重、困痛，或大便溏泻，或小便混浊，口腻，苔腻。②热证的基本症状表现即口渴，或口苦，或面赤，舌红苔黄。③湿热证的基本症状表现即湿证+热证。④水证、水气证的基本症状表现即四肢、肌肤颜面水肿，身体困重，或腹中有水声，苔滑。⑤痰证的基本症状表现即头身沉重、困倦、肿胀，或咽中痰阻，或咯痰，苔腻。⑥食证、食积证的基本症状表现即不思饮食，脘腹胀满或疼痛，嗳腐，呕吐，或大便干结，苔腻。⑦湿热水气痰食证病变在心有心的基本症状表现如心悸等，在肺有肺的基本症状表现如咳嗽等，在肾有肾的基本症状表现如腰酸等，在肝有肝的基本症状表现如胁肋不舒等，在脾胃有脾胃的基本症状表现如脘腹不适，在太阳有太阳的基本症状表现如发热、疼痛、瘙痒等。⑧辨识湿热水气痰食证即包含营卫暑湿证的基本病变证机，于此适应证列举一物瓜蒂散治疗营卫暑湿证的基本思路与方法。

【适应证】

1. 中医病证　营卫暑湿证。身热，身疼且重，脉略弱。

2. 西医疾病　中暑、风湿热、慢性肝炎、慢性胆囊炎、慢性咽炎、口腔溃疡等病变证机属于湿热水气痰食证者。

【用药分析】 方中瓜蒂以清热利水兼涌吐痰食为主，从用药用量分析进而得出一物瓜蒂散是治疗湿热水气痰食证的重要基础用方。

【用方思路】

（1）一物瓜蒂散既是辨治营卫暑湿证的重要代表方，又是辨治诸多杂病如皮肤病、肺病等属于湿热水气痰食证者的重要基础方。

（2）方中瓜蒂既治表祛湿，又治里化湿。从方中用药、用量及调配分析得知，一物瓜蒂散的应用并不局限于营卫暑湿证，还可用于辨治诸多杂病，如暑热、代谢障碍疾病，以及内分泌、泌尿等系统疾病病变证机属于湿热水气痰食证者。

（3）运用一物瓜蒂散辨治的基本病证（无论病变部位是在表还是在里）是湿热水气痰食；根据方中用药分析，本方重在清热化湿。

【随证合方】 若夹寒热水气，可与栝楼瞿麦丸合方用之；若夹寒，可与桂枝二麻黄一汤合方用之；若夹热，可与桂枝二越婢一汤合方用之。

【注意事项】 运用一物瓜蒂散既要辨清西医之病，又要辨清西医之病属于中医湿热水气痰食证。辨西医之病可进一步了解疾病的发展演变规律及其转归，辨中医之证可更好地针对西医之病选用一物瓜蒂散。

第/二/章　表/里/兼/证/用/方

表里兼证是临床中比较常见的病证，表现比较复杂，难以选用最佳治疗方药。如风湿性心脏病、支气管炎、肾小球肾炎等疾病的患者最易感受外邪而引起表证，从而形成风湿性心脏病、支气管炎、肾小球肾炎等疾病与表证相兼。另外，表证又极易加重或诱发里证，所以应加强表里兼证用方的研究与应用。

第一节　表寒里热证用方

一、柴胡桂枝汤

【导读】①学用柴胡桂枝汤应重视柴胡和桂枝的用量调配关系、柴胡和芍药的用量调配关系、柴胡和黄芩的用量调配关系。②柴胡桂枝汤虽是辨治太阳少阳兼证的重要代表方，但在临床中还要明确指出柴胡桂枝汤主治基本证型是寒热郁结夹虚证。

【方歌】柴胡桂枝治表里，经方合用调剂量，寒热郁结夹气虚，清调温补功效良。

【方药】桂枝去皮，一两半（4.5 g）　黄芩一两半（4.5 g）　芍药一两半（4.5 g）　人参一两半（4.5 g）　甘草炙，一两（3 g）　半夏洗，二合半（6 g）　大枣擘，六枚　生姜切，一两半（4.5 g）　柴胡四两（12 g）

【用法】上九味，以水七升，煮取三升，去滓。温服一升。本云：人参汤，作如桂枝法，加半夏、柴胡、黄芩，复如柴胡法，今用人参作半剂（编者注："本云……"至末29字，与方义不符，恐为叔和批注混入正文，宜删）。

【功用】清热调气，温通降气，平调内外，补益中气。

【主治基本证型】寒热郁结夹虚证。①寒证、阴寒证的基本症状表现即手足不温，怕冷，舌质淡，苔白；阴寒证的病变证机及症状表现较寒证为重。②热证的基本症状表现即口渴，或口苦，或面赤，舌红苔黄。③郁证的基本症状表现即胀、满、闷，或情绪低落，或所愿不遂，或急躁易怒；郁结的病变特点是病程比较缠绵胶结，症状表现比较复杂多变，病变证机比较顽固难治。④气虚证、气伤证的基本症状表现即倦怠乏力，面色不荣，动则加重。⑤寒热郁结夹虚证病变在心有心的基本症状表现如心悸等，在肺有肺的基本症状表现如咳嗽等，在肾有肾的基本症状表现如腰酸等，在肝有肝的基本症状表现如胁肋不舒等，在脾胃有脾胃的基本症状表现如脘腹不适，在太阳有太阳的基本症状表现如发热、疼痛、瘙痒等。⑥辨识寒热郁结夹虚证即包含太阳中风证与少阳胆热证相兼的基本病变证机，于此适应证列举柴胡桂枝汤治疗太阳中风证与少阳胆热证相兼的基本思路与方法。

【适应证】

1. 中医病证　太阳中风证与少阳胆热证相兼。发热，恶寒，汗出，肢节疼痛，微呕，胸胁胀满或疼痛，心下拘急，口苦，舌红、苔薄黄，脉浮或兼紧或弦。

2. 西医疾病　普通感冒、流行性感冒、慢性肠胃炎、消化性溃疡、慢性活动性肝炎、脂肪肝、慢性胰腺炎、精神分裂症、神经症、癫痫、心律失常、冠心病、高血压、心房纤颤、月经不调、围绝经期综合征、经前紧张综合征、过敏性皮炎、神经性皮炎等病变证机属于寒热郁结夹虚证者。

【用药分析】方中柴胡以清疏通调兼化食为主，黄芩以清热燥湿兼凉血为主，半夏以温化痰湿降逆兼散结为主，人参以益气生津兼摄血为主，芍药以补血敛阴兼清泻为主，大枣以益气兼补血为主，甘草以益气生津兼缓急为主，桂枝以温宣通经兼补为主，生姜以温通宣散兼降逆为主，从用药用量分析进而得出柴胡桂枝汤是治疗寒热郁结夹虚证的重要基础用方。

【用方思路】

（1）柴胡桂枝汤既是辨治太阳少阳兼证即太阳中风证与少阳胆热证相兼的重要代表方，又是辨治诸多杂病如心病、脾胃病、肝病、感染性疾病等属于寒热郁结夹虚证者的重要基础方。

（2）方中柴胡、桂枝、生姜既是治表药，又是治里药；桂枝、芍药既是治营卫药，又是治脏腑药；柴胡、黄芩既是疏散外热药，又是宣泻里热药；人参、大枣、甘草既是补益营卫药又是补益中气药。从方中用药用量及调配分析得知，柴胡桂枝汤的应用并不局限于太阳少阳兼证，还可用于辨治诸多杂病，如消化、循环、呼吸、泌尿等系统疾病病变证机属于寒热郁结夹虚证者。

（3）运用柴胡桂枝汤辨治的基本病证（无论病变部位是在表还是在里）是寒热郁结夹虚。

【随证合方】若夹风痰，可与藜芦甘草汤合方用之；若夹寒瘀，可与当归四逆汤合方用之；若夹热，可与白虎汤合方用之；若夹瘀热，可与桃核承气汤合方用之。

【注意事项】运用柴胡桂枝汤既要辨清西医之病，又要辨清西医之病属于中医寒热郁结夹虚证。辨西医之病可进一步了解疾病的发展演变规律及其转归，辨中医之证可更好地针对西医之病选用柴胡桂枝汤。

二、厚朴七物汤

【导读】①学用厚朴七物汤应重视厚朴和大黄的用量调配关系、桂枝和生姜的用量调配关系、大黄和枳实的用量调配关系。②厚朴七物汤虽是辨治太阳阳明兼证的重要代表方，但在临床中还要明确指出厚朴七物汤主治基本证型是寒热气滞夹虚证。

【方歌】厚朴七物基础方，桂枳姜枣草大黄，温清补泻治表里，寒热夹虚效非常。

【方药】厚朴半斤（24 g）　甘草三两（9 g）　大黄三两（9 g）　大枣十枚　枳实五枚（5 g）　桂枝二两（6 g）　生姜五两（15 g）

【用法】上七味，以水一斗，煮取四升，温服八合，日三服。呕者加半夏五合，下利去大黄，寒多者加生姜至半斤。

【功用】温通散寒，清泻热结，行气导滞，补益正气。

【主治基本证型】寒热气滞夹虚证。①寒证、阴寒证的基本症状表现即手足不温，怕冷，舌质淡，苔白；阴寒证的病变证机及症状表现较寒证为重。②热证的基本症状表现即口渴，或口苦，或面赤，舌红苔黄。③气滞证的基本症状表现即胸膈满闷，脘腹胀闷，肌肤肿胀。④气虚证、气伤证的基本症状表现即倦怠乏力，面色不荣，动则加重。⑤寒热气滞夹虚证病变在心有心的基本症状表现如心悸等，在肺有肺的基本症状表现如咳嗽等，在肾有肾的基本症状表现如腰酸等，在肝有肝的基本症状表现如胁肋不舒等，在脾胃有脾胃的基本症状表现如脘腹不适，在太阳有太阳的基本症状表现如发热、疼痛、瘙痒等。⑥辨识寒热气滞夹虚证即包含太阳中风证与阳明热结证相兼的基本病变证机，于此适应证列举厚朴七物汤治疗太阳中风证与阳明热结证相兼的基本思路与方法。

【适应证】

1. 中医病证　太阳中风证与阳明热结证相兼。腹满，腹痛，大便硬，或不大便，饮食尚可，发热，恶风寒，汗出，脉浮数。

2. 西医疾病　习惯性便秘、老年性便秘、产后便秘、肠梗阻、肠扭转、过敏性皮炎、药物性皮炎、神经性皮炎、日光性皮炎、湿疹、风疹等病变证机属于寒热气滞夹虚证者。

【用药分析】 方中厚朴以行气降逆兼通阳化饮为主，生姜以温通宣散兼降逆为主，大黄以清泻热结兼化瘀为主，枳实以清热行气兼降逆为主，桂枝以温宣通经兼补为主，大枣以益气兼补血为主，甘草以益气生津兼缓急为主，从用药用量分析进而得出厚朴七物汤是治疗寒热气滞夹虚证的重要基础用方。

【用方思路】

（1）厚朴七物汤既是辨治太阳阳明兼证（太阳中风证与阳明热结证相兼）的重要代表方，又是辨治诸多杂病如大肠病、脾胃病、心病、皮肤病等属于寒热气滞夹虚证者的重要基础方。

（2）方中桂枝、生姜既是治表药，又是治里药；枳实、厚朴既可辨治上焦病变，又可辨治中焦、下焦病变；大黄既可泻太阳热又可泻脏腑热；大枣、甘草既是补益营卫药，又是补益脏腑药。从方中用药用量及调配分析得知，厚朴七物汤的应用并不局限于太阳阳明兼证，还可用于辨治诸多杂病，如消化、循环、呼吸、泌尿等系统疾病病变证机属于寒热气滞夹虚证者。

（3）运用厚朴七物汤辨治的基本病证（无论病变部位是在表还是在里，或是表里兼证）是寒热气滞夹虚。

【随证合方】 若夹血虚风痰，可与藜芦芍药汤合方用之；若夹寒比较重，可与大黄附子汤合方用之；若夹痰热，可与小陷胸汤合方用之。应用时还必须结合病变轻重、主次而调整方药用量。

【注意事项】 运用厚朴七物汤既要辨清西医之病，又要辨清西医之病属于中医寒热气滞夹虚证。辨西医之病可进一步了解疾病的发展演变规律及其转归，辨中医之证可更好地针对西医之病选用厚朴七物汤。

三、大青龙汤

【导读】 ①学用大青龙汤应重视麻黄和石膏的用量调配关系、麻黄和桂枝的用量调配关系。②大青龙汤虽是辨治外寒里热证的重要代表方，但在临床中还要明确指出大青龙汤主治基本证型是寒郁热伏夹虚重证。

【方歌】 大青龙汤桂麻黄，杏草石膏大枣姜，寒郁热伏夹气虚，温宣寒清补益方。

【方药】 麻黄去节，六两（18 g） 桂枝去皮，二两（6 g） 甘草炙，二两（6 g） 杏仁去皮尖，四十枚（7 g） 生姜切，三两（9 g） 大枣擘，十枚 石膏碎，如鸡子大（45 g）

【用法】 上七味，以水九升，先煮麻黄，减二升，去上沫，内诸药，煮取三升，去滓。温服一升。覆取微似汗，汗出多者，温粉粉之。一服汗者，停后服。若复服，汗多亡阳，遂虚，恶风，烦躁，不得眠也。

【功用】温宣散寒，清泻郁热，降泄浊逆，补益中气。

【主治基本证型】寒郁热伏夹虚重证。①寒证、阴寒证的基本症状表现即手足不温，怕冷，舌质淡，苔白；阴寒证较寒证为重；寒郁的病变证机是寒邪郁结不解，症状表现比较缠绵胶结，治疗难度比较大。②热证的基本症状表现即口渴，舌红苔薄黄；热伏的病变证机邪热潜伏蕴藏，症状表现复杂多变。③气虚证、气伤证的基本症状表现即倦怠乏力，面色不荣，动则加重。④寒郁热伏夹虚重证病变在心有心的基本症状表现如心悸等，在肺有肺的基本症状表现如咳嗽等，在肾有肾的基本症状表现如腰酸等，在肝有肝的基本症状表现如胁肋不舒等，在脾胃有脾胃的基本症状表现如脘腹不适，在太阳有太阳的基本症状表现如发热、疼痛、瘙痒等。⑤辨识寒郁热伏夹虚重证即包含太阳温病证（即外寒里热证）的基本病变证机，于此适应证列举大青龙汤治疗太阳温病证（即外寒里热证）的基本思路与方法。

【适应证】

1. 中医病证　太阳温病证（即外寒里热证）。发热，恶风寒，身疼痛，无汗，烦躁，咳嗽，或气喘，或渴，舌质淡或淡红、苔白或薄黄，脉浮紧。或溢饮热证。

2. 西医疾病　普通感冒、流行性感冒、感染性疾病、支气管炎、大叶性肺炎、支气管扩张、风湿性关节炎等病变证机属于寒郁热伏夹虚重证者。

【用药分析】方中麻黄以温宣兼降泄为主，石膏以清泻兼生津为主，桂枝以温宣通经兼补为主，杏仁以温降化痰兼润为主，生姜以温通宣散兼降逆为主，大枣以益气兼补血为主，甘草以益气生津兼缓急为主，从用药用量分析进而得出大青龙汤是治疗寒郁热伏夹虚重证的重要基础用方。

【用方思路】

（1）大青龙汤既是辨治外寒里热证的重要代表方，又是辨治诸多杂病如肺病、皮肤病、关节病、肾病等属于寒郁热伏夹虚重证者的重要基础方。

（2）方中麻黄、桂枝、生姜既是治表药，又是治里药；石膏既可治营卫热，又可治脏腑热；大枣、甘草既是补益营卫药，又是补益中气药。从方中用药用量及调配分析得知，大青龙汤的应用并不局限于外寒里热证，还可用于辨治诸多杂病，如呼吸、泌尿、循环、运动等系统疾病病变证机属于寒郁热伏夹虚重证者。

（3）运用大青龙汤辨治的基本病证（无论病变部位是在表还是在里，或是表里兼证）是寒郁热伏夹虚重证；根据方中用药分析，本方辨治的病证以寒为主，治疗以散寒为主，兼以清热。

【随证合方】若寒热夹杂比较明显，可与附子贝母汤合方用之；若夹郁热，可与小柴胡汤合方用之；若夹气郁，可与四逆散合方用之。

【注意事项】运用大青龙汤既要辨清西医之病，又要辨清西医之病属于中医寒郁热伏夹虚重证。辨西医之病可进一步了解疾病的发展演变规律及其转归，辨中医之证可更好地针对西医之病选用大青龙汤。

四、文蛤汤

【导读】①学用文蛤汤应重视文蛤和麻黄的用量调配关系、麻黄和杏仁的用量调配关系、甘草和麻黄的用量调配关系。②文蛤汤虽是辨治表寒里热兼证的重要代表方，但在临床中还要明确指出文蛤汤主治基本证型是寒热气虚伤津证。

【方歌】文蛤汤中麻黄草，生姜石膏杏仁枣，温宣清热能益气，治内治外效果好。

【方药】文蛤五两（15 g）　麻黄三两（9 g）　甘草三两（9 g）　生姜三两（9 g）　石膏五两（15 g）　杏仁五十个（8.5 g）　大枣十二枚

【用法】上七味，以水六升，煮取二升。温服一升，汗出即愈。

【功用】清热生津，温宣散寒，补益中气。

【主治基本证型】寒热气虚伤津证。①寒证、阴寒证的基本症状表现即手足不温，怕冷，舌质淡，苔白；阴寒证的病变证机及症状表现较寒证为重。②热证的基本症状表现即口渴，或口苦，或面赤，舌红苔黄。③气虚证、气伤证的基本症状表现即倦怠乏力，面色不荣，动则加重。④津伤证的基本症状表现即头面枯涸无泽，肌肤粗糙，口舌干燥。⑤寒热气虚伤津证病变在心有心的基本症状表现如心悸等，在肺有肺的基本症状表现如咳嗽等，在肾有肾的基本症状表现如腰酸等，在肝有肝的基本症状表现如胁肋不舒等，在脾胃有脾胃的基本症状表现如脘腹不适，在太阳有太阳的基本症状表现如发热、疼痛、瘙痒等。⑥辨识寒热气虚伤津证即包含太阳伤寒证与胃热证相兼的基本病变证机，于此适应证列举文蛤汤治疗太阳伤寒证与胃热证相兼的基本思路与方法。

【适应证】

1. 中医病证　太阳伤寒证与胃热证相兼。渴欲饮水而贪饮，发热，恶风寒，无汗，头痛，苔薄，脉紧或数。

2. 西医疾病　肠胃型感冒，急、慢性肠胃炎，流行性感冒，支气管肺炎，支气管哮喘，荨麻疹，风疹，皮肤丘疹，风湿性肌肉疼痛，风湿性关节炎，慢性输尿管炎，急、慢性肾小球肾炎，渗出性胸膜炎，胸腔积液，不明原因水肿等病变证机属于寒热气虚伤津证者。

【用药分析】方中文蛤以清热利湿兼消疮为主，麻黄以温宣兼降泄为主，石膏以清泻兼生津为主，生姜以温通宣散兼降逆为主，杏仁以温降化痰兼润为主，大枣以益气兼补血为主，甘草以益气生津兼缓急为主，从用药用量分析进而得出文蛤汤是治疗寒热气虚伤津证的重要基础用方。

【用方思路】

（1）文蛤汤既是辨治太阳伤寒证与胃热证相兼的重要代表方，又是辨治诸多杂病如胃病、肺病、皮肤病等属于寒热气虚伤津证者的重要基础方。

（2）方中麻黄、生姜既是治表药，又是治里药；文蛤、石膏既可辨治营卫热，又可辨治脏腑热；杏仁既是化痰药又是润肺药；大枣、甘草既是补益营卫药，又是补益中气药。从方中用药用量及调配分析得知，文蛤汤的应用并不局限于太阳伤寒证与胃热证相兼，还可用于辨治诸多杂病，如呼吸、泌尿、循环、内分泌等系统疾病病变证机属于寒热气虚伤津证者。

（3）运用文蛤汤辨治的基本病证是寒热气虚伤津证，治疗以清热散寒并举。

【随证合方】若寒热夹杂气逆者，可与附子半夏汤合方用之；若夹痰热，可与小陷胸汤合方用之；若夹寒痰，可与赤丸合方用之；若夹气郁，可与四逆散合方用之。

【注意事项】运用文蛤汤既要辨清西医之病，又要辨清西医之病属于中医寒热气虚伤津证。辨西医之病可进一步了解疾病的发展演变规律及其转归，辨中医之证可更好地针对西医之病选用文蛤汤。

五、麻黄连翘赤小豆汤

【导读】①学用麻黄连翘赤小豆汤应重视麻黄和连翘的用量调配关系、麻黄和赤小豆的用量调配关系、连翘和生梓白皮的用量调配关系。②麻黄连翘赤小豆汤虽是辨治表寒里热兼证的重要代表方，但在临床中还要明确指出麻黄连翘赤小豆汤主治基本证型是寒郁湿热夹虚证。

【方歌】麻黄连翘小豆汤，杏仁大枣生梓姜，甘草潦水同煎服，寒热并用效非常。

【方药】麻黄去节，二两（6 g）　连翘二两（6 g）　杏仁去皮尖，四十个（7 g）　赤小豆一升（24 g）　大枣擘，十二枚　生梓白皮切，一升（24 g）　生姜切，二两（6 g）　甘草炙，二两（6 g）

【用法】上八味，以潦水一斗，先煮麻黄，再沸，去上沫，内诸药，煮取三升，去滓。分温三服，半日服尽。

【功用】宣通散寒，清热化湿，补益正气。

【主治基本证型】 寒郁湿热夹虚证。①寒证、阴寒证的基本症状表现即手足不温，怕冷，舌质淡，苔白，阴寒证较寒证为重；寒郁的病变证机是寒邪郁结不解，症状表现比较缠绵胶结，治疗难度比较大。②湿证的基本症状表现即身体酸楚、沉重、困痛，或大便溏泻，或小便混浊，口腻，苔腻。③热证的基本症状表现即口渴，口苦，或面赤，舌红苔黄。④湿热证的基本症状表现即身体烦热困重，口苦口腻，舌红苔黄腻。⑤气虚证、气伤证的基本症状表现即倦怠乏力，面色不荣，动则加重。⑥寒郁湿热夹虚证病变在心有心的基本症状表现如心悸等，在肺有肺的基本症状表现如咳嗽等，在肾有肾的基本症状表现如腰酸等，在肝有肝的基本症状表现如胁肋不舒等，在脾胃有脾胃的基本症状表现如脘腹不适，在太阳有太阳的基本症状表现如发热、疼痛、瘙痒等。⑦辨识寒郁湿热夹虚证即包含太阳伤寒证与湿热发黄证相兼的基本病变证机，于此适应证列举麻黄连翘赤小豆汤治疗太阳伤寒证与湿热发黄证相兼的基本思路与方法。

【适应证】

1. 中医病证 太阳伤寒证与湿热发黄证相兼。发热，恶风寒，无汗，身黄，身痒，目黄，小便黄或不利，腹微满，食欲减退，舌红、苔黄或腻，脉滑或浮。

2. 西医疾病 病毒性肝炎、肝实质弥漫性损伤、急性胆囊炎、急性肾盂肾炎、急性肾小球肾炎、慢性肾炎、肾病综合征、过敏性皮炎、神经性皮炎、结膜炎、过敏性鼻炎等病变证机属于寒郁湿热夹虚证者。

【用药分析】 方中麻黄以温宣兼降泄为主，连翘以清热兼散结为主，杏仁以温降化痰兼润为主，赤小豆以利湿消肿兼止血为主，生梓白皮以清热利湿兼消肿为主，生姜以温通宣散兼降逆为主，大枣以益气兼补血为主，甘草以益气生津兼缓急为主，从用药用量分析进而得出麻黄连翘赤小豆汤是治疗寒郁湿热夹虚证的重要基础用方。

【用方思路】

（1）麻黄连翘赤小豆汤既是辨治太阳伤寒证与湿热发黄证相兼的重要代表方，又是辨治诸多杂病如肝病、肾病、皮肤病、呼吸系统疾病等属于寒郁湿热夹虚证者的重要基础方。

（2）方中麻黄、生姜既是治表药，又是治里药；连翘、生梓白皮、赤小豆既可辨治营卫热，又可辨治脏腑热；杏仁既是化湿药又是润燥药；大枣、甘草既是补益营卫药，又是补益中气药。从方中用药、用量及调配分析得知，麻黄连翘赤小豆汤的应用并不局限于太阳伤寒证与湿热发黄证相兼，还可用于辨治诸多杂病，如消化、呼吸、泌尿、循环等系统疾病及皮肤病等病变证机属于寒郁湿热夹虚证者。

（3）运用麻黄连翘赤小豆汤辨治的基本病证是寒郁湿热夹虚，治疗以清热散寒并举。

【随证合方】若夹风痰，可与藜芦甘草汤合方用之；若夹寒比较重，可与理中丸合方用之；若夹湿热，可与茵陈蒿汤合方用之；若夹郁热比较重，可与栀子豉汤合方用之。

【注意事项】运用麻黄连翘赤小豆汤既要辨清西医之病，又要辨清西医之病属于中医寒郁湿热夹虚证。辨西医之病可进一步了解疾病的发展演变规律及其转归，辨中医之证可更好地针对西医之病选用麻黄连翘赤小豆汤。

第二节　表里俱寒证用方

一、乌头桂枝汤

【导读】①学用乌头桂枝汤应重视乌头和桂枝的用量调配关系、乌头和大枣的用量调配关系。②乌头桂枝汤虽是辨治表里俱寒证的重要代表方，但在临床中还要明确指出乌头桂枝汤主治基本证型是寒伤气血证。

【方歌】仲景乌头桂枝汤，寒伤气血此方良，各科杂病皆可用，经方合方效非常。

【方药】乌头五枚（10 g）　桂枝去皮，三两（9 g）　芍药三两（9 g）　甘草炙，二两（6 g）　生姜切，三两（9 g）　大枣十二枚

【用法】上一味（乌头），以蜜二升，煎减半，去滓。以桂枝汤五合解之，得一升后，初服二合，不知，即服三合；又不知，复加至五合。其知者，如醉状，得吐者，为中病。

上五味（桂枝汤），锉，以水七升，微火煮取三升，去滓。

【功用】温阳逐寒，通经活血，益气补血，缓急止痛。

【主治基本证型】寒伤气血证。①寒证、阴寒证的基本症状表现即手足不温，怕冷，舌质淡，苔白；阴寒证的病变证机及症状表现较寒证为重。②气虚证、气伤证的基本症状表现即倦怠乏力，面色不荣，动则加重。③血虚证、血伤证的基本症状表现即面色苍白，头晕目眩，肌肤指（趾）甲无泽；血虚证病变证机及症状表现较血伤证为重。④寒伤气血证病变在心有心的基本症状表现如心悸等，在肺有肺的基本症状表现如咳嗽等，在肾有肾的基本症状表现如腰酸等，在肝有肝的基本症状表现如胁肋不舒等，在脾胃有脾胃的基本症状表现

如脘腹不适，在太阳有太阳的基本症状表现如发热、疼痛、瘙痒等。⑤辨识寒伤气血证即包含太阳中风证与脾胃寒积证相兼的基本病变证机，于此适应证列举乌头桂枝汤治疗太阳中风证与脾胃寒积证相兼的基本思路与方法。

【适应证】

1. 中医病证　太阳中风证与脾胃寒积证相兼。发热，恶寒，汗出，或头痛，寒疝腹痛，手足逆冷或不仁，身疼痛，或呕吐，或不能食，舌淡、苔薄白，脉弦紧。

2. 西医疾病　普通感冒、流行性感冒、肠胃型感冒、支气管炎、慢性肠胃炎、胃及十二指肠溃疡、慢性胆囊炎、肠胃痉挛、慢性非特异性溃疡性结肠炎、慢性盆腔炎、慢性附件炎、风湿性关节炎、类风湿关节炎、强直性脊柱炎等病变证机属于寒伤气血证者。

【用药分析】方中乌头温通降泄兼化瘀为主，桂枝以温宣通经兼补为主，芍药以补血敛阴兼清泻为主，生姜以温通宣散兼降逆为主，大枣以益气兼补血为主，甘草以益气生津兼缓急为主，从用药用量分析进而得出乌头桂枝汤是治疗寒伤气血证的重要基础用方。

【用方思路】

（1）乌头桂枝汤既是辨治太阳中风证与脾胃寒积证相兼的重要代表方，又是辨治诸多杂病如胃病、肝病、肾病、皮肤病、关节病等属于寒伤气血证者的重要基础方。

（2）方中乌头、桂枝、生姜既是治表药，又是治里药；芍药既可益营卫，又可补脏腑；大枣、甘草既是补益营卫药，又是补益中气药。从方中用药用量及调配分析得知，乌头桂枝汤的应用并不局限于太阳中风证与脾胃寒积证相兼，还可用于辨治诸多杂病，如消化、呼吸、循环等系统疾病及皮肤、关节病等病变证机属于寒伤气血证者。

（3）运用乌头桂枝汤辨治的基本病证（无论病变部位是在表还是在里，或是表里兼证）是寒伤气血证，治疗以寒虚兼顾。

【随证合方】若夹寒痰，可与附子半夏汤合方用之；若夹热，可与附子泻心汤合方用之；若夹气郁，可与四逆散合方用之；若夹瘀，可与当归四逆汤合方用之。

【注意事项】运用乌头桂枝汤既要辨清西医之病，又要辨清西医之病属于中医寒伤气血证。辨西医之病可进一步了解疾病的发展演变规律及其转归，辨中医之证可更好地针对西医之病选用乌头桂枝汤。

二、桂枝人参汤

【导读】①学用桂枝人参汤应重视桂枝和人参的用量调配关系、桂枝和甘草的用量调配关系。②桂枝人参汤虽是辨治表里俱寒证的重要代表方，但在临床中还要明确指出桂枝人参汤主治基本证型是阳虚夹湿证。

【方歌】桂枝人参汤干姜，白术甘草合成方，益气温阳能散寒，治表治里效非常。

【方药】桂枝别切，四两（12 g）　甘草炙，四两（12 g）　白术三两（9 g）　人参三两（9 g）　干姜三两（9 g）

【用法】上五味，以水九升，先煮四味，取五升，内桂，更煮取三升，去滓。温服一升，日再夜一服。

【功用】温阳散寒，益气燥湿，调补营卫。

【主治基本证型】阳虚夹湿证。①寒证、阴寒证的基本症状表现即手足不温，怕冷，舌质淡，苔白；阴寒证的病变证机及症状表现较寒证为重。②气虚证、气伤证的基本症状表现即倦怠乏力，面色不荣，动则加重。③阳虚证、阳伤证的基本症状表现即寒证+气虚证；阳虚证病变证机及症状表现较阳伤为重。④湿证的基本症状表现即身体酸楚、沉重、困痛，或大便溏泻，或小便混浊，口腻，苔腻。⑤阳虚夹湿证病变在心有心的基本症状表现如心悸等，在肺有肺的基本症状表现如咳嗽等，在肾有肾的基本症状表现如腰酸等，在肝有肝的基本症状表现如胁肋不舒等，在脾胃有脾胃的基本症状表现如脘腹不适，在太阳有太阳的基本症状表现如发热、疼痛、瘙痒等。⑥辨识阳虚夹湿证即包含太阳中风证与脾胃虚寒证相兼的基本病变证机，于此适应证列举桂枝人参汤治疗太阳中风证与脾胃虚寒证相兼的基本思路与方法。

【适应证】

1. 中医病证　太阳中风证与脾胃虚寒证相兼。心下痞硬，或疼痛，或胀满，下利，食欲减退，发热，恶风寒，汗出，舌淡、苔薄白，脉沉弱；或脾胃虚寒证者。

2. 西医疾病　普通感冒、流行性感冒、心律不齐、房室传导阻滞、心肌缺血、风湿性心脏病、慢性胃炎、慢性肝炎、慢性胰腺炎等病变证机属于阳虚夹湿证者。

【用药分析】方中桂枝以温宣通经兼补为主，人参以益气生津兼摄血为主，白术以益气散寒燥湿兼生血为主，干姜以温中散寒兼宣通为主，甘草以益气生津兼缓急为主，从用药用量分析进而得出桂枝人参汤是治疗阳虚夹湿证的重要基础用方。

【用方思路】

（1）桂枝人参汤既是辨治太阳中风证与脾胃虚寒证相兼的重要代表方，又是辨治诸多杂病如脾胃病、心病、肺病、肝病、肌肉关节病等属于阳虚夹湿证者的重要基础方。

（2）方中桂枝、干姜既是治表药，又是治里药；人参、白术、甘草既可辨治营卫虚，又可辨治脏腑气虚。从方中用药用量及调配分析得知，桂枝人参汤的应用并不局限于太阳中风证与脾胃虚寒证相兼，还可用于辨治诸多杂病，如消化、呼吸、循环、运动等系统疾病病变证机属于阳虚夹湿证者。

（3）运用桂枝人参汤辨治的基本病证是阳虚夹湿证，治疗以补虚散寒并举。

【随证合方】若夹风痰，可与藜芦甘草汤合方用之；若夹热，可与葛根芩连汤合方用之；若夹郁，可与四逆散合方用之；若夹痰，可与赤丸合方用之。

【注意事项】运用桂枝人参汤既要辨清西医之病，又要辨清西医之病属于中医阳虚夹湿证。辨西医之病可进一步了解疾病的发展演变规律及其转归，辨中医之证可更好地针对西医之病选用桂枝人参汤。

三、桂枝加厚朴杏仁汤

【导读】①学用桂枝加厚朴杏仁汤应重视桂枝和厚朴的用量调配关系、厚朴和杏仁的用量调配关系。②桂枝加厚朴杏仁汤虽是辨治表里俱寒证的重要代表方，但在临床中还要明确指出桂枝加厚朴杏仁汤主治基本证型是寒郁痰滞夹虚证。

【方歌】桂枝厚朴杏仁汤，芍药甘草大枣姜，寒郁痰滞夹虚证，温宣降逆效非常。

【方药】 桂枝去皮，三两（9 g）　甘草炙，二两（6 g）　生姜切，三两（9 g）　芍药三两（9 g）　大枣擘，十二枚　厚朴炙，去皮，二两（6 g）　杏仁去皮尖，五十枚（8.5 g）

【用法】上七味，以水七升，微火煮取三升，去滓。温服一升。覆取微似汗。

【功用】温阳散寒，降气化痰，补益气血。

【主治基本证型】寒郁痰滞夹虚证。①寒证、阴寒证的基本症状表现即手足不温，怕冷，舌质淡，苔白，阴寒证较寒证为重；寒郁的病变证机是寒邪郁结不解，症状表现比较缠绵胶结，治疗难度比较大。②痰证的基本症状表现即头身体沉重、困倦、肿胀，或咽中痰阻，或咯痰，苔腻；痰滞的病变证机是痰阻气机，壅滞不畅。③气虚证、气伤证的基本症状表现即倦怠乏力，面色不荣，动则加重。④寒郁痰滞夹虚证病变在心有心的基本症状表现如心悸等，在肺有肺的基本症状表现如咳嗽等，在肾有肾的基本症状表现如腰酸等，在肝有肝的基本症状表现如胁肋不舒等，在脾胃有脾胃的基本症状表现如脘腹不适，在太阳有太阳的基本症状表现如发热、疼痛、瘙痒等。⑤辨识寒郁痰滞夹虚证即包含太阳中风证与寒饮郁肺证相兼的基本病变证机，于此适应证列举桂枝加厚朴杏仁汤治疗太阳中风证与寒饮郁肺证相兼的基本思路与方法。

【适应证】

1. 中医病证　太阳中风证与寒饮郁肺证相兼。发热，恶风寒，汗出，头痛，咳嗽，气喘，舌淡、苔薄白，脉浮。

2. 西医疾病　慢性支气管炎、慢性阻塞性肺疾病、间质性肺疾病、过敏性紫癜、神经性皮炎、药物性皮炎、过敏性皮炎等病变证机属于寒郁痰滞夹虚证者。

【用药分析】 方中桂枝以温宣通经兼补为主，芍药以补血敛阴兼清泻为主，厚朴以行气降气兼燥湿为主，杏仁以温降化痰兼润为主，生姜以温通宣散兼降逆为主，大枣以益气兼补血为主，甘草以益气生津兼缓急为主，从用药用量分析进而得出桂枝加厚朴杏仁汤是治疗寒郁痰滞夹虚证的重要基础用方。

【用方思路】

（1）桂枝加厚朴杏仁汤既是辨治太阳中风证与寒饮郁肺证相兼的重要代表方，又是辨治诸多杂病如肺病、心病、皮肤病等属于寒郁痰滞夹虚证者的重要基础方。

（2）方中桂枝、生姜既是治表药，又是治里药；厚朴、杏仁既可理肺，又可调脾胃；芍药既可益营，又可敛阴补血；大枣、甘草既是补益营卫药，又是补益中气药。从方中用药用量及调配分析得知，桂枝加厚朴杏仁汤的应用并不局限于太阳中风证与寒饮郁肺证相兼，还可用于辨治诸多杂病，如呼吸、循环、内分泌系统疾病和皮肤病等病变证机属于寒郁痰滞夹虚证者。

（3）运用桂枝加厚朴杏仁汤辨治的基本病证是寒郁痰滞夹虚，治疗以温肺散寒并举。

【随证合方】 若夹风痰，可与藜芦甘草汤合方用之；若夹热，可与麻杏石甘汤合方用之；若夹痰热，可与小陷胸汤合方用之；若夹气郁，可与枳实薤白桂枝汤合方用之。

【注意事项】 运用桂枝加厚朴杏仁汤既要辨清西医之病，又要辨清西医之病属于中医寒郁痰滞夹虚证。辨西医之病可进一步了解病的发展演变规律及其转归，辨中医之证可更好地针对西医之病选用桂枝加厚朴杏仁汤。

四、麻黄附子细辛汤

【导读】①学用麻黄附子细辛汤应重视麻黄和附子的用量调配关系、附子和细辛的用量调配关系。②麻黄附子细辛汤虽是辨治表里俱寒证的重要代表方，但在临床中还要明确指出麻黄附子细辛汤主治基本证型是寒瘀凝结证。

【方歌】麻黄附子细辛汤，治表治里通用方，寒瘀营卫及脏腑，温化宣通效非常。

【方药】麻黄去节，二两（6 g）　细辛二两（6 g）　附子炮，去皮，破八片，一枚（5 g）

【用法】上三味，以水一斗，先煮麻黄，减二升，去上沫，内诸药，煮取三升，去滓。温服一升，日三服。

【功用】宣通营卫，温通脏腑，化瘀散结。

【主治基本证型】寒瘀凝结证。①寒证、阴寒证的基本症状表现即手足不温，怕冷，舌质淡，苔白；阴寒证的病变证机及症状表现较寒证为重。②瘀证的基本症状表现即疼痛如针刺，部位固定，舌质夹瘀紫。③寒瘀凝结证的病变证机是寒与瘀相互胶织凝滞痼结。④寒瘀凝结证病变在心有心的基本症状表现如心悸等，在肺有肺的基本症状表现如咳嗽等，在肾有肾的基本症状表现如腰酸等，在肝有肝的基本症状表现如胁肋不舒等，在脾胃有脾胃的基本症状表现如脘腹不适，在太阳有太阳的基本症状表现如发热、疼痛、瘙痒等。⑤辨识寒瘀凝结证即包含外寒阳虚证的基本病变证机，于此适应证列举麻黄附子细辛汤治疗外寒阳虚证的基本思路与方法。

【适应证】

1. 中医病证　外寒阳虚证。发热，恶风寒，无汗，手足不温，倦怠乏力，或腰酸腿软，小便清长，或脚跟痛，舌淡、苔薄白，脉沉弱或沉迟。

2. 西医疾病　病态窦房结综合征、心动过缓、冠心病右束支传导阻滞、窦性心动过速等病变证机属于寒瘀凝结证者。

【用药分析】方中麻黄以温宣兼降泄为主，附子以温阳化瘀兼降逆为主，细辛以温通降逆兼通窍为主，从用药用量分析进而得出麻黄附子细辛汤是治疗寒瘀凝结证的重要基础用方。

【用方思路】

（1）麻黄附子细辛汤既是辨治外寒阳虚证的重要代表方，又是辨治诸多杂病如心病、肾病、肺病、肌肉关节病等属于寒瘀凝结证者的重要基础方。

（2）方中麻黄、细辛既是治表药，又是治里药；附子既可温卫壮阳，又可温壮脏腑。从方中用药用量及调配分析得知，麻黄附子细辛汤的应用并不局限于外寒阳虚证，还可用于辨治诸多杂病，如循环、泌尿、呼吸、运动等系统疾病病变证机属于寒瘀凝结证者。

（3）运用麻黄附子细辛汤辨治的基本病证是寒瘀凝结证，治疗以温阳散寒并举。

【随证合方】若夹风痰血虚，可与藜芦芍药汤合方用之；若夹风痰，可与藜芦甘草汤合方用之；若夹热，可与白虎加桂枝汤合方用之；若夹瘀，可与当归四逆汤合方用之。

【注意事项】运用麻黄附子细辛汤既要辨清西医之病，又要辨清西医之病属于中医寒瘀凝结证。辨西医之病可进一步了解疾病的发展演变规律及其转归，辨中医之证可更好地针对西医之病选用麻黄附子细辛汤。

五、麻黄附子甘草汤（麻黄附子汤）

【导读】①学用麻黄附子甘草汤应重视麻黄和附子的用量调配关系、麻黄和甘草的用量调配关系。②麻黄附子甘草汤虽是辨治表里俱寒证的重要代表方，但在临床中还要明确指出麻黄附子甘草汤主治基本证型是寒瘀凝结夹虚证。

【方歌】麻黄附子甘草汤，温补化瘀基础方，阳虚瘀血诸般疾，治病合方效非常。

【方药】麻黄去节，二两（6 g）　甘草炙，二两（6 g）　附子炮，去皮，破八片，一枚（5 g）

【用法】上三味，以水七升，先煮麻黄一两沸，去上沫，内诸药，煮取三升，去滓。温服一升，日三服。

【功用】益气温阳，宣通化瘀。

【主治基本证型】寒瘀凝结夹虚证。①寒证、阴寒证的基本症状表现即手足不温，怕冷，舌质淡，苔白；阴寒证的病变证机及症状表现较寒证为重。②瘀证的基本症状表现即疼痛如针刺，部位固定，舌质夹瘀紫。③寒瘀凝结证的病变证机是寒与瘀相互胶织凝滞痼结。④气虚证、气伤证的基本症状表现即倦怠乏力，面色不荣，动则加重。⑤寒瘀凝结夹虚证病变在心有心的基本症状表现如心悸等，在肺有肺的基本症状表现如咳嗽等，在肾有肾的基本症状表现如腰酸等，在肝有肝的基本症状表现如胁肋不舒等，在脾胃有脾胃的基本症状表现如脘腹不适，在太阳有太阳的基本症状表现如发热、疼痛、瘙痒等。⑥辨识寒瘀凝结夹虚证即包含太阳伤寒证与阳气不足证相兼的基本病变证机，于此适应证列举麻黄附子甘草汤治疗太阳伤寒证与阳气不足证相兼的基本思路与方法。

【适应证】

1. 中医病证　太阳伤寒证与阳气不足证相兼。发热，恶风寒，无汗，或心悸，或胸满，或腰酸腿软，或小便清长，舌淡、苔薄白，脉沉。

2. 西医疾病　病态窦房结综合征、心动过缓、冠心病右束支传导阻滞、鼻窦炎、风湿性关节炎等病变证机属于寒瘀凝结夹虚证者。

【用药分析】方中麻黄以温宣兼降泄为主，附子以温阳化瘀兼降逆为主，甘草以益气生津兼缓急为主，从用药用量分析进而得出麻黄附子甘草汤是治疗寒瘀凝结夹虚证的重要基础用方。

【用方思路】

（1）麻黄附子甘草汤既是辨治太阳伤寒证与阳气不足证相兼的重要代表方，又是辨治诸多杂病如心病、肾病、肺病、过敏性疾病等属于寒瘀凝结夹虚证者的重要基础方。

（2）方中麻黄既是治表药，又是治里药；附子既可温卫壮阳，又可温壮脏腑；甘草既可补营卫，又可补脏腑。从方中用药用量及调配分析得知，麻黄附子甘草汤的应用并不局限于太阳伤寒证与阳气不足证相兼，还可用于辨治诸多杂病，如循环、呼吸系统疾病及皮肤病等病变证机属于寒瘀凝结夹虚证者。

（3）运用麻黄附子甘草汤辨治的基本病证是寒瘀凝结夹虚，治疗以温阳散寒益气并举。

【随证合方】若夹风痰，可与藜芦甘草汤合方用之；若夹热，可与白虎加桂枝汤合方用之；若夹郁，可与四逆散合方用之；若夹痰，可与赤丸合方用之。

【注意事项】运用麻黄附子甘草汤既要辨清西医之病，又要辨清西医之病属于中医寒瘀凝结夹虚证。辨西医之病可进一步了解疾病的发展演变规律及其转归，辨中医之证可更好地针对西医之病选用麻黄附子甘草汤。

六、葛根加半夏汤

【导读】①学用葛根加半夏汤应重视葛根和桂枝的用量调配关系、葛根和半夏的用量调配关系。②葛根加半夏汤虽是辨治表里俱寒证的重要代表方，但在临床中还要明确指出葛根加半夏汤主治基本证型是寒热痰虚气逆证。

【方歌】葛根半夏生姜汤，桂麻芍药草大枣，治表治里调气机，调配用量效果好。

【方药】葛根四两（12 g）　麻黄去节，三两（9 g）　甘草炙，二两（6 g）　芍药二两（6 g）　桂枝去皮，二两（6 g）　生姜切，二两（6 g）　半夏洗，半升（12 g）　大枣擘，十二枚

【用法】 上八味，以水一斗，先煮葛根、麻黄，减二升，去白沫。内诸药，煮取三升，去滓。温服一升。覆取微似汗。

【功用】 温通宣散，降逆化痰，舒达筋骨，补益气血，兼清夹热。

【主治基本证型】 寒热痰虚气逆证。①寒证、阴寒证的基本症状表现即手足不温，怕冷，舌质淡，苔白；阴寒证的病变证机及症状表现较寒证为重。②热证的基本症状表现即口渴，或口苦，或面赤，舌红苔黄。③痰证的基本症状表现即头身沉重、困倦、肿胀，或咽中痰阻，或咯痰、苔腻。④气虚证、气伤证的基本症状表现即倦怠乏力，面色不荣，动则加重。⑤气逆证、浊逆证的基本症状表现即呕吐、恶心、泛酸、呃逆，或咳嗽、气喘、心胸脘腹浊气上逆。⑥寒热痰虚气逆证病变在心有心的基本症状表现如心悸等，在肺有肺的基本症状表现如咳嗽等，在肾有肾的基本症状表现如腰酸等，在肝有肝的基本症状表现如胁肋不舒等，在脾胃有脾胃的基本症状表现如脘腹不适，在太阳有太阳的基本症状表现如发热、疼痛、瘙痒等。⑦辨识寒热痰虚气逆证即包含太阳伤寒证与脾胃寒证相兼的基本病变证机，于此适应证列举葛根加半夏汤治疗太阳伤寒证与脾胃寒证相兼的基本思路与方法。

【适应证】

1. 中医病证　太阳伤寒证与脾胃寒证相兼。发热，恶风寒，无汗，头痛，胃脘疼痛，绵绵不止，或拘急疼痛，呕吐，或吐清水，舌淡、苔薄白，脉紧或浮。

2. 西医疾病　慢性支气管炎、肺气肿、慢性鼻炎、慢性鼻窦炎、慢性胃炎、慢性肠胃炎等病变证机属于寒热痰虚气逆证者。

【用药分析】 方中葛根以清疏柔筋兼生津为主，麻黄以温宣兼降泄为主，桂枝以温宣通经兼补为主，芍药以补血敛阴兼清泻为主，生姜以温通宣散兼降逆为主，半夏以温化痰湿降逆兼散结为主，大枣以益气兼补血为主，甘草以益气生津兼缓急为主，从用药用量分析进而得出葛根加半夏汤是治疗寒热痰虚气逆证的重要基础用方。

【用方思路】

（1）葛根加半夏汤既是辨治太阳伤寒证与脾胃寒证相兼的重要代表方，又是辨治诸多杂病如肺病、脾胃病、过敏性疾病等属于寒热痰虚气逆证的重要基础方。

（2）方中麻黄、桂枝、生姜既是治表药，又是治里药；半夏既是降逆和胃药，又是醒脾燥湿药；芍药既可治营卫病变，又可治脏腑病变；甘草、大枣既可补营卫，又可补脏腑。从方中用药用量及调配分析得知，葛根加半夏汤的应用并不局限于太阳伤寒证与脾胃寒证相兼，还可用于辨治诸多杂病，如消化、呼吸、内分泌系统疾病及皮肤病等病变证机属于寒热痰虚气逆证者。

（3）运用葛根加半夏汤辨治的基本病证是寒热痰虚气逆。根据方中用药分析，本方辨治的病证表里俱寒夹虚证都比较明显，治疗以温阳散寒益气并举。

【随证合方】若夹寒夹热伤津，可与附子花粉汤合方用之；若寒夹湿热，可与附子泻心汤合方用之；若夹郁，可与橘枳姜汤合方用之。

【注意事项】运用葛根加半夏汤既要辨清西医之病，又要辨清西医之病属于中医寒热痰虚气逆证。辨西医之病可进一步了解疾病的发展演变规律及其转归，辨中医之证可更好地针对西医之病选用葛根加半夏汤。

第三节　表寒兼里有水气证用方

桂枝去桂加茯苓白术汤

【导读】①学用桂枝去桂加茯苓白术汤应重视生姜和甘草的用量调配关系、白术和茯苓的用量调配关系。②桂枝去桂加茯苓白术汤虽是辨治表里俱虚证的重要代表方，但在临床中还要明确指出桂枝去桂加茯苓白术汤主治基本证型是寒湿气血虚证。

【方歌】桂枝去桂加苓术，芍药甘草枣生姜，益气敛阴能利湿，各科杂病效非常。

【方药】芍药三两（9 g）　甘草炙，二两（6 g）　生姜切，三两（9 g）　白术茯苓各三两（9 g）　大枣擘，十二枚

【用法】上六味，以水八升，煮取三升，去滓。温服一升，小便利则愈。本云：桂枝汤，今去桂枝，加茯苓、白术。

【功用】健脾燥湿，益气利湿，调和营卫，补血敛阴。

【主治基本证型】寒湿气血虚证。①寒证、阴寒证的基本症状表现即手足不温，怕冷，舌质淡，苔白；阴寒证的病变证机及症状表现较寒证为重。②湿证的基本症状表现即身体酸楚、沉重、困痛，或大便溏泻，或小便混浊，口腻，苔腻。③气虚证、气伤证的基本症状表现即倦怠乏力，面色不荣，动则加重。④血虚证、血伤证的基本症状表现即面色苍白，头晕目眩，肌肤指（趾）甲无泽；血虚证病变证机及症状表现较血伤证为重。⑤寒湿气血虚证病变在心有心的基本症状表现如心悸等，在肺有肺的基本症状表现如咳嗽等，在肾有肾的基本症状表现如腰酸等，在肝有肝的基本症状表现如胁肋不舒等，在脾胃有脾胃的基本症状表现如脘腹不适，在太阳有太阳的基本症状表现如发热、疼痛、瘙痒等。⑥辨识寒湿气血虚证即包含太阳病证与脾虚水气证相兼的基本病变证

机，于此适应证列举桂枝去桂加茯苓白术汤治疗太阳病证与脾虚水气证相兼的基本思路与方法。

【适应证】

1. 中医病证　太阳病证与脾虚水气证相兼。发热，恶风寒，无汗，头痛项强，心下满微痛，或腹满，小便不利，或大便溏泻，舌淡、苔薄，脉弱。

2. 西医疾病　慢性胃肠炎、胃及十二指肠溃疡、幽门水肿、膀胱炎、慢性肾炎、内分泌紊乱引起的水肿或低热等病变证机属于寒湿气血虚证者。

【用药分析】方中生姜以温通宣散兼降逆为主，芍药以补血敛阴兼清泻为主，茯苓以益气利湿兼安神为主，白术以益气兼燥湿为主，大枣以益气兼补血为主，甘草以益气生津兼缓急为主，从用药用量分析进而得出桂枝去桂加茯苓白术汤是治疗寒湿气血虚证的重要基础用方。

【用方思路】

（1）桂枝去桂加茯苓白术汤既是辨治太阳伤寒证或太阳中风证与脾胃水气证相兼的重要代表方，又是辨治诸多杂病如脾胃病、肝胆病、心病、肾病、皮肤病等属于寒湿气血虚证者的重要基础方。

（2）方中生姜既是治表药，又是治里药；茯苓、白术既是健脾药，又是治湿药；芍药既可辨治营卫病变，又可辨治脏腑病变；甘草、大枣既可补营卫又可补脏腑。从方中用药用量及调配分析得知，桂枝去桂加茯苓白术汤的应用并不局限于太阳伤寒证或太阳中风证与脾胃水气证相兼，还可用于辨治诸多杂病如消化、泌尿、内分泌、循环系统疾病及肌肉、皮肤病变等证机属于寒湿气血虚证者。

（3）运用桂枝去桂加茯苓白术汤辨治的基本病证（无论病变部位是在表还是在里，或是表里兼证）是寒湿气血虚。

【随证合方】若夹寒瘀，可与附子白及汤合方用之；若夹热，可与半夏泻心汤合方用之；若夹瘀，可与桂枝茯苓丸合方用之；若夹郁，可与四逆散合方用之。

【注意事项】运用桂枝去桂加茯苓白术汤既要辨清西医之病，又要辨清西医之病属于中医寒湿气血虚证。辨西医之病可进一步了解疾病的发展演变规律及其转归，辨中医之证可更好地针对西医之病选用桂枝去桂加茯苓白术汤。

第四节 表寒兼阳虚证用方

一、桂枝去芍药加附子汤

【导读】①学用桂枝去芍药加附子汤应重视桂枝和附子的用量调配关系。②桂枝去芍药加附子汤虽是辨治表里俱虚证的重要代表方，但在临床中还要明确指出桂枝去芍药加附子汤主治基本证型是气虚寒瘀证。

【方歌】桂枝去芍加附汤，温补阳气基础方，脏腑气血营卫虚，经方合方用之良。

【方药】桂枝去皮，三两（9 g） 生姜切，三两（9 g） 甘草炙，二两（6 g） 大枣擘，十二枚 附子炮，去皮，破八片，一枚（5 g）

【用法】上五味，以水七升，煮取三升，去滓。温服一升。本云：桂枝汤，今去芍药，加附子，将息如前法。

【功用】补益正气，调和营卫，温壮阳气，通经化瘀。

【主治基本证型】气虚寒瘀证。①气虚证、气伤证的基本症状表现即倦怠乏力，面色不荣，动则加重。②寒证、阴寒证的基本症状表现即手足不温，怕冷，舌质淡，苔白；阴寒证的病变证机及症状表现较寒证为重。③瘀证的基本症状表现即疼痛如针刺，部位固定，舌质夹瘀紫。④气虚寒瘀证病变在心有心的基本症状表现如心悸等，在肺有肺的基本症状表现如咳嗽等，在肾有肾的基本症状表现如腰酸等，在肝有肝的基本症状表现如胁肋不舒等，在脾胃有脾胃的基本症状表现如脘腹不适，在太阳有太阳的基本症状表现如发热、疼痛、瘙痒等。⑤辨识气虚寒瘀证即包含太阳中风证与胸阳虚弱证相兼的基本病变证机，于此适应证列举桂枝去芍药加附子汤治疗太阳中风证与胸阳虚弱证相兼的基本思路与方法。

【适应证】

1. 中医病证 太阳中风证与胸阳虚弱证相兼。发热，恶风寒，汗出，头痛，胸闷，胸满，气短，心悸，舌淡、苔薄白，脉弱。

2. 西医疾病 肺源性心脏病之心悸，冠心病之胸闷、胸痛，风湿性心脏病之心悸、气短，体虚型感冒，妇人产后贫血，慢性胃炎，慢性肝炎，慢性胆囊炎，过敏性皮炎，神经性皮炎等病变证机属于气虚寒瘀证者。

【用药分析】方中桂枝以温宣通经兼补为主，附子以温阳化瘀兼降逆为主，生姜以温通宣散兼降逆为主，大枣以益气兼补血为主，甘草以益气生津兼缓急为主，从用药用量分析进而得出桂枝去芍药加附子汤是治疗气虚寒瘀证的重要基础用方。

【用方思路】

（1）桂枝去芍药加附子汤既是辨治太阳中风证与胸阳虚弱证相兼的重要代表方，又是辨治诸多杂病如心病、肾病、肝病、皮肤病等属于气虚寒瘀证者的重要基础方。

（2）方中桂枝、生姜既是治表药，又是治里药；附子既是温营卫药，又是温脏腑药；甘草、大枣既可补营卫之气，又可补脏腑之气。从方中用药用量及调配分析得知，桂枝去芍药加附子汤的应用并不局限于太阳中风证与胸阳虚弱证相兼，还可用于辨治诸多杂病如循环、泌尿、内分泌系统疾病及皮肤病等病变证机属于气虚寒瘀证者。

（3）运用桂枝去芍药加附子汤辨治的基本病证是气虚寒瘀证。

【随证合方】若夹寒逆，可与小半夏汤合方用之；若夹热，可与木防己汤合方用之；若夹寒痰，可与赤丸合方用之；若夹痰热，可与小陷胸汤合方用之。

【注意事项】运用桂枝去芍药加附子汤既要辨清西医之病，又要辨清西医之病属于中医气虚寒瘀证。辨西医之病可进一步了解疾病的发展演变规律及其转归，辨中医之证可更好地针对西医之病选用桂枝去芍药加附子汤。

二、桂枝去芍药汤

【导读】①学用桂枝去芍药汤应重视桂枝和甘草的用量调配关系。②桂枝去芍药汤虽是辨治表里俱虚证的重要代表方，但在临床中还要明确指出桂枝去芍药汤主治基本证型是气虚寒郁证。

【方歌】桂枝汤中去芍药，益气散寒基础方，脏腑营卫虚寒证，经方合方效非常。

【方药】桂枝去皮，三两（9g）　生姜切，三两（9g）　甘草炙，二两（6g）　大枣擘，十二枚

【用法】上四味，以水七升，煮取三升，去滓。温服一升。本云：桂枝汤，今去芍药，将息如前法。

【功用】补益正气，调和营卫，温通散寒。

【主治基本证型】气虚寒郁证。①气虚证、气伤证的基本症状表现即倦怠乏力，面色不荣，动则加重。②寒证、阴寒证的基本症状表现即手足不温，怕冷，舌质淡，苔白；阴寒证较寒证为重；寒郁的病变证机是寒气郁结营卫气血津液。③气虚寒郁证病变在心有心的基本症状表现如心悸等，在肺有肺的基本症状表现如咳嗽等，在肾有肾的基本症状表现如腰酸等，在肝有肝的基本症状

表现如胁肋不舒等，在脾胃有脾胃的基本症状表现如脘腹不适，在太阳有太阳的基本症状表现如发热、疼痛、瘙痒等。④辨识气虚寒郁证即包含太阳中风证与胸阳不足证相兼的基本病变证机，于此适应证列举桂枝去芍药汤治疗太阳中风证与胸阳不足证相兼的基本思路与方法。

【适应证】

1. 中医病证　太阳中风证与胸阳不足证相兼。发热，恶风寒，汗出，胸满，胸闷，气短，苔薄白，脉促。

2. 西医疾病　窦性心律不齐、室性心动过速、心房纤颤、心动过缓、冠状动脉硬化性心脏病、心肌炎后遗症、慢性胃炎、慢性食管炎、慢性过敏性鼻炎、过敏性皮炎等病变证机属于气虚寒郁证者。

【用药分析】方中桂枝以温宣通经兼补为主，生姜以温通宣散兼降逆为主，大枣以益气兼补血为主，甘草以益气生津兼缓急为主，从月药用量分析进而得出桂枝去芍药汤是治疗气虚寒郁证的重要基础用方。

【用方思路】

（1）桂枝去芍药汤既是辨治太阳中风证与胸阳不足证相兼的重要代表方，又是辨治诸多杂病如心病、肾病、皮肤病等属于气虚寒郁证的重要基础方。

（2）方中桂枝、生姜既是治表药，又是治里药；甘草、大枣既可补营卫，又可补脏腑之气。从方中用药用量及调配分析得知，桂枝去芍药汤的应用并不局限于太阳伤寒证与阳气不足证相兼，还可用于辨治诸多杂病，如循环、泌尿、内分泌系统疾病及皮肤病等病变证机属于气虚寒郁证者。

（3）运用桂枝去芍药汤辨治的基本病证是气虚寒郁。

【随证合方】若夹风痰，可与藜芦甘草汤合方用之；若夹热，可与白虎加人参汤合方用之；若夹瘀，可与当归四逆汤合方用之。

【注意事项】运用桂枝去芍药汤既要辨清西医之病，又要辨清西医之病属于中医气虚寒郁证。辨西医之病可进一步了解疾病的发展演变规律及其转归，辨中医之证可更好地针对西医之病选用桂枝去芍药汤。

三、竹叶汤

【导读】①学用竹叶汤应重视竹叶和附子的用量调配关系、人参和附子的用量调配关系。②竹叶汤虽是辨治表寒里热夹虚证的重要代表方，但在临床中还要明确指出竹叶汤主治基本证型是寒热虚夹瘀证。

【方歌】竹叶汤中防葛根，桂枝人参桔梗草，附子大枣与生姜，清补温化效果好。

【方药】 竹叶一把（10 g） 葛根三两（9 g） 防风 桔梗 桂枝 人参 甘草各一两（3 g） 附子炮，一枚（5 g） 大枣十五枚 生姜五两（15 g）

【用法】 上十味，以水一斗，煮取二升半，分温三服，温覆使汗出。颈项强，用大附子一枚，破之如豆大，煎药扬去沫；呕者，加半夏半斤，洗。

【功用】 辛温散寒，辛凉清热，温通阳气，清泻郁热，补益中气。

【主治基本证型】 寒热虚夹瘀证。①寒证、阴寒证的基本症状表现即手足不温，怕冷，舌质淡，苔白；阴寒证的病变证机及症状表现较寒证为重。②热证的基本症状表现即口渴，或口苦，或面赤，舌红苔黄。③气虚证、气伤证的基本症状表现即倦怠乏力，面色不荣，动则加重。④瘀证的基本症状表现即疼痛如针刺，部位固定，舌质夹瘀紫。⑤寒热虚夹瘀证病变在心有心的基本症状表现如心悸等，在肺有肺的基本症状表现如咳嗽等，在肾有肾的基本症状表现如腰酸等，在肝有肝的基本症状表现如胁肋不舒等，在脾胃有脾胃的基本症状表现如脘腹不适，在太阳有太阳的基本症状表现如发热、疼痛、瘙痒等。⑥辨识寒热虚夹瘀证即包含太阳中风证与阳虚夹热证相兼的基本病变证机，于此适应证列举竹叶汤治疗太阳中风证与阳虚夹热证相兼的基本思路与方法。

【适应证】

1. 中医病证　太阳中风证与阳虚夹热证相兼。发热，恶风寒，汗出，头痛，面色赤，气喘，乏力，舌淡或红、苔薄或黄白相兼，脉弱或浮。

2. 西医疾病　普通感冒、流行性感冒、食管炎、慢性胃炎、慢性胆囊炎、慢性支气管炎、肺气肿、产后发热、妊娠发热、产后缺乳、慢性附件炎、慢性盆腔炎等病变证机属于寒热虚夹瘀证者。

【用药分析】 方中桂枝以温宣通经兼补为主，防风以疏散调理兼解痉为主，附子以温阳化瘀兼降逆为主，人参以益气生津兼摄血为主，竹叶以清热利水兼养阴为主，葛根以清疏柔筋兼生津为主，生姜以温通宣散兼降逆为主，桔梗以宣利化痰兼降逆为主，大枣以益气兼补血为主，甘草以益气生津兼缓急为主，从用药用量分析进而得出竹叶汤是治疗寒热虚夹瘀证的重要基础用方。

【用方思路】

（1）竹叶汤既是辨治太阳中风证与阳虚夹热证相兼的重要代表方，又是辨治诸多杂病如心病、肺病、肾病、皮肤病等属于寒热虚夹瘀证的重要基础方。

（2）方中竹叶清解郁热；葛根、桂枝、防风、生姜既是治表药，又是治里药；附子既可温营卫，又可温脏腑；桔梗既可宣发营卫，又可宣发脏腑；人参、甘草、大枣既可补营卫，又可补脏腑之气。从方中用药用量及调配分析得知，竹叶汤的应用并不局限于太阳中风证与阳虚夹热证相兼，还可用于辨治诸多杂病，如循环、呼吸、内分泌系统疾病及皮肤病等病变证机属于寒热虚夹瘀证者。

（3）运用竹叶汤辨治的基本病证（无论病变部位是在表还是在里，或是表里兼证）是寒热虚夹瘀。

【随证合方】若夹颈项僵硬，可与附子花粉汤合方用之；若夹寒比较重，可与麻黄汤合方用之；若夹热，可与白虎汤合方用之；若夹痰热，可与小陷胸汤合方用之。

【注意事项】运用竹叶汤既要辨清西医之病，又要辨清西医之病属于中医寒热虚夹瘀证。辨西医之病可进一步了解疾病的发展演变规律及其转归，辨中医之证可更好地针对西医之病选用竹叶汤。

第五节　表寒兼阴血津亏证用方

一、桂枝加芍药生姜各一两人参三两新加汤（桂枝新加汤）

【导读】①学用桂枝新加汤应重视桂枝和芍药的用量调配关系、人参和芍药的用量调配关系。②桂枝新加汤虽是辨治太阳中风证与营血不足证的重要代表方，但在临床中还要明确指出桂枝新加汤主治基本证型是气虚寒郁伤血证。

【方歌】桂枝新加汤人参，芍药甘草枣生姜，脏腑营卫诸虚证，调整用量效非常。

【方药】桂枝去皮，三两（9 g）　芍药四两（12 g）　生姜切，四两（12 g）　甘草炙，二两（6 g）　人参三两（9 g）　大枣擘，十二枚

【用法】上六味，以水一斗二升，煮取三升，去滓。温服一升。本云：桂枝汤，今加芍药、生姜、人参。

【功用】大补元气，补血敛阴，温通血脉，缓急止痛。

【主治基本证型】气虚寒郁伤血证。①气虚证、气伤证的基本症状表现即倦怠乏力，面色不荣，动则加重。②寒证、阴寒证的基本症状表现即手足不温，怕冷，舌质淡，苔白；阴寒证较寒证为重；寒郁证的病变证机是寒气郁结营卫气血津液。③血虚证、血伤证的基本症状表现即面色苍白，头晕目眩，肌肤指（趾）甲无泽；血虚证病变证机及症状表现较血伤证为重。④气虚寒郁伤血证病变在心有心的基本症状表现如心悸等，在肺有肺的基本症状表现如咳嗽等，在肾有肾的基本症状表现如腰酸等，在肝有肝的基本症状表现如胁肋不舒等，在脾胃有脾胃的基本症状表现如脘腹不适，在太阳有太阳的基本症状表现

如发热、疼痛、瘙痒等。⑤辨识气虚寒郁伤血证即包含太阳中风证与营血不足证相兼的基本病变证机，于此适应证列举桂枝新加汤治疗太阳中风证与营血不足证相兼的基本思路与方法。

【适应证】

1. 中医病证　太阳中风证与营血不足证相兼。发热，恶风寒，汗出，头身疼痛，或肌肉疼痛，或关节活动不利，舌淡、苔薄，脉沉迟。

2. 西医疾病　普通感冒、流行性感冒、风湿热、风湿性关节炎、慢性胃炎、胃及十二指肠溃疡、末梢神经炎、面神经炎、神经性头痛、梅尼埃病、甲状腺功能减退症等病变证机属于气虚寒郁伤血证者。

【用药分析】 方中桂枝以温宣通经兼补为主，芍药以补血敛阴兼清泻为主，人参以益气生津兼摄血为主，生姜以温通宣散兼降逆为主，大枣以益气兼补血为主，甘草以益气生津兼缓急为主，从用药用量分析进而得出桂枝新加汤是治疗气虚寒郁伤血证的重要基础用方。

【用方思路】

（1）桂枝新加汤既是辨治太阳中风证与营血不足证相兼的重要代表方，又是辨治诸多杂病如心病、肝病、肾病、皮肤病等属于气虚寒郁伤血证者的重要基础方。

（2）方中桂枝、生姜既是治表药，又是治里药；人参既可益营卫，又可补脏腑；芍药既可敛营卫，又可补脏腑；甘草、大枣既可补营卫，又可补脏腑之气。从方中用药用量及调配分析得知，桂枝新加汤的应用并不局限于太阳中风证与营血不足证相兼，还可用于辨治诸多杂病如循环、内分泌及代谢系统疾病和皮肤病等病变证机属于气虚寒郁伤血证者。

（3）运用桂枝新加汤辨治的基本病证（无论病变部位是在表还是在里，或是表里兼证）是气虚寒郁伤血。

【随证合方】 若夹风痰，可与藜芦甘草汤合方用之；若夹血虚，可与胶艾汤合方用之；若夹阴虚，可与百合地黄汤合方用之；若夹阳虚，可与四逆汤合方用之。

【注意事项】 运用桂枝新加汤既要辨清西医之病，又要辨清西医之病属于中医气虚寒郁伤血证。辨西医之病可进一步了解疾病的发展演变规律及其转归，辨中医之证可更好地针对西医之病选用桂枝新加汤。

二、栝楼桂枝汤

【导读】 ①学用栝楼桂枝汤应重视桂枝和栝楼根的用量调配关系、栝楼根和芍药的用量调配关系。②栝楼桂枝汤虽是辨治太阳中风津亏证的重要代表方，但在临床中还要明确指出栝楼桂枝汤主治基本证型是寒热虚伤筋骨证。

【方歌】 桂枝汤中加楼根，营卫筋脉及脏腑，寒热气虚伤阴血，经方合方病可除。

【方药】 栝楼根二两（6g） 桂枝三两（9g） 芍药三两（9g） 甘草二两（6g） 生姜三两（9g） 大枣十二枚

【用法】 上六味，以水九升，煮取三升，分温三服，取微汗。汗不出，食顷，啜热粥发之。

【功用】 温阳散寒，清热益阴，补益气血，通经化瘀。

【主治基本证型】 寒热虚伤筋骨证。①寒证、阴寒证的基本症状表现即手足不温，怕冷，舌质淡，苔白；阴寒证的病变证机及症状表现较寒证为重。②热证的基本症状表现即口渴，或口苦，或面赤，舌红苔黄。③气虚证、气伤证的基本症状表现即倦怠乏力，面色不荣，动则加重。④筋伤证的基本症状表现即筋急、筋挛、筋抽、筋痛。⑤骨伤证的基本症状表现是即骨木、骨痛、骨沉、骨酸。⑥寒热虚伤筋骨证病变在心有心的基本症状表现如心悸等，在肺有肺的基本症状表现如咳嗽等，在肾有肾的基本症状表现如腰酸等，在肝有肝的基本症状表现如胁肋不舒等，在脾胃有脾胃的基本症状表现如脘腹不适，在太阳有太阳的基本症状表现如发热、疼痛、瘙痒等。⑦辨识寒热虚伤筋骨证即包含太阳中风证与阴津不足证相兼的基本病变证机，于此适应证列举栝楼桂枝汤治疗太阳中风证与阴津不足证相兼的基本思路与方法。

【适应证】

1. 中医病证　太阳中风证与阴津不足证相兼（太阳柔痉体强证）。发热，恶风寒，汗出，身体强，拘急不舒，肌肤不荣，舌淡少津、苔薄而干，脉沉迟。

2. 西医疾病　流行性感冒、落枕、颈椎骨质增生、腰肌劳损、慢性肾炎、肾病综合征、干燥综合征、神经性头痛、神经性耳鸣等病变证机属于寒热虚伤筋骨证者。

【用药分析】 方中栝楼根以清热生津兼疗伤化痰为主，桂枝以温宣通经兼补为主，芍药以补血敛阴兼清泻为主，生姜以温通宣散兼降逆为主，大枣以益气兼补血为主，甘草以益气生津兼缓急为主，从用药用量分析进而得出栝楼桂枝汤是治疗寒热虚伤筋骨证的重要基础用方。

【用方思路】

（1）栝楼桂枝汤既是辨治太阳柔痉体强证的重要代表方，又是辨治诸多杂病如肌肉关节病、心病、肾病等属于寒热虚伤筋骨证者的重要基础方。

（2）方中桂枝、生姜既是治表药，又是治里药；栝楼根既是清热药，又是益阴柔筋药；甘草、大枣既可补营卫，又可补脏腑。从方中用药用量及调配分析得知，栝楼桂枝汤的应用并不局限于太阳柔痉体强证，还可用于辨治诸多杂病，如运动、循环、泌尿、内分泌等系统疾病病变证机属于寒热虚伤筋骨证者。

（3）运用栝楼桂枝汤辨治的基本病证（无论病变部位是在表还是在里，或是表里兼证）是寒热虚伤筋骨。根据方中用药分析，治疗既清又温还补。

【随证合方】 若寒明显者，可与附子甘草汤合方用之；若夹寒痰，可与赤丸合方用之；若夹痰热，可与小陷胸汤合方用之；若夹阳虚，可与四逆汤合方用之。

【注意事项】 运用栝楼桂枝汤既要辨清西医之病，又要辨清西医之病属于中医寒热虚伤筋骨证。辨西医之病可进一步了解疾病的发展演变规律及其转归，辨中医之证可更好地针对西医之病选用栝楼桂枝汤。

第六节　表证兼阴阳气血俱虚证用方

薯蓣丸

【导读】 ①学用薯蓣丸应重视补血药和益气药的用量调配关系、解表药和治里药的用量调配关系。②薯蓣丸虽是辨治表里兼证的重要代表方，但在临床中还要明确指出薯蓣丸主治基本证型是寒热虚瘀郁证。

【方歌】 薯蓣丸归桂曲地，草参芎芍术麦仁，柴桔苓胶姜蔹防，大枣黄卷效如神。

【方药】 薯蓣（山药）三十分（90 g）　当归　桂枝　曲　干地黄　豆黄卷各十分（30 g）　甘草二十八分（84 g）　人参七分（21 g）　川芎　芍药　白术　麦门冬　杏仁各六分（18 g）　柴胡　桔梗　茯苓各五分（15 g）　阿胶七分（21 g）　干姜三分（9 g）　白蔹二分（6 g）　防风六分（18 g）　大枣百枚为膏

【用法】 上二十一味，末之，炼蜜为丸，如弹子大，空腹酒服一丸，一百丸为剂。

【功用】 益气温阳，补血滋阴，清解郁热，温通散寒，活血行气，降泄通利。

【主治基本证型】 寒热虚瘀郁证。①寒证、阴寒证的基本症状表现即手足不温，怕冷，舌质淡，苔白；阴寒证的病变证机及症状表现较寒证为重。②热证的基本症状表现即口渴，或口苦，或面赤，舌红苔黄。③气虚证、气伤证的基本症状表现即倦怠乏力，面色不荣，动则加重。④血虚证、血伤证的基本症状表现即面色苍白，头晕目眩，肌肤指（趾）甲无泽；血虚证病变证机及症状表现较血伤证为重。⑤阳虚证、阳伤证的基本症状表现即寒证+气虚证；阳虚证病变证机及症状表现较阳伤证为重。⑥阴虚证的基本症状表现即血热证+血虚证+津伤证。⑦瘀证的基本症状表现即疼痛如针刺，部位固定，舌质夹瘀紫。⑧郁证的基本症状表现即胀、满、闷，或情绪低落，或所愿不遂，或急躁易怒。⑨寒热虚瘀郁证病变在心有心的基本症状表现如心悸等，在肺有肺的基本症状表现如咳嗽等，在肾有肾的基本症状表现如腰酸等，在肝有肝的基本症状表现如胁肋不舒等，在脾胃有脾胃的基本症状表现如脘腹不适，在太阳有太阳的基本症状表现如发热、疼痛、瘙痒等。⑩辨识寒热虚瘀郁证即包含太阳病（或太阳中风证，或太阳伤寒证，或太阳温病证等）与阴阳气血不足证相兼的基本病变证机，于此适应证列举薯蓣丸治疗太阳病（或太阳中风证，或太阳伤寒证，或太阳温病证等）与阴阳气血不足证相兼的基本思路与方法。

【适应证】

1. 中医病证　太阳病（或太阳中风证，或太阳伤寒证，或太阳温病证等）与阴阳气血不足证相兼。咳嗽痰少，心悸，气短，食欲减退，大便不畅，腰膝酸软，精神欠佳，四肢无力，身体困重，体重减轻，手足烦热，急躁，面色不荣，肌肤失泽，胸闷，头晕目眩，或自汗，或盗汗；发热，恶风寒，或汗出，或无汗，或口渴，舌淡或红、苔薄，脉弱或迟或细或沉。

2. 西医疾病　肺结核、肺炎恢复期，慢性胃炎，胃及十二指肠溃疡，冠心病，心功能减退，血液病，慢性肾炎，尿道炎，膀胱炎，神经性皮炎，内分泌紊乱，免疫功能低下等病变证机属于寒热虚瘀郁证者。

【用药分析】方中薯蓣以益气长肌兼止泻带为主，当归以补血通利兼下气为主，桂枝以温宣通经兼补为主，芍药以补血敛阴兼清泻为主，曲以消食和胃兼下气为主，干地黄以滋阴凉血兼补血为主，豆黄卷以开胃醒脾兼行气为主，人参以益气生津兼摄血为主，川芎以活血行气兼开窍为主，白术以益气兼燥湿为主，麦门冬以滋阴清热兼调理为主，杏仁以温降化痰兼润为主，柴胡以清疏通调兼化食为主，桔梗以宣利化痰兼降逆为主，茯苓以益气利湿兼安神为主，阿胶以补血化阴兼止血为主，干姜以温中散寒兼宣通为主，白蔹以散结除热兼解痉为主，防风以疏散调理兼解除痉为主，大枣以益气兼补血为主，甘草以益气生津兼缓急为主，从用药用量分析进而得出薯蓣丸是治疗寒热虚瘀郁证的重要基础用方。

【用方思路】

（1）薯蓣丸既是辨治阴阳俱虚或夹太阳证的重要代表方，又是辨治诸多杂病如心病、肝病、肾病、肺病、脾胃病、肌肉筋脉病等属于寒热虚瘀郁证者的重要基础方。

（2）方中当归、阿胶等以补血为主；人参、白术等以益气为主；麦门冬、干地黄等以滋阴为主；干姜、桂枝等温壮阳气；柴胡、防风、川芎通调气机及营卫。从方中用药用量及调配分析得知，薯蓣丸的应用并不局限于阴阳俱虚或夹太阳证，还可用于辨治诸多杂病，如循环、消化、呼吸、内分泌及代谢系统疾病和皮肤病等病变证机属于寒热虚瘀郁证者。

（3）运用薯蓣丸辨治的基本病证（无论病变部位是在表还是在里，或是表里兼证）以寒热虚瘀郁为主。根据方中用药分析，本方以补虚为主，兼以治实。

【随证合方】 若夹风痰，可与藜芦甘草汤合方用之；若夹热，可与白虎汤合方用之；若夹寒，可与四逆汤合方用之。应用时可根据病变证机主次而酌情调整方药用量。

【注意事项】 运用薯蓣丸既要辨清西医之病，又要辨清西医之病属于中医寒热虚瘀郁证。辨西医之病可进一步了解疾病的发展演变规律及其转归，辨中医之证可更好地针对西医之病选用薯蓣丸。

第/三/章　肺/病/证/用/方

学用肺病证用方，既要知道肺病证用方是主治肺病证的基本方，又要知道其主治并不局限于肺病证，还包括其他病证。用方选方的基本思路与方法是根据病变证机而选方用药，无论是肺病证还是其他病证，只要病变证机符合方药主治，即可选用此方药治疗。

第一节　肺热证用方

一、麻黄杏仁石膏甘草汤

【导读】①学用麻黄杏仁石膏甘草汤应重视麻黄和石膏的用量调配关系、麻黄和杏仁的用量调配关系。②麻黄杏仁石膏甘草汤虽是辨治肺热证的重要代表方，但在临床中还要明确指出麻黄杏仁石膏甘草汤主治基本证型是寒郁热伏夹虚轻证。

【方歌】仲景麻杏石甘汤，温宣清降法度良，寒热夹杂诸般疾，辨治清窍效力彰。

【方药】麻黄去节，四两（12 g）　杏仁去皮尖，五十个（8.5 g）　甘草炙，二两（6 g）　石膏碎，绵裹，半斤（24 g）

【用法】上四味，以水七升，煮麻黄，减二升，去上沫，内诸药，煮取二升，去滓。温服一升。本云：黄耳杯。

【功用】温宣散寒，清泻郁热，益气生津。

【主治基本证型】寒郁热伏夹虚轻证。①寒证、阴寒证的基本症状表现即手足不温，怕冷，舌质淡，苔白；阴寒证较寒证为重；寒郁证的病变证机是寒邪郁结不解，症状表现比较缠绵胶结，治疗难度比较大。②热证的基本症状表现即口渴，舌红苔薄黄；热伏的病变证机是邪热潜伏蕴藏，症状表现复杂多变。③气虚证、气伤证的基本症状表现即倦怠乏力，面色不荣，动则加重。④寒郁热伏夹虚轻证病变在心有心的基本症状表现如心悸等，在肺有肺的基本症状表现如咳嗽等，在肾有肾的基本症状表现如腰酸等，在肝有肝的基本症状表现如胁肋不舒等，在脾胃有脾胃的基本症状表现如脘腹不适，在太阳有太阳的基本症状表现如发热、疼痛、瘙痒等。⑤辨识寒郁热伏夹虚轻证即包含肺热证的基本病变证机，于此适应证列举麻黄杏仁石膏甘草汤治疗肺热证的基本思路与方法。

大青龙汤与麻黄杏仁石膏甘草汤均可辨治寒郁热伏夹虚证，但必须辨清大青龙汤治疗病证较麻黄杏仁石膏甘草汤治疗病证为重。

【适应证】

1. 中医病证 肺热证。咳嗽，气喘，身热，或汗出，或无汗，口渴，舌红、苔黄，脉浮数。

2. 西医疾病 急性支气管炎、大叶性肺炎、病毒性肺炎、支气管哮喘、麻疹肺炎、麻疹、百日咳、嗜酸性粒细胞增多性肺炎等病变证机属于寒郁热伏夹虚轻证者。

【用药分析】 方中麻黄以温宣兼降泄为主，石膏以清泻兼生津为主，杏仁以温降化痰兼润为主，甘草以益气生津兼缓急为主，从用药用量分析进而得出麻黄杏仁石膏甘草汤是治疗寒郁热伏夹虚轻证的重要基础用方。

【用方思路】

（1）麻黄杏仁石膏甘草汤既是辨治肺热证的重要代表方，又是辨治诸多杂病如肺病、心病、肾病、皮肤病等属于寒郁热伏夹虚轻证者的重要基础方。

（2）方中麻黄既是治表药，又是治里药；石膏既可治表热，又可泻里热；杏仁既是降逆药，又是柔润药；炙甘草既可生津，又可温补。从方中用药用量及调配分析得知，麻黄杏仁石膏甘草汤的应用并不局限于肺热证，还可用于辨治诸多杂病，如呼吸、循环、泌尿、内分泌系统疾病及皮肤病等病变证机属于寒郁热伏夹虚轻证者。

（3）运用麻黄杏仁石膏甘草汤辨治的基本病证（无论病变部位是在表还是在里，或是表里兼证）是寒郁热伏夹虚轻证。根据方中用药分析，本方以泻热为主，或兼以治寒。

【随证合方】 若夹风痰，可与藜芦甘草汤合方用之；若夹痰热，可与小陷胸汤合方用之；若夹寒痰，可与赤丸合方用之；若夹瘀热，可与桃核承气汤合方用之。

【注意事项】 运用麻黄杏仁石膏甘草汤既要辨清西医之病，又要辨清西医之病属于中医寒郁热伏夹虚轻证。辨西医之病可进一步了解疾病的发展演变规律及其转归，辨中医之证可更好地针对西医之病选用麻黄杏仁石膏甘草汤。

二、葶苈大枣泻肺汤

【导读】①学用葶苈大枣泻肺汤应重视葶苈子和大枣的用量调配关系。②葶苈大枣泻肺汤虽是辨治肺痈热证的重要代表方，但在临床中还要明确指出葶苈大枣泻肺汤主治基本证型是瘀热水气夹虚证。

【方歌】葶苈大枣泻肺汤，清泻郁热能益气，郁热气虚诸般疾，经方合方最相宜。

【方药】葶苈子熬令黄色，捣丸如弹子大，二十枚（10 g） 大枣十二枚（仲景方中大枣无剂量，本书引用剂量源于《备急千金要方》《外台秘要》）

【用法】上先以水三升，煮枣取二升，去枣，内葶苈，煮取一升，顿服。

【功用】活血消癥，通利水道，行气散结，调理脾胃，补益气血。

【主治基本证型】瘀热水气夹虚证。①瘀证的基本症状表现即疼痛如针刺，部位固定，舌质夹瘀紫。②热证的基本症状表现即口渴，舌红苔薄黄；热伏的病变证机是邪热潜伏蕴藏，症状表现复杂多变。③水气证的基本症状表现即四肢肌肤颜面水肿，身体沉重，苔滑。④气虚证、气伤证的基本症状表现即倦怠乏力，面色不荣，动则加重。⑤瘀热水气夹虚证病变在心有心的基本症状表现如心悸等，在肺有肺的基本症状表现如咳嗽等，在肾有肾的基本症状表现如腰酸等，在肝有肝的基本症状表现如胁肋不舒等，在脾胃有脾胃的基本症状表现如脘腹不适，在太阳有太阳的基本症状表现如发热、疼痛、瘙痒等。⑥辨识瘀热水气夹虚证即包含肺痈热证的基本病变证机，于此适应证列举葶苈大枣泻肺汤治疗肺痈热证的基本思路与方法。

【适应证】

1. 中医病证　肺痈热证。咳嗽，气喘或喘不得卧，胸满，胸痛，或壮热不寒，汗出烦躁，咳吐浊痰，痰有腥味，甚则咯吐脓血，咽燥，倦怠乏力，或渴或不渴，舌红、苔黄腻，脉滑数或弱。

2. 西医疾病　化脓性肺炎，间质性肺炎，急、慢性支气管肺炎，病毒性肺炎，细菌性肺炎等病变证机属于瘀热水气夹虚证者。

【用药分析】方中葶苈子以清热通利兼化癥为主，大枣以益气兼补血为主，从用药用量分析进而得出葶苈大枣泻肺汤是治疗瘀热水气夹虚证的重要基础用方。

【用方思路】

（1）葶苈大枣泻肺汤既是辨治肺痈热证的重要代表方，又是辨治诸多杂病如肺病、心病、肾病等属于瘀热水气夹虚证者的重要基础方。

（2）方中葶苈子清热泻肺，大枣补益脏腑之气。从方中用药用量及调配分析得知，葶苈大枣泻肺汤的应用并不局限于肺痈热证，还可用于辨治诸多杂病，如呼吸、循环、泌尿系统疾病及皮肤病等病变证机属于瘀热水气夹虚证者。

（3）运用葶苈大枣泻肺汤辨治的基本病证是瘀热水气夹虚；根据方中用药分析，本方既清又补。

【随证合方】若寒热夹杂，可与附子贝母汤合方用之；若夹寒，可与麻黄汤合方用之；若郁热比较重，可与麻黄杏仁石膏甘草汤合方用之。

【注意事项】运用葶苈大枣泻肺汤既要辨清西医之病，又要辨清西医之病属于中医瘀热水气夹虚证。辨西医之病可进一步了解疾病的发展演变规律及其转归，辨中医之证可更好地针对西医之病选用葶苈大枣泻肺汤。

三、桔梗汤

【导读】①学用桔梗汤应重视桔梗和甘草的用量调配关系。②桔梗汤虽是辨治肺痈脓热证的重要代表方，但在临床中时还要明确指出桔梗汤主治基本证型是气虚痰热证。

【方歌】气虚痰热桔梗汤，桔梗甘草合成方，清宣化痰能益气，经方合方效非常。

【方药】桔梗一两（3 g）　甘草二两（6 g）

【用法】上二味，以水三升，煮取一升，去滓。温分再服。（又，《金匮要略》云：上二味，以水三升，煮取一升，分温再服，则吐脓血也。）

【功用】益气清热，宣降化痰。

【主治基本证型】气虚痰热证。①气虚证、气伤证的基本症状表现即倦怠乏力，面色不荣，动则加重。②痰证的基本症状表现即头身沉重、困倦、肿胀，或咽中痰阻，或咯痰，苔腻。③热证的基本症状表现即口渴，或口苦，或面赤，舌红苔黄。④气虚痰热证病变在心有心的基本症状表现如心悸等，在肺有肺的基本症状表现如咳嗽等，在肾有肾的基本症状表现如腰酸等，在肝有肝的基本症状表现如胁肋不舒等，在脾胃有脾胃的基本症状表现如脘腹不适，在太阳有太阳的基本症状表现如发热、疼痛、瘙痒等。⑤辨识气虚痰热证即包含肺痈脓热证的基本病变证机，于此适应证列举桔梗汤治疗肺痈脓热证的基本思路与方法。

【适应证】

1. 中医病证　肺痈脓热证。咳嗽，气喘，咳出大量脓血，或如米粥，腥臭异常，胸中烦满，或疼痛，或气喘不得平卧，舌干，口渴，舌红或绛、苔黄腻，脉数或滑。

2. 西医疾病　化脓性肺脓肿、急性大叶性肺炎、支气管肺炎、病毒性肺炎等病变证机属于气虚痰热证者。

【用药分析】 方中桔梗以宣利化痰兼降逆为主，甘草以益气生津兼缓急为主，从用药用量分析进而得出桔梗汤是治疗气虚痰热证的重要基础用方。

【用方思路】

（1）桔梗汤既是辨治肺痈脓热证的重要代表方，又是辨治诸多杂病如肺病、脾胃病、咽喉病等属于气虚痰热证者的重要基础方。

（2）方中桔梗既是治肺药，又是宣利气机药；甘草既是清热药，又是补益药。从方中用药用量及调配分析得知，桔梗汤的应用并不局限于肺痈脓热证，还可用于辨治诸多杂病，如呼吸、消化系统疾病和咽喉、皮肤病等病变证机属于气虚痰热证者。

（3）运用桔梗汤辨治的基本病证是气虚痰热；根据方中用药分析，本方辨治的病证以热为主，其治既要清又要补。

【随证合方】 若寒热夹痰，可与附子贝母汤合方用之；若夹寒，可与麻黄汤合方用之；若郁热比较重，可与泽漆汤合方用之。

【注意事项】 运用桔梗汤既要辨清西医之病，又要辨清西医之病属于中医气虚痰热证。辨西医之病可进一步了解疾病的发展演变规律及其转归，辨中医之证可更好地针对西医之病选用桔梗汤。

第二节　肺寒证用方

一、小青龙汤

【导读】 ①学用小青龙汤应重视麻黄和半夏的用量调配关系、五味子和芍药的用量调配关系、细辛和半夏的用量调配关系。②小青龙汤虽是辨治肺寒证的重要代表方，但在临床中还要明确指出小青龙汤主治基本证型是寒饮夹虚证。

【方歌】 小青龙汤治寒饮，内外夹杂皆可医，桂姜麻黄芍药甘，细辛半夏兼五味。

【方药】 麻黄去节，三两（9 g）　芍药三两（9 g）　细辛三两（9 g）　干姜三两（9 g）　甘草炙，三两（9 g）　桂枝去皮，三两（9 g）　五味子半升（12 g）　半夏洗，半升（12 g）

【用法】 上八味，以水一斗，先煮麻黄，减二升，去上沫，内诸药，煮取三升，去滓。温服一升。若渴，去半夏，加栝楼根三两；若微利，去麻黄，加荛花，如一鸡子，熬令赤色；若噎者，去麻黄，加附子一枚，炮；若小便不利，少腹满者，去麻黄，加茯苓四两；若喘，去麻黄，加杏仁半升，去皮尖。且荛花不治利，麻黄主喘，今此语反之，疑非仲景意（编者注：后20字恐是王叔和按语混入正文，当删）。

【功用】宣肺散寒，降肺化痰，调理心脾，补益中气。

【主治基本证型】寒饮夹虚证。①寒证、阴寒证的基本症状表现即手足不温，怕冷，舌质淡，苔白；阴寒证的病变证机及症状表现较寒证为重。②饮证的基本症状表现即头、面、身体浮肿、色泽光亮鲜明，口中涎沫，舌面涎液，大便溏泻胶结。③气虚证、气伤证的基本症状表现即倦怠乏力，面色不荣，动则加重。④血虚证、血伤证的基本症状表现即面色苍白，头晕目眩，肌肤指（趾）甲无泽；血虚证病变证机及症状表现较血伤证为重。⑤津伤证的基本症状表现即头面枯涸无泽，肌肤粗糙，口舌干燥。⑥寒饮夹虚证病变在心有心的基本症状表现如心悸等，在肺有肺的基本症状表现如咳嗽等，在肾有肾的基本症状表现如腰酸等，在肝有肝的基本症状表现如胁肋不舒等，在脾胃有脾胃的基本症状表现如脘腹不适，在太阳有太阳的基本症状表现如发热、疼痛、瘙痒等。⑦辨识寒饮夹虚证即包含外寒里饮证、寒饮郁肺证和溢饮寒证的基本病变证机，于此适应证列举小青龙汤治疗外寒里饮证、寒饮郁肺证和溢饮寒证的基本思路与方法。

【适应证】

1. 中医病证　①外寒里饮证。发热恶寒，头身疼痛，无汗，咳嗽，气喘，痰稀色白量多或呈泡沫状，或胸中痞闷，或干呕，或倚息不得平卧，或头面四肢水肿，或身体疼重，舌淡、苔薄白，脉浮紧。②寒饮郁肺证（肺寒证）。咳嗽，气喘，痰稀色白量多或呈泡沫状，或胸中痞闷，或倚息不得平卧，或头面四肢水肿，舌淡、苔薄白，脉浮紧。③溢饮寒证。头面四肢水肿，或身体疼痛，舌淡、苔薄白，脉浮紧。

2. 西医疾病　急、慢性支气管炎，支气管哮喘，慢性阻塞性肺疾病，肺源性心脏病，百日咳，结核性渗出性胸膜炎，间质性肺炎等病变证机属于寒饮夹虚证者。

【用药分析】方中麻黄以温宣兼降泄为主，桂枝以温宣通经兼补为主，芍药以补血敛阴兼清泻为主，半夏以温化痰湿降逆兼散结为主，干姜以温中散寒兼宣通为主，细辛以温通降逆兼通窍为主，五味子以益气敛阴兼固敛为主，甘草以益气生津兼缓急为主，从用药用量分析进而得出小青龙汤是治疗寒饮夹虚证的重要基础用方。

【用方思路】

（1）小青龙汤既是辨治肺寒证或溢饮寒证或表里兼证的重要代表方，又是辨治诸多杂病如心病、肾病、肺病等属于寒饮夹虚证者的重要基础方。

（2）方中麻黄、桂枝、细辛既是治表药，又是治里药；干姜既可温太阳，又可温脏腑；半夏既可治肺，又可治心肝脾胃等；五味子治诸脏腑阴津不足；芍药、甘草既可益营卫，又可补脏腑。从方中用药用量及调配分析得知，小青龙汤的应用并不局限于肺寒证、溢饮寒证或表里兼证，还可用于辨治诸多杂病，如循环、泌尿、呼吸系统疾病及皮肤病等病变证机属于寒饮夹虚证者。

（3）运用小青龙汤辨治的病证（无论病变部位是在表还是在里，或是表里兼证）以寒饮夹虚为主，其治既要散寒化饮又要兼补。

【随证合方】 若寒甚，可与附子半夏汤合方用之；若夹气虚，可与理中丸合方用之；若夹热，可与白虎汤合方用之；若夹瘀，可与桂枝茯苓丸合方用之。

【注意事项】 运用小青龙汤既要辨清西医之病，又要辨清西医之病属于中医寒饮夹虚证。辨西医之病可进一步了解疾病的发展演变规律及其转归，辨中医之证可更好地针对西医之病选用小青龙汤。

二、小青龙加石膏汤

【导读】 ①学用小青龙加石膏汤应重视石膏和麻黄的用量调配关系、麻黄和半夏的用量调配关系、五味子和芍药的用量调配关系、细辛和半夏的用量调配关系。②小青龙加石膏汤虽是辨治肺寒夹热证的重要代表方，但在临床中还要明确指出小青龙加石膏汤主治基本证型是寒饮夹虚夹热证。

【方歌】 小青龙汤加石膏，肺寒气逆夹郁热，寒热夹杂调用量，温肺兼补清郁热。

【方药】 麻黄去节，三两（9 g） 芍药三两（9 g） 细辛三两（9 g） 干姜三两（9 g） 甘草炙，三两（9 g） 桂枝去皮，三两（9 g） 五味子半升（12 g） 半夏洗，半升（12 g） 石膏二两（6 g）

【用法】 上九味，以水一斗，先煮麻黄，去上沫，内诸药，煮取三升。强人服一升，羸者减之，日三服，小儿服四合。

【功用】 宣肺散寒，降肺化痰，调理心脾，补益中气，清泻郁热。

【主治基本证型】 寒饮夹虚夹热证。①寒证、阴寒证的基本症状表现即手足不温，怕冷，舌质淡，苔白；阴寒证的病变证机及症状表现较寒证为重。②饮证的基本症状表现即头、面、身体浮肿、色泽光亮鲜明，口中涎沫，舌面涎液，大便溏泻胶结。③气虚证、气伤证的基本症状表现即倦怠乏力，面色不荣，动则加重。④血虚证、血伤证的基本症状表现即面色苍白，头晕目眩，肌肤指（趾）甲无泽；血虚证病变证机及症状表现较血伤证为重。⑤津伤证的基本症状表现即头面枯涸无泽，肌肤粗糙，口舌干燥。⑥热证的基本症状表现即口渴，或口苦，或面赤，舌红苔黄。⑦寒饮夹虚夹热证病变在心有心的基本症状表现如心悸等，在肺有肺的基本症状表现如咳嗽等，在肾有肾的基本症状表现如腰酸等，在肝有肝的基本症状表现如胁肋不舒等，在脾胃有脾胃的基本症状表现如脘腹不适，在太阳有太阳的基本症状表现如发热、疼痛、瘙痒等。⑧辨识寒饮夹虚夹热证即包含太阳伤寒证与寒饮郁肺夹热证相兼的基本病变证机，于此适应证列举小青龙加石膏汤治疗太阳伤寒证与寒饮郁肺夹热证相兼的基本思路与方法。

【适应证】

1. 中医病证　太阳伤寒证与寒饮郁肺夹热证相兼。咳嗽，气喘，胸胀闷塞，烦躁，或夹稠黄痰，咯痰不利，口干，或不欲饮水，舌淡、苔白滑或薄黄而燥，脉浮或沉紧；或寒饮郁肺夹热证。

2. 西医疾病　慢性支气管炎、支气管哮喘、支气管扩张、慢性阻塞性肺疾病、肾病综合征、急性肾小球肾炎、输尿管炎、过敏性鼻炎、鼻窦炎、额窦炎、过敏性皮炎、神经性皮炎、脂溢性皮炎等病变证机属于寒饮夹虚夹热证者。

【用药分析】 方中麻黄以温宣兼降泄为主，桂枝以温宣通经兼补为主，芍药以补血敛阴兼清泻为主，半夏以温化痰湿降逆兼散结为主，干姜以温中散寒兼宣通为主，细辛以温通降逆兼通窍为主，五味子以益气敛阴兼固敛为主，石膏以清泻兼生津为主，甘草以益气生津兼缓急为主，从用药用量分析进而得出小青龙加石膏汤是治疗寒饮夹虚夹热证的重要基础用方。

【用方思路】

（1）小青龙加石膏汤既是辨治肺寒夹热证或溢饮寒夹热证或表里寒郁夹热证的重要代表方，又是辨治诸多杂病如心病、肾病、肺病、皮肤病等属于寒饮夹虚夹热证者的重要基础方。

（2）方中麻黄、桂枝、细辛既是治表药，又是治里药；干姜既可温太阳，又可温脏腑；半夏既可治肺，又可治心肝脾胃等；五味子可辨治诸脏腑阴津不足；芍药、甘草既可益营卫，又可补脏腑；石膏既可治表热，又可泻里热。从方中用药用量及调配分析得知，小青龙加石膏汤的应用并不局限于肺寒夹热证、溢饮寒夹热证或表里寒郁夹热证，还可用于辨治诸多杂病，如呼吸、循环、泌尿等系统疾病及皮肤病等病变证机属于寒饮夹虚夹热证者。

（3）运用小青龙加石膏汤辨治的病证（无论病变部位是在表还是在里，或是表里兼证）以寒饮夹虚夹热为主，其治既要散寒又要兼补兼清。

【随证合方】若寒热夹杂比较明显，可与附子贝母汤合方用之；若夹虚，可与理中丸合方用之；若夹郁，可与橘枳姜汤合方用之；若夹瘀，可与桂枝茯苓丸合方用之。

【注意事项】运用小青龙加石膏汤既要辨清西医之病，又要辨清西医之病属于中医寒饮夹虚夹热证。辨西医之病可进一步了解疾病的发展演变规律及其转归，辨中医之证可更好地针对西医之病选用小青龙加石膏汤。

三、厚朴麻黄汤

【导读】①学用厚朴麻黄汤应重视厚朴和麻黄的用量调配关系、麻黄和石膏的用量调配关系、五味子和石膏的用量调配关系、细辛和半夏的用量调配关系。②厚朴麻黄汤虽是辨治肺寒夹热证的重要代表方，但在临床中还要明确指出厚朴麻黄汤主治基本证型是寒热气郁夹虚证。

【方歌】厚朴麻黄汤石膏，细辛小麦五味子，干姜杏仁与半夏，寒热气郁服之宜。

【方药】厚朴五两（15 g） 麻黄四两（12 g） 石膏如鸡子大（48 g） 杏仁半升（12 g） 半夏半升（12 g） 干姜二两（6 g） 细辛二两（6 g） 小麦一升（24 g） 五味子半升（12 g）

【用法】上九味，以水一斗二升，先煮小麦熟，去滓。内诸药，煮取三升，温服一升，日三服。

【功用】宣肺散寒，行气降逆，清泻郁热，敛肺益气。

【主治基本证型】寒热气郁夹虚证。①寒证、阴寒证的基本症状表现即手足不温，怕冷，舌质淡，苔白；阴寒证的病变证机及症状表现较寒证为重。②热证的基本症状表现即口渴，或口苦，或面赤，舌红苔黄。③气郁证的基本症状表现即胀、满、闷，或情绪低落，或所愿不遂，或急躁易怒。④气虚证、气伤证的基本症状表现即倦怠乏力，面色不荣，动则加重。⑤津伤证的基本症状表现即头面枯涸无泽，肌肤粗糙，口舌干燥。⑥寒热气郁夹虚证病变在心有心的基本症状表现如心悸等，在肺有肺的基本症状表现如咳嗽等，在肾有肾的基本症状表现如腰酸等，在肝有肝的基本症状表现如胁肋不舒等，在脾胃有脾胃的基本症状表现如脘腹不适，在太阳有太阳的基本症状表现如发热、疼痛、瘙痒等。⑦辨识寒热气郁夹虚证即包含寒饮郁肺夹热胸满证的基本病变证机，于此适应证列举厚朴麻黄汤治疗寒饮郁肺夹热胸满证的基本思路与方法。

【适应证】

1. 中医病证　寒饮郁肺夹热胸满证。咳嗽，气喘，胸满，胸闷，烦躁，口干欲饮水，咽喉不利，痰多，气逆不得平卧，舌淡红、苔白滑或黄白相兼，脉浮或紧。

2. 西医疾病　支气管炎、支气管肺炎、支气管哮喘、肺气肿、肺源性心脏病、肾病综合征、急性肾小球肾炎、输尿管炎、过敏性鼻炎、慢性鼻窦炎、湿疹、荨麻疹、神经性皮炎等病变证机属于寒热气郁夹虚证者。

【用药分析】方中厚朴以行气降逆兼通阳为主，麻黄以温宣兼降泄为主，石膏以清泻兼生津为主，杏仁以温降化痰兼润为主，半夏以温化痰湿降逆兼散结为主，干姜以温中散寒兼宣通为主，细辛以温通降逆兼通窍为主，五味子以益气敛阴兼固敛为主，小麦以补益气血兼通利为主，从用药用量分析进而得出厚朴麻黄汤是治疗寒热气郁夹虚证的重要基础用方。

【用方思路】

（1）厚朴麻黄汤既是辨治肺寒夹热证的重要代表方，又是辨治诸多杂病如心病、肾病、肺病、皮肤病等属于寒热气郁夹虚证者的重要基础方。

（2）方中麻黄、细辛、干姜既是治表药，又是治里药；厚朴既是理上焦气机药，又是理中下焦药；半夏既可治肺，又可治心肝脾胃等；五味子可辨治诸脏腑阴津不足；杏仁既可化痰，又可润燥；石膏既可泻表热，又可泻里热；小麦既可益营卫，又可补脏腑。从方中用药用量及调配分析得知，厚朴麻黄汤的应用并不局限于肺寒夹热证，还可用于辨治诸多杂病，如呼吸、循环、泌尿系统疾病及皮肤病等病变证机属于寒热气郁夹虚证者。

（3）运用厚朴麻黄汤辨治的病证（无论病变部位是在表还是在里）以寒热气郁夹虚为主又有夹热，其治既要散寒行气又要兼以清补。

【随证合方】若风痰夹虚，可与藜芦人参汤合方用之；若夹痰热，可与小陷胸汤合方用之；若夹虚，可与理中丸合方用之；若夹气郁，可与四逆散合方用之。

【注意事项】运用厚朴麻黄汤既要辨清西医之病，又要辨清西医之病属于中医寒热气郁夹虚证。辨西医之病可进一步了解疾病的发展演变规律及其转归，辨中医之证可更好地针对西医之病选用厚朴麻黄汤。

四、甘草干姜汤

【导读】①学用甘草干姜汤应重视甘草和干姜的用量调配关系。②甘草干姜汤虽是辨治虚寒肺痿证的重要代表方，但在临床中还要明确指出甘草干姜汤主治基本证型是气虚夹寒证。

【方歌】 温补甘草干姜汤，气虚寒证基础方，脏腑营卫诸般证，经方合方效非常。

【方药】 甘草炙，四两（12 g） 干姜炮，二两（6 g）

【用法】 上㕮咀二味，以水三升，煮取一升五合，去滓。分温再服。

【功用】 补益正气，温阳散寒。

【主治基本证型】 气虚夹寒证。①气虚证、气伤证的基本症状表现即倦怠乏力，面色不荣，动则加重。②寒证、阴寒证的基本症状表现即手足不温，怕冷，舌质淡，苔白；阴寒证的病变证机及症状表现较寒证为重。③气虚夹寒证病变在心有心的基本症状表现如心悸等，在肺有肺的基本症状表现如咳嗽等，在肾有肾的基本症状表现如腰酸等，在肝有肝的基本症状表现如胁肋不舒等，在脾胃有脾胃的基本症状表现如脘腹不适，在太阳有太阳的基本症状表现如发热、疼痛、瘙痒等。④辨识气虚夹寒证即包含虚寒肺痿证的基本病变证机，于此适应证列举甘草干姜汤治疗虚寒肺痿证的基本思路与方法。

【适应证】

1. 中医病证 虚寒肺痿证。咳吐涎沫，清稀量多，或不咳，口淡不渴，头眩，畏寒，小便数，或遗尿，神疲乏力，短气不足以息，舌淡、苔薄白，脉虚弱。

2. 西医疾病 支气管炎、支气管肺炎、肺实质纤维化、肺气肿、肺不张、慢性胃炎、慢性胆囊炎、慢性肝炎、心律不齐、心肌缺血、心动过缓等病变证机属于气虚夹寒证者。

【用药分析】 方中甘草以益气生津兼缓急为主，干姜以温中散寒兼宣通为主，从用药用量分析进而得出甘草干姜汤是治疗气虚夹寒证的重要基础用方。

【用方思路】

（1）甘草干姜汤既是辨治虚寒肺痿证的重要代表方，又是辨治诸多杂病如肺病、脾胃病、心病等属于气虚夹寒证者的重要基础方。

（2）方中干姜既是治上焦药，又是治中焦、下焦药；甘草既可益气，又可生津。从方中用药用量及调配分析得知，甘草干姜汤的应用并不局限于虚寒肺痿证，还可用于辨治诸多杂病，如消化、呼吸、循环、内分泌等系统疾病病变证机属于气虚夹寒证者。

（3）运用甘草干姜汤辨治的病证（无论病变部位在上在下）以气虚夹寒为主，其治既要散寒又要补益。

【随证合方】 若夹寒痰，可与附子半夏汤合方用之；若夹热，可与干姜黄连黄芩人参汤合方用之；若夹瘀，可与桂枝茯苓丸合方用之；若夹郁，可与四逆散合方用之。

【注意事项】运用甘草干姜汤既要辨清西医之病，又要辨清西医之病属于中医气虚夹寒证。辨西医之病可进一步了解疾病的发展演变规律及其转归，辨中医之证可更好地针对西医之病选用甘草干姜汤。

第三节　肺痰饮证用方

一、射干麻黄汤

【导读】①学用射干麻黄汤应重视射干和麻黄的用量调配关系、半夏和五味子的用量调配关系、紫菀和款冬花的用量调配关系。②射干麻黄汤虽是辨治寒饮郁肺结喉证的重要代表方，但在临床中还要明确指出射干麻黄汤主治基本证型是寒痰夹热伤阴证。

【方歌】射干麻黄治寒饮，咽喉不利在宣肺，细辛紫菀款冬花，姜枣半夏与五味。

【方药】射干十三枚（9 g）　麻黄四两（12 g）　生姜四两（12 g）　细辛　紫菀　款冬花各三两（9 g）　五味子半升（12 g）　大枣七枚　半夏大者，洗，八枚（12 g）

【用法】上九味，以水一斗二升，先煮麻黄两沸，去上沫，内诸药，煮取三升，分温三服。

【功用】温宣肺气，降逆化痰，益气敛阴，兼清郁热。

【主治基本证型】寒痰夹热伤阴证。①寒证、阴寒证的基本症状表现即手足不温，怕冷，舌质淡，苔白；阴寒证的病变证机及症状表现较寒证为重。②痰证的基本症状表现即头身沉重、困倦、肿胀，或咽中痰阻，或咯痰，苔腻。③热证的基本症状表现即口渴，或口苦，或面赤，舌红苔黄。④阴伤证的基本症状表现即皮肤粗糙，口咽干燥，舌红少津。⑤寒痰夹热伤阴证病变在心有心的基本症状表现如心悸等，在肺有肺的基本症状表现如咳嗽等，在肾有肾的基本症状表现如腰酸等，在肝有肝的基本症状表现如胁肋不舒等，在脾胃有脾胃的基本症状表现如脘腹不适，在太阳有太阳的基本症状表现如发热、疼痛、瘙痒等。⑥辨识寒痰夹热伤阴证即包含寒饮郁肺结喉证的基本病变证机，于此适应证列举射干麻黄汤治疗寒饮郁肺结喉证的基本思路与方法。

【适应证】

1. 中医病证　寒饮郁肺结喉证。咳嗽，气喘，喉间痰鸣，似水鸡叫声，或喘息时胸部间作水鸡之声，或胸膈满闷，或吐痰涎，苔白或腻，脉弦紧或沉紧。

2. 西医疾病　支气管炎、支气管肺炎、肺实质纤维化、肺气肿、肺不张、慢性胃炎、慢性胆囊炎、慢性肝炎、心律不齐、心肌缺血、心动过缓等病变证机属于寒痰夹热伤阴证者。

【用药分析】方中射干以清热降逆兼化痰为主，麻黄以温宣兼降泄为主，生姜以温通宣散兼降逆为主，细辛以温通降逆兼通窍为主，紫菀以降逆宽胸兼安五脏为主，款冬花以降逆利喉兼止惊痫为主，五味子以益气敛阴兼固敛为主，半夏以温化痰湿降逆兼散结为主，大枣以益气兼补血为主，从用药用量分析进而得出射干麻黄汤是治疗寒痰夹热伤阴证的重要基础用方。

【用方思路】

（1）射干麻黄汤既是辨治寒饮郁肺结喉证的重要代表方，又是辨治诸多杂病如肺病、咽喉病、心病等属于寒痰夹热伤阴证者的重要基础方。

（2）方中麻黄、生姜、细辛既是治表药，又是治里药；射干、款冬花既是宣降药，又是化痰药；半夏既是燥湿化痰药，又是醒脾降逆药；五味子既是收敛药，又是补益药；大枣既可益气，又可生津。从方中用药用量及调配分析得知，射干麻黄汤的应用并不局限于寒饮郁肺结喉证，还可用于辨治诸多杂病，如呼吸、循环、内分泌等系统疾病及咽喉疾病病变证机属于寒痰夹热伤阴证者。

（3）运用射干麻黄汤辨治的病证（无论病变部位在肺在心）以寒痰夹热伤阴为主，其治既要散寒又要化饮。

【随证合方】若夹风痰，可与藜芦甘草汤合方用之；若夹虚，可与理中丸合方用之；若夹郁，可与橘皮汤合方用之。

【注意事项】运用射干麻黄汤既要辨清西医之病，又要辨清西医之病属于中医寒痰夹热伤阴证。辨西医之病可进一步了解疾病的发展演变规律及其转归，辨中医之证可更好地针对西医之病选用射干麻黄汤。

二、越婢加半夏汤

【导读】①学用越婢加半夏汤应重视麻黄和石膏的用量调配关系、半夏和麻黄的用量调配关系。②越婢加半夏汤虽是辨治寒饮郁肺夹热水气证的重要代表方，但在临床中还要明确指出越婢加半夏汤主治基本证型是寒热痰湿夹虚证。

【方歌】越婢汤中加半夏，麻黄石膏姜枣草，寒热郁结夹痰湿，清温化痰效果好。

【方药】麻黄六两（18 g）　石膏半斤（24 g）　生姜三两（9 g）　大枣十五枚　甘草二两（6 g）　半夏半升（12 g）

【用法】上六味，以水六升，先煮麻黄，去上沫，内诸药，煮取三升，分温三服。

【功用】温通散寒，清泻郁热，燥湿化痰，补益正气。

【主治基本证型】寒热痰湿夹虚证。①寒证、阴寒证的基本症状表现即手足不温，怕冷，舌质淡，苔白；阴寒证的病变证机及症状表现较寒证为重。②热证的基本症状表现即口渴，或口苦，或面赤，舌红苔黄。③痰证的基本症状表现即头身沉重、困倦、肿胀，或咽中痰阻，或咯痰，苔腻。④湿证的基本症状表现即身体酸楚、沉重、困痛，或大便溏泻，或小便混浊，口腻，苔腻。⑤气虚证、气伤证的基本症状表现即倦怠乏力，面色不荣，动则加重。⑥寒热痰湿夹虚证病变在心有心的基本症状表现如心悸等，在肺有肺的基本症状表现如咳嗽等，在肾有肾的基本症状表现如腰酸等，在肝有肝的基本症状表现如胁肋不舒等，在脾胃有脾胃的基本症状表现如脘腹不适，在太阳有太阳的基本症状表现如发热、疼痛、瘙痒等。⑦辨识寒热痰湿夹虚证即包含寒饮郁肺夹热水气证的基本病变证机，于此适应证列举越婢加半夏汤治疗寒饮郁肺夹热水气证的基本思路与方法。

【适应证】

1. 中医病证 寒饮郁肺夹热水气证。咳嗽，气喘，两目胀突，犹如脱出状，烦躁，口渴，欲饮水且量少，或面目水肿，痰多或黄或白，苔白或黄，脉滑或迟弦。

2. 西医疾病 肾小球肾炎、肾盂肾炎、肾病综合征、脂溢性皮炎、接触性皮炎、荨麻疹、湿疹、慢性支气管炎、支气管肺炎、流行性感冒等病变证机属于寒热痰湿夹虚证者。

【用药分析】方中麻黄以温宣兼降泄为主，生姜以温通宣散兼降逆为主，石膏以清泻兼生津为主，半夏以温化痰湿降逆兼散结为主，大枣以益气兼补血为主，甘草以益气生津兼缓急为主，从用药用量分析进而得出越婢加半夏汤是治疗寒热痰湿夹虚证的重要基础用方。

【用方思路】

（1）越婢加半夏汤既是辨治寒饮郁肺夹热水气证的重要代表方，又是辨治诸多杂病如肺病、心病、肾病等属于寒热痰湿夹虚证者的重要基础方。

（2）方中麻黄、生姜既是治表药，又是治里药；石膏清泻表里之郁热；半夏既是燥湿化痰药，又是醒脾降逆药；甘草、大枣既可益气，又可生津。从方中用药用量及调配分析得知，越婢加半夏汤的应用并不局限于寒饮郁肺夹热水气证，还可用于辨治诸多杂病，如呼吸、循环、泌尿、内分泌等系统疾病病变证机属于寒热痰湿夹虚证者。

（3）运用越婢加半夏汤辨治的病证（无论病变部位在表在里，或是表里兼证）以寒热痰湿夹虚为主，其治既要散寒又要散水。

【随证合方】若夹寒明显，可与乌头半夏汤合方用之；若夹虚，可与白虎加人参汤合方用之；若夹郁，可与四逆散合方用之；若夹痰热，可与小陷胸汤合方用之。

【注意事项】运用越婢加半夏汤既要辨清西医之病，又要辨清西医之病属于中医寒热痰湿夹虚证。辨西医之病可进一步了解疾病的发展演变规律及其转归，辨中医之证可更好地针对西医之病选用越婢加半夏汤。

三、桂苓五味甘草汤（茯苓桂枝五味甘草汤）

【导读】①学用桂苓五味甘草汤应重视桂枝和五味子的用量调配关系、茯苓和五味子的用量调配关系。②桂苓五味甘草汤虽是辨治寒饮郁肺气冲证的重要代表方，但在临床还要明确指出桂苓五味甘草汤主治基本证型是寒水伤气阴证。

【方歌】桂苓五味甘草汤，温化利水益气阴，寒水伤气又伤阴，经方合方功效奇。

【方药】桂枝去皮，四两（12 g）　茯苓四两（12 g）　甘草炙，三两（9 g）　五味子半升（12 g）

【用法】上四味，以水八升，煮取三升，去滓。分三温服。

【功用】温阳通经，益气利水，益阴敛阴。

【主治基本证型】寒水伤气阴证。①寒证、阴寒证的基本症状表现即手足不温，怕冷，舌质淡，苔白；阴寒证的病变证机及症状表现较寒证为重。②水证、水气证的基本症状表现即四肢肌肤颜面水肿，身体困重，或腹中有水声，苔滑。③气虚证、气伤证的基本症状表现即倦怠乏力，面色不荣，动则加重。④阴伤证的基本症状表现即皮肤粗糙，口咽干燥，舌红少津。⑤寒水伤气阴证病变在心有心的基本症状表现如心悸等，在肺有肺的基本症状表现如咳嗽等，在肾有肾的基本症状表现如腰酸等，在肝有肝的基本症状表现如胁肋不舒等，在脾胃有脾胃的基本症状表现如脘腹不适，在太阳有太阳的基本症状表现如发热、疼痛、瘙痒等。⑥辨识寒水伤气阴证即包含寒饮郁肺气冲证的基本病变证机，于此适应证列举桂苓五味甘草汤治疗寒饮郁肺气冲证的基本思路与方法。

【适应证】

1. 中医病证　寒饮郁肺气冲证。多唾口燥，手足逆冷，气从少腹上冲胸咽，手足麻木或不仁，小便不利，头目眩晕，面翕热如酒醉，寸脉沉，尺脉微。

2. 西医疾病　肺不张、肺气肿、肺源性心脏病、过敏性哮喘、慢性肝炎、慢性胃炎、慢性胰腺炎、神经性皮炎、过敏性皮炎等病变证机属于寒水伤气阴证者。

【用药分析】 方中桂枝以温宣通经兼补为主，茯苓以益气利湿兼安神为主，五味子以益气敛阴兼固敛为主，甘草以益气生津兼缓急为主，从用药用量分析进而得出桂苓五味甘草汤是治疗寒水伤气阴证的重要基础用方。

【用方思路】

（1）桂苓五味甘草汤既是辨治寒饮郁肺气冲证的重要代表方，又是辨治诸多杂病如肺病、脾胃病、心病、皮肤病等属于寒水伤气阴证者的重要基础方。

（2）方中桂枝既温阳，又化饮；茯苓既可健脾，又可渗利；五味子既可收敛，又可益气；甘草既可益气，又可生津。从方中用药用量及调配分析得知，桂苓五味甘草汤的应用并不局限于寒饮郁肺气冲证，还可用于辨治诸多杂病，如呼吸、消化、循环、内分泌等系统疾病病变证机属于寒水伤气阴证者。

（3）运用桂苓五味甘草汤辨治的基本病证（无论病变部位在肺、在心或在肾）为寒水伤气阴；其治既要散寒，又要敛降。

【随证合方】 若寒逆，可与附子半夏汤合方用之；若夹热，可与麻杏石甘汤合方用之；若夹水气，可与五苓散合方用之；若夹郁，可与枳实薤白桂枝汤合方用之。

【注意事项】 运用桂苓五味甘草汤既要辨清西医之病，又要辨清西医之病属于中医寒水伤气阴证。辨西医之病可进一步了解疾病的发展演变规律及其转归，辨中医之证可更好地针对西医之病选用桂苓五味甘草汤。

四、苓甘五味姜辛汤

【导读】 ①学用苓甘五味姜辛汤应重视茯苓和五味子的用量调配关系、茯苓和甘草的用量调配关系。②苓甘五味姜辛汤虽是辨治寒饮郁肺气逆证的重要代表方，但在临床中还要明确指出苓甘五味姜辛汤主治基本证型是寒湿气阴两伤证。

【方歌】 苓甘五味姜辛汤，益气温阳能敛阴，寒湿气阴两虚证，辨治杂病能利湿。

【方药】 茯苓四两（12 g）　甘草三两（9 g）　干姜三两（9 g）　细辛三两（9 g）　五味子半升（12 g）

【用法】 上五味，以水八升，煮取三升，去滓。温服半升，日三服。

【功用】 温阳散寒，降逆利湿，益气敛阴。

【主治基本证型】 寒湿气阴两伤证。①寒证、阴寒证的基本症状表现即手足不温，怕冷，舌质淡，苔白；阴寒证的病变证机及症状表现较寒证为重。②湿证的基本症状表现即身体酸楚、沉重、困痛，或大便溏泻，或小便混浊，口腻，苔腻。③气虚证、气伤证的基本症状表现即倦怠乏力，面色不荣，动则加重。④阴伤证的基本症状表现即皮肤粗糙，口咽干燥，舌红少津。⑤寒湿气阴两伤证病变在心有心的基本症状表现如心悸等，在肺有肺的基本症状表现如咳嗽等，在肾有肾的基本症状表现如腰酸等，在肝有肝的基本症状表现如胁肋不舒等，在脾胃有脾胃的基本症状表现如脘腹不适，在太阳有太阳的基本症状表现如发热、疼痛、瘙痒等。⑥辨识寒湿气阴两伤证即包含寒饮郁肺气逆证的基本病变证机，于此适应证列举苓甘五味姜辛汤治疗寒饮郁肺气逆证的基本思路与方法。

【适应证】

1. 中医病证　寒饮郁肺气逆证。咳嗽，痰多清稀色白，胸满，或吐涎沫，舌淡、苔白，脉沉迟。

2. 西医疾病　慢性支气管炎、慢性阻塞性肺疾病、支气管哮喘、间质性肺疾病等病变证机属于寒湿气阴两伤证者。

【用药分析】 方中茯苓以益气利湿兼安神为主，五味子以益气敛阴兼固敛为主，细辛以温通降逆兼通窍为主，干姜以温中散寒兼宣通为主，甘草以益气生津兼缓急为主，从用药用量分析进而得出苓甘五味姜辛汤是治疗寒湿气阴两伤证的重要基础用方。

【用方思路】

（1）苓甘五味姜辛汤既是辨治寒饮郁肺气逆证的重要代表方，又是辨治诸多杂病如肺病、心病等属于寒湿气阴两伤证者的重要基础方。

（2）方中茯苓既可健脾，又可渗利；五味子既可收敛，又可益气；干姜、细辛既可温营卫，又可温脏腑；甘草既可益气，又可生津。从方中用药用量及调配分析得知，苓甘五味姜辛汤的应用并不局限于寒饮郁肺气逆证，还可用于辨治诸多杂病，如呼吸、循环、内分泌等系统疾病病变证机属于寒湿气阴两伤证者。

（3）运用苓甘五味姜辛汤辨治的基本病证（无论病变部位在肺、在心或在肾）为寒湿气阴两伤；其治既要散寒，又要敛降，还要化饮。

【随证合方】 若夹寒明显，可与附子半夏汤合方用之；若夹热，可与桔梗汤合方用之；若夹痰热，可与小陷胸汤合方用之。

【注意事项】 运用苓甘五味姜辛汤既要辨清西医之病，又要辨清西医之病属于中医寒湿气阴两伤证。辨西医之病可进一步了解疾病的发展演变规律及其转归，辨中医之证可更好地针对西医之病选用苓甘五味姜辛汤。

五、桂苓五味甘草去桂加姜辛夏汤

【导读】①学用桂苓五味甘草去桂加姜辛夏汤应重视半夏和五味子的用量调配关系、细辛和干姜的用量调配关系。②桂苓五味甘草去桂加姜辛夏汤虽是辨治寒饮郁肺支饮证的重要代表方，但在临床中还要明确指出桂苓五味甘草去桂加姜辛夏汤主治基本证型是寒痰水伤气阴证。

【方歌】桂苓味草去桂枝，干姜细辛半夏汤，寒痰伤阴又伤气，温补敛阴效非常。

【方药】茯苓四两（12 g）　甘草二两（6 g）　细辛二两（6 g）　干姜二两（6 g）　五味子半升（12 g）　半夏半升（12 g）

【用法】上六味，以水八升，煮取三升，去滓。温服半升，日三服。

【功用】温阳散寒，燥湿化痰，益气敛阴，渗利水湿。

【主治基本证型】寒痰水伤气阴证。①寒证、阴寒证的基本症状表现即手足不温，怕冷，舌质淡，苔白；阴寒证的病变证机及症状表现较寒证为重。②痰证的基本症状表现即头身沉重、困倦、肿胀，或咽中痰阻，或咯痰，苔腻。③水证、水气证的基本症状表现即四肢肌肤颜面水肿，身体困重，或腹中有水声，苔滑。④气虚证、气伤证的基本症状表现即倦怠乏力，面色不荣，动则加重。⑤阴伤证的基本症状表现即皮肤粗糙，口咽干燥，舌红少津。⑥寒痰水伤气阴证病变在心有心的基本症状表现如心悸等，在肺有肺的基本症状表现如咳嗽等，在肾有肾的基本症状表现如腰酸等，在肝有肝的基本症状表现如胁肋不舒等，在脾胃有脾胃的基本症状表现如脘腹不适，在太阳有太阳的基本症状表现如发热、疼痛、瘙痒等。⑦辨识寒痰水伤气阴证即包含寒饮郁肺支饮证的基本病变证机，于此适应证列举桂苓五味甘草去桂加姜辛夏汤治疗寒饮郁肺支饮证的基本思路与方法。

【适应证】

1. 中医病证　寒饮郁肺支饮证。咳嗽，痰清稀色白，胸满，气上冲胸，头昏目眩，呕吐，口渴不欲饮，舌淡、苔白，脉迟或紧。

2. 西医疾病　慢性支气管炎、过敏性支气管炎、肺气肿、肺源性心脏病、慢性肝炎、慢性胃炎、慢性胰腺炎、神经性皮炎、过敏性皮炎等病变证机属于寒痰水伤气阴证者。

【用药分析】方中茯苓以益气利湿兼安神为主，五味子以益气敛阴兼固敛为主，干姜以温中散寒兼宣通为主，细辛以温通降逆兼通窍为主，半夏以温化痰湿降逆兼散结为主，甘草以益气生津兼缓急为主，从用药用量分析进而得出桂苓五味甘草去桂加姜辛夏汤是治疗寒痰水伤气阴证的重要基础用方。

【用方思路】

（1）桂苓五味甘草去桂加姜辛夏汤既是辨治寒饮郁肺支饮证的重要代表方，又是辨治诸多杂病如肺病、心病等属于寒痰水伤气阴证者的重要基础方。

（2）方中茯苓既可健脾，又可渗利；五味子既可收敛，又可益气；半夏既可醒脾，又可降逆；干姜、细辛既可温营卫，又可温脏腑；甘草既可益气，又可生津。从方中用药用量及调配分析得知，桂苓五味甘草去桂加姜辛夏汤的应用并不局限于寒饮郁肺支饮证，还可用于辨治诸多杂病，如呼吸、循环、内分泌等系统疾病病变证机属于寒痰水伤气阴证者。

（3）运用桂苓五味甘草去桂加姜辛夏汤辨治的病证（无论病变部位在肺或在心）以寒痰水伤气阴为主；其治既要散寒，又要敛降，还要化饮。

【随证合方】若风痰夹虚，可与藜芦人参汤合方用之；若夹热，可与白虎汤合方用之；若夹阴虚，可与麦门冬汤合方用之；若夹气郁，可与橘枳姜汤合方用之。

【注意事项】运用桂苓五味甘草去桂加姜辛夏汤既要辨清西医之病，又要辨清西医之病属于中医寒痰水伤气阴证。辨西医之病可进一步了解疾病的发展演变规律及其转归，辨中医之证可更好地针对西医之病选用桂苓五味甘草去桂加姜辛夏汤。

六、苓甘五味加姜辛半夏杏仁汤

【导读】①学用苓甘五味加姜辛半夏杏仁汤应重视半夏和五味子的用量调配关系、茯苓和杏仁的用量调配关系。②苓甘五味加姜辛半夏杏仁汤虽是辨治寒饮郁肺水溢证的重要代表方，但在临床中还要明确指出苓甘五味加姜辛半夏杏仁汤主治基本证型是寒痰气阴两伤证。

【方歌】苓甘五味加姜辛，再加半夏杏仁汤，温化寒痰又敛阴，寒痰伤阴效非常。

【方药】茯苓四两（12 g）　甘草三两（9 g）　细辛三两（9 g）　干姜三两（9 g）　五味子半升（12 g）　半夏半升（12 g）　杏仁去皮尖，半升（12 g）

【用法】上七味，以水一斗，煮取三升，去滓。温服半升，日三服。

【功用】温阳散寒，利湿化痰，益气敛阴。

【主治基本证型】寒痰气阴两伤证。①寒证、阴寒证的基本症状表现即手足不温，怕冷，舌质淡，苔白；阴寒证的病变证机及症状表现较寒证为重。

②痰证的基本症状表现即头身沉重、困倦、肿胀，或咽中痰阻，或咯痰，苔腻。③气虚证、气伤证的基本症状表现即倦怠乏力，面色不荣，动则加重。④阴伤证的基本症状表现即皮肤粗糙，口咽干燥，舌红少津。⑤寒痰气阴两伤证病变在心有心的基本症状表现如心悸等，在肺有肺的基本症状表现如咳嗽等，在肾有肾的基本症状表现如腰酸等，在肝有肝的基本症状表现如胁肋不舒等，在脾胃有脾胃的基本症状表现如脘腹不适，在太阳有太阳的基本症状表现如发热、疼痛、瘙痒等。⑥辨识寒痰气阴两伤证即包含寒饮郁肺水溢证的基本病变证机，于此适应证列举苓甘五味加姜辛半夏杏仁汤治疗寒饮郁肺水溢证的基本思路与方法。

【适应证】

1. 中医病证 寒饮郁肺水溢证。形体肿胀，咳嗽，痰色白，气喘，胸满，头目眩晕，或食欲减退，或呕吐，舌淡、苔薄白，脉迟或紧。

2. 西医疾病 慢性支气管肺炎、支气管炎、支气管哮喘、肺源性心脏病、百日咳、慢性肝炎、慢性胃炎、慢性胰腺炎、风湿性心脏病、心肌缺血、慢性鼻炎、慢性鼻窦炎、神经性皮炎、过敏性皮炎等病变证机属于寒痰气阴两伤证者。

【用药分析】 方中茯苓以益气利湿兼安神为主，五味子以益气敛阴兼固敛为主，细辛以温通降逆兼通窍为主，干姜以温中散寒兼宣通为主，半夏以温化痰湿降逆兼散结为主，杏仁以温降化痰兼润为主，甘草以益气生津兼缓急为主，从用药用量分析进而得出苓甘五味加姜辛半夏杏仁汤是治疗寒痰气阴两伤证的重要基础用方。

【用方思路】

（1）苓甘五味加姜辛半夏杏仁汤既是辨治寒饮郁肺水溢证的重要代表方，又是辨治诸多杂病如肺病、心病、肾病等属于寒痰气阴两伤证者的重要基础方。

（2）方中茯苓既可健脾，又可渗利；五味子既可收敛，又可益气；半夏既可醒脾，又可降逆；杏仁既可化痰，又可润燥；干姜、细辛既可温营卫，又可温脏腑；甘草既可益气，又可生津。从方中用药用量及调配分析得知，苓甘五味加姜辛半夏杏仁汤的应用并不局限于寒饮郁肺水溢证，还可用于辨治诸多杂病，如呼吸、循环、内分泌、泌尿等系统疾病病变证机属于寒痰气阴两伤证者。

（3）运用苓甘五味加姜辛半夏杏仁汤辨治的病证（无论病变部位在肺、在心或在肾）以寒痰气阴两伤为主；其治既要散寒，又要敛降，还要化饮。

【随证合方】 若风痰夹血虚，可与藜芦芍药汤合方用之；若夹热，可与附子泻心汤合方用之；若夹阴虚，可与百合地黄汤合方用之。

【注意事项】 运用苓甘五味加姜辛半夏杏仁汤既要辨清西医之病，又要辨清西医之病属于中医寒痰气阴两伤证。辨西医之病可进一步了解疾病的发展演变规律及其转归，辨中医之证可更好地针对西医之病选用苓甘五味加姜辛半夏杏仁汤。

七、苓甘五味加姜辛半杏大黄汤

【导读】①学用苓甘五味加姜辛半杏大黄汤应重视大黄和干姜的用量调配关系、半夏和五味子的用量调配关系、茯苓和大黄的用量调配关系。②苓甘五味加姜辛半杏大黄汤虽是辨治寒饮郁肺夹胃热证的重要代表方，但在临床中还要明确指出苓甘五味加姜辛半杏大黄汤主治基本证型是寒痰伤气阴夹热证。

【方歌】苓甘五味加姜辛，半杏大黄合成方，寒痰伤阴又生热，温清敛阴效非常。

【方药】茯苓四两（12 g） 甘草三两（9 g） 细辛三两（9 g） 干姜三两（9 g） 五味子半升（12 g） 半夏半升（12 g） 杏仁去皮尖，半升（12 g） 大黄三两（9 g）

【用法】上八味，以水一斗，煮取三升，去滓。温服半升，日三服。

【功用】温阳散寒，利湿化痰，益气敛阴，清泻热结。

【主治基本证型】寒痰伤气阴夹热证。①寒证、阴寒证的基本症状表现即手足不温，怕冷，舌质淡，苔白；阴寒证的病变证机及症状表现较寒证为重。②痰证的基本症状表现即头身沉重、困倦、肿胀，或咽中痰阻，或咯痰，苔腻。③气虚证、气伤证的基本症状表现即倦怠乏力，面色不荣，动则加重。④阴伤证的基本症状表现即皮肤粗糙，口咽干燥，舌红少津。⑤热证的基本症状表现即口渴，或口苦，或面赤，舌红苔黄。⑥寒痰伤气阴夹热证病变在心有心的基本症状表现如心悸等，在肺有肺的基本症状表现如咳嗽等，在肾有肾的基本症状表现如腰酸等，在肝有肝的基本症状表现如胁肋不舒等，在脾胃有脾胃的基本症状表现如脘腹不适，在太阳有太阳的基本症状表现如发热、疼痛、瘙痒等。⑦辨识寒痰伤气阴夹热证即包含寒饮郁肺夹胃热证的基本病变证机，于此适应证列举苓甘五味加姜辛半杏大黄汤治疗寒饮郁肺夹胃热证的基本思路与方法。

【适应证】

1. 中医病证　寒饮郁肺夹胃热证。咳嗽，咳痰清稀，或咳痰不爽，胸满，头晕目眩，面部通红如醉状，大便干，苔白或夹黄，脉浮或数。

2. 西医疾病　急、慢性支气管炎，过敏性支气管炎，支气管炎，哮喘，肺源性心脏病，肺气肿，肺结核，慢性肝炎，慢性胆囊炎，慢性胃炎，慢性胰腺炎，风湿性心脏病，心肌缺血，慢性鼻炎，慢性鼻窦炎，神经性皮炎，过敏性皮炎等病变证机属于寒痰伤气阴夹热证者。

【用药分析】 方中茯苓以益气利湿兼安神为主，五味子以益气敛阴兼固敛为主，细辛以温通降逆兼通窍为主，干姜以温中散寒兼宣通为主，半夏以温化痰湿降逆兼散结为主，杏仁以温降化痰兼润为主，大黄以清泻热结兼化瘀为主，甘草以益气生津兼缓急为主，从用药用量分析进而得出苓甘五味加姜辛半杏大黄汤是治疗寒痰伤气阴夹热证的重要基础用方。

【用方思路】

（1）苓甘五味加姜辛半杏大黄汤既是辨治寒饮郁肺夹胃热证的重要代表方，又是辨治诸多杂病如肺病、脾胃病、心病等属于寒痰伤气阴夹热证者的重要基础方。

（2）方中茯苓既可健脾，又可渗利；五味子既可收敛，又可益气；半夏既可醒脾，又可降逆；杏仁既可化痰，又可润燥；干姜、细辛既可温营卫，又可温脏腑；大黄可清泻内外之热；甘草既可益气，又可生津。从方中用药用量及调配分析得知，苓甘五味加姜辛半杏大黄汤的应用并不局限于寒饮郁肺夹胃热证，还可用于辨治诸多杂病，如呼吸、循环、消化、泌尿等系统疾病病变证机属于寒痰伤气阴夹热证者。

（3）运用苓甘五味加姜辛半杏大黄汤辨治的基本病证（无论病变部位在肺、在心或在肾）为寒痰伤气阴夹热；其治既要散寒，又要敛降，还要清泻。

【随证合方】 若夹风痰，可与藜芦甘草汤合方用之；若夹瘀热，可与桃核承气汤合方用之；若夹虚，可与理中丸合方用之。

【注意事项】 运用苓甘五味加姜辛半杏大黄汤既要辨清西医之病，又要辨清西医之病属于中医寒痰伤气阴夹热证。辨西医之病可进一步了解疾病的发展演变规律及其转归，辨中医之证可更好地针对西医之病选用苓甘五味加姜辛半杏大黄汤。

八、皂荚丸

【导读】 ①学用皂荚丸应重视皂荚以蜜为丸。②皂荚丸虽是辨治肺痰浊证的重要代表方，但在临床中还要明确指出皂荚丸主治基本证型是寒痰伤气阴证。

【方歌】 痰浊蕴结皂荚丸，温化寒痰基础方，治肺治心治脾胃，利咽涤痰效非常。

【方药】 皂荚刮去皮，用酥炙，八两（24 g）

【用法】 上一味，末之，蜜丸如梧子大，以枣膏和汤，服三丸，日三夜一服。

【功用】 温化寒痰，益气滋阴。

【主治基本证型】 寒痰伤气阴证。①寒证、阴寒证的基本症状表现即手足不温，怕冷，舌质淡，苔白；阴寒证的病变证机及症状表现较寒证为重。②痰证的基本症状表现即头身沉重、困倦、肿胀，或咽中痰阻，或咯痰，苔腻。③气虚证、气伤证的基本症状表现即倦怠乏力，面色不荣，动则加重。④阴伤证的基本症状表现即皮肤粗糙，口咽干燥，舌红少津。⑤寒痰伤气阴证病变在心有心的基本症状表现如心悸等，在肺有肺的基本症状表现如咳嗽等，在肾有肾的基本症状表现如腰酸等，在肝有肝的基本症状表现如胁肋不舒等，在脾胃有脾胃的基本症状表现如脘腹不适，在太阳有太阳的基本症状表现如发热、疼痛、瘙痒等。⑥辨识寒痰伤气阴证即包含肺痰浊证的基本病变证机，于此适应证列举皂荚丸治疗肺痰浊证的基本思路与方法。

【适应证】

1. 中医病证　肺痰浊证。咳嗽，气喘，时时吐浊唾，痰多稠浊，咳痰不爽，胸闷，胸满，气逆，但坐不得眠，苔腻，脉滑。

2. 西医疾病　肺结核、慢性支气管炎、肺炎、慢性支气管哮喘、肺脓肿、肺纤维化、慢性鼻炎、慢性鼻窦炎、慢性咽炎、过敏性皮炎、神经性皮炎等病变证机属于寒痰伤气阴证者。

【用药分析】 方中皂荚以降逆利水兼通九窍为主；蜜以益气化阴兼治惊痫为主，大枣以益气兼补血为主，从用药用量分析进而得出皂荚丸是治疗寒痰伤气阴证的重要基础用方。

【用方思路】

（1）皂荚丸既是辨治肺痰浊证的重要代表方，又是辨治诸多杂病如肺病、心病、咽喉病等属于寒痰伤气阴证者的重要基础方。

（2）方中皂荚攻逐顽痰；蜜、大枣既补气，又润燥。从方中用药用量及调配分析得知，皂荚丸的应用并不局限于肺痰浊证，还可用于辨治诸多杂病，如呼吸、循环、内分泌系统疾病和咽喉病等病变证机属于寒痰伤气阴证者。

（3）运用皂荚丸辨治的基本病证（无论病变部位在肺、在心或在咽喉）为寒痰伤气阴；其治既要温化，又要润燥。

【随证合方】 若夹寒痰，可与附子半夏汤合方用之；若夹热，可与桔梗汤合方用之；若夹虚，可与甘草干姜汤合方用之。

【注意事项】 运用皂荚丸既要辨清西医之病，又要辨清西医之病属于中医寒痰伤气阴证。辨西医之病可进一步了解疾病的发展演变规律及其转归，辨中医之证可更好地针对西医之病选用皂荚丸。

九、泽漆汤

【导读】①学用泽漆汤应重视泽漆和半夏的用量调配关系、人参和桂枝的用量调配关系、紫参和黄芩的用量调配关系、半夏和人参的用量调配关系。②泽漆汤虽是辨治肺饮热证的重要代表方，但在临床中还要明确指出泽漆汤主治基本证型是痰热夹寒气虚证。

【方歌】泽漆汤中夏紫参，桂姜参芩白前草，痰热夹寒气虚证，清温益气效果好。

【方药】半夏半升（12 g）　紫参（一作紫菀）五两（15 g）　泽漆以东流水五斗，煮取一斗五升，三斤（150 g）　生姜五两（15 g）　白前五两（15 g）　甘草　黄芩　人参　桂枝各三两（9 g）

【用法】上九味，㕮咀，内泽漆汁中，煮取五升，温服五合，至夜尽。

【功用】清泻痰热，温通气机，降泄化痰，补益中气。

【主治基本证型】痰热夹寒气虚证。①痰证的基本症状表现即头身沉重、困倦、肿胀，或咽中痰阻，或咯痰，苔腻。②热证的基本症状表现即口渴，或口苦，或面赤，舌红苔黄。③寒证、阴寒证的基本症状表现即手足不温，怕冷，舌质淡，苔白；阴寒证的病变证机及症状表现较寒证为重。④气虚证、气伤证的基本症状表现即倦怠乏力，面色不荣，动则加重。⑤痰热夹寒气虚证病变在心有心的基本症状表现如心悸等，在肺有肺的基本症状表现如咳嗽等，在肾有肾的基本症状表现如腰酸等，在肝有肝的基本症状表现如胁肋不舒等，在脾胃有脾胃的基本症状表现如脘腹不适，在太阳有太阳的基本症状表现如发热、疼痛、瘙痒等。⑥辨识痰热夹寒气虚证即包含肺饮热证的基本病变证机，于此适应证列举泽漆汤治疗肺饮热证的基本思路与方法。

【适应证】

1. 中医病证　肺热饮证。咳嗽，哮喘，胸满，胸闷，气短，气少，痰黄，痰鸣有声，喘息不得卧，气短不足以息，心烦，或身躁，或大便干，或小便黄赤，舌尖红、苔黄或腻，脉浮或沉滑。

2. 西医疾病　急性支气管炎、病毒性肺炎、大叶性肺炎、百日咳、肾病综合征、急性肾小球肾炎、膀胱炎、输尿管炎、过敏性鼻炎、慢性鼻窦炎、湿疹、荨麻疹、神经性皮炎等病变证机属于痰热夹寒气虚证者。

【用药分析】方中泽漆以清利降逆兼化痰为主，黄芩以清热燥湿兼凉血为主，紫参以清热消积兼通九窍为主，半夏以温化痰湿降逆兼散结为主，白前以宣降宽胸兼化痰为主，生姜以温通宣散兼降逆为主，桂枝以温宣通经兼补为主，人参以益气生津兼摄血为主，甘草以益气生津兼缓急为主，从用药用量分析进而得出泽漆汤是治疗痰热夹寒气虚证的重要基础用方。

【用方思路】

（1）泽漆汤既是辨治肺饮热证的重要代表方，又是辨治诸多杂病如肺病、心病、咽喉病、皮肤病等属于痰热夹寒气虚证者的重要基础方。

（2）方中泽漆、黄芩、紫参既清热，又燥湿化饮；半夏既醒脾，又降逆燥湿；白前既宣发，又肃降；生姜、桂枝既治表，又治里；人参、甘草既益气，又生津。从方中用药用量及调配分析得知，泽漆汤的应用并不局限于肺饮热证，还可用于辨治诸多杂病，如呼吸、循环系统疾病和咽喉疾病、皮肤病等病变证机属于痰热夹寒气虚证者。

（3）运用泽漆汤辨治的病证（无论病变部位在肺、在心或在咽喉）以痰热夹寒气虚为主；其治既要清又要温还要补。

【随证合方】若夹寒瘀，可与附子白及汤合方用之；若夹寒明显，可与四逆汤合方用之；若夹瘀热，可与桃核承气汤合方用之。

【注意事项】运用泽漆汤既要辨清西医之病，又要辨清西医之病属于中医痰热夹寒气虚证。辨西医之病可进一步了解疾病的发展演变规律及其转归，辨中医之证可更好地针对西医之病选用泽漆汤。

十、杏子汤

【导读】①杏子汤的组成药物仅有一味，在临床中单用比较少，为了取得最佳疗效，最好合方应用。②杏子汤虽是辨治肺痰饮水气证的重要代表方，但在临床中还要明确指出杏子汤主治基本证型是寒痰伤津证。

【方歌】杏子汤利水消痰，水肿痰饮诸般疾，脏腑营卫皆可治，经方合方服之宜。

【方药】杏仁五两（15g）（编者注：张仲景原书无用量，此处为编者所加）

【用法】上一味，以水八升，煮取三升，温分三服。

【功用】温化寒痰，降利润燥。

【主治基本证型】寒痰伤津证。①寒证、阴寒证的基本症状表现即手足不温，怕冷，舌质淡，苔白；阴寒证的病变证机及症状表现较寒证为重。②痰证的基本症状表现即头身沉重、困倦、肿胀，或咽中痰阻，或咯痰，苔腻。③津伤证的基本症状表现即头面枯涸无泽，肌肤粗糙，口舌干燥。④寒痰伤津证病变在心有心的基本症状表现如心悸等，在肺有肺的基本症状表现如咳嗽等，在肾有肾的基本症状表现如腰酸等，在肝有肝的基本症状表现如胁肋不舒等，在脾胃有脾胃的基本症状表现如脘腹不适，在太阳有太阳的基本症状表现如发热、疼痛、瘙痒等。⑤辨识寒痰伤津证即包含肺痰饮水气证的基本病变证机，于此适应证列举杏子汤治疗肺痰饮水气证的基本思路与方法。

【适应证】

1. 中医病证　肺痰饮水气证。咳嗽，胸满，胸闷，气喘，四肢水肿，舌质淡、苔白或腻，脉浮或沉或滑。

2. 西医疾病　慢性阻塞性肺疾病、肺源性心脏病、习惯性便秘、产后便秘等病变证机属于寒痰伤津证者。

【用药分析】方中杏仁以温降化痰兼润为主，从用药用量分析进而得出杏子汤是治疗寒痰伤津证的重要基础用方。

【用方思路】

（1）杏子汤既是辨治肺痰饮水气证的重要代表方，又是辨治诸多杂病如肺病、脾病、心病、肾病等属于寒痰伤津证者的重要基础方。

（2）方中杏仁肃降泻饮。杏子汤的应用并不局限于肺痰饮水气证，还可用于辨治诸多杂病，如呼吸、泌尿、循环、内分泌等系统疾病病变证机属于寒痰伤津证者。

（3）运用杏子汤辨治的病证（无论病变部位在肺、在心或在肾）以寒痰伤津为主，其治既要温化，又要降逆泻水。

【随证合方】若夹寒瘀痰虚，可与参藜夏附藻草汤合方用之；若夹热，可与葶苈大枣泻肺汤合方用之；若夹虚，可与附子粳米汤合方用之。

【注意事项】运用杏子汤既要辨清西医之病，又要辨清西医之病属于中医寒痰伤津证。辨西医之病可进一步了解疾病的发展演变规律及其转归，辨中医之证可更好地针对西医之病选用杏子汤。

十一、葶苈丸

【导读】①葶苈丸的组成药物仅有一味，在临床中单用比较少，为了取得最佳疗效，最好合方应用。②葶苈丸虽是辨治肺脾水肿证的重要代表方，但在临床中还要明确指出葶苈丸主治基本证型是瘀热气结水气证。

【方歌】仲景名方葶苈丸，郁热水气基础方，脏腑营卫水气证，经方合方效非常。

【方药】葶苈子二斤（100g）（编者注：张仲景原书无用量，此处为编者所加）

【用法】上一味，捣碎，以蜜为丸，共为二十丸，温服一丸，日三服。

【功用】活血消癥，通利水道，行气散结，调理脾胃。

【主治基本证型】瘀热气结水气证。①瘀证的基本症状表现即疼痛如针刺，部位固定，舌质夹瘀紫。②热证的基本症状表现即口渴，或口苦，或面赤，舌红苔黄。③气结证的基本症状表现即脘腹结块聚散不定，心胸闷痛无定处，肌肤肿胀。④水证、水气证的基本症状表现即四肢肌肤颜面水肿，身体困重，或腹中有水声，苔滑。⑤瘀热气结水气证病变在心有心的基本症状表现如心悸等，在肺有肺的基本症状表现如咳嗽等，在肾有肾的基本症状表现如腰酸等，在肝有肝的基本症状表现如胁肋不舒等，在脾胃有脾胃的基本症状表现如脘腹不适，在太阳有太阳的基本症状表现如发热、疼痛、瘙痒等。⑥辨识瘀热气结水气证即包含肺脾水肿证的基本病变证机，于此适应证列举葶苈丸治疗肺脾水肿证的基本思路与方法。

【适应证】

1. 中医病证　肺脾水肿证。咳嗽，胸满，胸闷，腹胀，心悸，舌质淡、苔白或腻，脉浮或沉。

2. 西医疾病　肺源性心脏病水肿、高血压心脏病水肿、肾病水肿、慢性支气管炎、支气管哮喘等病变证机属于瘀热气结水气证者。

【用药分析】方中葶苈子以清热通利兼化癥为主，从用药用量分析进而得出葶苈丸是治疗瘀热气结水气证的重要基础用方。

【用方思路】

（1）葶苈丸既是辨治肺脾水肿证的重要代表方，又是辨治诸多杂病如肺病、心病、肾病、内分泌等属于瘀热气结水气证者的重要基础方。

（2）方中葶苈子降肺利水。葶苈丸的应用并不局限于肺脾水肿证，还可用于辨治诸多杂病，如呼吸、循环、内分泌、泌尿等系统疾病病变证机属于瘀热气结水气证者。

（3）运用葶苈丸辨治的病证（无论病变部位在肺、在心或在脾肾）以瘀热气结水气为主；其治既要泻肺利水，又要利水消肿。

【随证合方】若夹寒瘀痰热，可与半栝贝蔹及附子汤合方用之；若夹虚热，可与猪苓汤合方用之；若夹湿热，可与牡蛎泽泻散合方用之；若夹瘀水，可与蒲灰散合方用之。

【注意事项】运用葶苈丸既要辨清西医之病，又要辨清西医之病属于中医瘀热气结水气证。辨西医之病可进一步了解疾病的发展演变规律及其转归，辨中医之证可更好地针对西医之病选用葶苈丸。

第四节 肺（胃）阴虚证用方

麦门冬汤

【导读】①学用麦门冬汤应重视麦门冬和半夏的用量调配关系、人参和半夏的用量调配关系、人参和麦门冬的用量调配关系。②麦门冬汤虽是辨治虚热肺痿证的重要代表方，但在临床中还要明确指出麦门冬汤主治基本证型是气阴两虚夹湿证。

【方歌】麦门冬汤用人参，枣草半夏与粳米，气阴两虚夹痰湿，脏腑诸疾服之宜。

【方药】麦门冬七升（168 g） 半夏一升（24 g） 人参三两（9 g） 甘草二两（6 g） 粳米三合（9 g） 大枣十二枚

【用法】上六味，以水一斗二升，煮取六升，温服一升，日三夜一服。

【功用】滋阴清热，补益中气，燥湿化痰。

【主治基本证型】气阴两虚夹湿证。①气虚证、气伤证的基本症状表现即倦怠乏力，面色不荣，动则加重。②阴虚证的基本症状表现即血热证＋血虚证＋津伤证。③湿证的基本症状表现即身体酸楚、沉重、困痛，或大便溏泻，或小便混浊，口腻，苔腻。④气阴两虚夹湿证病变在心有心的基本症状表现如心悸等，在肺有肺的基本症状表现如咳嗽等，在肾有肾的基本症状表现如腰酸等，在肝有肝的基本症状表现如胁肋不舒等，在脾胃有脾胃的基本症状表现如脘腹不适，在太阳有太阳的基本症状表现如发热、疼痛、瘙痒等。⑤辨识气阴两虚夹湿证即包含虚热肺痿证和胃阴虚证的基本病变证机，于此适应证列举麦门冬汤治疗虚热肺痿证和胃阴虚证的基本思路与方法。

【适应证】

1. 中医病证　①虚热肺痿证。咳唾涎沫，或气喘，或咳痰不爽，口干咽燥，或咽喉不利，手足心热，舌红少苔，脉细数。②胃阴虚证。呕吐食少，胃脘隐隐疼痛，饥不欲食等。

2. 西医疾病　非特异性肺炎、支气管炎、支气管哮喘、支气管扩张、慢性阻塞性肺疾病、肺结核、矽肺、慢性萎缩性或伴浅表性胃炎、胃及十二指肠溃疡、慢性肝炎、慢性胆囊炎、慢性咽炎等病变证机属于气阴两虚夹湿证者。

【用药分析】方中麦门冬以滋阴清热兼调理为主，半夏以温化痰湿降逆兼散结为主，人参以益气生津兼摄血为主，粳米以益气除烦兼利小便为主，大枣以益气兼补血为主，甘草以益气生津兼缓急为主，从用药用量分析进而得出麦门冬汤是治疗气阴两虚夹湿证的重要基础用方。

【用方思路】

（1）麦门冬汤既是辨治虚热肺痿证的重要代表方，又是辨治诸多杂病如肺病、脾胃病、咽喉病、皮肤病等属于气阴两虚夹湿证者的重要基础方。

（2）方中麦门冬既滋补五脏六腑之阴，又清诸虚热；半夏既醒脾，又燥湿，还降逆；人参、大枣、粳米、甘草补益诸脏腑营卫之气。从方中用药用量及调配分析得知，麦门冬汤的应用并不局限于虚热肺痿证，还可用于辨治诸多杂病，如呼吸、消化、内分泌系统疾病及咽喉疾病等病变证机属于气阴两虚夹湿证者。

（3）运用麦门冬汤辨治的病证（无论病变部位在肺、在脾胃或在咽喉）以气阴两虚夹湿为主；其治既要滋阴，又要清热，更要益气。

【随证合方】 若夹寒热伤阴，可与附子花粉汤合方用之；若夹瘀，可与桃核承气汤合方用之；若夹寒，可与理中丸合方用之；若夹痰热，可与小陷胸汤合方用之。

【注意事项】 运用麦门冬汤既要辨清西医之病，又要辨清西医之病属于中医气阴两虚夹湿证。辨西医之病可进一步了解疾病的发展演变规律及其转归，辨中医之证可更好地针对西医之病选用麦门冬汤。

第/四/章　心/病/证/用/方

学用心病证用方，既要知道心病证用方是主治心病证的基本方，又要知道其主治并不局限于心病证，还包括其他病证。用方选方的基本思路与方法是根据病变证机而选方用药，无论是心病证还是其他病证，只要病变证机符合方药主治，即可选用方药治疗。

第一节　心阳虚证用方

一、桂枝加附子汤

【导读】①学用桂枝加附子汤应重视桂枝和附子的用量调配关系、芍药和附子的用量调配关系、附子和大枣的用量调配关系。②桂枝加附子汤虽是辨治心阳虚证的重要代表方，但在临床中还要明确指出桂枝加附子汤主治基本证型是寒瘀夹气血虚证。

【方歌】桂枝汤中加附子，寒瘀夹气血虚证，温阳化瘀益气血，治表治里功效增。

【方药】桂枝去皮，三两（9 g）　芍药三两（9 g）　甘草炙，二两（6 g）　生姜切，三两（9 g）　大枣擘，十二枚　附子炮，去皮，破八片，一枚（5 g）

【用法】上六味，以水七升，煮取三升，去滓。温服一升。本云：桂枝汤，今加附子，将息如前法。

【功用】温阳散寒，通经化瘀，补益气血。

【主治基本证型】寒瘀夹气血虚证。①寒证、阴寒证的基本症状表现即手足不温，怕冷，舌质淡，苔白；阴寒证的病变证机及症状表现较寒证为重。②瘀证的基本症状表现即疼痛如针刺，部位固定，舌质夹瘀紫。③气虚证、气伤证的基本症状表现即倦怠乏力，面色不荣，动则加重。④血虚证、血伤证的基本症状表现即面色苍白，头晕目眩，肌肤指（趾）甲无泽；血虚证病变证机及症状表现较血伤证为重。⑤寒瘀夹气血虚证病变在心有心的基本症状表现如心悸等，在肺有肺的基本症状表现如咳嗽等，在肾有肾的基本症状表现如腰酸等，在肝有肝的基本症状表现如胁肋不舒等，在脾胃有脾胃的基本症状表现如脘腹不适，在太阳有太阳的基本症状表现如发热、疼痛、瘙痒等。⑥辨识寒瘀夹气血虚证即包含心阳虚证的基本病变证机，于此适应证列举桂枝加附子汤治疗心阳虚证的基本思路与方法。

【适应证】

1. 中医病证　心阳虚证。心悸，或怔忡，或烦躁，手足不温，汗出，胸闷，或胸满，气短，口淡不渴，舌质淡、苔薄白，脉弱。

2. 西医疾病　感冒、风湿性心脏病、冠心病、心律不齐、心绞痛、心肌梗死、室性期前收缩等病变证机属于寒瘀夹气血虚证者。

【用药分析】 方中桂枝以温宣通经兼补为主，芍药以补血敛阴兼清泻为主，附子以温阳化瘀兼降逆为主，生姜以温通宣散兼降逆为主，大枣以益气兼补血为主，甘草以益气生津兼缓急为主，从用药用量分析进而得出桂枝加附子汤是治疗寒瘀夹气血虚证的重要基础用方。

【用方思路】

（1）桂枝加附子汤既是辨治心阳虚证或太阳中风证与阳虚证相兼的重要代表方，又是辨治诸多杂病如心病、肾病等属于寒瘀夹气血虚证者的重要基础方。

（2）方中桂枝、附子、生姜既可温煦营卫，又可温壮诸脏腑之阳；芍药既可益营，又可敛阴；大枣、甘草既可补营卫之气，又可补益诸脏腑之气。从方中用药用量及调配分析得知，桂枝加附子汤的应用并不局限于心阳虚证或太阳中风证与阳虚证相兼，还可用于辨治诸多杂病，如循环、泌尿、内分泌等系统疾病病变证机属于寒瘀夹气血虚证者。

（3）运用桂枝加附子汤辨治的病证（无论病变部位在心、在肾或在营卫）以寒瘀夹气血虚为主；其治既要温阳，又要益气，还要敛阴。

【随证合方】 若夹寒逆，可与附子半夏汤合方用之；若夹热，可与白虎汤合方用之；若夹瘀，可与当归四逆汤合方用之。

【注意事项】 运用桂枝加附子汤既要辨清西医之病，又要辨清西医之病属于中医寒瘀夹气血虚证。辨西医之病可进一步了解疾病的发展演变规律及其转归，辨中医之证可更好地针对西医之病选用桂枝加附子汤。

二、桂枝甘草汤

【导读】 ①学用桂枝甘草汤应重视桂枝和甘草的用量调配关系。②桂枝甘草汤虽是辨治心阳虚证的重要代表方，但在临床中还要明确指出桂枝甘草汤主治基本证型是阳虚证。

【方歌】温补桂枝甘草汤，脏腑营卫基础方，治内治外阳虚证，各科杂病服之康。

【方药】桂枝去皮，四两（12 g） 甘草炙，二两（6 g）

【用法】上二味，以水三升，温服一升，去滓。顿服。

【功用】温通阳气，补益正气。

【主治基本证型】阳虚证。①寒证、阴寒证的基本症状表现即手足不温，怕冷，舌质淡，苔白；阴寒证的病变证机及症状表现较寒证为重。②气虚证气伤证的基本症状表现即倦怠乏力，面色不荣，动则加重。③阳虚证、阳伤证的基本症状表现即寒证＋气虚证；阳虚证病变证机及症状表现较阳伤证为重。④阳虚证病变在心有心的基本症状表现如心悸等，在肺有肺的基本症状表现如咳嗽等，在肾有肾的基本症状表现如腰酸等，在肝有肝的基本症状表现如胁肋不舒等，在脾胃有脾胃的基本症状表现如脘腹不适，在太阳有太阳的基本症状表现如发热、疼痛、瘙痒等。⑤辨识阳虚证即包含心阳虚证的基本病变证机，于此适应证列举桂枝甘草汤治疗心阳虚证的基本思路与方法。

【适应证】

1. 中医病证　心阳虚证。心悸，或怔忡，或烦躁，手足不温，汗出，胸闷，或胸满，气短，口淡不渴，舌质淡、苔薄白，脉弱。

2. 西医疾病　感冒、风湿性心脏病、冠心病、心律不齐、心绞痛、心肌梗死、室性期前收缩等病变证机属于阳虚证者。

【用药分析】方中桂枝以温宣通经兼补为主，甘草以益气生津兼缓急为主，从用药用量分析进而得出桂枝甘草汤是治疗阳虚证的重要基础用方。

【用方思路】

（1）桂枝甘草汤既是辨治心阳虚证的重要代表方，又是辨治诸多杂病如心病、脾胃病、肾病、皮肤病等属于阳虚证者的重要基础方。

（2）方中桂枝既可温煦营卫，又可温壮诸脏腑之阳；甘草既可补营卫之气，又可补益诸脏腑之气。从方中用药用量及调配分析得知，桂枝甘草汤的应用并不局限于心阳虚证，还可用于辨治诸多杂病，如循环、消化、泌尿、内分泌等系统疾病病变证机属于阳虚证者。

（3）运用桂枝甘草汤辨治的病证（无论病变部位在心、在脾胃或在营卫）以阳虚为主；其治既要温阳，又要益气。

【随证合方】若气虚风痰，可与藜芦人参汤合方用之；若夹寒瘀，可与附子白及汤合方用之；若夹热，可与栀子豉汤合方用之；若夹阴伤，可与百合地黄汤合方用之；若夹痰热，可与小陷胸汤合方用之。

【注意事项】运用桂枝甘草汤既要辨清西医之病，又要辨清西医之病属于中医阳虚证。辨西医之病可进一步了解疾病的发展演变规律及其转归，辨中医之证可更好地针对西医之病选用桂枝甘草汤。

三、桂枝甘草龙骨牡蛎汤

【导读】①学用桂枝甘草龙骨牡蛎汤应重视桂枝和甘草的用量调配关系、龙骨和牡蛎的用量调配关系。②桂枝甘草龙骨牡蛎汤虽是辨治心阳虚烦躁证的重要代表方，但在临床中还要明确指出桂枝甘草龙骨牡蛎汤主治基本证型是阳虚阳亢证。

【方歌】桂枝甘草龙牡汤，温阳益气能潜阳，治心治肝又治肾，阳虚阳亢皆可康。

【方药】桂枝去皮，一两（3 g）　甘草炙，二两（6 g）　牡蛎熬，二两（6 g）　龙骨二两（6 g）

【用法】上四味，以水五升，煮取二升半，去滓。温服八合，日三服。

【功用】益气温阳，益阴潜阳。

【主治基本证型】阳虚阳亢证。①寒证、阴寒证的基本症状表现即手足不温，怕冷，舌质淡，苔白；阴寒证的病变证机及症状表现较寒证为重。②气虚证、气伤证的基本症状表现即倦怠乏力，面色不荣，动则加重。③阳虚证、阳伤证的基本症状表现即寒证+气虚证；阳虚证病变证机及症状表现较阳伤证为重。④阳亢证的基本症状表现即面色红赤，五心烦热，盗汗，潮热，舌红少苔。⑤阳虚阳亢证病变在心有心的基本症状表现如心悸等，在肺有肺的基本症状表现如咳嗽等，在肾有肾的基本症状表现如腰酸等，在肝有肝的基本症状表现如胁肋不舒等，在脾胃有脾胃的基本症状表现如脘腹不适，在太阳有太阳的基本症状表现如发热、疼痛、瘙痒等。⑥辨识阳虚阳亢证即包含心阳虚烦躁证的基本病变证机，于此适应证列举桂枝甘草龙骨牡蛎汤治疗心阳虚烦躁证的基本思路与方法。

【适应证】

1. 中医病证　心阳虚烦躁证。心悸，心烦，身躁，胸闷，汗出，乏力，或失眠，或精神萎靡，舌淡、苔薄，脉虚弱。

2. 西医疾病　神经衰弱、内分泌失调、抑郁症、围绝经期综合征等病变证机属于阳虚阳亢证者。

【用药分析】方中桂枝以温宣通经兼补为主，龙骨以潜阳和阴安神兼止泄为主，牡蛎以益气息风兼强骨定惊为主，甘草以益气生津兼缓急为主，从用药用量分析进而得出桂枝甘草龙骨牡蛎汤是治疗阳虚阳亢证的重要基础用方。

【用方思路】

（1）桂枝甘草龙骨牡蛎汤既是辨治心阳虚烦躁证的重要代表方，又是辨治诸多杂病如心病、肝病、肾病等属于阳虚阳亢证者的重要基础方。

（2）方中桂枝既可温煦营卫，又可温壮诸脏腑之阳；甘草既可补营卫之气，又可补益诸脏腑之气；龙骨、牡蛎既可清热潜阳，又可敛阴安神。从方中用药用量及调配分析得知，桂枝甘草龙骨牡蛎汤的应用并不局限于心阳虚烦躁证，还可用于辨治诸多杂病，如循环、消化、精神神经、内分泌等系统疾病病变证机属于阳虚阳亢证者。

（3）运用桂枝甘草龙骨牡蛎汤辨治的病证（无论病变部位在心或在营卫）以阳虚阳亢为主；其治既要温阳，又要益气，还要潜阳。

【随证合方】若夹风痰气虚，可与藜芦人参汤合方用之；若夹郁热，可与栀子厚朴汤合方用之；若夹寒痰，可与赤丸合方用之；若夹心肝阴血虚，可与酸枣仁汤合方用之。

【注意事项】运用桂枝甘草龙骨牡蛎汤既要辨清西医之病，又要辨清西医之病属于中医阳虚阳亢证。辨西医之病可进一步了解疾病的发展演变规律及其转归，辨中医之证可更好地针对西医之病选用桂枝甘草龙骨牡蛎汤。

四、桂枝去芍药加蜀漆牡蛎龙骨救逆汤

【导读】①学用桂枝去芍药加蜀漆牡蛎龙骨救逆汤应重视桂枝和甘草的用量调配关系，龙骨和牡蛎、蜀漆的用量调配关系。②桂枝去芍药加蜀漆牡蛎龙骨救逆汤虽是辨治心阳虚惊狂证的重要代表方，但在临床中还要明确指出桂枝去芍药加蜀漆牡蛎龙骨救逆汤主治基本证型是寒热痰虚阳亢证。

【方歌】桂枝去芍加蜀漆，牡蛎龙骨救逆汤，阳虚阳亢夹痰证，经方合方效非常。

【方药】桂枝去皮，三两（9 g）　甘草炙，二两（6 g）　生姜切，三两（9 g）　大枣擘，十二枚　牡蛎熬，五两（15 g）　龙骨四两（12 g）　蜀漆洗，去腥，三两（9 g）

【用法】上七味，以水一斗二升，先煮蜀漆减二升，内诸药，煮取三升，去滓。温服一升。本云：桂枝汤，去芍药，加蜀漆、牡蛎、龙骨。

【功用】温通散寒，清热化痰，调和营卫，育阴潜阳，补益正气。

【主治基本证型】寒热痰虚阳亢证。①寒证、阴寒证的基本症状表现即手足不温，怕冷，舌质淡，苔白；阴寒证的病变证机及症状表现较寒证为重。

②热证的基本症状表现即口渴，或口苦，或面赤，舌红苔黄。③痰证的基本症状表现即头身沉重、困倦、肿胀，或咽中痰阻，或咯痰，苔腻。④气虚证、气伤证的基本症状表现即倦怠乏力，面色不荣，动则加重。⑤阳亢证的基本症状表现即面色红赤，五心烦热，盗汗，潮热，舌红少苔。⑥寒热痰虚阳亢证病变在心有心的基本症状表现如心悸等，在肺有肺的基本症状表现如咳嗽等，在肾有肾的基本症状表现如腰酸等，在肝有肝的基本症状表现如胁肋不舒等，在脾胃有脾胃的基本症状表现如脘腹不适，在太阳有太阳的基本症状表现如发热、疼痛、瘙痒等。⑦辨识寒热痰虚阳亢证即包含心阳虚惊狂证的基本病变证机，于此适应证列举桂枝去芍药加蜀漆牡蛎龙骨救逆汤治疗心阳虚惊狂证的基本思路与方法。

【适应证】

1. 中医病证 心阳虚惊狂证。心悸，心烦，胸闷，多梦，梦多险恶，身体燥热，易惊如狂，卧起不安，汗出，短气，舌淡、苔薄，脉虚弱。

2. 西医疾病 冠心病、风湿性心脏病、心脏神经症、室性心动过速、心律不齐、心肌缺血、室性期前收缩、精神分裂症、精神抑郁症、神经性头痛、脂溢性皮炎、慢性鼻炎等病变证机属于寒热痰虚阳亢证者。

【用药分析】 方中桂枝以温宣通经兼补为主，生姜以温通宣散兼降逆为主，大枣以益气兼补血为主，龙骨以潜阳和阴安神兼止泄为主，牡蛎以益气息风兼强骨定惊为主，蜀漆以清热利水安神兼消癥为主，甘草以益气生津兼缓急为主，从用药用量分析进而得出桂枝去芍药加蜀漆牡蛎龙骨救逆汤是治疗寒热痰虚阳亢证的重要基础用方。

【用方思路】

（1）桂枝去芍药加蜀漆牡蛎龙骨救逆汤既是辨治心阳虚惊狂证的重要代表方，又是辨治诸多杂病如心病、肝病、肾病等属于寒热痰虚阳亢证的重要基础方。

（2）方中桂枝、生姜既可温煦营卫，又可温壮诸脏腑之阳；甘草既可补营卫之气，又可补益诸脏腑之气；蜀漆、龙骨、牡蛎既可清热潜阳，又可敛阴安神。从方中用药用量及调配分析得知，桂枝去芍药加蜀漆牡蛎龙骨救逆汤的应用并不局限于心阳虚惊狂证，还可用于辨治诸多杂病，如循环、精神神经、内分泌等系统疾病病变证机属于寒热痰虚阳亢证者。

（3）运用桂枝去芍药加蜀漆牡蛎龙骨救逆汤辨治的病证（无论病变部位在心或在营卫）以寒热痰虚阳亢为主；其治既要温阳，又要益气，还要化痰潜阳。

【随证合方】 若夹寒热痰，可与附子栝楼汤合方用之；若夹寒痰，可与赤丸合方用之；若夹痰热，可与小陷胸汤合方用之；若夹虚热，可与黄连阿胶汤合方用之。

【注意事项】 运用桂枝去芍药加蜀漆牡蛎龙骨救逆汤既要辨清西医之病，又要辨清西医之病属于中医寒热痰虚阳亢证。辨西医之病可进一步了解疾病的发展演变规律及其转归，辨中医之证可更好地针对西医之病选用桂枝去芍药加蜀漆牡蛎龙骨救逆汤。

第二节 心（肾）阳虚欲脱证用方

一、四逆汤

【导读】 ①学用四逆汤应重视附子和甘草的用量调配关系、附子和干姜的用量调配关系。②四逆汤虽是辨治心阳虚欲脱证的重要代表方，但在临床中还要明确指出四逆汤主治基本证型是寒瘀夹虚证。

【方歌】 四逆汤中附草姜，寒瘀气虚诸般疾，温阳化瘀能益气，各科杂病服之宜。

【方药】 甘草炙，二两（6 g） 干姜一两半（4.5 g） 附子生用，去皮，破八片，一枚（5 g）

【用法】 上三味，以水三升，煮取一升二合，去滓。分温再服，强人可加大附子一枚，干姜三两。

【功用】 温阳散寒，活血化瘀，补益正气。

【主治基本证型】 寒瘀夹虚证。①寒证、阴寒证的基本症状表现即手足不温，怕冷，舌质淡，苔白；阴寒证的病变证机及症状表现较寒证为重。②瘀证的基本症状表现即疼痛如针刺，部位固定，舌质夹瘀紫。③气虚证、气伤证的基本症状表现即倦怠乏力，面色不荣，动则加重。④寒瘀夹虚证病变在心有心的基本症状表现如心悸等，在肺有肺的基本症状表现如咳嗽等，在肾有肾的基本症状表现如腰酸等，在肝有肝的基本症状表现如胁肋不舒等，在脾胃有脾胃的基本症状表现如脘腹不适，在太阳有太阳的基本症状表现如发热、疼痛、瘙痒等。⑤辨识寒瘀夹虚证即包含少阴阳虚阴寒证或亡阳证的基本病变证机，于此适应证列举四逆汤治疗少阴阳虚阴寒证或亡阳证的基本思路与方法。

【适应证】

1. 中医病证 ①少阴阳虚阴寒证。手足厥逆，恶寒蜷卧，腹痛，下利清谷，呕吐而渴，精神萎靡，或心悸怔忡，面色苍白，舌淡、苔薄白，脉微欲绝。②亡阳证。手足厥逆，面色苍白，大汗淋漓，神志昏厥，脉微欲绝。

2. 西医疾病　风湿性心脏病，肺心病之心力衰竭，休克，病态窦房结综合征，急、慢性肠胃炎，慢性阻塞性肺疾病，支气管哮喘，甲状腺功能减退症，风湿性关节炎，类风湿关节炎等病变证机属于寒瘀夹虚证者。

【用药分析】 方中附子以温阳化瘀兼降逆为主，干姜以温中散寒兼宣通为主，甘草以益气生津兼缓急为主，从用药用量分析进而得出四逆汤是治疗寒瘀夹虚证的重要基础用方。

【用方思路】

（1）四逆汤既是辨治少阴阳虚阴寒证或亡阳证的重要代表方，又是辨治诸多杂病如心病、脾胃病、肺病、肾病、关节病等属于寒瘀夹虚证者的重要基础方。

（2）方中附子、干姜既可温壮营卫，又可温壮诸脏腑；甘草既可补营卫之气，又可补益诸脏腑之气。从方中用药用量及调配分析得知，四逆汤的应用并不局限于心阳虚欲脱证，还可用于辨治诸多杂病，如循环、消化、呼吸、泌尿、内分泌等系统疾病病变证机属于寒瘀夹虚证者。

（3）运用四逆汤辨治的病证（无论病变部位在心或在脾胃）以寒瘀夹虚为主；其治既要温阳，又要益气固脱。

【随证合方】 若风痰虚，可与藜芦人参汤合方用之；若夹热，可与白虎汤合方用之；若夹郁，可与枳实薤白桂枝汤合方用之；若夹瘀，可与桂枝茯苓丸合方用之。

【注意事项】 运用四逆汤既要辨清西医之病，又要辨清西医之病属于中医寒瘀夹虚证。辨西医之病可进一步了解疾病的发展演变规律及其转归，辨中医之证可更好地针对西医之病选用四逆汤。

二、四逆加人参汤

【导读】 ①学用四逆加人参汤应重视附子和甘草的用量调配关系、附子和人参的用量调配关系。②四逆加人参汤虽是辨治阳虚阴损证的重要代表方，但在临床中还要明确指出四逆汤主治基本证型是阳虚阴伤夹瘀证。

【方歌】 四逆汤中加人参，回阳救逆能益阴，阳虚津伤夹瘀血，各科杂病皆能医。

【方药】 甘草炙，二两（6 g）　干姜一两半（4.5 g）　附子生用，去皮，破八片，一枚（5 g）　人参一两（3 g）

【用法】 上四味，以水三升，煮取一升二合，去滓。分温再服。

【功用】 温阳回阳，化瘀消癥，大补元气。

【主治基本证型】 阳虚阴伤夹瘀证。①寒证、阴寒证的基本症状表现即手足不温，怕冷，舌质淡，苔白；阴寒证的病变证机及症状表现较寒证为重。②气虚证、气伤证的基本症状表现即倦怠乏力，面色不荣，动则加重。③阳虚证、阳伤证的基本症状表现即寒证+气虚证；阳虚证病变证机及症状表现较阳伤证为重。④阴伤证的基本症状表现即皮肤粗糙，口咽干燥，舌红少津。⑤瘀证的基本症状表现即疼痛如针刺，部位固定，舌质夹瘀紫。⑥阳虚阴伤夹瘀证病变在心有心的基本症状表现如心悸等，在肺有肺的基本症状表现如咳嗽等，在肾有肾的基本症状表现如腰酸等，在肝有肝的基本症状表现如胁肋不舒等，在脾胃有脾胃的基本症状表现如脘腹不适，在太阳有太阳的基本症状表现如发热、疼痛、瘙痒等。⑦辨识阳虚阴伤夹瘀证即包含阳虚阴损证的基本病变证机，于此适应证列举四逆加人参汤治疗阳虚阴损证的基本思路与方法。

【适应证】

1. 中医病证　阳虚阴损证。心悸怔忡，头大汗出，或大汗淋漓，心烦虚躁，手足逆冷，神志昏沉，或面部红赤，舌淡暗，唇紫，脉微欲绝。

2. 西医疾病　风湿性心脏病，肺心病之心力衰竭，休克，病态窦房结综合征，急、慢性肠胃炎，慢性阻塞性肺疾病，支气管哮喘，甲状腺功能减退症，风湿性关节炎，类风湿关节炎等病变证机属于阳虚阴伤夹瘀证者。

【用药分析】方中附子以温阳化瘀兼降逆为主，干姜以温中散寒兼宣通为主，人参以益气生津兼摄血为主，甘草以益气生津兼缓急为主，从用药用量分析进而得出四逆加人参汤是治疗阳虚阴伤夹瘀证的重要基础用方。

【用方思路】

（1）四逆加人参汤既是辨治阳虚阴损证的重要代表方，又是辨治诸多杂病如心病、脾胃病、肺病、肾病等属于阳虚阴伤夹瘀证者的重要基础方。

（2）方中附子、干姜既可温壮营卫，又可温壮诸脏腑；人参、甘草既可补营卫之气，又可补益诸脏腑之气。从方中用药用量及调配分析得知，四逆加人参汤的应用并不局限于阳虚阴损证，还可用于辨治诸多杂病，如循环、呼吸、消化、泌尿、内分泌等系统疾病病变证机属于阳虚阴伤夹瘀证者。

（3）运用四逆加人参汤辨治的病证（无论病变部位在心或在脾胃）以阳虚阴伤夹瘀为主；其治既要温阳，又要益气。

【随证合方】若风痰，可与藜芦甘草汤合方用之；若夹阴虚，可与百合知母汤合方用之；若夹血虚，可与胶艾汤合方用之；若夹虚热，可与黄连阿胶汤合方用之。

【注意事项】运用四逆加人参汤既要辨清西医之病，又要辨清西医之病属于中医阳虚阴伤夹瘀证。辨西医之病可进一步了解疾病的发展演变规律及其转归，辨中医之证可更好地针对西医之病选用四逆加人参汤。

三、白通汤

【导读】①学用白通汤应重视附子和葱白的用量调配关系、附子和干姜的用量调配关系。②白通汤虽是辨治心肾阳虚戴阳证或阳虚郁结证的重要代表方，但在临床中还要明确指出白通汤主治基本证型是阴寒阳郁夹瘀证。

【方歌】白通汤附子与葱姜，阴寒阳郁夹血瘀，温宣阳气能活血，各科杂病皆可除。

【方药】葱白四茎　干姜一两（3 g）　附子生，去皮，破八片，一枚（5 g）

【用法】上三味，以水三升，煮取一升，去滓。分温再服。

【功用】温壮阳气，宣通阳气，活血化瘀。

【主治基本证型】阴寒阳郁夹瘀证。①寒证、阴寒证的基本症状表现即手足不温，怕冷，舌质淡，苔白；阴寒证的病变证机及症状表现较寒证为重。②阳郁证的基本症状表现即手足烦热而不温，心胸闷热而怕冷，口舌干燥而不渴。③瘀证的基本症状表现即疼痛如针刺，部位固定，舌质夹瘀紫。④阴寒阳郁夹瘀证病变在心有心的基本症状表现如心悸等，在肺有肺的基本症状表现如咳嗽等，在肾有肾的基本症状表现如腰酸等，在肝有肝的基本症状表现如胁肋不舒等，在脾胃有脾胃的基本症状表现如脘腹不适，在太阳有太阳的基本症状表现如发热、疼痛、瘙痒等。⑤辨识阴寒阳郁夹瘀证即包含心肾阳虚戴阳证或阳虚郁结证的基本病变证机，于此适应证列举白通汤治疗心肾阳虚戴阳证或阳虚郁结证的基本思路与方法。

【适应证】

1. 中医病证　心肾阳虚戴阳证或阳虚郁结证。心悸，心烦，怔忡，汗出，面赤，手足逆冷，下利清谷，精神不振，少腹冷痛，小便清白，舌淡、苔白，脉微。

2. 西医疾病　心力衰竭、休克、心律不齐、慢性肠胃炎、肝性脑病、霍乱、肠伤寒、尿毒症、眼科之前房积液、雷诺病等病变证机属于阴寒阳郁夹瘀证者。

【用药分析】方中附子以温阳化瘀兼降逆为主，干姜以温中散寒兼宣通为主，葱白以通阳散结兼消肿为主，从用药用量分析进而得出白通汤是治疗阴寒阳郁夹瘀证的重要基础用方。

【用方思路】

（1）白通汤既是辨治心肾阳虚戴阳证或阳虚郁结证的重要代表方，又是辨治诸多杂病如心病、肾病、肺病、皮肤病等属于阴寒阳郁夹瘀证的重要基础方。

（2）方中附子、干姜既可温壮营卫，又可温壮诸脏腑；葱白温通阳气散结。从方中用药用量及调配分析得知，白通汤的应用并不局限于心肾阳虚戴阳证或阳虚郁结证，还可用于辨治诸多杂病，如循环、呼吸、泌尿、内分泌等系统疾病病变证机属于阴寒阳郁夹瘀证者。

（3）运用白通汤辨治的病证（无论病变部位在心、在肺或在肾）以阴寒阳郁夹瘀为主；其治既要温阳，又要通阳。

【随证合方】若夹气逆，可与小半夏汤合方用之；若夹热，可与栀子厚朴汤合方用之；若夹阴虚，可与百合地黄汤合方用之；若夹痰湿，可与茯苓杏仁甘草汤合方用之。

【注意事项】运用白通汤既要辨清西医之病，又要辨清西医之病属于中医阴寒阳郁夹瘀证。辨西医之病可进一步了解疾病的发展演变规律及其转归，辨中医之证可更好地针对西医之病选用白通汤。

四、白通加猪胆汁汤

【导读】①学用白通加猪胆汁汤应重视附子和猪胆汁的用量调配关系、附子和干姜的用量调配关系。②白通加猪胆汁汤虽是辨治心肾阳虚郁结格拒证的重要代表方，但在临床中还要明确指出白通加猪胆汁汤主治基本证型是阴寒阳郁瘀热证。

【方歌】白通加猪胆汁汤，干姜葱白尿附子，阴寒阳热血不利，温阳化瘀清热宜。

【方药】葱白四茎　干姜一两（3 g）　附子生，去皮，破八片，一枚（5 g）　人尿五合（30 mL）　猪胆汁一合（6 mL）

【用法】上五味，以水三升，煮取一升，去滓。内胆汁、人尿，和令相得。分温再服，若无猪胆汁，亦可用。

【功用】温壮阳气，宣通化瘀，清热益阴。

【主治基本证型】阴寒阳郁瘀热证。①寒证、阴寒证的基本症状表现即手足不温，怕冷，舌质淡，苔白；阴寒证的病变证机及症状表现较寒证为重。②阳郁证的基本症状表现即手足烦热而不温，心胸闷热而怕冷，口舌干燥而不渴。③瘀证的基本症状表现即疼痛如针刺，部位固定，舌质夹瘀紫。④热证的基本症状表现即口渴，或口苦，或面赤，舌红苔黄。⑤阴寒阳郁瘀热证病变在心有心的基本症状表现如心悸等，在肺有肺的基本症状表现如咳嗽等，在肾有肾的基本症状表现如腰酸等，在肝有肝的基本症状表现如胁肋不舒等，在脾胃有脾胃的基本症状表现如脘腹不适，在太阳有太阳的基本症状表现如发热、疼痛、瘙痒等。⑥辨识阴寒阳郁瘀热证即包含心肾阳虚郁结格拒证的基本病变证机，于此适应证列举白通加猪胆汁汤治疗心肾阳虚郁结格拒证的基本思路与方法。

【适应证】

1. 中医病证　心肾阳虚郁结格拒证。下利清谷，手足逆冷，神志昏沉，干呕，心烦，汗出，面赤如妆，脉微或无。

2. 西医疾病　心力衰竭、休克、心律不齐、慢性肠胃炎、肝性脑病、霍乱、肠伤寒、尿毒症、眼科之前房积液、雷诺病等病变证机属于阴寒阳郁瘀热证者。

【用药分析】 方中附子以温阳化瘀兼降逆为主，干姜以温中散寒兼宣通为主，葱白以通阳散结兼消肿为主，人尿以滋阴活血兼止血为主，猪胆汁以清热降逆兼通结为主，从用药用量分析进而得出白通加猪胆汁汤是治疗阴寒阳郁瘀热证的重要基础用方。

【用方思路】

（1）白通加猪胆汁汤既是辨治心肾阳虚郁结格拒证的重要代表方，又是辨治诸多杂病如心病、肺病、肾病等属于阴寒阳郁瘀热证者的重要基础方。

（2）方中附子、干姜既可温壮营卫，又可温壮诸脏腑；葱白温通阳气散结；人尿、猪胆汁益阴制阳。从方中用药用量及调配分析得知，白通加猪胆汁汤的应用并不局限于心肾阳虚郁结格拒证，还可用于辨治诸多杂病，如循环、呼吸、泌尿、内分泌等系统疾病病变证机属于阴寒阳郁瘀热证者。

（3）运用白通加猪胆汁汤辨治的病证（无论病变部位在心或在肾）以阴寒阳郁瘀热为主；其治既要温阳，又要通阳，还要益阴。

【随证合方】 若夹寒瘀，可与附子白及汤合方用之；若夹虚热，可与白虎加人参汤合方用之；若夹阴虚，可与百合知母汤合方用之；若夹瘀热，可与桃核承气汤合方用之。

【注意事项】 运用白通加猪胆汁汤既要辨清西医之病，又要辨清西医之病属于中医阴寒阳郁瘀热证。辨西医之病可进一步了解疾病的发展演变规律及其转归，辨中医之证可更好地针对西医之病选用白通加猪胆汁汤。

五、通脉四逆汤

【导读】 ①学用通脉四逆汤应重视附子和甘草的用量调配关系、附子和干姜的用量调配关系。②通脉四逆汤虽是辨治心肾阳虚格阳证的重要代表方，但在临床中还要明确指出通脉四逆汤主治基本证型是阳虚不固夹瘀证。

【方歌】 壮阳通脉四逆汤，附子干姜与甘草，治病贵在调用量，各科杂病效非常。

【方药】甘草炙，二两（6 g）　干姜三两（9 g）［强人可四两（12 g）］　附子生用，去皮，破八片，大者一枚（8 g）

【用法】上三味，以水三升，煮取一升二合，去滓。分温再服。其脉即出者愈。面色赤者，加葱九茎；腹中痛者，去葱，加芍药二两；呕者，加生姜二两；咽痛者，去芍药，加桔梗一两；利止脉不出者，去桔梗，加人参二两。病皆与方相应者，乃服之。

【功用】温壮阳气，活血化瘀，补益正气。

【主治基本证型】阳虚不固夹瘀证。①阳虚证、阳伤证的基本症状表现即寒证+气虚证；阳虚证病变证机及症状表现较阳伤证为重。②不固证的基本症状表现即汗多，或出血，或大便失禁，或小便失禁，或遗精，或早泄，或月经淋漓不止。③瘀证的基本症状表现即疼痛如针刺，部位固定，舌质夹瘀紫。④阳虚不固夹瘀证病变在心有心的基本症状表现如心悸等，在肺有肺的基本症状表现如咳嗽等，在肾有肾的基本症状表现如腰酸等，在肝有肝的基本症状表现如胁肋不舒等，在脾胃有脾胃的基本症状表现如脘腹不适，在太阳有太阳的基本症状表现如发热、疼痛、瘙痒等。⑤辨识阳虚不固夹瘀证即包含心肾阳虚格阳证的基本病变证机，于此适应证列举通脉四逆汤治疗心肾阳虚格阳证的基本思路与方法。

【适应证】

1. 中医病证　心肾阳虚格阳证。下利清谷，手足逆冷，神志昏沉，干呕，心烦，汗出淋漓不止，面赤如妆，脉微或无。

2. 西医疾病　心力衰竭、呼吸衰竭、休克、心律不齐、心动过缓、慢性肠胃炎、肝性脑病、霍乱、肠伤寒、尿毒症、眼科之前房积液、雷诺病等病变证机属于阳虚不固夹瘀证者。

【用药分析】方中附子以温阳化瘀兼降逆为主，干姜以温中散寒兼宣通为主，甘草以益气生津兼缓急为主，从用药用量分析进而得出通脉四逆汤是治疗阳虚不固夹瘀证的重要基础用方。

【用方思路】

（1）通脉四逆汤既是辨治心肾阳虚格阳证的重要代表方，又是辨治诸多杂病如心病、肺病、肝病、肾病、脾胃病、皮肤病等属于阳虚不固夹瘀证者的重要基础方。

（2）方中附子、干姜既可温壮营卫，又可温壮诸脏腑；甘草益脏腑营卫之气。从方中用药用量及调配分析得知，通脉四逆汤的应用并不局限于心肾阳虚格阳证，还可用于辨治诸多杂病如循环、呼吸、消化、泌尿、内分泌及代谢等系统疾病病变证机属于阳虚不固夹瘀证者。

（3）运用通脉四逆汤辨治的病证（无论病变部位在心、在脾胃或在肾）以阳虚不固夹瘀为主；其治既要温阳，又要壮阳。

【随证合方】若夹风痰气虚，可与藜芦人参汤合方用之；若夹气郁，可与橘枳姜汤合方用之；若夹气虚，可与理中丸合方用之；若夹湿热，可与栀子柏皮汤合方用之。

【注意事项】运用通脉四逆汤既要辨清西医之病，又要辨清西医之病属于中医阳虚不固夹瘀证。辨西医之病可进一步了解疾病的发展演变规律及其转归，辨中医之证可更好地针对西医之病选用通脉四逆汤。

六、通脉四逆加猪胆汁汤

【导读】①学用通脉四逆加猪胆汁汤应重视附子和猪胆汁的用量调配关系、附子和干姜的用量调配关系。②通脉四逆加猪胆汁汤虽是辨治阳虚格阳、阴损霍乱证的重要代表方，但在临床中还要明确指出通脉四逆加猪胆汁汤主治基本证型是阳虚夹热夹瘀证。

【方歌】通脉四逆加猪胆，益阴回阳能化瘀，阳虚阴伤夹瘀血，各科杂病皆可愈。

【方药】甘草炙，二两（6 g）　干姜三两（9 g）［强人可四两（12 g）］　附子生用，去皮，破八片，大者一枚（8 g）　猪胆汁半合（3 mL）

【用法】上四味，以水三升，煮取一升二合，去滓。内猪胆汁。分温再服。其脉即来。无猪胆，以羊胆代之。

【功用】温壮阳气，活血化瘀，补益正气，兼清郁热。

【主治基本证型】阳虚夹热夹瘀证。①阳虚证、阳伤证的基本症状表现即寒证+气虚证；阳虚证病变证机及症状表现较阳伤证为重。②热证的基本症状表现即口渴，或口苦，或面赤，舌红苔黄。③瘀证的基本症状表现即疼痛如针刺，部位固定，舌质夹瘀紫。④阳虚夹热夹瘀证病变在心有心的基本症状表现如心悸等，在肺有肺的基本症状表现如咳嗽等，在肾有肾的基本症状表现如腰酸等，在肝有肝的基本症状表现如胁肋不舒等，在脾胃有脾胃的基本症状表现如脘腹不适，在太阳有太阳的基本症状表现如发热、疼痛、瘙痒等。⑤辨识阳虚夹热夹瘀证即包含阳虚格阳、阴损霍乱证的基本病变证机，于此适应证列举通脉四逆加猪胆汁汤治疗阳虚格阳、阴损霍乱证的基本思路与方法。

【适应证】

1. 中医病证　阳虚格阳、阴损霍乱证。下利无度而无物可下，呕吐不止而无物可吐，汗出，手足厥逆，神志昏厥，或言语不清，四肢拘急不解，舌淡、苔薄，脉微欲绝。

2. 西医疾病　心力衰竭、休克、心律不齐、慢性肠胃炎、肝性脑病、霍乱、肠伤寒、尿毒症、眼科之前房积液、雷诺病等病变证机属于阳虚夹热夹瘀证者。

【用药分析】 方中附子以温阳化瘀兼降逆为主，干姜以温中散寒兼宣通为主，猪胆汁以清热降逆兼通结为主，甘草以益气生津兼缓急为主，从用药用量分析进而得出通脉四逆加猪胆汁汤是治疗阳虚夹热夹瘀证的重要基础用方。

【用方思路】

（1）通脉四逆加猪胆汁汤既是辨治阳虚格阳、阴损霍乱证的重要代表方，又是辨治诸多杂病如心病、肝病、肺病、脾胃病、肾病等属于阳虚夹热瘀证者的重要基础方。

（2）方中附子、干姜既可温壮营卫，又可温壮诸脏腑；猪胆汁既清热，又益阴；甘草益脏腑营卫之气。从方中用药用量及调配分析得知，通脉四逆加猪胆汁汤的应用并不局限于阳虚格阳、阴损霍乱证，还可用于辨治诸多杂病，如循环、呼吸、消化、内分泌及代谢等系统疾病病变证机属于阳虚夹热夹瘀证者。

（3）运用通脉四逆加猪胆汁汤辨治的病证（无论病变部位在心、在脾胃或在肾）以阳虚夹热夹瘀为主；其治既要温阳，又要壮阳，还要清热。

【随证合方】 若夹痰结，可与甘草海藻汤合方用之；若夹郁热，可与四逆散合方用之；若夹寒痰，可与赤丸合方用之；若夹瘀热，可与桃核承气汤合方用之。

【注意事项】 运用通脉四逆加猪胆汁汤既要辨清西医之病，又要辨清西医之病属于中医阳虚夹热夹瘀证。辨西医之病可进一步了解疾病的发展演变规律及其转归，辨中医之证可更好地针对西医之病选用通脉四逆加猪胆汁汤。

第三节　胸痹证用方

一、栝楼薤白白酒汤

【导读】 ①学用栝楼薤白白酒汤应重视栝楼实和薤白的用量调配关系、栝楼实和白酒的用量调配关系。②栝楼薤白白酒汤虽是辨治气痰瘀胸痹证的重要代表方，但在临床中还要明确指出栝楼薤白白酒汤主治基本证型是郁瘀寒痰夹热证。

【方歌】栝楼薤白白酒汤，行气化痰能化瘀，气郁痰阻夹瘀血，心肺病变皆可除。

【方药】栝楼实捣，一枚（15 g）　薤白半升（12 g）　白酒七升（编者注：仲景用白酒恐为未酿成的半成品，按剂量折算当为420 mL，若用今之白酒，当以30 mL为宜）

【用法】上三味，同煮，取二升，分温再服。

【功用】温通化瘀，清热化痰，行气解郁。

【主治基本证型】郁瘀寒痰夹热证。①气郁证的基本症状表现即胀、满、闷，或情绪低落，或所愿不遂，或急躁易怒。②瘀证的基本症状表现即疼痛如针刺，部位固定，舌质夹瘀紫。③寒证、阴寒证的基本症状表现即手足不温，怕冷，舌质淡，苔白；阴寒证的病变证机及症状表现较寒证为重。④痰证的基本症状表现即头身沉重、困倦、肿胀，或咽中痰阻，或咯痰，苔腻。⑤热证的基本症状表现即口渴，或口苦，或面赤，舌红苔黄。⑥郁瘀寒痰夹热证病变在心有心的基本症状表现如心悸等，在肺有肺的基本症状表现如咳嗽等，在肾有肾的基本症状表现如腰酸等，在肝有肝的基本症状表现如胁肋不舒等，在脾胃有脾胃的基本症状表现如脘腹不适，在太阳有太阳的基本症状表现如发热、疼痛、瘙痒等。⑦辨识郁瘀寒痰夹热证即包含气痰瘀胸痹证的基本病变证机，于此适应证列举栝楼薤白白酒汤治疗气痰瘀胸痹证的基本思路与方法。

【适应证】

1. 中医病证　气痰瘀胸痹证。胸痛，胸闷，气短，气喘，胸痛引背，舌淡或紫，苔白而腻，寸脉沉迟，关脉紧明显。

2. 西医疾病　冠心病心绞痛、肺源性心脏病、风湿性心脏病、心律不齐、肋间神经痛、神经性头痛、支气管炎、支气管哮喘、慢性阻塞性肺疾病等病变证机属于郁瘀寒痰夹热证者。

【用药分析】方中栝楼实以清热化痰治伤兼养阴为主，薤白以温通散结兼治金创为主，白酒以温通行气兼活血为主，从用药用量分析进而得出栝楼薤白白酒汤是治疗郁瘀寒痰夹热证的重要基础用方。

【用方思路】

（1）栝楼薤白白酒汤既是辨治气痰瘀胸痹证的重要代表方，又是辨治诸多杂病如心病、肺病等属于郁瘀寒痰夹热证者的重要基础方。

（2）方中栝楼实既是化痰药，又是行气药，还是益阴药；薤白既是通阳药，又是行气药；白酒既是行气药，又是活血药。从方中用药月量及调配分析得知，栝楼薤白白酒汤的应用并不局限于气痰瘀胸痹证，还可月于辨治诸多杂病，如循环、呼吸、内分泌等系统疾病病变证机属于郁瘀寒痰夹热证者。

（3）运用栝楼薤白白酒汤辨治的病证（无论病变部位在心、在肺或在肝胆）以郁瘀寒痰夹热为主；其治既要行气，又要化痰，还要化瘀。

【随证合方】若夹寒痰气逆，可与乌头半夏汤合方用之；若夹热，可与小柴胡汤合方用之；若夹寒，可与桂枝人参汤合方用之；若夹瘀，可与桂枝茯苓丸合方用之。

【注意事项】运用栝楼薤白白酒汤既要辨清西医之病，又要辨清西医之病属于中医郁瘀寒痰夹热证。辨西医之病可进一步了解疾病的发展演变规律及其转归，辨中医之证可更好地针对西医之病选用栝楼薤白白酒汤。

二、栝楼薤白半夏汤

【导读】①学用栝楼薤白半夏汤应重视栝楼实和薤白的用量调配关系、栝楼实和半夏的用量调配关系。②栝楼薤白半夏汤虽是辨治痰盛瘀阻胸痹证的重要代表方，但在临床中还要明确指出栝楼薤白半夏汤主治基本证型是痰热郁瘀夹寒证。

【方歌】栝楼薤白半夏汤，白酒活血又行气，气郁夹痰寒热方，变通经方服之宜。

【方药】栝楼实捣，一枚（15 g）　薤白三两（9 g）　半夏半升（12 g）　白酒一斗（50 mL）

【用法】上四味，同煮，取四升，温服一升，日三服。

【功用】通阳化瘀，清热化痰，行气解郁。

【主治基本证型】痰热郁瘀夹寒证。①痰证的基本症状表现即头身沉重、困倦、肿胀，或咽中痰阻，或咯痰，苔腻。②热证的基本症状表现即口渴，或口苦，或面赤，舌红苔黄。③郁证的基本症状表现即胀、满、闷，或情绪低落，或所愿不遂，或急躁易怒。④瘀证的基本症状表现即疼痛如针刺，部位固定，舌质夹瘀紫。⑤寒证、阴寒证的基本症状表现即手足不温，怕冷，舌质淡，苔白；阴寒证的病变证机及症状表现较寒证为重。⑥痰热郁瘀夹寒证病变在心有心的基本症状表现如心悸等，在肺有肺的基本症状表现如咳嗽等，在肾有肾的基本症状表现如腰酸等，在肝有肝的基本症状表现如胁肋不舒等，在脾胃有脾胃的基本症状表现如脘腹不适，在太阳有太阳的基本症状表现如发热、疼痛、瘙痒等。⑦辨识痰热郁瘀夹寒证即包含痰盛瘀阻胸痹证的基本病变证机，于此适应证列举栝楼薤白半夏汤治疗痰盛瘀阻胸痹证的基本思路与方法。

【适应证】

1. 中医病证　痰盛瘀阻胸痹证。胸痛引背，胸闷，卧则胸闷更甚，短气，或痰多黏稠，舌质紫暗或有瘀点，苔白或腻，脉迟或结。

2. 西医疾病　冠心病心绞痛、肺源性心脏病、风湿性心脏病、心律不齐、肋间神经痛、神经性头痛、支气管炎、支气管哮喘、慢性阻塞性肺疾病等病变证机属于痰热郁瘀夹寒证者。

【用药分析】 方中栝楼实以清热化痰治伤兼养阴为主，薤白以温通散结兼治金创为主，白酒以温通行气兼活血为主，半夏以温化痰湿降逆兼散结为主，从用药用量分析进而得出栝楼薤白半夏汤是治疗痰热郁瘀夹寒证的重要基础用方。

【用方思路】

（1）栝楼薤白半夏汤既是辨治痰盛瘀阻胸痹证的重要代表方，又是辨治诸多杂病如心病、肺病、头部疾病等属于痰热郁瘀夹寒证者的重要基础方。

（2）方中栝楼实既是化痰药，又是行气药，还是润燥药；薤白既是通阳药，又是行气药；白酒既是行气药，又是活血药；半夏既是醒脾燥湿药，又是降逆化痰药。从方中用药用量及调配分析得知，栝楼薤白半夏汤的应用并不局限于痰盛瘀阻胸痹证，还可用于辨治诸多杂病，如循环、呼吸、消化、内分泌及代谢等系统疾病病变证机属于痰热郁瘀夹寒证者。

（3）运用栝楼薤白半夏汤辨治的病证（无论病变部位是在心或是在肺）以痰热郁瘀夹寒为主；其治既要行气，又要化痰，还要化瘀。

【随证合方】 若夹风痰，可与藜芦甘草汤合方用之；若夹痰热，可与小陷胸汤合方用之；若夹湿热，可与栀子柏皮汤合方用之；若夹气郁，可与橘枳姜汤合方用之。

【注意事项】 运用栝楼薤白半夏汤既要辨清西医之病，又要辨清西医之病属于中医痰热郁瘀夹寒证。辨西医之病可进一步了解疾病的发展演变规律及其转归，辨中医之证可更好地针对西医之病选用栝楼薤白半夏汤。

三、枳实薤白桂枝汤

【导读】 ①学用枳实薤白桂枝汤应重视枳实和薤白的用量调配关系、栝楼实和厚朴的用量调配关系、桂枝和薤白的用量调配关系。②枳实薤白桂枝汤虽是辨治气郁痰阻胸痹证的重要代表方，但在临床中还要明确指出枳实薤白桂枝汤主治基本证型是气郁痰阻夹瘀证。

【方歌】 枳实薤白桂枝汤，厚朴栝楼合成方，气郁痰阻血不利，调气化痰化瘀良。

【方药】 枳实四枚（4 g） 厚朴四两（12 g） 薤白半斤（24 g） 桂枝一两（3 g） 栝楼实捣，一枚（15 g）

【用法】 上五味，以水五升，先煮枳实、厚朴，取二升，去滓。内诸药，煮数沸，分温三服。

【功用】 行气宽胸，清热化痰，通阳化瘀。

【主治基本证型】 气郁痰阻夹瘀证。①气郁证的基本症状表现即胀、满、闷，或情绪低落，或所愿不遂，或急躁易怒。②痰证的基本症状表现即头身沉重、困倦、肿胀，或咽中痰阻，或咯痰，苔腻。③瘀证的基本症状表现即疼痛如针刺，部位固定，舌质夹瘀紫。④气郁痰阻夹瘀证病变在心有心的基本症状表现如心悸等，在肺有肺的基本症状表现如咳嗽等，在肾有肾的基本症状表现如腰酸等，在肝有肝的基本症状表现如胁肋不舒等，在脾胃有脾胃的基本症状表现如脘腹不适，在太阳有太阳的基本症状表现如发热、疼痛、瘙痒等。⑤辨识气郁痰阻夹瘀证即包含气郁痰阻胸痹证的基本病变证机，于此适应证列举枳实薤白桂枝汤治疗气郁痰阻胸痹证的基本思路与方法。

【适应证】

1. 中医病证 气郁痰阻胸痹证。心中痞，胸满，胸痛，胁下逆抢心，或胸痛引背，或气喘，或喉中有痰，舌质紫暗或有瘀点，脉沉或涩。

2. 西医疾病 冠心病心绞痛、肺源性心脏病、风湿性心脏病、心律不齐、肋间神经痛、神经性头痛、支气管炎、支气管哮喘、慢性阻塞性肺疾病等病变证机属于气郁痰阻夹瘀证者。

【用药分析】 方中栝楼实以清热化痰治伤兼养阴为主，薤白以温通散结兼治金创为主，枳实以清热行气兼降逆为主，厚朴以行气降逆兼通阳化饮为主，桂枝以温宣通经兼补为主，从用药用量分析进而得出枳实薤白桂枝汤是治疗气郁痰阻夹瘀证的重要基础用方。

【用方思路】

（1）枳实薤白桂枝汤既是辨治气郁痰阻胸痹证的重要代表方，又是辨治诸多杂病如心病、肺病、胸胁病、脾胃病等属于气郁痰阻夹瘀证者的重要基础方。

（2）方中栝楼实既是化痰药，又是行气药，还是润燥药；薤白既是通阳药，又是行气药；枳实、厚朴既是行气药，又是化湿药；桂枝既是通阳药，又是化瘀药。从方中用药用量及调配分析得知，枳实薤白桂枝汤的应用并不局限于气郁痰阻胸痹证，还可用于辨治诸多杂病如循环、呼吸、消化、内分泌系统疾病和代谢异常等病变证机属于气郁痰阻夹瘀证者。

（3）运用枳实薤白桂枝汤辨治的病证（无论病变部位在心、在肺或在脾胃）以气郁痰阻夹瘀为主，其治既要行气，又要化痰，还要通经化瘀。

【随证合方】若夹寒瘀，可与附子白及汤合方用之；若夹痰热，可与小陷胸汤合方用之；若夹寒痰，可与赤丸合方用之；若夹湿热气虚，可与半夏泻心汤合方用之。

【注意事项】运用枳实薤白桂枝汤既要辨清西医之病，又要辨清西医之病属于中医气郁痰阻夹瘀证。辨西医之病可进一步了解疾病的发展演变规律及其转归，辨中医之证可更好地针对西医之病选用枳实薤白桂枝汤。

四、茯苓杏仁甘草汤

【导读】①学用茯苓杏仁甘草汤应重视茯苓和甘草的用量调配关系、茯苓和杏仁的用量调配关系。②茯苓杏仁甘草汤虽是辨治饮阻胸痹证的重要代表方，但在临床中还要明确指出茯苓杏仁甘草汤主治基本证型是痰湿水伤气阴证。

【方歌】茯苓杏仁甘草汤，益气利湿能化痰，气虚水湿夹痰饮，各科杂病皆可安。

【方药】茯苓三两（9 g）　杏仁五十个（8.5 g）　甘草一两（3 g）

【用法】上三味，以水一斗，煮取五升。温服一升，日三服。不瘥，更服。

【功用】渗利水湿，肃降化痰，益气生津。

【主治基本证型】痰湿水伤气阴证。①痰证的基本症状表现即头身沉重、困倦、肿胀，或咽中痰阻，或咯痰，苔腻。②湿证的基本症状表现即身体酸楚、沉重、困痛，或大便溏泻，或小便混浊，口腻，苔腻。③水证、水气证的基本症状表现即四肢肌肤颜面水肿，身体困重，或腹中有水声，苔滑。④气虚证、气伤证的基本症状表现即倦怠乏力，面色不荣，动则加重。⑤阴伤证的基本症状表现即皮肤粗糙，口咽干燥，舌红少津。⑥痰湿水伤气阴证病变在心有心的基本症状表现如心悸等，在肺有肺的基本症状表现如咳嗽等，在肾有肾的基本症状表现如腰酸等，在肝有肝的基本症状表现如胁肋不舒等，在脾胃有脾胃的基本症状表现如脘腹不适，在太阳有太阳的基本症状表现如发热、疼痛、瘙痒等。⑦辨识痰湿水伤气阴证即包含饮阻胸痹证的基本病变证机，于此适应证列举茯苓杏仁甘草汤治疗饮阻胸痹证的基本思路与方法。

【适应证】

1. 中医病证　饮阻胸痹证。胸痛，胸闷，以闷为主，短气，或似有水饮逆窜胸中，或呕吐痰涎，质地清稀，舌淡、苔滑，脉沉或滑。

2. 西医疾病　冠心病、肺源性心脏病、风湿性心脏病、肋间神经痛、神经性头痛、支气管炎、支气管哮喘、肺气肿、前列腺炎、膀胱炎等病变证机属于痰湿水伤气阴证者。

【用药分析】 方中茯苓以益气利湿兼安神为主，杏仁以温降化痰兼润为主，甘草以益气生津兼缓急为主，从用药用量分析进而得出茯苓杏仁甘草汤是治疗痰湿水伤气阴证的重要基础用方。

【用方思路】

（1）茯苓杏仁甘草汤既是辨治饮阻胸痹证的重要代表方，又是辨治诸多杂病如心病、肺病、脾胃病等属于痰湿水伤气阴证者的重要基础方。

（2）方中茯苓既是利水药，又是益气药，还是安神药；杏仁既是化痰药，又是润燥药；甘草既是益气药，又是生津药。从方中用药用量及调配分析得知，茯苓杏仁甘草汤的应用并不局限于饮阻胸痹证，还可用于辨治诸多杂病，如循环、呼吸、消化、内分泌及代谢等系统疾病病变证机属于痰湿水伤气阴证者。

（3）运用茯苓杏仁甘草汤辨治的病证（无论病变部位在心、在肺或在脾胃）以痰湿水伤气阴为主；其治既要利水，又要化痰，还要益气。

【随证合方】 若夹寒热痰，可与附子栝楼汤合方用之；若夹阴阳俱虚，可与炙甘草汤合方用之；若夹阴血虚，可与百合地黄汤合方用之；若夹阳虚，可与桂枝人参汤合方用之。

【注意事项】 运用茯苓杏仁甘草汤既要辨清西医之病，又要辨清西医之病属于中医痰湿水伤气阴证。辨西医之病可进一步了解疾病的发展演变规律及其转归，辨中医之证可更好地针对西医之病选用茯苓杏仁甘草汤。

五、橘枳姜汤

【导读】 ①学用橘枳姜汤应重视橘皮和枳实的用量调配关系、橘皮和生姜的用量调配关系。②橘枳姜汤虽是辨治气郁胸痹证的重要代表方，但在临床中还要明确指出橘枳姜汤主治基本证型是寒气壅滞夹热证。

【方歌】 橘枳姜汤治气滞，浊气壅滞夹寒郁，治心治肺治脾胃，行气降逆病可除。

【方药】 橘皮一斤（48 g） 枳实三两（9 g） 生姜半斤（24 g）

【用法】 上三味，以水五升，煮取二升。分温三服。

【功用】 行气降气，温通散寒，兼清郁热。

【主治基本证型】 寒气壅滞夹热证。①寒证、阴寒证的基本症状表现即手足不温，怕冷，舌质淡，苔白；阴寒证的病变证机及症状表现较寒证为重。②气郁、气壅滞证的基本症状表现即胀、满、闷，或情绪低落，或所愿不遂，或急躁易怒。③热证的基本症状表现即口渴，或口苦，或面赤，舌红苔黄。④寒气壅滞夹热证病变在心有心的基本症状表现如心悸等，在肺有肺的基本症状表现如咳嗽等，在肾有肾的基本症状表现如腰酸等，在肝有肝的基本症状表现如胁肋不舒等，在脾胃有脾胃的基本症状表现如脘腹不适，在太阳有太阳的基本症状表现如发热、疼痛、瘙痒等。⑤辨识寒气壅滞夹热证即包含气郁胸痹证的基本病变证机，于此适应证列举橘枳姜汤治疗气郁胸痹证的基本思路与方法。

【适应证】

1. 中医病证　气郁胸痹证。胸痛，胸闷，胸满，以满闷为主，短气，或咳吐浊痰，或大便不调，舌淡、苔薄，脉弦。

2. 西医疾病　冠心病、肺源性心脏病、风湿性心脏病、肋间神经痛、神经性头痛、支气管炎、支气管哮喘、肺气肿、前列腺炎、膀胱炎等病变证机属于寒气壅滞夹热证者。

【用药分析】方中橘皮以温通行气兼降逆化湿为主，枳实以清热行气兼降逆为主，生姜以温通宣散兼降逆为主，从用药用量分析进而得出橘枳姜汤是治疗寒气壅滞夹热证的重要基础用方。

【用方思路】

（1）橘枳姜汤既是辨治气郁胸痹证的重要代表方，又是辨治诸多杂病如心病、肺病、脾胃病、肝胆病等属于寒气壅滞夹热证者的重要基础方。

（2）方中橘皮、枳实既是理气药，又是化湿药；生姜既是行散药，又是降逆药。从方中用药用量及调配分析得知，橘枳姜汤的应用并不局限于气郁胸痹证，还可用于辨治诸多杂病，如循环、呼吸、消化、内分泌系统疾病和代谢异常等病变证机属于寒气壅滞夹热证者。

（3）运用橘枳姜汤辨治的病证（无论病变部位在心、在肺或在脾胃）以寒气壅滞夹热为主；其治既要行气，又要化痰。

【随证合方】若夹风痰气虚，可与藜芦人参汤合方用之；若夹瘀热，可与桃核承气汤合方用之；若夹寒瘀，可与温经汤合方用之；若夹虚热，可与黄连阿胶汤合方用之。

【注意事项】运用橘枳姜汤既要辨清西医之病，又要辨清西医之病属于中医寒气壅滞夹热证。辨西医之病可进一步了解疾病的发展演变规律及其转归，辨中医之证可更好地针对西医之病选用橘枳姜汤。

六、桂枝生姜枳实汤

【导读】①学用桂枝生姜枳实汤应重视桂枝和枳实的用量调配关系、枳实和生姜的用量调配关系。②桂枝生姜枳实汤虽是辨治寒结气逆胸痹证的重要代表方，但在临床中还要明确指出桂枝生姜枳实汤主治基本证型是寒郁气滞夹热证。

【方歌】桂枝生姜枳实汤，温通行气基础方，寒气壅滞血不利，经方合方效非常。

【方药】桂枝　生姜各三两（9 g）　枳实五枚（5 g）

【用法】上三味，以水六升，煮取三升。分温三服。

【功用】温阳散寒，通利血脉，行气清热。

【主治基本证型】寒郁气滞夹热证。①寒证、阴寒证的基本症状表现即手足不温，怕冷，舌质淡，苔白；阴寒证较寒证为重；寒郁证的病变证机是寒邪郁结不解，症状表现比较缠绵胶结，治疗难度比较大。②气郁证的基本症状表现即胀、满、闷，或情绪低落，或所愿不遂，或急躁易怒。③热证的基本症状表现即口渴，或口苦，或面赤，舌红苔黄。④寒郁气滞夹热证病变在心有心的基本症状表现如心悸等，在肺有肺的基本症状表现如咳嗽等，在肾有肾的基本症状表现如腰酸等，在肝有肝的基本症状表现如胁肋不舒等，在脾胃有脾胃的基本症状表现如脘腹不适，在太阳有太阳的基本症状表现如发热、疼痛、瘙痒等。⑤辨识寒郁气滞夹热证即包含寒结气逆胸痹证的基本病变证机，于此适应证列举桂枝生姜枳实汤治疗寒结气逆胸痹证的基本思路与方法。

【适应证】

1. 中医病证　寒结气逆胸痹证。心中痞硬，心胸疼痛，牵引背部、肩部，胸中浊气上逆，以气逆上冲为特点，舌淡、苔白或滑，脉弦或细。

2. 西医疾病　冠心病、肺源性心脏病、风湿性心脏病、肋间神经痛、神经性头痛、支气管炎、支气管哮喘、肺气肿、前列腺炎、膀胱炎等病变证机属于寒郁气滞夹热证者。

【用药分析】方中桂枝以温宣通经兼补为主，生姜以温通宣散兼降逆为主，枳实以清热行气兼降逆为主，从用药用量分析进而得出桂枝生姜枳实汤是治疗寒郁气滞夹热证的重要基础用方。

【用方思路】

（1）桂枝生姜枳实汤既是辨治寒结气逆胸痹证的重要代表方，又是辨治诸多杂病如心病、肺病、脾胃病、肝胆病等属于寒郁气滞夹热证的重要基础方。

（2）方中桂枝、生姜既是散寒药，又是温通降逆药；枳实既是行气药，又是降泄药。从方中用药用量及调配分析得知，桂枝生姜枳实汤的应用并不局限于寒结气逆胸痹证，还可用于辨治诸多杂病，如循环、呼吸、消化、内分泌等系统疾病病变证机属于寒郁气滞夹热证者。

（3）运用桂枝生姜枳实汤辨治的病证（无论病变部位在心、在肺或在脾胃）以寒郁气滞夹热为主；其治既要散寒又要降逆。

【随证合方】若夹风痰血虚，可与藜芦芍药汤合方用之；若夹郁比较重，可与四逆散合方用之；若夹气虚，可与理中丸合方用之；若夹腹胀，可与厚朴生姜半夏甘草人参汤合方用之。

【注意事项】运用桂枝生姜枳实汤既要辨清西医之病，又要辨清西医之病属于中医寒郁气滞夹热证。辨西医之病可进一步了解疾病的发展演变规律及其转归，辨中医之证可更好地针对西医之病选用桂枝生姜枳实汤。

七、乌头赤石脂丸

【导读】①学用乌头赤石脂丸应重视乌头和附子的用量调配关系、乌头和蜀椒的用量调配关系、干姜和赤石脂的用量调配关系。②乌头赤石脂丸虽是辨治阳虚寒凝证的重要代表方，但在临床中还要明确指出乌头赤石脂丸主治基本证型是寒瘀伤血证。

【方歌】乌头赤石脂丸方，附子蜀椒与干姜，心痛彻背背彻心，温阳逐寒化瘀强。

【方药】蜀椒一两（3 g）　乌头一分（0.8 g）　附子炮，半两（1.5 g）　干姜一两（3 g）　赤石脂一两（3 g）

【用法】上五味，末之，蜜丸如桐子大，先服一丸，日三服。不知，稍加服。

【功用】温阳散寒，通经化瘀，固涩补血，降逆止痛。

【主治基本证型】寒瘀伤血证。①寒证、阴寒证的基本症状表现即手足不温，怕冷，舌质淡，苔白；阴寒证的病变证机及症状表现较寒证为重。②瘀证的基本症状表现即疼痛如针刺，部位固定，舌质夹瘀紫。③血虚证、血伤证的基本症状表现即面色苍白，头晕目眩，肌肤指（趾）甲无泽；血虚证病变证机及症状表现较血伤证为重。④寒瘀伤血证病变在心有心的基本症状表现如心悸等，在肺有肺的基本症状表现如咳嗽等，在肾有肾的基本症状表现如腰酸等，在肝有肝的基本症状表现如胁肋不舒等，在脾胃有脾胃的基本症状表现如脘腹不适，在太阳有太阳的基本症状表现如发热、疼痛、瘙痒等。⑤辨识寒瘀伤血证即包含阳虚寒凝证的基本病变证机，于此适应证列举乌头赤石脂丸治疗阳虚寒凝证的基本思路与方法。

【适应证】

1. 中医病证　阳虚寒凝证。心痛引背，背痛连心，手足厥逆，以心痛引背、厥逆为主，胸闷，短气，舌淡暗、苔白或腻，脉沉紧或结。

2. 西医疾病　冠心病、肺源性心脏病、心律不齐、心肌梗死、风湿性心脏病、休克、肋间神经痛、神经性头痛、风湿性关节炎、类风湿关节炎等病变证机属于寒瘀伤血证者。

【用药分析】 方中乌头以温通降泄兼化瘀为主，附子以温阳化瘀兼降逆为主，蜀椒以温通降逆兼止痛为主，干姜以温中散寒兼宣通为主，赤石脂以温补固涩兼息风为主，蜜以益气化阴兼治惊痫为主，从用药用量分析进而得出乌头赤石脂丸是治疗寒瘀伤血证的重要基础用方。

【用方思路】

（1）乌头赤石脂丸既是辨治阳虚寒凝证的重要代表方，又是辨治诸多杂病如心病、脾胃病、肌肉关节病、头部疾病等属于寒瘀伤血证者的重要基础方。

（2）方中乌头、附子既是逐寒药，又是行散药；蜀椒、干姜既是温阳药，又是止痛药；赤石脂既是固涩药，又是补血药。从方中用药用量及调配分析得知，乌头赤石脂丸的应用并不局限于阳虚寒凝证，还可用于辨治诸多杂病，如循环、运动、消化、精神神经等系统疾病病变证机属于寒瘀伤血证者。

（3）运用乌头赤石脂丸辨治的病证（无论病变部位在心、在脾胃或在肌肉关节）以寒瘀伤血为主；其治既要散寒，又要化瘀。

【随证合方】 若寒逆，可与小半夏汤合方用之；若夹虚，可与桂枝人参汤合方用之；若夹寒瘀，可与当归四逆汤合方用之；若夹郁，可与橘枳姜汤及四逆散合方用之。

【注意事项】 运用乌头赤石脂丸既要辨清西医之病，又要辨清西医之病属于中医寒瘀伤血证。辨西医之病可进一步了解疾病的发展演变规律及其转归，辨中医之证可更好地针对西医之病选用乌头赤石脂丸。

八、薏苡附子散

【导读】 ①学用薏苡附子散应重视薏苡仁和附子的用量调配关系。②薏苡附子散虽是辨治阳虚寒湿胸痹证的重要代表方，但在临床中还要明确指出薏苡附子散主治基本证型是寒瘀湿热夹虚证。

【方歌】 胸痹薏苡附子散，胸痛时缓及时急，急则痛剧夹汗出，温阳逐寒能通痹。

【方药】 薏苡仁十五两（45 g）　大附子炮，十枚（80 g）

【用法】 上二味，杵为散，服方寸匕，日三服。

【功用】 温阳化瘀，利湿清热，补益正气。

【主治基本证型】 寒瘀湿热夹虚证。①寒证、阴寒证的基本症状表现即手足不温，怕冷，舌质淡，苔白；阴寒证的病变证机及症状表现较寒证为重。②瘀证的基本症状表现即疼痛如针刺，部位固定，舌质夹瘀紫。③湿证的基本症状表现即身体酸楚、沉重、困痛，或大便溏泻，或小便混浊，口腻，苔腻。④热证的基本症状表现即口渴，或口苦，或面赤，舌红苔黄。⑤气虚证、气伤证的基本症状表现即倦怠乏力，神志不佳，面色不荣；气虚证的病变证机及症状表现较气伤证为重。⑥寒瘀湿热夹虚证病变在心有心的基本症状表现如心悸等，在肺有肺的基本症状表现如咳嗽等，在肾有肾的基本症状表现如腰酸等，在肝有肝的基本症状表现如胁肋不舒等，在脾胃有脾胃的基本症状表现如脘腹不适，在太阳有太阳的基本症状表现如发热、疼痛、瘙痒等。⑦辨识寒瘀湿热夹虚证即包含阳虚寒湿胸痹证的基本病变证机，于此适应证列举薏苡附子散治疗阳虚寒湿胸痹证的基本思路与方法。

【适应证】

1. 中医病证　阳虚寒湿胸痹证。胸痛时缓时急，急则剧烈疼痛，缓则如常人，畏寒，汗出，四肢水肿或困重，或胸痛彻背，或咳，或喘，舌淡而胖、苔白而滑，脉弦或紧。

2. 西医疾病　冠心病心绞痛、心肌梗死、心律不齐、心肌缺血、肋间神经痛、神经性头痛、坐骨神经痛、风湿性关节炎、类风湿关节炎、骨质增生等病变证机属于寒瘀湿热夹虚证者。

【用药分析】 方中薏苡仁以益气利湿兼清热通络为主，附子以温阳化瘀兼降逆为主，从用药用量分析进而得出薏苡附子散是治疗寒瘀湿热夹虚证的重要基础用方。

【用方思路】

（1）薏苡附子散既是辨治阳虚寒湿胸痹证的重要代表用方，又是辨治诸多杂病如心病、脾胃病、肾病、关节病等属于寒瘀湿热夹虚证者的重要基础方。

（2）方中附子既是逐寒药，又是壮阳药；薏苡仁既可化湿，又可益气。从方中用药用量及调配分析得知，薏苡附子散的应用并不局限于阳虚寒湿胸痹证，还可用于辨治诸多杂病，如循环、消化、泌尿、运动等系统疾病病变证机属于寒瘀湿热夹虚证者。

（3）运用薏苡附子散辨治的病证（无论病变部位在心、在脾胃或在肌肉关节）以寒瘀湿热夹虚为主；其治既要散寒，又要化瘀化湿。

【随证合方】 若夹风痰气虚，可与藜芦人参汤合方用之；若夹虚，可与桂枝人参汤合方用之；若夹热，可与百合地黄汤合方用之；若夹郁，可与四逆散合方用之。

【注意事项】运用薏苡附子散既要辨清西医之病，又要辨清西医之病属于中医寒瘀湿热夹虚证。辨西医之病可进一步了解疾病的发展演变规律及其转归，辨中医之证可更好地针对西医之病选用薏苡附子散。

第四节　心阴阳俱虚证用方

一、炙甘草汤

【导读】①学用炙甘草汤应重视炙甘草和人参的用量调配关系、炙甘草和生地黄的用量调配关系、炙甘草和桂枝的用量调配关系、炙甘草和麦门冬的用量调配关系。②炙甘草汤虽是辨治心阴阳俱虚证的重要代表方，但在临床中还要明确指出炙甘草汤主治基本证型是气血阴阳俱虚证。

【方歌】炙甘草汤参桂姜，麦冬麻仁生地黄，大枣阿胶煎用酒，阴阳俱虚效非常。

【方药】甘草炙，四两（12 g）　生姜切，三两（9 g）　人参二两（6 g）　生地黄一斤（48 g）　桂枝去皮，三两（9 g）　阿胶二两（6 g）　麦门冬去心，半升（12 g）　麻仁半升（12 g）　大枣擘，三十枚

【用法】上九味，以清酒七升，水八升，先煮八味，取三升，去滓。内胶烊消尽，温服一升，日三服。一名复脉汤。

【功用】益气温阳，补血滋阴，宣通血脉。

【主治基本证型】气血阴阳俱虚证。①气虚证、气伤证的基本症状表现即倦怠乏力，神志不佳，面色不荣；气虚证的病变证机及症状表现较气伤证为重。②血虚证、血伤证的基本症状表现即面色苍白，头晕目眩，肌肤指（趾）甲无泽；血虚证病变证机及症状表现较血伤证为重。③阴虚证的基本症状表现即血热证+血虚证+津伤证。④阳虚证、阳伤证的基本症状表现即寒证+气虚证；阳虚证病变证机及症状表现较阳伤证为重。⑤气血阴阳俱虚证病变在心有心的基本症状表现如心悸等，在肺有肺的基本症状表现如咳嗽等，在肾有肾的基本症状表现如腰酸等，在肝有肝的基本症状表现如胁肋不舒等，在脾胃有脾胃的基本症状表现如脘腹不适，在太阳有太阳的基本症状表现如发热、疼痛、瘙痒等。⑥辨识气血阴阳俱虚证即包含心阴阳俱虚证和虚劳肺痿证的基本病变证机，于此适应证列举炙甘草汤治疗心阴阳俱虚证和虚劳肺痿证的基本思路与

方法。

【适应证】

1. 中医病证　①心阴阳俱虚证。心悸，或怔忡，或自汗，或盗汗，胸痛，胸闷，气短，头晕，两颧暗红，或痰中带血，或手足心热，或手足不温，或口干欲饮水，舌红少苔，或舌淡或紫，脉结代。②虚劳肺痿证。唾涎沫，咳嗽，气喘，或盗汗，或自汗，或手足心热，或手足不温。

2. 西医疾病　病毒性心肌炎、病态窦房结综合征、β-受体过敏综合征、风湿性心脏病、冠心病、频发性室性期前收缩、心力衰竭、缺血性心脏病等属于气血阴阳俱虚证者。

【用药分析】方中甘草以益气生津兼缓急为主，大枣以益气兼补血为主，人参以益气生津兼摄血为主，桂枝以温宣通经兼补为主，生姜以温通宣散兼降逆为主，阿胶以补血化阴兼止血为主，生地黄以滋阴凉血兼补血为主，麻仁以滋阴益髓兼补血为主，麦门冬以滋阴清热兼调理为主，酒以温通行气兼活血为主，从用药用量分析进而得出炙甘草汤是治疗气血阴阳俱虚证和虚劳肺痿证的重要基础用方。

【用方思路】

（1）炙甘草汤既是辨治心阴阳俱虚证和虚劳肺痿证的重要代表方，又是辨治诸多杂病如心病、肝病、肾病、脾胃病等属于气血阴阳俱虚证者的重要基础方。

（2）方中人参、大枣、甘草既可补脏腑之气，又可补营卫之气；桂枝、生姜既可温通营卫，又可温煦脏腑；麻仁、麦门冬既可滋补阴津，又可清热；生地黄、阿胶既可补血，又可凉血。从方中用药用量及调配分析得知，炙甘草汤的应用并不局限于心阴阳俱虚证，还可用于辨治诸多杂病，如循环、精神神经、内分泌、消化等系统疾病病变证机属于气血阴阳俱虚证者。

（3）运用炙甘草汤辨治的病证（无论病变部位在心、在脾胃或在肾）以气血阴阳俱虚为主；其治既要益气又要温阳，既要滋阴又要补血。

【随证合方】若夹风痰血虚，可与藜芦芍药汤合方用之；若夹痰，可与桂枝茯苓丸合方用之；若夹郁，可与四逆散合方用之；若夹痰湿，可与苓桂术甘汤合方用之。

【注意事项】运用炙甘草汤既要辨清西医之病，又要辨清西医之病属于中医气血阴阳俱虚证。辨西医之病可进一步了解疾病的发展演变规律及其转归，辨中医之证可更好地针对西医之病选用炙甘草汤。

二、小建中汤

【导读】①学用小建中汤应重视桂枝和芍药的用量调配关系、桂枝和胶饴的用量调配关系、芍药和胶饴的用量调配关系。②小建中汤虽是辨治气血虚寒证的重要代表方，但在临床中还要明确指出小建中汤主治基本证型是气血虚伤阴夹寒证。

【方歌】小建中汤六两芍，桂枝甘草枣饴姜，气血俱补能温阳，各科杂病皆可康。

【方药】桂枝去皮，三两（9 g） 甘草炙，二两（6 g） 芍药六两（18 g） 生姜切，三两（9 g） 大枣擘，十二枚 胶饴一升（70 mL）

【用法】上六味，以水七升，煮取三升，去滓。内饴，更上微火消解。温服一升，日三服。呕家不可与建中汤，以甜故也。

【功用】补益正气，化生阴血，温通阳气。

【主治基本证型】气血虚伤阴夹寒证。①气虚证、气伤证的基本症状表现即倦怠乏力，神志不佳，面色不荣；气虚证的病变证机及症状表现较气伤证为重。②血虚证、血伤证的基本症状表现即面色苍白，头晕目眩，肌肤指（趾）甲无泽；血虚证病变证机及症状表现较血伤证为重。③阴伤证的基本症状表现即皮肤粗糙，口咽干燥，舌红少津。④寒证、阴寒证的基本症状表现即手足不温，怕冷，舌质淡，苔白；阴寒证的病变证机及症状表现较寒证为重。⑤气血虚伤阴夹寒证病变在心有心的基本症状表现如心悸等，在肺有肺的基本症状表现如咳嗽等，在肾有肾的基本症状表现如腰酸等，在肝有肝的基本症状表现如胁肋不舒等，在脾胃有脾胃的基本症状表现如脘腹不适，在太阳有太阳的基本症状表现如发热、疼痛、瘙痒等。⑥辨识气血虚伤阴夹寒证即包含气血虚寒证的基本病变证机，于此适应证列举小建中汤治疗气血虚寒证的基本思路与方法。

【适应证】

1. 中医病证 气血虚寒证。腹中急痛，喜温喜按，或心悸而烦，或手足烦热，口干咽燥，或虚劳发黄，面色不荣，舌淡、苔薄白，脉细弱。

2. 西医疾病 神经衰弱、心律不齐、缺铁性贫血、再生障碍性贫血、功能性发热、肠系膜淋巴结核、慢性肠胃炎、慢性肝炎、室上性心动过速、冠心病、风湿性心脏病等病变证机属于气血虚伤阴夹寒证者。

【用药分析】方中胶饴（饴糖）以补益气血兼消痰为主，桂枝以温宣通经兼补为主，芍药以补血敛阴兼清泻为主，生姜以温通宣散兼降逆为主，大枣以益气兼补血为主，甘草以益气生津兼缓急为主，从用药用量分析进而得出小建中汤是治疗气血虚伤阴夹寒证的重要基础用方。

【用方思路】

（1）小建中汤既是辨治气血虚寒证的重要代表方，又是辨治诸多杂病如心病、脾胃病、肝病、肾病等属于气血虚伤阴夹寒证者的重要基础方。

（2）方中桂枝、生姜既可调理营卫，又可温暖脏腑之阳；芍药、胶饴既可益营卫，又可补阴血；甘草、大枣既可益营卫，又可益脏腑。从方中用药用量及调配分析得知，小建中汤的应用并不局限于气血虚寒证，还可用于辨治诸多杂病，如循环、消化、精神神经、内分泌等系统疾病病变证机属于气血虚伤阴夹寒证者。

（3）运用小建中汤辨治的病证（无论病变部位在心、在脾胃或在肝胆）以气血虚伤阴夹寒为主；其治既要益气，又要补血，还要散寒。

【随证合方】若夹风痰气虚，可与藜芦人参汤合方用之；若夹热，可与黄连阿胶汤合方用之；若夹寒痰，可与赤丸合方用之；若夹阳虚较重，可与四逆汤合方用之。

【注意事项】运用小建中汤既要辨清西医之病，又要辨清西医之病属于中医气血虚伤阴夹寒证。辨西医之病可进一步了解疾病的发展演变规律及其转归，辨中医之证可更好地针对西医之病选用小建中汤。

第五节　心肾不交证用方

一、黄连阿胶汤

【导读】①学用黄连阿胶汤应重视黄连和阿胶的用量调配关系、黄连和芍药的用量调配关系、芍药和鸡子黄的用量调配关系。②黄连阿胶汤虽是辨治心肾虚热证的重要代表方，但在临床中还要明确指出黄连阿胶汤主治基本证型是湿热阴血虚证。

【方歌】黄连阿胶鸡子黄，黄芩芍药合成方，清热燥湿滋阴血，各科杂病皆可康。

【方药】黄连四两（12 g）　黄芩二两（6 g）　芍药二两（6 g）　鸡子黄二枚　阿胶三两（9 g）

【用法】上五味，以水六升，先煮三物，取二升，去滓。内胶烊尽，小冷，内鸡子黄，搅令相得。温服七合，日三服。

【功用】清热燥湿，滋补阴血，潜阳活血。

【主治基本证型】湿热阴血虚证。①湿证的基本症状表现即身体酸楚、沉重、困痛，或大便溏泻，或小便混浊，口腻，苔腻。②热证的基本症状表现即口渴，或口苦，或面赤，舌红苔黄。③阴虚证的基本症状表现即血热证＋血虚证+津伤证。④血虚证、血伤证的基本症状表现即面色苍白，头晕目眩，肌肤指（趾）甲无泽；血虚证病变证机及症状表现较血伤证为重。⑤湿热阴血虚证病变在心有心的基本症状表现如心悸等，在肺有肺的基本症状表现如咳嗽等，在肾有肾的基本症状表现如腰酸等，在肝有肝的基本症状表现如胁肋不舒等，在脾胃有脾胃的基本症状表现如脘腹不适，在太阳有太阳的基本症状表现如发热、疼痛、瘙痒等。⑥辨识湿热阴血虚证即包含心肾虚热证的基本病变证机，于此适应证列举黄连阿胶汤治疗心肾虚热证的基本思路与方法。

【适应证】

1. 中医病证　心肾虚热证。心中烦，不得眠，多梦，口干咽燥，或汗出，或头晕，或耳鸣，或健忘，或腰酸，舌红，少苔，脉细数。

2. 西医疾病　室上性心动过速、神经衰弱、甲状腺功能亢进症、心肌缺血、抑郁症等病变证机属于湿热阴血虚证者。

【用药分析】 方中黄连以清热燥湿兼开窍为主，黄芩以清热燥湿兼凉血为主，芍药以补血敛阴兼清泻为主，阿胶以补血化阴兼止血为主，鸡子黄以补血育阴兼清热为主，从用药用量分析进而得出黄连阿胶汤是治疗湿热阴血虚证的重要基础用方。

【用方思路】

（1）黄连阿胶汤既是辨治心肾虚热证的重要代表方，又是辨治诸多杂病如心病、肝病、肾病等属于湿热阴血虚证者的重要基础方。

（2）方中黄连、黄芩既可清上焦热，又可清中、下焦热；芍药、阿胶、鸡子黄既可益阴，又可补血。从方中用药用量及调配分析得知，黄连阿胶汤的应用并不局限于心肾虚热证，还可用于辨治诸多杂病，如循环、内分泌及代谢、精神神经等系统疾病病变证机属于湿热阴血虚证者。

（3）运用黄连阿胶汤辨治的病证（无论病变部位在心、在肾或在肝胆）以湿热阴血虚为主；其治既要清热，又要益阴血。

【随证合方】 若夹寒热，可与附子贝母汤合方用之；若夹寒，可与四逆汤合方用之；若属于心肾虚热夹瘀，可与下瘀血汤合方用之；若夹心肝阴血虚，可与酸枣仁汤合方用之。

【注意事项】 运用黄连阿胶汤既要辨清西医之病，又要辨清西医之病属于中医湿热阴血虚证。辨西医之病可进一步了解疾病的发展演变规律及其转归，辨中医之证可更好地针对西医之病选用黄连阿胶汤。

二、桂枝加龙骨牡蛎汤

【导读】 ①学用桂枝加龙骨牡蛎汤应重视桂枝和龙骨的用量调配关系、芍药和牡蛎的用量调配关系、龙骨和牡蛎的用量调配关系。②桂枝加龙骨牡蛎汤虽是辨治心肾虚寒证的重要代表方，但在临床中还要明确指出桂枝加龙骨牡蛎汤主治基本证型是心肾寒热夹虚证。

【方歌】 桂枝龙骨牡蛎汤，芍药甘草与姜枣，温阳潜阳益气血，治心治肾效果好。

【方药】 桂枝　芍药　生姜各三两（9g）　甘草二两（6g）　大枣十二枚　龙骨　牡蛎各三两（各9g）

【用法】 上七味，以水七升，煮取三升。分温三服。

【功用】 温通阳气，补益气血，清降潜阳。

【主治基本证型】 心肾寒热夹虚证。①心病证的基本症状表现即心烦，心悸，心痛，心胸拘紧，心胸沉闷，心胸压迫感。②肾病证的基本症状表现即腰酸，腰困，腰沉，腰痛，腰硬，腰胀。③寒证、阴寒证的基本症状表现即手足不温，怕冷，舌质淡，苔白；阴寒证的病变证机及症状表现较寒证为重。④气虚证、气伤证的基本症状表现即倦怠乏力，神志不佳，面色不荣；气虚证的病变证机及症状表现较气伤证为重。⑤血虚证、血伤证的基本症状表现即面色苍白，头晕目眩，肌肤指（趾）甲无泽；血虚证病变证机及症状表现较血伤证为重。⑥心肾寒热夹虚证病变在肝有肝的基本症状表现如胁肋不舒等，在脾胃有脾胃的基本症状表现如脘腹不适，在太阳有太阳的基本症状表现如发热、疼痛、瘙痒等。⑦辨识心肾寒热夹虚证即包含心肾虚寒证的基本病变证机，于此适应证列举桂枝加龙骨牡蛎汤治疗心肾虚寒证的基本思路与方法。

【适应证】

1. 中医病证　心肾虚寒证。少腹弦急，阴头寒，心悸，心烦，头晕目眩，或脱发，或耳鸣，男子失精，女子梦交，苔薄，脉虚或芤或迟而无力。

2. 西医疾病　神经衰弱、睡眠障碍、焦虑症、癔症、心律不齐、期前收缩等病变证机属于心肾寒热夹虚证者。

【用药分析】 方中桂枝以温宣通经兼补为主，芍药以补血敛阴兼清泻为主，龙骨以潜阳和阴安神兼止泄为主，牡蛎以益气息风兼强骨定惊为主，生姜以温通宣散兼降逆为主，大枣以益气兼补血为主，甘草以益气生津兼缓急为主，从用药用量分析进而得出桂枝加龙骨牡蛎汤是治疗心肾寒热夹虚证的重要基础用方。

【用方思路】

（1）桂枝加龙骨牡蛎汤既是辨治心肾虚寒证的重要代表方，又是辨治诸多杂病如心病、肝病、肾病、皮肤病等属于心肾寒热夹虚证者的重要基础方。

（2）方中桂枝、生姜既可调营卫，又可温阳气；芍药既可益营，又可补血；龙骨、牡蛎既可安神，又可定志；大枣、甘草既可调补营卫，又可补益脏腑。从方中用药用量及调配分析得知，桂枝加龙骨牡蛎汤的应用并不局限于心肾虚寒证，还可用于辨治诸多杂病，如循环、内分泌及代谢、精神神经等系统疾病病变证机属于心肾寒热夹虚证者。

（3）运用桂枝加龙骨牡蛎汤辨治的病证（无论病变部位在心、在肾或在肝）以心肾寒热夹虚为主；其治既要温心，又要固肾。

【随证合方】若夹风痰气虚，可与藜芦人参汤合方用之；若夹热，可与栀子豉汤合方用之；若夹痰热，可与小陷胸汤合方用之；若夹郁，可与四逆散合方用之。

【注意事项】运用桂枝加龙骨牡蛎汤既要辨清西医之病，又要辨清西医之病属于中医心肾寒热夹虚证。辨西医之病可进一步了解疾病的发展演变规律及其转归，辨中医之证可更好地针对西医之病选用桂枝加龙骨牡蛎汤。

第六节　心脾兼证用方

一、侯氏黑散

【导读】①学用侯氏黑散应重视菊花和白术的用量调配关系、细辛和矾石的用量调配关系、人参和干姜的用量调配关系。②侯氏黑散虽是辨治心脾不足，风痰内生证的重要代表方，但在临床中还要明确指出侯氏黑散主治基本证型是寒热虚瘀风痰证。

【方歌】侯氏黑散菊白辛，黄芩当芎矾桂姜，茯苓牡蛎桔防参，寒温补泻效非常。

【方药】菊花四十分（120 g）　白术十分（30 g）　细辛三分（9 g）　茯苓三分（9 g）　牡蛎三分（9 g）　桔梗八分（24 g）　防风十分（30 g）　人参三分（9 g）　矾石三分（9 g）　黄芩五分（15 g）　当归三分（9 g）　干姜三分（9g）　川芎三分（9g）　桂枝三分（9g）

【用法】上十四味，杵为散，酒服方寸匕，日一服，初服二十日，温酒调服，禁一切鱼肉、大蒜，常宜冷食，自能助药力，在腹中不下也。热食即下矣，冷食自能助药力。

【功用】清热散寒，益气化瘀，燥湿化痰，疏散息风。

【主治基本证型】寒热虚瘀风痰证。①寒证、阴寒证的基本症状表现即手足不温，怕冷，舌质淡，苔白；阴寒证的病变证机及症状表现较寒证为重。

②热证的基本症状表现即口渴，或口苦，或面赤，舌红苔黄。③气虚证、气伤证的基本症状表现即倦怠乏力，神志不佳，面色不荣；气虚证的病变证机及症状表现较气伤证为重。④血虚证、血伤证的基本症状表现即面色苍白，头晕目眩，肌肤指（趾）甲无泽；血虚证病变证机及症状表现较血伤证为重。⑤瘀证的基本症状表现即疼痛如针刺，部位固定，舌质夹瘀紫。⑥痰证的基本症状表现即头身沉重、困倦、肿胀，或咽中痰阻，或咯痰，苔腻。⑦风证的基本症状表现即肢体麻木、抽搐、挛急，瘙痒，头晕。⑧寒热虚瘀风痰证病变在心有心的基本症状表现如心悸等，在肺有肺的基本症状表现如咳嗽等，在肾有肾的基本症状表现如腰酸等，在肝有肝的基本症状表现如胁肋不舒等，在脾胃有脾胃的基本症状表现如脘腹不适，在太阳有太阳的基本症状表现如发热、疼痛、瘙痒等。⑨辨识寒热虚瘀风痰证即包含心脾不足，风痰内生证的基本病变证机，于此适应证列举侯氏黑散治疗心脾不足，风痰内生证的基本思路与方法。

【适应证】

1. 中医病证　心脾不足，风痰内生证。魂梦颠倒，精神恍惚，心悸，或心烦，或头晕，身体燥热，四肢困重，乏力，倦怠，食欲减退，或呕吐痰涎，胶结黏腻，或大便失调，面色萎黄，舌淡，脉细弱。

2. 西医疾病　抑郁症、神经衰弱、高血压、冠心病、心律不齐、心肌缺血、慢性肝炎、慢性胃炎、糖尿病、甲状腺功能亢进症等病变证机属于寒热虚瘀风痰证者。

【用药分析】方中菊花以清解郁热兼开窍为主，白术以益气兼燥湿为主，细辛以温通降逆兼通窍为主，茯苓以益气利湿兼安神为主，牡蛎以益气息风兼强骨定惊为主，桔梗以宣利化痰兼降逆为主，防风以疏散调理兼解痉为主，人参以益气生津兼摄血为主，矾石以化痰消疮息风兼活血强骨为主，黄芩以清热燥湿兼凉血为主，当归以补血通利兼下气为主，干姜以温中散寒兼宣通为主，川芎以活血行气兼开窍为主，桂枝以温宣通经兼补为主，酒以温通行气兼活血为主，从用药用量分析进而得出侯氏黑散是治疗寒热虚瘀风痰证的重要基础用方。

【用方思路】

（1）侯氏黑散既是辨治心脾不足，风痰内生证的重要代表方，又是辨治诸多杂病如心病、心肝病、心肾病等属于寒热虚瘀风痰证者的重要基础方。

（2）方中人参、白术、茯苓补五脏六腑之气；干姜、桂枝、细辛温五脏六腑之阳；当归、川芎调补五脏六腑之血；桔梗、矾石化五脏六腑之痰；菊花、黄芩清五脏六腑之热；牡蛎重镇潜阳息风；防风轻清疏散透风。从方中用药用量及调配分析得知，侯氏黑散的应用并不局限于心脾不足，风痰内生证，还可用于辨治诸多杂病，如循环、内分泌及代谢、精神神经等系统疾病病变证机属于寒热虚瘀风痰证者。

（3）运用侯氏黑散辨治的病证（无论病变部位在心、在脾或在肝胆）以寒热虚瘀风痰为主；其治既要温补，又要调理或兼清郁热。

【随证合方】若夹寒痰，可与附子半夏汤合方用之；若夹郁，可与四逆散合方用之；若属于心脾风痰夹瘀，可与桂枝茯苓丸合方用之；若夹阴虚，可与百合地黄汤合方用之。

【注意事项】运用侯氏黑散既要辨清西医之病，又要辨清西医之病属于中医寒热虚瘀风痰证。辨西医之病可进一步了解疾病的发展演变规律及其转归，辨中医之证可更好地针对西医之病选用侯氏黑散。

二、甘麦大枣汤

【导读】①学用甘麦大枣汤应重视甘草和小麦的用量调配关系、小麦和大枣的用量调配关系。②甘麦大枣汤虽是辨治气虚脏躁证的重要代表方，但在临床中还要明确指出甘麦大枣汤主治基本证型是气虚伤血证。

【方歌】脏躁甘麦大枣汤，益气补血基础方，脏腑营卫诸般虚，经方合方效非常。

【方药】甘草三两（9 g）　小麦一升（24 g）　大枣十枚

【用法】上三味，以水六升，煮取三升。温分三服，亦补脾气。

【功用】益气补血，安神舍魂，平调寒。

【主治基本证型】气虚伤血证。①气虚证、气伤证的基本症状表现即倦怠乏力，神志不佳，面色不荣；气虚证的病变证机及症状表现较气伤证为重。②血虚证、血伤证的基本症状表现即面色苍白，头晕目眩，肌肤指（趾）甲无泽；血虚证病变证机及症状表现较血伤证为重。③气虚伤血证病变在心有心的基本症状表现如心悸等，在肺有肺的基本症状表现如咳嗽等，在肾有肾的基本症状表现如腰酸等，在肝有肝的基本症状表现如胁肋不舒等，在脾胃有脾胃的基本症状表现如脘腹不适，在太阳有太阳的基本症状表现如发热、疼痛、瘙痒等。④辨识气虚伤血证即包含气虚脏躁证的基本病变证机，于此适应证列举甘麦大枣汤治疗气虚脏躁证的基本思路与方法。

【适应证】

1. 中医病证　气虚脏躁证。精神恍惚，悲伤欲哭，心神不定，心烦不得卧，心悸，数欠伸，神疲乏力，食欲减退，大便失调，甚则言行失常，舌红、苔薄白，脉细弱。

2. 西医疾病　神经衰弱、内分泌失调、抑郁症、围绝经期综合征等病变证机属于气虚伤血证者。

【用药分析】方中大枣以益气兼补血为主，甘草以益气生津兼缓急为主，小麦以补益气血兼通利为主，从用药用量分析进而得出甘麦大枣汤是治疗气虚伤血证的重要基础用方。

【用方思路】

（1）甘麦大枣汤既是辨治气虚脏躁证的重要代表方，又是辨治诸多杂病如心病、脾胃病、心肝、心肾等属于气虚伤血证者的重要基础方。

（2）方中甘草、小麦、大枣可益五脏六腑之气。从方中用药用量及调配分析得知，甘麦大枣汤的应用并不局限于气虚脏躁证，还可用于辨治诸多杂病，如精神疾病及内分泌、消化等系统疾病病变证机属于气虚伤血证者。

（3）运用甘麦大枣汤辨治的病证（无论病变部位在心、在脾或在肝胆）以气虚伤血为主，其治既要益气，又要补血。

【随证合方】若夹风痰气虚，可与藜芦人参汤合方用之；若夹风痰血虚，可与藜芦芍药汤合方用之；若夹郁，可与四逆散合方用之；若夹热，可与黄连阿胶汤合方用之；若夹心肾不固，可与桂枝加龙骨牡蛎汤合方用之。

【注意事项】运用甘麦大枣汤既要辨清西医之病，又要辨清西医之病属于中医气虚伤血证。辨西医之病可进一步了解疾病的发展演变规律及其转归，辨中医之证可更好地针对西医之病选用甘麦大枣汤。

第七节　心肺阴虚证用方

一、百合知母汤

【导读】①学用百合知母汤应重视百合和知母的用量调配关系。②百合知母汤虽是辨治阴虚内热证的重要代表方，但在临床中还要明确指出百合知母汤主治基本证型是阴伤郁热伤气证。

【方歌】仲景百合知母汤，滋阴清热基础方，脏腑营卫皆可治，治内治外效非常。

【方药】百合擘，七枚（14 g）　知母切，三两（9 g）

【用法】上先以水洗百合，渍一宿，当白沫出，去其水，更以泉水二升，煎取一升，去滓。别以泉水二升煎知母，取一升，去滓。后合和，煎取一升五合，分温再服。

【功用】滋阴生津，清热益气。

【主治基本证型】阴伤郁热伤气证。①阴伤证的基本症状表现即皮肤粗糙，口咽干燥，舌红少津。②郁热证的基本症状表现即肌肤骨节烦热，或心胸脘腹闷热，舌红苔黄。③气虚证、气伤证的基本症状表现即倦怠乏力，神志不佳，面色不荣；气虚证的病变证机及症状表现较气伤证为重。④阴伤郁热伤气证病变在心有心的基本症状表现如心悸等，在肺有肺的基本症状表现如咳嗽等，在肾有肾的基本症状表现如腰酸等，在肝有肝的基本症状表现如胁肋不舒等，在脾胃有脾胃的基本症状表现如脘腹不适，在太阳有太阳的基本症状表现如发热、疼痛、瘙痒等。⑤辨识阴伤郁热伤气证即包含阴虚内热证的基本病变证机，于此适应证列举百合知母汤治疗阴虚内热证的基本思路与方法。

【适应证】

1. 中医病证　阴虚内热证。咳嗽，痰少而黏，或痰带血丝，口燥，鼻干，小便赤，心烦，失眠（欲卧不得卧），或手足烦热，舌红、苔少或薄黄，脉虚数。

2. 西医疾病　肺源性心脏病、肺结核、支气管炎、支气管肺炎、大叶性肺炎恢复期、心肌炎、心血管神经症、β-受体过敏综合征、心律失常、高血压、冠心病、甲状腺功能亢进症、糖尿病等病变证机属于阴伤郁热伤气证者。

【用药分析】方中百合以清热滋阴生血兼利大小便为主，知母以清热兼益阴为主，从用药用量分析进而得出百合知母汤是治疗阴伤郁热伤气证的重要基础用方。

【用方思路】

（1）百合知母汤既是辨治阴虚内热证的重要代表方，又是辨治诸多杂病如心病、肝病、肾病、肺病等属于阴伤郁热伤气证者的重要基础方。

（2）方中百合可益五脏六腑之阴；知母既是清热药，又是益阴药。从方中用药用量及调配分析得知，百合知母汤的应用并不局限于阴虚内热证，还可用于辨治诸多杂病，如循环、呼吸、泌尿、内分泌、精神神经等系统疾病病变证机属于阴伤郁热伤气证者。

（3）运用百合知母汤辨治病证（无论病变部位在心、在肺或在肾）以阴伤郁热伤气为主；其治既要滋阴，又要清热。

【随证合方】若夹寒热伤阴，可与附子花粉汤合方用之；若夹郁，可与四逆散合方用之；若夹痰热，可与小陷胸汤合方用之；若夹湿热，可与栀子柏皮汤合方用之。

【注意事项】运用百合知母汤既要辨清西医之病，又要辨清西医之病属于中医阴伤郁热伤气证。辨西医之病可进一步了解疾病的发展演变规律及其转归，辨中医之证可更好地针对西医之病选用百合知母汤。

二、滑石代赭汤

【导读】①学用滑石代赭汤应重视百合和代赭石的用量调配关系、百合和滑石的用量调配关系。②滑石代赭汤虽是辨治心肺虚热气逆夹湿证的重要代表方，但在临床中还要明确指出滑石代赭汤主治基本证型是阴伤湿热气逆证。

【方歌】滑石代赭汤百合，阴伤夹热又夹湿，滋阴清利能降逆，阴伤湿热服之宜。

【方药】百合擘，七枚（14 g）　滑石碎，绵裹，三两（9 g）　代赭石碎，绵裹，如弹丸大一枚（15 g）

【用法】上先以水洗百合，渍一宿，当白沫出，去其水，更以泉水二升，煎取一升，去滓。别以泉水二升煎滑石、代赭，取一升，去滓。后合和重煎，取一升五合，分温服。

【功用】滋阴化阴，清热利湿，降逆凉血。

【主治基本证型】阴伤湿热气逆证。①阴伤证的基本症状表现即皮肤粗糙，口咽干燥，舌红少津。②湿证的基本症状表现即身体酸楚、沉重、困痛，或大便溏泻，或小便混浊，口腻，苔腻。③热证的基本症状表现即口渴，或口苦，或面赤，舌红苔黄。④气逆证、浊逆证的基本症状表现即呕吐、恶心、泛酸、呃逆，或咳嗽、气喘、心胸脘腹浊气上逆。⑤阴伤湿热气逆证病变在心有心的基本症状表现如心悸等，在肺有肺的基本症状表现如咳嗽等，在肾有肾的基本症状表现如腰酸等，在肝有肝的基本症状表现如胁肋不舒等，在脾胃有脾胃的基本症状表现如脘腹不适，在太阳有太阳的基本症状表现如发热、疼痛、瘙痒等。⑥辨识阴伤湿热气逆证即包含心肺虚热气逆夹湿证的基本病变证机，于此适应证列举滑石代赭汤治疗心肺虚热气逆夹湿证的基本思路与方法。

【适应证】

1. 中医病证　心肺虚热气逆夹湿证。心烦，干咳，欲呕，或恶心，四肢沉重懒动，头晕，善太息，欲饮食复不能食，舌红、苔腻，脉虚数。

2. 西医疾病　心脏神经症、心律不齐、梅尼埃病、慢性萎缩性胃炎、慢性胆囊炎、支气管扩张、支气管哮喘等病变证机属于阴伤湿热气逆证者。

【用药分析】方中百合以清热滋阴生血兼利大小便为主，滑石以清热利湿兼通窍为主，代赭石以清热降泄兼凉血为主，从用药用量分析进而得出滑石代赭汤是治疗阴伤湿热气逆证的重要基础用方。

【用方思路】

（1）滑石代赭汤既是辨治心肺虚热气逆夹湿证的重要代表方，又是辨治诸多杂病如心病、脾胃病、肺病、内分泌疾病等属于阴伤湿热气逆证者的重要基础方。

（2）方中百合可益五脏六腑之阴；滑石既是利湿药，又是清热药；代赭石既是降泄药，又是凉血药。从方中用药用量及调配分析得知，滑石代赭汤的应用并不局限于心肺虚热气逆夹湿证，还可用于辨治诸多杂病，如循环、消化、内分泌、精神神经等系统疾病病变证机属于阴伤湿热气逆证者。

（3）运用滑石代赭汤辨治的病证（无论病变部位在心、在肺或在肾）以阴伤湿热气逆为主；其治既要滋阴，又要利湿，还要降逆。

【随证合方】若夹风痰气虚，可与藜芦人参汤合方用之；若夹水气，可与猪苓汤合方用之；若夹瘀热，可与桃核承气汤合方用之；若夹气逆比较重，可与橘皮竹茹汤合方用之。

【注意事项】运用滑石代赭汤既要辨清西医之病，又要辨清西医之病属于中医阴伤湿热气逆证。辨西医之病可进一步了解疾病的发展演变规律及其转归，辨中医之证可更好地针对西医之病选用滑石代赭汤。

三、百合鸡子汤

【导读】①学用百合鸡子汤应重视百合和鸡子黄的用量调配关系。②百合鸡子汤虽是辨治心肺阴血虚证的重要代表方，但在临床中还要明确指出百合鸡子汤主治基本证型是阴虚伤气血证。

【方歌】仲景百合鸡子汤，阴虚血少基础方，滋阴凉血又补血，滋阴补血病可康。

【方药】百合擘，七枚（14 g）　鸡子黄一枚

【用法】上先以水洗百合，渍一宿，当白沫出，去其水，更以泉水二升，煎取一升，去滓。内鸡子黄，搅匀，煎五分，温服。

【功用】滋阴清热，益气补血。

【主治基本证型】阴虚伤气血证。①阴虚证的基本症状表现即血热证＋血虚证＋津伤证。②气虚证、气伤证的基本症状表现即倦怠乏力，神志不佳，面色不荣；气虚证的病变证机及症状表现较气伤证为重。③血虚证、血伤证的基本症状表现即面色苍白，头晕目眩，肌肤指（趾）甲无泽；血虚证病变证机及症状表现较血伤证为重。④阴虚伤气血证病变在心有心的基本症状表现如心悸等，在肺有肺的基本症状表现如咳嗽等，在肾有肾的基本症状表现如腰酸等，

在肝有肝的基本症状表现如胁肋不舒等，在脾胃有脾胃的基本症状表现如脘腹不适，在太阳有太阳的基本症状表现如发热、疼痛、瘙痒等。⑤辨识阴虚伤气血证即包含心肺阴血虚证以血虚为主的基本病变证机，于此适应证列举百合鸡子汤治疗心肺阴血虚证以血虚为主的基本思路与方法。

【适应证】

1. 中医病证　心肺阴血虚证以血虚为主。心悸，干咳，失眠，盗汗，颧红无泽，或魂梦颠倒，如有鬼灵者，或神志失聪，或啼笑无常，舌红、少苔，脉虚或细。

2. 西医疾病　心脏神经症、心律不齐、自主神经功能紊乱、支气管炎、支气管肺炎、大叶性肺炎恢复期、甲状腺功能亢进症、糖尿病、肾病综合征、肾炎等病变证机属于阴虚伤气血证者。

【用药分析】 方中百合以清热滋阴生血兼利大小便为主，鸡子黄以补血育阴兼清热为主，从用药用量分析进而得出百合鸡子汤是治疗阴虚伤气血证的重要基础用方。

【用方思路】

（1）百合鸡子汤既是辨治心肺阴血虚证的重要代表方，又是辨治诸多杂病如心病、肺病、肝病、肾病等属于阴虚伤气血证者的重要基础方。

（2）方中百合可益五脏六腑之阴，鸡子黄可补五脏六腑之阴血。从方中用药用量及调配分析得知，百合鸡子汤的应用并不局限于心肺阴血虚证，还可用于辨治诸多杂病，如循环、呼吸、泌尿、内分泌、精神神经等系统疾病病变证机属于阴虚伤气血证者。

（3）运用百合鸡子汤辨治的病证（无论病变部位在心、在肝或在肾）以阴虚伤气血为主；其治既要滋阴，又要补血。

【随证合方】 若夹寒痰气逆，可与附子半夏汤合方用之；若夹阳虚，可与桂枝甘草汤合方用之；若夹痰湿，可与苓桂术甘汤合方用之；若夹郁，可与四逆散合方用之。

【注意事项】 运用百合鸡子汤既要辨清西医之病，又要辨清西医之病属于中医阴虚伤气血证。辨西医之病可进一步了解疾病的发展演变规律及其转归，辨中医之证可更好地针对西医之病选用百合鸡子汤。

四、百合地黄汤

【导读】 ①学用百合地黄汤应重视百合和地黄的用量调配关系。②百合地黄汤虽是辨治心肺阴虚血热证的重要代表方，但在临床中还要明确指出百合地黄汤主治基本证型是阴虚血热证。

【方歌】 滋凉百合地黄汤，脏腑营卫通用方，阴虚血热诸般疾，清滋凉血病可康。

【方药】 百合擘，七枚（14 g） 生地黄汁一升（80 mL）

【用法】 上以水洗百合，渍一宿，当白沫出，去其水，更以泉水二升，煎取一升，去滓。内地黄汁，取其一升五合，分温再服。中病，勿更服，大便当如漆。

【功用】 滋阴清热，凉血补血。

【主治基本证型】 阴虚血热证。①阴虚证的基本症状表现即血热证+血虚证+津伤证。②血热证的基本症状表现即手足心热，面色红赤，心胸肌肤烦热，舌质红。③阴虚血热证病变在心有心的基本症状表现如心悸等，在肺有肺的基本症状表现如咳嗽等，在肾有肾的基本症状表现如腰酸等，在肝有肝的基本症状表现如胁肋不舒等，在脾胃有脾胃的基本症状表现如脘腹不适，在太阳有太阳的基本症状表现如发热、疼痛、瘙痒等。④辨识阴虚血热证即包含心肺阴虚血热证以血虚为主的基本病变证机，于此适应证列举百合地黄汤治疗心肺阴虚血热证的基本思路与方法。

【适应证】

1. 中医病证　心肺阴虚血热证。心烦，惊悸，失眠，多梦，干咳，少痰，口干，口燥，心神涣散，大便干，或欲卧不得卧，舌红、少苔，脉细数。

2. 西医疾病　心脏神经症、心律不齐、自主神经功能紊乱、支气管炎、支气管肺炎、大叶性肺炎恢复期、甲状腺功能亢进症、糖尿病等病变证机属于阴虚血热证者。

【用药分析】 方中百合以清热滋阴生血兼利大小便为主，生地黄以滋阴凉血兼补血为主，从用药用量分析进而得出百合地黄汤是治疗阴虚血热证的重要基础用方。

【用方思路】

（1）百合地黄汤既是辨治心肺阴虚血热证的重要代表方，又是辨治诸多杂病如心病、肝病、肾病、肺病、皮肤病等属于阴虚血热证者的重要基础方。

（2）方中百合可益五脏六腑之阴；生地黄既可滋阴，又可凉血。从方中用药用量及调配分析得知，百合地黄汤的应用并不局限于心肺阴虚血热证，还可用于辨治诸多杂病，如循环、呼吸、泌尿、内分泌及代谢、精神神经等系统疾病病变证机属于阴虚血热证者。

（3）运用百合地黄汤辨治的病证（无论病变部位在心、在肝或在肾）以阴虚血热为主；其治既要滋阴，又要凉血。

【随证合方】若夹风痰气虚，可与藜芦人参汤合方用之；若夹痰热，可与小陷胸汤合方用之；若夹瘀热，可与下瘀血汤合方用之；若夹血虚，可与胶艾汤合方用之。

【注意事项】运用百合地黄汤既要辨清西医之病，又要辨清西医之病属于中医阴虚血热证。辨西医之病可进一步了解疾病的发展演变规律及其转归，辨中医之证可更好地针对西医之病选用百合地黄汤。

五、百合洗方

【导读】①百合洗方的组成药物仅有一味，单用有一定局限性，应当重视合方应用。②百合洗方虽是辨治心肺阴虚内热证的重要代表方，但在临床中还要明确指出百合洗方主治基本证型是阴伤及气证。

【方歌】百合洗方可内服，阴津损伤基础方，各科杂病皆可治，经方合方效非常。

【方药】百合一升（24 g）

【用法】上以百合一升，以水一斗，渍之一宿，以洗身，洗已，食煮饼，勿以盐豉也。

【功用】滋阴生津，补中益气。

【主治基本证型】阴伤及气证。①阴伤证的基本症状表现即皮肤粗糙，口咽干燥，舌红少津。②气虚证、气伤证的基本症状表现即倦怠乏力，神志不佳，面色不荣；气虚证的病变证机及症状表现较气伤证为重。③阴伤及气证病变在心有心的基本症状表现如心悸等，在肺有肺的基本症状表现如咳嗽等，在肾有肾的基本症状表现如腰酸等，在肝有肝的基本症状表现如胁肋不舒等，在脾胃有脾胃的基本症状表现如脘腹不适，在太阳有太阳的基本症状表现如发热、疼痛、瘙痒等。④辨识阴伤及气证即包含心肺阴虚内热证的基本病变证机，于此适应证列举百合洗方治疗心肺阴虚内热证的基本思路与方法。

【适应证】

1. 中医病证　心肺阴虚内热证。饥不欲食，表情沉默，不欲言语，或善言语，失眠，困倦乏力，自觉发热，或自觉身凉，口渴，口苦，小便赤，或神志失灵（失主），舌红、少苔，脉细数。

2. 西医疾病　心肌炎、心脏神经症、心律失常、高血压、冠心病、癔症、肺源性心脏病、肺结核、支气管炎、支气管肺炎、大叶性肺炎恢复期、甲状腺功能亢进症、糖尿病等病变证机属于阴伤及气证者。

【用药分析】方中百合以清热滋阴生血兼利大小便为主，从用药用量分析进而得出百合洗方是治疗阴伤及气证的重要基础用方。

【用方思路】

（1）百合洗方既是辨治心肺阴虚内热证的重要代表方，又是辨治诸多杂病如心病、肝病、脾胃病、肺病、肾病等属于阴伤及气证者的重要基础方。

（2）方中百合可益五脏六腑之阴。百合洗方的应用并不局限于心肺阴虚内热证，还可用于辨治诸多杂病，如循环、呼吸、泌尿、内分泌及代谢、精神神经等系统疾病病变证机属于阴伤及气证者；再则，百合洗方不仅能作为外用方，还可用于内服。

（3）运用百合洗方辨治的病证（无论病变部位在心、在肝或在肾）以阴伤及气为主；其治要滋阴退热。

【随证合方】 若夹风痰气虚，可与藜芦人参汤合方用之；若夹心肝阴血虚，可与酸枣仁汤合方用之；若夹心肾不固，可与桂枝加龙骨牡蛎汤合方用之；若夹湿热，可与栀子柏皮汤合方用之。

【注意事项】 运用百合洗方既要辨清西医之病，又要辨清西医之病属于中医阴伤及气证。辨西医之病可进一步了解疾病的发展演变规律及其转归，辨中医之证可更好地针对西医之病选用百合洗方。

六、栝楼牡蛎散

【导读】 ①学用栝楼牡蛎散应重视栝楼和牡蛎的用量调配关系。②栝楼牡蛎散虽是辨治心肺阴虚内热伤津证的重要代表方，但在临床中还要明确指出栝楼牡蛎散主治基本证型是郁热伤阴证。

【方歌】 仲景栝楼牡蛎散，清热滋阴基础方，脏腑营卫诸般疾，经方合方效优良。

【方药】 栝楼根　牡蛎熬，各等份

【用法】 上为细末，饮服方寸匕，日三服。

【功用】 清热益阴，软坚敛阴。

【主治基本证型】 郁热伤阴证。①郁热证的基本症状表现即肌肤骨节烦热，或心胸脘腹闷热，舌红苔黄。②阴伤证的基本症状表现即皮肤粗糙，口咽干燥，舌红少津。③郁热伤阴证病变在心有心的基本症状表现如心悸等，在肺有肺的基本症状表现如咳嗽等，在肾有肾的基本症状表现如腰酸等，在肝有肝的基本症状表现如胁肋不舒等，在脾胃有脾胃的基本症状表现如脘腹不适，在太阳有太阳的基本症状表现如发热、疼痛、瘙痒等。④辨识郁热伤阴证即包含心肺阴虚内热伤津证以热为主的基本病变证机，于此适应证列举栝楼牡蛎散治疗心肺阴虚内热伤津证以热为主的基本思路与方法。

【适应证】

1. 中医病证　心肺阴虚内热伤津证以热为主者。口干，口渴，口苦，欲饮水，小便赤，大便干，咳嗽，面赤，鼻燥，或胃脘疼痛，舌红、苔黄，脉数。

2. 西医疾病　心肌炎、心脏神经症、心律失常、高血压、冠心病、癔症、肺源性心脏病、肺结核、支气管炎、支气管肺炎、大叶性肺炎恢复期、甲状腺功能亢进症、糖尿病等病变证机属于郁热伤阴证者。

【用药分析】 方中栝楼根以清热生津兼疗伤化痰为主，牡蛎以益气息风兼强骨定惊为主，从用药用量分析进而得出栝楼牡蛎散是治疗郁热伤阴证的重要基础用方。

【用方思路】

（1）栝楼牡蛎散既是辨治心肺阴虚内热伤津证的重要代表方，又是辨治诸多杂病如心病、肝病、肾病、肺病等属于郁热伤阴证者的重要基础方。

（2）方中栝楼根既可清热，又可益阴；牡蛎既可敛阴，又可化阴。从方中用药用量及调配分析得知，栝楼牡蛎散的应用并不局限于心肺阴虚内热伤津证，还可用于辨治诸多杂病，如循环、呼吸、内分泌及代谢、精神神经等系统疾病病变证机属于郁热伤阴证者。

（3）运用栝楼牡蛎散辨治的病证（无论病变部位在心、在肝或在肾）以郁热伤阴为主；其治当滋阴敛阴生津。

【随证合方】 若夹寒热痰，可与附子栝楼汤合方用之；若夹虚寒，可与理中丸合方用之；若夹虚热，可与竹叶石膏汤合方用之；若夹郁，可与四逆散合方用之。

【注意事项】 运用栝楼牡蛎散既要辨清西医之病，又要辨清西医之病属于中医郁热伤阴证。辨西医之病可进一步了解疾病的发展演变规律及其转归，辨中医之证可更好地针对西医之病选用栝楼牡蛎散。

七、百合滑石散

【导读】 ①学用百合滑石散应重视百合和滑石的用量调配关系。②百合滑石散虽是辨治心肺虚热夹湿证的重要代表方，但在临床中还要明确指出百合滑石散主治基本证型是阴伤湿热证。

【方歌】 仲景百合滑石散，湿热伤阴诸般疾，清热利湿能滋阴，调配用量功效奇。

【方药】 百合炙，一两（3 g）　滑石三两（9 g）

【用法】上为散，饮服方寸匕，日三服。当微利者，止服，热则除。

【功用】滋阴益气，通利湿热。

【主治基本证型】阴伤湿热证。①阴伤证的基本症状表现即皮肤粗糙，口咽干燥，舌红少津。②湿证的基本症状表现即身体酸楚、沉重、困痛，或大便溏泻，或小便混浊，口腻，苔腻。③热证的基本症状表现即口渴，或口苦，或面赤，舌红苔黄。④阴伤湿热证病变在心有心的基本症状表现如心悸等，在肺有肺的基本症状表现如咳嗽等，在肾有肾的基本症状表现如腰酸等，在肝有肝的基本症状表现如胁肋不舒等，在脾胃有脾胃的基本症状表现如脘腹不适，在太阳有太阳的基本症状表现如发热、疼痛、瘙痒等。⑤辨识阴伤湿热证即包含心肺虚热夹湿证的基本病变证机，于此适应证列举百合滑石散治疗心肺虚热夹湿证的基本思路与方法。

【适应证】

1. 中医病证　心肺虚热夹湿证。心烦，干咳，咽燥，身体沉重而困，即欲行不得行，小便赤，头沉痛，痰少，或发寒热，舌红、少苔或黄而腻，脉虚数。

2. 西医疾病　心脏神经症、心动过速、中暑、支气管扩张咯血、支气管肺炎、大叶性肺炎恢复期、肾盂肾炎、膀胱炎、抑郁症、癔症等病变证机属于阴伤湿热证者。

【用药分析】方中百合以清热滋阴生血兼利大小便为主，滑石以清热利湿兼通窍为主，从用药用量分析进而得出百合滑石散是治疗阴伤湿热证的重要基础用方。

【用方思路】

（1）百合滑石散既是辨治心肺虚热夹湿证的重要代表方，又是辨治诸多杂病如心病、肺病、肾病等属于阴伤湿热证者的重要基础方。

（2）方中百合补五脏六腑之气；滑石既可利湿，又可清热。从方中用药用量及调配分析得知，百合滑石散的应用并不局限于心肺虚热夹湿证，还可用于辨治诸多杂病，如循环、呼吸、泌尿、内分泌及代谢、精神神经等系统疾病病变证机属于阴伤湿热证者。

（3）运用百合滑石散辨治的病证（无论病变部位在心、在肝或在肾）以阴伤湿热为主；其治既要滋阴，又要利湿。

【随证合方】若夹寒热伤阴，可与附子花粉汤合方用之；若夹瘀热，可与下瘀血汤合方用之；若夹阴虚水气，可与猪苓汤合方用之；若夹阳虚水气，可与真武汤合方用之。

【注意事项】运用百合滑石散既要辨清西医之病，又要辨清西医之病属于中医阴虚湿热证。辨西医之病可进一步了解疾病的发展演变规律及其转归，辨中医之证可更好地针对西医之病选用百合滑石散。

第八节　心热证用方

一、防己地黄汤

【导读】①学用防己地黄汤应重视防己和地黄的用量调配关系、桂枝和地黄的用量调配关系。②防己地黄汤虽是辨治心虚热发狂证的重要代表方，但在临床中还要明确指出防己地黄汤主治基本证型是血热阳郁伤阴证。

【方歌】防己地黄治发狂，桂枝甘草酒防风，温通凉血治抑郁，双向调节功效成。

【方药】防己一钱（1.5 g）　桂枝三钱（4.5 g）　防风三钱（4.5 g）　甘草二钱（3 g）

【用法】上四味，以酒一杯，浸之一宿，绞取汁，生地黄二斤（100 g），㕮咀，蒸之如斗米饭久，以铜器盛其汁，更绞地黄汁，和，分再服。

【功用】清热凉血，温通阳气，调理气机，化生阴血。

【主治基本证型】血热阳郁伤阴证。①血热证的基本症状表现即手足心热，面色红赤，心胸肌肤烦热，舌质红。②阳郁证的基本症状表现即手足烦热而不温，心胸闷热而怕冷，口舌干燥而不渴。③阴伤证的基本症状表现即皮肤粗糙，口咽干燥，舌红少津。④血热阳郁伤阴证病变在心有心的基本症状表现如心悸等，在肺有肺的基本症状表现如咳嗽等，在肾有肾的基本症状表现如腰酸等，在肝有肝的基本症状表现如胁肋不舒等，在脾胃有脾胃的基本症状表现如脘腹不适，在太阳有太阳的基本症状表现如发热、疼痛、瘙痒等。⑤辨识血热阳郁伤阴证即包含心虚热发狂证的基本病变证机，于此适应证列举防己地黄汤治疗心虚热发狂证的基本思路与方法。

【适应证】

1. 中医病证　心虚热发狂证。发狂而精神萎靡，善动妄行而困乏，视物模糊如见鬼状，无人独语不休而见人则止，无寒热，舌淡红，脉虚。

2. 西医疾病　精神分裂症抑郁型、阿尔茨海默病、小儿发育迟缓、小儿多动症、风湿性关节炎、风湿性环形红斑、心肌炎、心肌缺血、心律不齐等病变证机属于血热阳郁伤阴证者。

【用药分析】方中防己以清热利湿定狂兼利大小便为主，生地黄以滋阴凉血兼补血为主，桂枝以温宣通经兼补为主，防风以疏散调理兼解痉为主，酒以温通行气兼活血为主，甘草以益气生津兼缓急为主，从用药用量分析进而得出防己地黄汤是治疗血热阳郁伤阴证的重要基础用方。

【用方思路】

（1）防己地黄汤既是辨治心虚热发狂证的重要代表方，又是辨治诸多杂病如心病、心肝病、心肾病、肌肉关节病等属于血热阳郁伤阴证者的重要基础方。

（2）方中防己既清热，又利湿；桂枝、防风既通阳，又疏散；生地黄既清热，又凉血滋阴；甘草既益气，又生津。从方中用药用量及调配分析得知，防己地黄汤的应用并不局限于心虚热发狂证，还可用于辨治诸多杂病，如循环、运动、精神神经、内分泌等系统疾病病变证机属于血热阳郁伤阴证者。

（3）运用防己地黄汤辨治的病证（无论病变部位在心、在肝或在肾）以血热阳郁伤阴为主；其治既要清血热，又要滋阴通阳。

【随证合方】若夹风痰气虚，可与藜芦人参汤合方用之；若夹热结，可与大承气汤合方用之；若夹瘀热，可与桃核承气汤合方用之；若夹郁，可与四逆散合方用之；若夹虚寒，可与理中丸合方用之。

【注意事项】运用防己地黄汤既要辨清西医之病，又要辨清西医之病属于中医血热阳郁伤阴证。辨西医之病可进一步了解疾病的发展演变规律及其转归，辨中医之证可更好地针对西医之病选用防己地黄汤。

二、黄连粉方

【导读】①黄连粉方的组成药物仅有一味，单用比较少，临证应重视合方应用。②黄连粉方虽是辨治心火毒热证的重要代表方，但在临床中还要明确指出黄连粉方主治基本证型是湿热灼腐证。

【方歌】黄连粉方基础方，清热燥湿效非常，脏腑营卫诸般疾，治病最好用合方。

【方药】黄连十两（30 g）（编者注：仲景原方无用量，此处为编者所加）

【用法】上一味，研末为散，和水内服二两半。亦可外用涂患处，剂量斟酌用之。（编者注：仲景未言用法，此处为编者所加。）

【功用】清热燥湿，泻火解毒。

【主治基本证型】湿热灼腐证。①湿证的基本症状表现即身体酸楚、沉重、困痛，或大便溏泻，或小便混浊，口腻，苔腻。②热证的基本症状表现即口渴，或口苦，或面赤，舌红苔黄。③灼腐证的基本症状表现即口腔、脏腑及皮肤、阴道灼热生疮溃烂。④湿热灼腐证病变在心有心的基本症状表现如心悸等，在肺有肺的基本症状表现如咳嗽等，在肾有肾的基本症状表现如腰酸等，在肝有肝的基本症状表现如胁肋不舒等，在脾胃有脾胃的基本症状表现如脘腹不适，在太阳有太阳的基本症状表现如发热、疼痛、瘙痒等。⑤辨识湿热灼腐证即包含心火毒热证的基本病变证机，于此适应证列举黄连粉方治疗心火毒热证的基本思路与方法。

【适应证】

1. 中医病证　心火毒热证。浸淫疮，或在面部，或在四肢，或在胸腹，或在腰背，或遍及全身，或小儿赤眼，或火热牙痛，或龈肿，或舌肿，或衄证，或痈疡疮肿毒，舌红、苔黄，脉滑或数。

2. 西医疾病　湿疹、脂溢性皮炎、单纯疱疹、带状疱疹、毛囊炎、疖、丹毒、神经性皮炎、红斑性狼疮、慢性胃炎、慢性胆囊炎、心肌炎、心动过速、口腔炎、牙龈炎、中耳炎、结膜炎等病变证机属于湿热灼腐证者。

【用药分析】 方中黄连以清热燥湿兼开窍为主，从用药用量分析进而得出黄连粉方是治疗湿热灼腐证的重要基础用方。

【用方思路】

（1）黄连粉方既是辨治心火毒热证的重要代表方，又是辨治诸多杂病如心病、脾胃病、皮肤病等属于湿热灼腐证者的重要基础方。

（2）方中黄连可清诸脏腑营卫之热。黄连粉方的应用并不局限于心火毒热证，还可用于辨治诸多杂病，如循环、消化、内分泌等系统疾病病变证机属于湿热灼腐证者。

（3）运用黄连粉方辨治的病证（无论病变部位在心、在肝或在脾胃）以湿热灼腐为主；其治当清热泻火。

【随证合方】 若夹风痰血虚，可与藜芦芍药汤合方用之；若夹痰湿，可与苓桂术甘汤合方用之；若夹郁，可与四逆散合方用之；若夹寒，可与栀子干姜汤合方用之。

【注意事项】 运用黄连粉方既要辨清西医之病，又要辨清西医之病属于中医湿热灼腐证。辨西医之病可进一步了解疾病的发展演变规律及其转归，辨中医之证可更好地针对西医之病选用黄连粉方。

第九节　饮邪凌心证用方

半夏麻黄丸

【导读】 ①学用半夏麻黄丸应重视半夏和麻黄的用量调配关系。②半夏麻黄丸虽是辨治饮邪凌心证的重要代表方，但在临床中还要明确指出半夏麻黄丸主治基本证型是阳郁痰湿证。

【方歌】半夏麻黄合成方，宣降化痰能通阳，辨治阳郁夹痰饮，各科杂病服之康。

【方药】半夏　麻黄各等份

【用法】上二味，末之，炼蜜和丸小豆大，饮服三丸，日三服。

【功用】温宣阳气，燥湿化痰。

【主治基本证型】阳郁痰湿证。①阳郁证的基本症状表现即手足烦热而不温，心胸闷热而怕冷，口舌干燥而不渴。②痰证的基本症状表现即头身沉重、困倦、肿胀，或咽中痰阻，或咯痰，苔腻。③湿证的基本症状表现即身体酸楚、沉重、困痛，或大便溏泻，或小便混浊，口腻，苔腻。④阳郁痰湿证病变在心有心的基本症状表现如心悸等，在肺有肺的基本症状表现如咳嗽等，在肾有肾的基本症状表现如腰酸等，在肝有肝的基本症状表现如胁肋不舒等，在脾胃有脾胃的基本症状表现如脘腹不适，在太阳有太阳的基本症状表现如发热、疼痛、瘙痒等。⑤辨识阳郁痰湿证即包含饮邪凌心证的基本病变证机，于此适应证列举半夏麻黄丸治疗饮邪凌心证的基本思路与方法。

【适应证】

1. 中医病证　饮邪凌心证。心悸，或怔忡，胸闷，或胸满，舌淡、苔薄滑，脉沉或滑。

2. 西医疾病　心律不齐，心肌炎，风湿性心脏病，贲门痉挛，幽门水肿，急、慢性胃炎，慢性胆囊炎，支气管炎，支气管哮喘等病变证机属于阳郁痰湿证者。

【用药分析】方中半夏以温化痰湿降逆兼散结为主，麻黄以温宣兼降泄为主，蜜以益气化阴兼治惊痫为主，从用药用量分析进而得出半夏麻黄丸是治疗阳郁痰湿证的重要基础用方。

【用方思路】

（1）半夏麻黄丸既是辨治饮邪凌心证的重要代表方，又是辨治诸多杂病如心病、肺病、脾胃病等属于阳郁痰湿证者的重要基础方。

（2）方中半夏既可醒脾燥湿，又可降逆化痰；麻黄既宣发于外，又可宣发于内。从方中用药用量及调配分析得知，半夏麻黄丸的应用并不局限于饮邪凌心证，还可用于辨治诸多杂病，如循环、消化、呼吸、精神神经、内分泌等系统疾病病变证机属于阳郁痰湿证者。

（3）运用半夏麻黄丸辨治的病证（无论病变部位在心、在肺或在脾胃）以阳郁痰湿为主；其治当燥湿化饮。

【随证合方】若夹寒痰，可与附子半夏汤合方用之；若夹郁，可与橘枳姜汤合方用之；若夹寒瘀，可与当归四逆汤合方用之；若夹阳虚，可与桂枝人参汤合方用之；若夹心气郁，可与枳实薤白桂枝汤合方用之。

【注意事项】运用半夏麻黄丸既要辨清西医之病，又要辨清西医之病属于中医阳郁痰湿证。辨西医之病可进一步了解疾病的发展演变规律及其转归，辨中医之证可更好地针对西医之病选用半夏麻黄丸。

第十节　心肾不固证用方

禹余粮丸

【导读】①禹余粮丸的组成药物仅有一味，单用比较少，应当重视合方应用。②禹余粮丸虽是辨治心肾不固证的重要代表方，但在临床中还要明确指出禹余粮丸主治基本证型是阴津滑脱证。

【方歌】禹余粮丸基础方，阴津不固诸般疾，脏腑营卫皆可治，固涩阴津功效奇。

【方药】禹余粮二斤（100g）（编者注：张仲景原书无用量，此处为编者所加）

【用法】上一味，捣碎，以蜜为丸，为十二丸，温服一丸，日分三服。

【功用】温涩固脱，生津敛阴。

【主治基本证型】阴津滑脱证。①阴津包括精血津液等营养物质滋养营养身体各部。②滑脱证、不固证的基本症状表现即口涎多，汗出不止，或泪水多，或小便频数，或大便溏泻不止，或男子遗精早泄，或女子带下，或女子经血淋漓。③阴津滑脱证病变在心有心的基本症状表现如心悸等，在肺有肺的基本症状表现如咳嗽等，在肾有肾的基本症状表现如腰酸等，在肝有肝的基本症状表现如胁肋不舒等，在脾胃有脾胃的基本症状表现如脘腹不适，在太阳有太阳的基本症状表现如发热、疼痛、瘙痒等。④辨识阴津滑脱证即包含心肾不固证的基本病变证机，于此适应证列举禹余粮丸治疗心肾不固证的基本思路与方法。

【适应证】

1. 中医病证　心肾不固证。心悸，或怔忡，阴痛，阴汗，苔薄，脉沉。

2. 西医疾病　心律不齐、心肌炎、慢性膀胱炎、慢性输尿管炎等病变证机属于阴津滑脱证者。

【用药分析】方中禹余粮以温涩固脱和阴兼通闭消癥为主，从用药用量分析进而得出禹余粮丸是治疗阴津滑脱证的重要基础用方。

【用方思路】

（1）禹余粮丸既是辨治心肾不固证的重要代表方，又是辨治诸多杂病如心病、肾病等属于阴津滑脱证者的重要基础方。

（2）方中禹余粮既能固涩，又能补益。禹余粮丸的应用并不局限于心肾不固证，还可用于辨治诸多杂病，如泌尿、内分泌及代谢等系统疾病病变证机属于阴津滑脱证者。

（3）运用禹余粮丸辨治的病证（无论病变部位在心或在肾）以阴津滑脱为主；其治当温涩益气。

【随证合方】若夹寒热痰，可与附子栝楼汤合方用之；若夹阴虚，可与百合地黄丸合方用之；若夹阳虚，可与天雄散合方用之；若夹阴阳俱虚，可与肾气丸合方用之。

【注意事项】运用禹余粮丸既要辨清西医之病，又要辨清西医之病属于中医阴津滑脱证。辨西医之病可进一步了解疾病的发展演变规律及其转归，辨中医之证可更好地针对西医之病选用禹余粮丸。

第/五/章　脾/胃/病/证/用/方

学用脾胃病证用方，既要知道脾胃病证用方是主治脾胃病证的基本方，又要知道其主治并不局限于脾胃证，还包括其他病证。用方选方的基本思路与方法是根据病变证机而选方用药，无论是脾胃病证还是其他病证，只要病变证机符合方药主治，即可选用方药治疗。

第一节　脾胃热证用方

一、白虎汤

【导读】①学用白虎汤应重视石膏和知母的用量调配关系、石膏和粳米的用量调配关系。②白虎汤虽是辨治阳明热盛证的重要代表方，但在临床中还要明确指出白虎汤主治基本证型是热盛伤气证。

【方歌】白虎知膏米甘草，清热生津能益气，盛热伤气又伤阴，经方合方功效奇。

【方药】知母六两（18 g）　石膏碎，一斤（48 g）　甘草炙，二两（6 g）　粳米六合（18 g）

【用法】上四味，以水一斗，煮米熟，汤成，去滓。温服一升，日三服。

【功用】清泻郁热，益阴生津，补益正气。

【主治基本证型】热盛伤气证。①郁热证的基本症状表现即肌肤骨节烦热，或心胸脘腹闷热，舌红苔黄。②气虚证、气伤证的基本症状表现即倦怠乏力，神志不佳，面色不荣；气虚证的病变证机及症状表现较气伤证为重。③盛热伤气证病变在心有心的基本症状表现如心悸等，在肺有肺的基本症状表现如咳嗽等，在肾有肾的基本症状表现如腰酸等，在肝有肝的基本症状表现如胁肋不舒等，在脾胃有脾胃的基本症状表现如脘腹不适，在太阳有太阳的基本症状表现如发热、疼痛、瘙痒等。④辨识热盛伤气证即包含阳明热盛证的基本病变证机，于此适应证列举白虎汤治疗阳明热盛证的基本思路与方法。

【适应证】

1. 中医病证　阳明热盛证（阳明气分热盛证）。壮热面赤，烦渴引饮，汗出，恶热，舌红、苔薄黄，脉洪大有力。

2. 西医疾病　流行性脑脊髓膜炎、乙型脑炎、流行性出血热、钩端螺旋体病、糖尿病、中暑、胃炎、心肌炎、支气管炎、荨麻疹等病变证机属于热盛伤气证者。

【用药分析】 方中知母以清热兼益阴为主，石膏以清泻兼生津为主，粳米以益气除烦兼利小便为主，甘草以益气生津兼缓急为主，从用药用量分析进而得出白虎汤是治疗热盛伤气证的重要基础用方。

【用方思路】

（1）白虎汤既是辨治阳明热盛证的重要代表方，又是辨治诸多杂病如脾胃病、心病、肺病、肝病、皮肤病等属于热盛伤气证者的重要基础方。

（2）方中石膏、知母既能清热，又能生津；甘草、粳米可补五脏六腑之气。从方中用药用量及调配分析得知，白虎汤的应用并不局限于阳明热盛证，还可用于辨治诸多杂病，如消化、循环、呼吸、内分泌及代谢等系统疾病病变证机属于热盛伤气证者。

（3）运用白虎汤辨治的病证（无论病变部位在脾胃、在肝或在心）以热盛伤气为主；其治当清泻盛热。

【随证合方】 若夹风痰血虚，可与藜芦芍药汤合方用之；若夹郁，可与四逆散合方用之；若夹寒，可与理中丸合方用之；若夹湿热，可与栀子柏皮汤合方用之。

【注意事项】 运用白虎汤既要辨清西医之病，又要辨清西医之病属于中医热盛伤气证。辨西医之病可进一步了解疾病的发展演变规律及其转归，辨中医之证可更好地针对西医之病选用白虎汤。

二、白虎加人参汤

【导读】 ①学用白虎加人参汤应重视石膏和知母的用量调配关系、石膏和人参的用量调配关系。②白虎加人参汤虽是辨治阳明热盛津气两伤证的重要代表方，但在临床中还要明确指出白虎加人参汤主治基本证型是热盛夹气阴两虚证。

【方歌】 白虎汤中加人参，热盛伤津又伤气，清热益气能生津，各科杂病皆能医。

【方药】　知母六两（18 g）　石膏碎，绵裹，一斤（48 g）　甘草炙，二两（6 g）　粳米六合（18 g）　人参三两（9 g）

【用法】 上五味，以水一斗，煮米熟，汤成，去滓。温服一升，日三服。

【功用】清泻盛热，益阴生津，大补元气。

【主治基本证型】热盛夹气阴两虚证。①郁热证的基本症状表现即肌肤骨节烦热，或心胸脘腹闷热，舌红苔黄。②气虚证、气伤证的基本症状表现即倦怠乏力，神志不佳，面色不荣；气虚证的病变证机及症状表现较气伤证为重。③阴虚证的基本症状表现即血热证+血虚证+津伤证。④热盛夹气阴两虚证病变在心有心的基本症状表现如心悸等，在肺有肺的基本症状表现如咳嗽等，在肾有肾的基本症状表现如腰酸等，在肝有肝的基本症状表现如胁肋不舒等，在脾胃有脾胃的基本症状表现如脘腹不适，在太阳有太阳的基本症状表现如发热、疼痛、瘙痒等。⑤辨识热盛夹气阴两虚证即包含阳明热盛津气两伤证的基本病变证机，于此适应证列举白虎加人参汤治疗阳明热盛津气两伤证的基本思路与方法。

【适应证】

1. 中医病证　阳明热盛津气两伤证。身热，汗自出，口燥渴，渴欲饮水而不解渴，心烦，或时时恶风，或背微恶寒，或小便黄赤，舌红、苔黄而燥，脉洪大。

2. 西医疾病　尿崩症、甲状腺功能亢进症、流行性脑脊髓膜炎、乙型脑炎、流行性出血热、钩端螺旋体病、糖尿病、中暑等病变证机属于热盛夹气阴两虚证者。

【用药分析】方中知母以清热兼益阴为主，石膏以清泻兼生津为主，人参以益气生津兼摄血为主，粳米以益气除烦兼利小便为主，甘草以益气生津兼缓急为主，从用药用量分析进而得出白虎加人参汤是治疗热盛夹气阴两虚证的重要基础用方。

【用方思路】

（1）白虎加人参汤既是辨治阳明热盛津气两伤证的重要代表方，又是辨治诸多杂病如脾胃病、心病、肺病、肝病、皮肤病等属于热盛夹气阴两虚证者的重要基础方。

（2）方中石膏、知母既能清热，又能生津；人参、甘草、粳米可补五脏六腑之气。从方中用药用量及调配分析得知，白虎加人参汤的应用并不局限于阳明热盛津气两伤证，还可用于辨治诸多杂病，如消化、循环、呼吸、内分泌及代谢等系统疾病病变证机属于热盛夹气阴两虚证者。

（3）运用白虎加人参汤辨治的病证（无论病变部位在脾胃、在肝或在心）以热盛夹气阴两虚为主；其治当清热益气生津。

【随证合方】若夹风痰气虚，可与藜芦人参汤合方用之；若夹郁，可与四逆散合方用之；若夹寒，可与理中丸合方用之；若夹湿热，可与栀子柏皮汤合方用之。

【注意事项】运用白虎加人参汤既要辨清西医之病，又要辨清西医之病属于中医热盛夹气阴两虚证。辨西医之病可进一步了解疾病的发展演变规律及其转归，辨中医之证可更好地针对西医之病选用白虎加人参汤。

三、竹叶石膏汤

【导读】①学用竹叶石膏汤应重视石膏和竹叶的用量调配关系、石膏和人参的用量调配关系、半夏和石膏的用量调配关系。②竹叶石膏汤虽是辨治胃热津伤气逆证的重要代表方，但在临床中还要明确指出竹叶石膏汤主治基本证型是热伤气阴夹湿证。

【方歌】竹叶石膏汤人参，麦冬半夏甘草米，热伤气阴浊气逆，清补降逆服之宜。

【方药】竹叶二把（20 g）　石膏一斤（48 g）　半夏洗，半升（12 g）　麦门冬去心，一升（24 g）　人参二两（6 g）　甘草炙，二两（6 g）　粳米半升（12 g）

【用法】上七味，以水一斗，煮取六升，去滓。内粳米，煮米熟，汤成，去米。温服一升，日三服。

【功用】清泻郁热，益气养阴，降逆化湿。

【主治基本证型】热伤气阴夹湿证。①热证的基本症状表现即口渴，或口苦，或面赤，舌红苔黄。②气虚证、气伤证的基本症状表现即倦怠乏力，神志不佳，面色不荣；气虚证的病变证机及症状表现较气伤证为重。③阴伤证的基本症状表现即皮肤粗糙，口咽干燥，舌红少津。④湿证的基本症状表现即身体酸楚、沉重、困痛，或大便溏泻，或小便混浊，口腻，苔腻。⑤热伤气阴夹湿证病变在心有心的基本症状表现如心悸等，在肺有肺的基本症状表现如咳嗽等，在肾有肾的基本症状表现如腰酸等，在肝有肝的基本症状表现如胁肋不舒等，在脾胃有脾胃的基本症状表现如脘腹不适，在太阳有太阳的基本症状表现如发热、疼痛、瘙痒等。⑥辨识热伤气阴夹湿证即包含胃热津伤气逆证的基本病变证机，于此适应证列举竹叶石膏汤治疗胃热津伤气逆证的基本思路与方法。

【适应证】

1. 中医病证　胃热津伤气逆证。身热多汗，心胸烦闷，气逆欲吐，口干喜饮，或虚烦不寐，或胃脘疼痛，舌红、少苔或薄黄，脉虚数。

2. 西医疾病　急、慢性胃炎，肝炎，流行性出血热，夏季热，热射病，流行性脑炎，糖尿病，荨麻疹等病变证机属于热伤气阴夹湿证者。

【用药分析】方中竹叶以清热利水兼养阴为主，石膏以清泻兼生津为主，人参以益气生津兼摄血为主，麦门冬以滋阴清热兼调理为主，半夏以温化痰湿降逆兼散结为主，粳米以益气除烦兼利小便为主，甘草以益气生津兼缓急为主，从用药用量分析进而得出竹叶石膏汤是治疗热伤气阴夹湿证的重要基础用方。

【用方思路】

（1）竹叶石膏汤既是辨治胃热津伤气逆证的重要代表方，又是辨治诸多杂病如脾胃病、心病、肝病、皮肤病等属于热伤气阴夹湿证者的重要基础方。

（2）方中石膏、竹叶清泻盛热；半夏既醒脾，又降逆；麦门冬既滋阴，又清热；人参、甘草、粳米可补五脏六腑之气。从方中用药用量及调配分析得知，竹叶石膏汤的应用并不局限于胃热津伤气逆证，还可用于辨治诸多杂病，如消化、内分泌及代谢、精神神经系统疾病和皮肤病等病变证机属于热伤气阴夹湿证者。

（3）运用竹叶石膏汤辨治的病证（无论病变部位在脾胃、在肝或在心）以热伤气阴夹湿为主；其治当清热生津，降逆燥湿。

【随证合方】若夹寒热伤阴，可与附子花粉汤合方用之；若夹气逆比较重，可与橘皮竹茹汤合方用之；若夹痰热，可与小陷胸汤合方用之；若夹寒结，可与大黄附子汤合方用之。

【注意事项】运用竹叶石膏汤既要辨清西医之病，又要辨清西医之病属于中医热伤气阴夹湿证。辨西医之病可进一步了解疾病的发展演变规律及其转归，辨中医之证可更好地针对西医之病选用竹叶石膏汤。

四、栀子豉汤

【导读】①学用栀子豉汤应重视栀子和香豉的用量调配关系。②栀子豉汤虽是辨治热扰胸膈证的重要代表方，但在临床中还要明确指出栀子豉汤主治基本证型是郁热气滞证。

【方歌】栀子豉汤经典方，清宣郁热基础方，脏腑营卫诸般热，辨治杂病皆可康。

【方药】栀子擘，十四个（14 g）　香豉绵裹，四合（10 g）

【用法】上二味，以水四升，先煮栀子得二升半，内豉，煮取一升半，去滓。分为二服，温进一服。得吐者，止后服。

【功用】清热燥湿，宣通气机。

【主治基本证型】郁热气滞证。①郁热证的基本症状表现即肌肤骨节烦热，或心胸脘腹闷热，舌红苔黄。②气滞证的基本症状表现即胸膈满闷，脘腹胀闷，肌肤肿胀。③郁热气滞证病变在心有心的基本症状表现如心悸等，在肺有肺的基本症状表现如咳嗽等，在肾有肾的基本症状表现如腰酸等，在肝有肝的基本症状表现如胁肋不舒等，在脾胃有脾胃的基本症状表现如脘腹不适，在太阳有太阳的基本症状表现如发热、疼痛、瘙痒等。④辨识郁热气滞证即包含热扰胸膈证的基本病变证机，于此适应证列举栀子豉汤治疗热扰胸膈证的基本思路与方法。

【适应证】

1. 中医病证　热扰胸膈证。心烦，心中懊忄农，卧起不安，或胸中窒，或胸中结痛，舌红、苔黄，脉数。

2. 西医疾病　食管炎、急性胃炎、胆囊炎、心肌炎、脉管炎、过敏性紫癜、咽炎、扁桃体炎、腮腺炎、牙龈出血、高脂血症等病变证机属于郁热气滞证者。

【用药分析】 方中栀子以清热燥湿兼凉血解酒为主，香豉以宣散调中兼解肌为主，从用药用量分析进而得出栀子豉汤是治疗郁热气滞证的重要基础用方。

【用方思路】

（1）栀子豉汤既是辨治热扰胸膈证的重要代表方，又是辨治诸多杂病如脾胃病、心病、肺病等属于郁热气滞证者的重要基础方。

（2）方中栀子既能清热，又能凉血；香豉既可透散表热，又可透泻里热。从方中用药用量及调配分析得知，栀子豉汤的应用并不局限于热扰胸膈证，还可用于辨治诸多杂病，如消化、循环、内分泌及代谢等系统疾病病变证机属于郁热气滞证者。

（3）运用栀子豉汤辨治的病证（无论病变部位在脾胃或在心）以郁热气滞为主；其治当清透郁热。

【随证合方】 若夹风痰气虚，可与藜芦人参汤合方用之；若夹虚寒，可与干姜黄连黄芩人参汤合方用之；若夹痰热，可与小陷胸汤合方用之；若夹郁，可与四逆散合方用之。

【注意事项】 运用栀子豉汤既要辨清西医之病，又要辨清西医之病属于中医郁热气滞证。辨西医之病可进一步了解疾病的发展演变规律及其转归，辨中医之证可更好地针对西医之病选用栀子豉汤。

五、栀子甘草豉汤

【导读】 ①学用栀子甘草豉汤应重视栀子和香豉的用量调配关系、栀子和甘草的用量调配关系。②栀子甘草豉汤虽是辨治热扰胸膈伤气证或阳明郁热伤气证的重要代表方，但在临床中还要明确指出栀子甘草豉汤主治基本证型是郁热气滞气虚证。

【方歌】栀子甘草香豉汤，郁热肆虐夹气虚，脏腑营卫诸般疾，经方合方病可除。

【方药】栀子擘，十四个（14 g） 香豉绵裹，四合（10 g） 甘草炙，二两（6 g）

【用法】上三味，以水四升，先煮栀子、甘草得二升半，内豉，煮取一升半，去滓。分二服，温进一服。得吐者，止后服。

【功用】清热燥湿，宣通气机，补益正气。

【主治基本证型】郁热气滞气虚证。①郁热证的基本症状表现即肌肤骨节烦热，或心胸脘腹闷热，舌红苔黄。②气滞证的基本症状表现即胸膈满闷，脘腹胀闷，肌肤肿胀。③气虚证、气伤证的基本症状表现即倦怠乏力，神志不佳，面色不荣；气虚证的病变证机及症状表现较气伤证为重。④郁热气滞气虚证病变在心有心的基本症状表现如心悸等，在肺有肺的基本症状表现如咳嗽等，在肾有肾的基本症状表现如腰酸等，在肝有肝的基本症状表现如胁肋不舒等，在脾胃有脾胃的基本症状表现如脘腹不适，在太阳有太阳的基本症状表现如发热、疼痛、瘙痒等。⑤辨识郁热气滞气虚证即包含热扰胸膈证伴有少气乏力或阳明热郁证伴有少气乏力的基本病变证机，于此适应证列举栀子甘草豉汤治疗热扰胸膈证伴有少气乏力或阳明热郁证伴有少气乏力的基本思路与方法。

【适应证】

1. 中医病证　热扰胸膈证伴有少气乏力或阳明热郁证伴有少气乏力。

2. 西医疾病　食管炎、急性胃炎、胆囊炎、心肌炎、脉管炎、过敏性紫癜、咽炎、扁桃体炎、腮腺炎、牙龈出血等病变证机属于郁热气滞气虚证者。

【用药分析】方中栀子以清热燥湿兼凉血解酒为主，香豉以宣散调中兼解肌为主，甘草以益气生津兼缓急为主，从用药用量分析进而得出栀子甘草豉汤是治疗郁热气滞气虚证的重要基础用方。

【用方思路】

（1）栀子甘草豉汤既是辨治热扰胸膈伤气证或阳明郁热伤气证的重要代表方，又是辨治诸多杂病如脾胃病、心病、肺病等属于郁热气滞气虚证者的重要基础方。

（2）方中栀子既能清热，又能凉血；香豉既可透散表热，又可透泻里热；甘草补益诸脏腑及营卫之气。从方中用药用量及调配分析得知，栀子甘草豉汤的应用并不局限于热扰胸膈伤气证或阳明郁热伤气证，还可用于辨治诸多杂病，如消化、循环、内分泌及代谢等系统疾病病变证机属于郁热气滞气虚证者。

（3）运用栀子甘草豉汤辨治的病证（无论病变部位在脾胃或在心）以郁热气滞气虚为主；其治当清透郁热兼益气。

【随证合方】若夹风痰血虚，可与藜芦芍药汤合方用之；若夹虚寒，可与干姜黄连黄芩人参汤合方用之；若夹痰热，可与小陷胸汤合方用之；若夹郁，可与四逆散合方用之。

【注意事项】运用栀子甘草豉汤既要辨清西医之病，又要辨清西医之病属于中医热郁气滞气虚证。辨西医之病可进一步了解疾病的发展演变规律及其转归，辨中医之证可更好地针对西医之病选用栀子甘草豉汤。

六、栀子生姜豉汤

【导读】①学用栀子生姜豉汤应重视栀子和香豉的用量调配关系、栀子和生姜的用量调配关系。②栀子生姜豉汤虽是辨治热扰胸膈气逆证或阳明热郁气逆证的重要代表方，但在临床中还要明确指出栀子生姜豉汤主治基本证型是郁热气滞寒逆证。

【方歌】栀子生姜香豉汤，郁热浸淫夹寒逆，清宣郁热能散寒，寒热夹杂服之宜。

【方药】栀子擘，十四个（14 g）　香豉绵裹，四合（10 g）　生姜五两（15 g）

【用法】上三味，以水四升，先煮栀子、生姜得二升半，内豉，煮取一升半，去滓。分二服，温进一服。得吐者，止后服。

【功用】清热燥湿，宣通气机，温中降逆。

【主治基本证型】郁热气滞寒逆证。①郁热证的基本症状表现即肌肤骨节烦热，或心胸脘腹闷热，舌红苔黄。②气滞证的基本症状表现即胸膈满闷，脘腹胀闷，肌肤肿胀。③寒证、阴寒证的基本症状表现即手足不温，怕冷，舌质淡，苔白；阴寒证的病变证机及症状表现较寒证为重。④气逆证、浊逆证的基本症状表现即呕吐、恶心、泛酸、打嗝、呃逆，或咳嗽、气喘、心胸脘腹浊气上逆。⑤郁热气滞寒逆证病变在心有心的基本症状表现如心悸等，在肺有肺的基本症状表现如咳嗽等，在肾有肾的基本症状表现如腰酸等，在肝有肝的基本症状表现如胁肋不舒等，在脾胃有脾胃的基本症状表现如脘腹不适，在太阳有太阳的基本症状表现如发热、疼痛、瘙痒等。⑥辨识郁热气滞寒逆证即包含热扰胸膈证伴有胃气上逆或阳明热郁证伴有胃气上逆的基本病变证机，于此适应证列举栀子生姜豉汤治疗热扰胸膈证伴有胃气上逆或阳明热郁证伴有胃气上逆的基本思路与方法。

【适应证】

1. 中医病证　热扰胸膈证伴有胃气上逆或阳明热郁证伴有胃气上逆。

2. 西医疾病　食管炎、急性胃炎、胆囊炎、心肌炎、脉管炎、过敏性紫癜、咽炎、扁桃体炎、腮腺炎、牙龈出血等病变证机属于郁热气滞寒逆证者。

【用药分析】方中栀子以清热燥湿兼凉血解酒为主，香豉以宣散调中兼解肌为主，生姜以温通宣散兼降逆为主，从用药用量分析进而得出栀子生姜豉汤是治疗郁热气滞寒逆证的重要基础用方。

【用方思路】

（1）栀子生姜豉汤既是辨治热扰胸膈气逆证或阳明郁热气逆证的重要代表方，又是辨治诸多杂病如脾胃病、心病、肺病等属于郁热气滞寒逆证者的重要基础方。

（2）方中栀子既能清热，又能凉血；香豉既可透散表热，又可透泻里热；生姜辛散降逆和中。从方中用药用量及调配分析得知，栀子生姜豉汤的应用并不局限于热扰胸膈气逆证或阳明郁热气逆证，还可用于辨治诸多杂病，如消化、循环、内分泌及代谢等系统疾病病变证机属于郁热气滞寒逆证者。

（3）运用栀子生姜豉汤辨治的病证（无论病变部位在脾胃或在心）以郁热气滞寒逆证为主；其治当清透郁热。

【随证合方】若夹风痰，可与藜芦甘草汤合方用之；若夹虚寒，可与旋覆代赭汤合方用之；若夹痰热，可与小陷胸汤合方用之；若夹郁，可与橘枳姜汤合方用之。

【注意事项】运用栀子生姜豉汤既要辨清西医之病，又要辨清西医之病属于中医郁热气滞寒逆证。辨西医之病可进一步了解疾病的发展演变规律及其转归，辨中医之证可更好地针对西医之病选用栀子生姜豉汤。

七、栀子厚朴汤

【导读】①学用栀子厚朴汤应重视栀子和厚朴的用量调配关系、厚朴和枳实的用量调配关系。②栀子厚朴汤虽是辨治热郁胸腹证的重要代表方，但在临床中还要明确指出栀子厚朴汤主治基本证型是热郁气滞夹寒证。

【方歌】栀子厚朴汤枳实，清热温通能行气，热郁寒结夹气滞，各科杂病皆可宜。

【方药】栀子擘，十四个（14 g）　厚朴炙，去皮，四两（12 g）　枳实水浸，炙令黄，四枚（4 g）

【用法】上三味，以水三升半，煮取一升半，去滓。分二服，温进一服。得吐者，止后服。

【功用】行气解郁，清热燥湿，宣通气机。

【主治基本证型】热郁气滞夹寒证。①热郁证的基本症状表现即肌肤骨节烦热，或心胸脘腹闷热，舌红苔黄。②气滞证的基本症状表现即胸膈满闷，脘腹胀闷，肌肤肿胀。③寒证、阴寒证的基本症状表现即手足不温，怕冷，舌质淡，苔白；阴寒证的病变证机及症状表现较寒证为重。④热郁气滞夹寒证病变在心有心的基本症状表现如心悸等，在肺有肺的基本症状表现如咳嗽等，在肾有肾的基本症状表现如腰酸等，在肝有肝的基本症状表现如胁肋不舒等，在脾胃有脾胃的基本症状表现如脘腹不适，在太阳有太阳的基本症状表现如发热、疼痛、瘙痒等。⑤辨识热郁气滞夹寒证即包含热郁胸腹证的基本病变证机，于此适应证列举栀子厚朴汤治疗热郁胸腹证的基本思路与方法。

【适应证】

1. 中医病证　热郁胸腹证。心烦，脘腹胀满，或胸闷，卧起不安，或食欲减退，或呕吐，舌红、苔黄，脉数。

2. 西医疾病　食管炎，急性胃炎，急、慢性胆囊炎，慢性胰腺炎，心肌炎，心律不齐，心肌缺血，肋间神经炎，神经性头痛等病变证机属于热郁气滞夹寒证者。

【用药分析】方中栀子以清热燥湿兼凉血解酒为主，枳实以清热行气兼降逆为主，厚朴以行气降逆兼通阳化饮为主，从用药用量分析进而得出栀子厚朴汤是治疗热郁气滞夹寒证的重要基础用方。

【用方思路】

（1）栀子厚朴汤既是辨治热郁胸腹证的重要代表方，又是辨治诸多杂病如脾胃病、肺病、肝病、心病等属于热郁气滞夹寒证者的重要基础方。

（2）方中栀子既能清热，又能凉血；厚朴、枳实既可行气，又可降逆。从方中用药用量及调配分析得知，栀子厚朴汤的应用并不局限于热郁胸腹证，还可用于辨治诸多杂病，如消化、呼吸、循环、内分泌等系统疾病病变证机属于热郁气滞夹寒证者。

（3）运用栀子厚朴汤辨治的病证（无论病变部位在脾胃、在肝或在心）以热郁气滞夹寒为主；其治当清透郁热，行气降逆。

【随证合方】若夹寒瘀，可与附子白及汤合方用之；若夹寒湿，可与甘姜苓术汤合方用之；若夹瘀热，可与桃核承气汤合方用之。

【注意事项】运用栀子厚朴汤既要辨清西医之病，又要辨清西医之病属于中医热郁气滞夹寒证。辨西医之病可进一步了解疾病的发展演变规律及其转归，辨中医之证可更好地针对西医之病选用栀子厚朴汤。

八、枳实栀子豉汤

【导读】①学用枳实栀子豉汤应重视栀子和枳实的用量调配关系、香豉和枳实的用量调配关系。②枳实栀子豉汤虽是辨治热扰胸腹夹气滞证的重要代表方，但在临床中还要明确指出枳实栀子豉汤主治基本证型是气郁湿热证。

【方歌】枳实栀子香豉汤，清热行气基础方，心胸脘腹诸般疾，经方合方效非常。

【方药】枳实炙，三枚（3 g）　栀子擘，十四个（14 g）　香豉绵裹，一升（24 g）

【用法】上三味，以清浆水七升，空煮取四升，内枳实、栀子，煮取二升，下豉，更煮五六沸，去滓。温分三服，覆令微似汗。若有宿食，内大黄，如博棋子大五六枚，服之愈。

【功用】行气解郁，清热燥湿，宣通气机。

【主治基本证型】气郁湿热证。①气郁证的基本症状表现即胀、满、闷，或情绪低落，或所愿不遂，或急躁易怒。②湿证的基本症状表现即身体酸楚、沉重、困痛，或大便溏泻，或小便混浊，口腻，苔腻。③热证的基本症状表现即口渴，或口苦，或面赤，舌红苔黄。④气郁湿热证病变在心有心的基本症状表现如心悸等，在肺有肺的基本症状表现如咳嗽等，在肾有肾的基本症状表现如腰酸等，在肝有肝的基本症状表现如胁肋不舒等，在脾胃有脾胃的基本症状表现如脘腹不适，在太阳有太阳的基本症状表现如发热、疼痛、瘙痒等。⑤辨识气郁湿热证即包含热扰胸腹夹气滞证的基本病变证机，于此适应证列举枳实栀子豉汤治疗热扰胸腹夹气滞证的基本思路与方法。

【适应证】

1. 中医病证　热扰胸腹夹气滞证。脘腹灼热，或痞满，或胀痛，心烦，身热，舌红、苔黄，脉数。

2. 西医疾病　食管炎，急性胃炎，急、慢性胆囊炎，慢性胰腺炎，心肌炎，心律不齐，心肌缺血，肋间神经炎，神经性头痛等病变证机属于气郁湿热证者。

【用药分析】方中枳实以清热行气兼降逆为主，栀子以清热燥湿兼凉血解酒为主，香豉以宣散调中兼解肌为主，清浆水以调中开胃兼消肿收敛为主，从用药用量分析进而得出枳实栀子豉汤是治疗气郁湿热证的重要基础用方。

【用方思路】

（1）枳实栀子豉汤既是辨治热扰胸腹夹气滞证的重要代表方，又是辨治诸多杂病如脾胃病、心病等属于气郁湿热证者的重要基础方。

（2）方中枳实既行气，又清热；栀子既能清热，又能凉血；香豉既可透散表热，又可透泻里热。从方中用药用量及调配分析得知，枳实栀子豉汤的应用并不局限于热扰胸腹夹气滞证，还可用于辨治诸多杂病，如消化、循环、内分泌及代谢等系统疾病病变证机属于气郁湿热证者。

（3）运用枳实栀子豉汤辨治的病证（无论病变部位在脾胃、在肝或在心）以气郁湿热为主；其治当清透郁热，行气降逆。

【随证合方】若夹寒痰气逆，可与附子半夏汤合方用之；若夹痰热，可与小陷胸汤合方用之；若夹瘀，可与桂枝茯苓丸合方用之；若夹脾虚，可与枳术汤合方用之。

【注意事项】运用枳实栀子豉汤既要辨清西医之病，又要辨清西医之病属于中医气郁湿热证。辨西医之病可进一步了解疾病的发展演变规律及其转归，辨中医之证可更好地针对西医之病选用枳实栀子豉汤。

九、大黄黄连泻心汤

【导读】①学用大黄黄连泻心汤应重视大黄和黄连的用量调配关系。②大黄黄连泻心汤虽是辨治脾胃积热证的重要代表方，但在临床中还要明确指出大黄黄连泻心汤主治基本证型是湿热郁结证。

【方歌】大黄黄连泻心汤，清泻郁热能燥湿，调整用量最重要，各科杂病服之宜。

【方药】大黄二两（6 g）　黄连一两（3 g）

【用法】上二味，以麻沸汤二升，渍之，须臾，绞去滓。分温再服。

【功用】清泻热郁，燥湿祛瘀。

【主治基本证型】湿热郁结证。①湿证的基本症状表现即身体酸楚、沉重、困痛，或大便溏泻，或小便混浊，口腻，苔腻。②热证的基本症状表现即口渴，或口苦，或面赤，舌红苔黄。③郁结证的病变证机是邪与气郁结而壅滞气机，或邪与血郁结而阻滞经脉，或邪与痰郁结而郁滞气血。④湿热郁结证病变在心有心的基本症状表现如心悸等，在肺有肺的基本症状表现如咳嗽等，在肾有肾的基本症状表现如腰酸等，在肝有肝的基本症状表现如胁肋不舒等，在脾胃有脾胃的基本症状表现如脘腹不适，在太阳有太阳的基本症状表现如发热、疼痛、瘙痒等。⑤辨识湿热郁结证即包含脾胃积热证的基本病变证机，于此适应证列举大黄黄连泻心汤治疗脾胃积热证的基本思路与方法。

【适应证】

1. 中医病证　脾胃积热证。心下痞满，按之濡软，或胃脘满痛，以满为主，或胸脘腹疼痛，舌红、苔黄，脉数。

2. 西医疾病　上消化道出血，急、慢性肠胃炎，急性胆囊炎，幽门螺杆菌相关性胃病，高脂血症，血管硬化，脑血栓，肺结核出血，支气管扩张咯血，急性溃疡性口腔炎，小儿急性口疮，牙龈炎，急性扁桃体炎，慢性骨髓炎，乙型脑炎，精神分裂症，三叉神经痛等病变证机属于湿热郁结证者。

【用药分析】 方中大黄以清泻热结兼化瘀为主，黄连以清热燥湿兼开窍为主，从用药用量分析进而得出大黄黄连泻心汤是治疗湿热郁结证的重要基础用方。

【用方思路】

（1）大黄黄连泻心汤既是辨治脾胃积热证的重要代表方，又是辨治诸多杂病如脾胃病、心病等属于湿热郁结证者的重要基础方。

（2）方中大黄既泻热，又导滞；黄连既清热，又除烦。从方中用药用量及调配分析得知，大黄黄连泻心汤的应用并不局限于脾胃积热证，还可用于辨治诸多杂病，如消化、循环、内分泌及代谢等系统疾病病变证机属于湿热郁结证者。

（3）运用大黄黄连泻心汤辨治的病证（无论病变部位在脾胃、在肝或在心）以湿热郁结为主；其治当清泻积热。

【随证合方】 若夹寒热伤阴，可与附子花粉汤合方用之；若夹寒，可与理中丸合方用之；若夹瘀，可与桃核承气汤合方用之；若夹寒痰，可与赤丸合方用之。

【注意事项】 运用大黄黄连泻心汤既要辨清西医之病，又要辨清西医之病属于中医湿热郁结证。辨西医之病可进一步了解疾病的发展演变规律及其转归，辨中医之证可更好地针对西医之病选用大黄黄连泻心汤。

十、大黄甘草汤

【导读】 ①学用大黄甘草汤应重视大黄和甘草的用量调配关系。②大黄甘草汤虽是辨治胃热气逆伤气证的重要代表方，但在临床中还要明确指出大黄甘草汤主治基本证型是湿热夹气虚证。

【方歌】 仲景大黄甘草汤，泻热益气基础方，脏腑营卫诸般疾，各科杂病用之良。

【方药】 大黄四两（12 g） 甘草一两（3 g）

【用法】 上二味，以水三升，煮取一升，分温再服。

【功用】 清泻热郁，益气生津。

【主治基本证型】 湿热夹气虚证。①湿证的基本症状表现即身体酸楚、沉重、困痛，或大便溏泻，或小便混浊，口腻，苔腻。②热证的基本症状表现即口渴，或口苦，或面赤，舌红苔黄。③气虚证、气伤证的基本症状表现即倦怠乏力，神志不佳，面色不荣；气虚证的病变证机及症状表现较气伤证为重。④湿热夹气虚证病变在心有心的基本症状表现如心悸等，在肺有肺的基本症状表现如咳嗽等，在肾有肾的基本症状表现如腰酸等，在肝有肝的基本症状表现如胁肋不舒等，在脾胃有脾胃的基本症状表现如脘腹不适，在太阳有太阳的基本症状表现如发热、疼痛、瘙痒等。⑤辨识湿热夹气虚证即包含胃热气逆伤气证的基本病变证机，于此适应证列举大黄甘草汤治疗胃热气逆伤气证的基本思路与方法。

【适应证】

1. 中医病证　胃热气逆伤气证。口干，口渴，口苦，呕吐，或食已即吐，或大便干，或心烦，舌红、苔黄，脉滑或数。

2. 西医疾病　急性胃炎、幽门水肿、食管炎、肝炎、急性胆囊炎、慢性肾炎、肾病综合征、传染性脓疱疮、过敏性皮炎等病变证机属于湿热夹气虚证者。

【用药分析】 方中大黄以清泻热结兼化瘀为主，甘草以益气生津兼缓急为主，从用药用量分析进而得出大黄甘草汤是治疗湿热夹气虚证的重要基础用方。

【用方思路】

（1）大黄甘草汤既是辨治胃热气逆伤气证的重要代表方，又是辨治诸多杂病如脾胃病、心病、肾病、肝病、皮肤病等属于湿热夹气虚证者的重要基础方。

（2）方中大黄既泻热，又导滞；甘草既益气，又清热。从方中用药用量及调配分析得知，大黄甘草汤的应用并不局限于胃热气逆伤气证，还可用于辨治诸多杂病，如消化、泌尿、循环、内分泌及代谢等系统疾病病变证机属于湿热夹气虚证者。

（3）运用大黄甘草汤辨治的病证（无论病变部位在脾胃、在肝或在心）以湿热夹气虚为主；其治当泻热或兼益气。

【随证合方】 若夹寒痰气逆，可与附子半夏汤合方用之；若夹寒，可与吴茱萸汤合方用之；若夹痰热，可与小陷胸汤合方用之；若夹郁，可与橘枳姜汤合方用之。

【注意事项】 运用大黄甘草汤既要辨清西医之病，又要辨清西医之病属于中医湿热夹气虚证。辨西医之病可进一步了解疾病的发展演变规律及其转归，辨中医之证可更好地针对西医之病选用大黄甘草汤。

十一、橘皮竹茹汤

【导读】 ①学用橘皮竹茹汤应重视橘皮和竹茹的用量调配关系、生姜和人参的用量调配关系、大枣和甘草的用量调配关系。②橘皮竹茹汤虽是辨治脾胃虚热气逆证的重要代表方，但在临床中还要明确指出橘皮竹茹汤主治基本证型是气虚气逆寒热证。

【方歌】橘皮竹茹汤人参，甘草大枣与生姜，气虚气逆夹寒热，温补清降效非常。

【方药】橘皮二升（48 g） 竹茹二升（48 g） 大枣三十枚 人参一两（3 g） 生姜半斤（24 g） 甘草五两（15 g）

【用法】上六味，以水一斗，煮取三升。温服一升，日三服。

【功用】补益正气，理气温中，清降胃气。

【主治基本证型】气虚气逆寒热证。①气虚证、气伤证的基本症状表现即倦怠乏力，神志不佳，面色不荣；气虚证的病变证机及症状表现较气伤证为重。②气逆证、浊逆证的基本症状表现即呕吐、恶心、泛酸、呃逆，或咳嗽、气喘、心胸脘腹浊气上逆。③寒证、阴寒证的基本症状表现即手足不温，怕冷，舌质淡，苔白；阴寒证的病变证机及症状表现较寒证为重。④热证的基本症状表现即口渴，或口苦，或面赤，舌红苔黄。⑤气虚气逆寒热证病变在心有心的基本症状表现如心悸等，在肺有肺的基本症状表现如咳嗽等，在肾有肾的基本症状表现如腰酸等，在肝有肝的基本症状表现如胁肋不舒等，在脾胃有脾胃的基本症状表现如脘腹不适，在太阳有太阳的基本症状表现如发热、疼痛、瘙痒等。⑥辨识气虚气逆寒热证即包含脾胃虚热气逆证的基本病变证机，于此适应证列举橘皮竹茹汤治疗脾胃虚热气逆证的基本思路与方法。

【适应证】

1. 中医病证　脾胃虚热气逆证。呃逆不止，或干呕，或神疲，舌红、苔薄黄，脉虚弱。

2. 西医疾病　急、慢性胃炎，重症肝炎顽固性呕吐，膈肌痉挛，胃及十二指肠溃疡，肾衰竭等病变证机属于气虚气逆寒热证者。

【用药分析】方中橘皮以温通行气兼降逆化湿为主，竹茹以清热降逆兼化痰为主，生姜以温通宣散兼降逆为主，人参以益气生津兼摄血为主，大枣以益气兼补血为主，甘草以益气生津兼缓急为主，从用药用量分析进而得出橘皮竹茹汤是治疗气虚气逆寒热证的重要基础用方。

【用方思路】

（1）橘皮竹茹汤既是辨治脾胃虚热气逆证的重要代表方，又是辨治诸多杂病如脾胃病、肺病、肝病等属于气虚气逆寒热证的重要基础方。

（2）方中橘皮既清热，又降逆；竹茹、生姜既温化，又降逆；人参、大枣、甘草补五脏六腑之气。从方中用药用量及调配分析得知，橘皮竹茹汤的应用并不局限于脾胃虚热气逆证，还可用于辨治诸多杂病，如消化、呼吸、内分泌等系统疾病病变证机属于气虚气逆寒热证者。

（3）运用橘皮竹茹汤辨治的病证（无论病变部位在脾胃、在肝或在肺）以气虚气逆寒热为主；其治当清热益气降逆。

【随证合方】若夹风痰气虚，可与藜芦人参汤合方用之；若夹虚寒，可与理中丸合方用之；若夹寒结，可与大黄附子汤合方用之；若夹湿热，可与栀子生姜豉汤合方用之。

【注意事项】运用橘皮竹茹汤既要辨清西医之病，又要辨清西医之病属于中医气虚气逆寒热证。辨西医之病可进一步了解疾病的发展演变规律及其转归，辨中医之证可更好地针对西医之病选用橘皮竹茹汤。

十二、竹皮大丸

【导读】①学用竹皮大丸应重视竹茹和石膏的用量调配关系、桂枝和白薇的用量调配关系。②竹皮大丸虽是辨治虚热烦逆证的重要代表方，但在临床中还要明确指出竹皮大丸主治基本证型是郁热伤气夹寒证。

【方歌】竹皮大丸用石膏，桂枝甘草薇大枣，清热益气能温通，清降补益温通好。

【方药】生竹茹二分（6 g）　石膏二分（6 g）　桂枝一分（3 g）　甘草七分（21 g）　白薇一分（3 g）

【用法】上五味，末之，枣肉和丸如弹子大，以饮服一丸，日三夜二服。有热者倍白薇，烦喘者加柏实一分。

【功用】清热生津，益气温阳。

【主治基本证型】郁热伤气夹寒证。①郁热证的基本症状表现即肌肤骨节烦热，心胸脘腹闷热，舌红苔黄。②气虚证、气伤证的基本症状表现即倦怠乏力，神志不佳，面色不荣；气虚证的病变证机及症状表现较气伤证为重。③寒证、阴寒证的基本症状表现即手足不温，怕冷，舌质淡，苔白；阴寒证的病变证机及症状表现较寒证为重。④郁热伤气夹寒证病变在心有心的基本症状表现如心悸等，在肺有肺的基本症状表现如咳嗽等，在肾有肾的基本症状表现如腰酸等，在肝有肝的基本症状表现如胁肋不舒等，在脾胃有脾胃的基本症状表现如脘腹不适，在太阳有太阳的基本症状表现如发热、疼痛、瘙痒等。⑤辨识郁热伤气夹寒证即包含脾胃虚热烦逆证的基本病变证机，于此适应证列举竹皮大丸治疗脾胃虚热烦逆证的基本思路与方法。

【适应证】

1. 中医病证　（产后）脾胃虚热烦逆证。恶心，呕吐，心烦，四肢倦怠，乏力，或口干，或大便干，或小便赤，舌红少苔，脉虚数。

2. 西医疾病　妊娠呕吐、妊娠中毒症、病毒性肝炎、急性胃炎、消化性溃疡、反流性食管炎、心肌炎等病变证机属于郁热伤气夹寒证者。

【用药分析】方中竹茹以清热降逆兼化痰为主，石膏以清泻兼生津为主，桂枝以温宣通经兼补为主，白薇以清热定狂兼利水降逆为主，大枣以益气兼补血为主，甘草以益气生津兼缓急为主，从用药用量分析进而得出竹皮大丸是治疗郁热伤气夹寒证的重要基础用方。

【用方思路】

（1）竹皮大丸既是辨治脾胃虚热烦逆证的重要代表方，又是辨治诸多杂病如脾胃病、肝病、心病等属于郁热伤气夹寒证的重要基础方。

（2）方中竹茹既清热，又降逆；石膏既清热，又生津；白薇既清热，又渗利；桂枝通表里内外之阳气；甘草益气和中。从方中用药用量及调配分析得知，竹皮大丸的应用并不局限于脾胃虚热烦逆证，还可用于辨治诸多杂病，如消化、循环、内分泌及代谢等系统疾病病变证机属于郁热伤气夹寒证者。

（3）运用竹皮大丸辨治的病证（无论病变部位在脾胃、在肝或在心）以郁热伤气夹寒为主；其治当清热除烦散寒。

【随证合方】若寒夹热痰，可与附子栝楼汤合方用之；若夹郁，可与橘枳姜汤合方用之；若夹湿热，可与栀子柏皮汤合方用之；若夹热结，可与大黄甘草汤合方用之。

【注意事项】运用竹皮大丸既要辨清西医之病，又要辨清西医之病属于中医郁热伤气夹寒证。辨西医之病可进一步了解疾病的发展演变规律及其转归，辨中医之证可更好地针对西医之病选用竹皮大丸。

十三、越婢加术汤

【导读】①学用越婢加术汤应重视麻黄和石膏的用量调配关系、麻黄和白术的用量调配关系、大枣和麻黄的用量调配关系。②越婢加术汤虽是辨治脾胃阳郁水气证的重要代表方，但在临床中还要明确指出越婢加术汤主治基本证型是寒热水湿夹虚证。

【方歌】越婢加术汤麻黄，石膏甘草大枣姜，寒郁热蕴夹气虚，温清益气病可康。

【方药】麻黄六两（18 g）　石膏半斤（24 g）　生姜三两（9 g）　大枣十五枚　甘草二两（6 g）　白术四两（12 g）

【用法】上六味，以水六升，先煮麻黄，去沫，内诸药，煮取三升，分温三服。恶风加附子一枚，炮。

【功用】温通散寒，清泻郁热，燥湿利水，补益正气。

【主治基本证型】 寒热水湿夹虚证。①寒证、阴寒证的基本症状表现即手足不温，怕冷，舌质淡，苔白；阴寒证的病变证机及症状表现较寒证为重。②热证的基本症状表现即口渴，或口苦，或面赤，舌红苔黄。③水证、水气证的基本症状表现即四肢肌肤颜面水肿，身体困重，或腹中有水声，苔滑。④湿证的基本症状表现即身体酸楚、沉重、困痛，或大便溏泻，或小便混浊，口腻，苔腻。⑤气虚证、气伤证的基本症状表现即倦怠乏力，神志不佳，面色不荣；气虚证的病变证机及症状表现较气伤证为重。⑥寒热水湿夹虚证病变在心有心的基本症状表现如心悸等，在肺有肺的基本症状表现如咳嗽等，在肾有肾的基本症状表现如腰酸等，在肝有肝的基本症状表现如胁肋不舒等，在脾胃有脾胃的基本症状表现如脘腹不适，在太阳有太阳的基本症状表现如发热、疼痛、瘙痒等。⑦辨识寒热水湿夹虚证即包含脾胃阳郁水气证的基本病变证机，于此适应证列举越婢加术汤治疗脾胃阳郁水气证的基本思路与方法。

【适应证】

1. 中医病证　脾胃阳郁水气证。腹大，身重，四肢倦怠烦热，心烦，小便难，一身面目浮肿，或口渴，舌红、苔薄黄，脉沉。

2. 西医疾病　急、慢性胃炎，慢性胆囊炎，支气管炎，支气管肺炎，流行性感冒等病变证机属于寒热水湿夹虚证者。

【用药分析】 方中麻黄以温宣兼降泄为主，生姜以温通宣散兼降逆为主，石膏以清泻兼生津为主，白术以益气散寒燥湿兼生血为主，大枣以益气兼补血为主，甘草以益气生津兼缓急为主，从用药用量分析进而得出越婢加术汤是治疗寒热水湿夹虚证的重要基础用方。

【用方思路】

（1）越婢加术汤既是辨治脾胃阳郁水气证的重要代表方，又是辨治诸多杂病如脾胃病、肺病、肾病、皮肤病等属于寒热水湿夹虚证的重要基础方。

（2）方中麻黄、生姜既可走营卫，又可行脏腑；石膏可清泻内外之热；白术、大枣、甘草可补诸脏腑之气。从方中用药用量及调配分析得知，越婢加术汤的应用并不局限于脾胃阳郁水气证，还可用于辨治诸多杂病，如消化、呼吸、泌尿、内分泌等系统疾病病变证机属于寒热水湿夹虚证者。

（3）运用越婢加术汤辨治的病证（无论病变部位在脾胃、在肝或在肾）以寒热水湿夹虚为主；其治当清热通阳行水。

【随证合方】 若夹风痰血虚，可与藜芦芍药汤合方用之；若夹水气，可与五苓散合方用之；若夹阳虚，可与真武汤合方用之；若夹湿热，可与葛根芩连汤合方用之。

【注意事项】 运用越婢加术汤既要辨清西医之病，又要辨清西医之病属于中医寒热水湿夹虚证。辨西医之病可进一步了解疾病的发展演变规律及其转归，辨中医之证可更好地针对西医之病选用越婢加术汤。

第二节　脾胃寒证用方

一、理中丸

【导读】①学用理中丸应重视人参和白术的用量调配关系、人参和干姜的用量调配关系。②理中丸虽是辨治脾胃寒证的重要代表方，但在临床中还要明确指出理中丸主治基本证型是气虚夹寒证。

【方歌】理中丸参术草姜，治上治下又治中，脏腑气虚夹寒证，益气温阳最有功。

【方药】人参　干姜　甘草炙　白术各三两（9 g）

【用法】上四味，捣筛，蜜和为丸，如鸡子黄许大。以沸汤数合，和一丸，研碎，温服之。日三四，夜二服。腹中未热，益至三四丸，然不及汤。汤法：以四物依两数切，用水八升，煮取三升，去滓。温服一升，日三服。若脐上筑者，肾气动也，去术加桂四两；吐多者，去术加生姜三两；下多者，还用术；悸者，加茯苓二两；渴欲得水者，加术，足前成四两半；腹中痛者，加人参，足前成四两半；寒者，加干姜，足前成四两半；腹满者，去术，加附子一枚。服汤后，如食顷，饮热粥一升许，微自温，勿发揭衣被。

【功用】补益正气，温通散寒。

【主治基本证型】气虚夹寒证。①气虚证、气伤证的基本症状表现即倦怠乏力，神志不佳，面色不荣；气虚证的病变证机及症状表现较气伤证为重。②寒证、阴寒证的基本症状表现即手足不温，怕冷，舌质淡，苔白；阴寒证的病变证机及症状表现较寒证为重。③气虚夹寒证病变在心有心的基本症状表现如心悸等，在肺有肺的基本症状表现如咳嗽等，在肾有肾的基本症状表现如腰酸等，在肝有肝的基本症状表现如胁肋不舒等，在脾胃有脾胃的基本症状表现如脘腹不适，在太阳有太阳的基本症状表现如发热、疼痛、瘙痒等。④辨识气虚夹寒证即包含脾胃虚寒证、阳虚喜唾证、虚寒胸痹证、虚寒霍乱证、阳虚出血证及小儿慢惊风等的基本病变证机，于此适应证列举理中丸治疗脾胃虚寒证、阳虚喜唾证、虚寒胸痹证、虚寒霍乱证、阳虚出血证及小儿慢惊风等的基本思路与方法。

【适应证】

1. 中医病证 ①脾胃虚寒证。脘腹疼痛或胀满，喜温喜按，或呕吐，或下利，倦怠乏力，食欲减退，舌淡、苔薄白，脉虚弱或沉细。②阳虚喜唾证、虚寒胸痹证、虚寒霍乱证、阳虚出血证及小儿慢惊风等。

2. 西医疾病 急、慢性肠胃炎，胃及十二指肠溃疡，胃下垂，慢性细菌性痢疾，上消化道出血，慢性肝炎，慢性胆囊炎，冠心病，风湿性心脏病，慢性肾功能不全，小儿多涎症等病变证机属于气虚夹寒证者。

【用药分析】 方中人参以益气生津兼摄血为主，干姜以温中散寒兼宣通为主，白术以益气散寒燥湿兼生血为主，甘草以益气生津兼缓急为主，从用药用量分析进而得出理中丸是治疗气虚夹寒证的重要基础用方。

【用方思路】

（1）理中丸既是辨治脾胃寒证的重要代表方，又是辨治诸多杂病如脾胃病、心病、肺病、肝病等属于气虚夹寒证者的重要基础方。

（2）方中人参、白术、甘草可补五脏六腑及营卫之气，干姜可温诸脏腑及营卫之气。从方中用药用量及调配分析得知，理中丸的应用并不局限于脾胃虚寒证，还可用于辨治诸多杂病，如消化、循环、呼吸、内分泌及代谢等系统疾病病变证机属于气虚夹寒证者。

（3）运用理中丸辨治的病证（无论病变部位在脾胃、在肝或在心）以气虚夹寒为主；其治当温中益气。

【随证合方】 若夹寒痰气逆，可与附子半夏汤合方用之；若夹热，可与白虎汤合方用之；若夹郁，可与四逆散合方用之；若夹出血，可与黄土汤合方用之；若夹瘀，可与桂枝茯苓丸合方用之。

【注意事项】 运用理中丸既要辨清西医之病，又要辨清西医之病属于中医气虚夹寒证。辨西医之病可进一步了解疾病的发展演变规律及其转归，辨中医之证可更好地针对西医之病选用理中丸。

二、大建中汤

【导读】 ①学用大建中汤应重视人参和干姜的用量调配关系、人参和蜀椒的用量调配关系。②大建中汤虽是辨治脾胃寒痛证的重要代表方，但在临床中还要明确指出大建中汤主治基本证型是阴寒阳虚伤阴证。

【方歌】 大建中汤参干姜，蜀椒胶饴合成方，心胸脘腹诸寒痛，温补止痛功效强。

【方药】 蜀椒去汗，二合（5 g） 干姜四两（12 g） 人参二两（6 g）

【用法】上三味，以水四升，煮取二升，去滓。内胶饴一升，微火煎取一升半，分温再服。如一炊顷，可饮粥二升，后更服，当一日食糜，温服之。

【功用】温阳散寒，宣通阳气，大补元气。

【主治基本证型】阴寒阳虚伤阴证。①寒证、阴寒证的基本症状表现即手足不温，怕冷，舌质淡，苔白；阴寒证的病变证机及症状表现较寒证为重。②阳虚证、阳伤证的基本症状表现即寒证+气虚证；阳虚证病变证机及症状表现较阳伤证为重。③阴伤证的基本症状表现即皮肤粗糙，口咽干燥，舌红少津。④阴寒阳虚伤阴证病变在心有心的基本症状表现如心悸等，在肺有肺的基本症状表现如咳嗽等，在肾有肾的基本症状表现如腰酸等，在肝有肝的基本症状表现如胁肋不舒等，在脾胃有脾胃的基本症状表现如脘腹不适，在太阳有太阳的基本症状表现如发热、疼痛、瘙痒等。⑤辨识阴寒阳虚伤阴证即包含脾胃寒痛证的基本病变证机，于此适应证列举大建中汤治疗脾胃寒痛证的基本思路与方法。

【适应证】

1. 中医病证 脾胃寒痛证。心胸中大寒痛，呕不能饮食，脘腹冷痛，上冲皮起，出见有头足，上下痛而不可触近，舌淡、苔薄白，脉紧或弱。

2. 西医疾病 肠胃痉挛，急、慢性胃炎，胃及十二指肠溃疡，胃下垂，慢性非特异性结肠炎，心肌炎，心肌缺血，心绞痛等病变证机属于阴寒阳虚伤阴证者。

【用药分析】方中干姜以温中散寒兼宣通为主，蜀椒以温通降逆兼止痛为主，人参以益气生津兼摄血为主，胶饴以补益气血兼消痰为主，从用药用量分析进而得出大建中汤是治疗阴寒阳虚伤阴证的重要基础用方。

【用方思路】

（1）大建中汤既是辨治脾胃寒痛证的重要代表方，又是辨治诸多杂病如脾胃病、心病、皮肤病等属于阴寒阳虚伤阴证者的重要基础方。

（2）方中干姜、蜀椒可温五脏六腑及营卫之阳，人参、胶饴可补诸脏腑及营卫之气。从方中用药用量及调配分析得知，大建中汤的应用并不局限于脾胃寒痛证，还可用于辨治诸多杂病如消化、循环、内分泌等系统疾病病变证机属于阴寒阳虚伤阴证者。

（3）运用大建中汤辨治的病证（无论病变部位在脾胃或在心）以阴寒阳虚伤阴为主；其治当温中益气止痛。

【随证合方】若夹风痰，可与藜芦甘草汤合方用之；若夹热，可与干姜黄连黄芩人参汤合方用之；若夹瘀，可与桂枝茯苓丸合方用之；若夹寒痰，可与赤丸合方用之。

【注意事项】运用大建中汤既要辨清西医之病，又要辨清西医之病属于中医阴寒阳虚伤阴证。辨西医之病可进一步了解疾病的发展演变规律及其转归，辨中医之证可更好地针对西医之病选用大建中汤。

三、黄芪建中汤

【导读】①学用黄芪建中汤应重视桂枝和黄芪的用量调配关系、黄芪与芍药的用量调配关系。②黄芪建中汤虽是辨治脾胃虚寒证的重要代表方，但在临床中还要明确指出黄芪建中汤主治基本证型是气虚伤阴血夹寒证。

【方歌】仲景黄芪建中汤，黄桂姜芍胶草枣，虚劳里急诸不足，温补气血效果好。

【方药】桂枝去皮，三两（9 g）　甘草炙，二两（6 g）　芍药六两（18 g）　生姜切，三两（9 g）　大枣擘，十二枚　胶饴一升（70 mL）　黄芪一两半（4.5 g）

【用法】上七味，以水七升，煮取三升，去滓。内胶饴，更上微火消解。温服一升，日三服。呕家，不可用建中汤，以甜故也。气短，胸满者，加生姜；腹满者，去枣，加茯苓一两半；及疗肺虚损不足，补气加半夏三两。

【功用】补益正气，温通阳气，补血敛阴。

【主治基本证型】气虚伤阴血夹寒证。①气虚证、气伤证的基本症状表现即倦怠乏力，神志不佳，面色不荣；气虚证的病变证机及症状表现较气伤证为重。②阴伤证的基本症状表现即皮肤粗糙，口咽干燥，舌红少津。③血虚证、血伤证的基本症状表现即面色苍白，头晕目眩，肌肤指（趾）甲无泽；血虚证病变证机及症状表现较血伤证为重。④寒证、阴寒证的基本症状表现即手足不温，怕冷，舌质淡，苔白；阴寒证的病变证机及症状表现较寒证为重。⑤气虚伤阴血夹寒证病变在心有心的基本症状表现如心悸等，在肺有肺的基本症状表现如咳嗽等，在肾有肾的基本症状表现如腰酸等，在肝有肝的基本症状表现如胁肋不舒等，在脾胃有脾胃的基本症状表现如脘腹不适，在太阳有太阳的基本症状表现如发热、疼痛、瘙痒等。⑥辨识气虚伤阴血夹寒证即包含脾胃虚寒证的基本病变证机，于此适应证列举黄芪建中汤治疗脾胃虚寒证的基本思路与方法。

【适应证】

1. 中医病证　脾胃虚寒证。胃脘或腹部隐隐作痛或急痛，喜温喜按，疼痛因劳累而加重，食欲减退，四肢无力，倦怠，或自汗，或盗汗，或身重，或手足不仁，面色萎黄，大便溏，舌淡、苔薄白，脉弱。

2. 西医疾病　肠胃痉挛，急、慢性胃炎，胃及十二指肠溃疡，胃下垂，慢性非特异性结肠炎，心肌炎，心肌缺血，心绞痛等病变证机属于气虚伤阴血夹寒证者。

【用药分析】方中黄芪以益气兼消疮为主，胶饴以补益气血兼消痰为主，桂枝以温宣通经兼补为主，芍药以补血敛阴兼清泻为主，生姜以温通宣散兼降逆为主，大枣以益气兼补血为主，甘草以益气生津兼缓急为主，从用药用量分析进而得出黄芪建中汤是治疗气虚伤阴血夹寒证的重要基础用方。

【用方思路】

（1）黄芪建中汤既是辨治脾胃虚寒证的重要代表方，又是辨治诸多杂病如脾胃病、心病、肝病、皮肤病等属于气虚伤阴血夹寒证者的重要基础方。

（2）方中桂枝、生姜既可调理营卫，又可调理脏腑；芍药既可益营卫，又可益脏腑；黄芪、甘草、大枣可补诸脏腑及营卫之气。从方中用药用量及调配分析得知，黄芪建中汤的应用并不局限于脾胃虚寒证，还可用于辨治诸多杂病，如消化、循环、内分泌及代谢系统疾病和皮肤病等病变证机属于气虚伤阴血夹寒证者。

（3）运用黄芪建中汤辨治的病证（无论病变部位在脾胃、在肝或在心）以气虚伤阴血夹寒为主，其治当补益气血散寒。

【随证合方】若夹风痰血虚，可与藜芦芍药汤合方用之；若夹热，可与竹叶石膏汤合方用之；若夹郁，可与橘枳姜汤合方用之；若夹痰热，可与小陷胸汤合方用之。

【注意事项】运用黄芪建中汤既要辨清西医之病，又要辨清西医之病属于中医气虚伤阴血夹寒证。辨西医之病可进一步了解疾病的发展演变规律及其转归，辨中医之证可更好地针对西医之病选用黄芪建中汤。

四、附子粳米汤

【导读】①学用附子粳米汤应重视附子和粳米的用量调配关系、附子和半夏的用量调配关系。②附子粳米汤虽是辨治脾胃寒饮证的重要代表方，但在临床中还要明确指出附子粳米汤主治基本证型是寒痰气虚夹瘀证。

【方歌】温通附子粳米汤，半夏甘草大枣方，寒痰气虚夹瘀血，益气温化能通阳。

【方药】附子炮，一枚（5 g）　半夏半升（12 g）　甘草一两（3 g）　大枣十枚　粳米半升（12 g）

【用法】上五味，以水八升，煮米熟，汤成，去滓。温服一升，日三服。

【功用】温阳散寒，燥湿化痰，活血化瘀，补益中气。

【主治基本证型】寒痰气虚夹瘀证。①寒证、阴寒证的基本症状表现即手足不温，怕冷，舌质淡，苔白；阴寒证的病变证机及症状表现较寒证为重。②痰证的基本症状表现即头身沉重、困倦、肿胀，或咽中痰阻，或咯痰，苔腻。③气虚证、气伤证的基本症状表现即倦怠乏力，神志不佳，面色不荣；气虚证的病变证机及症状表现较气伤证为重。④瘀证的基本症状表现即疼痛如针刺，部位固定，舌质夹瘀紫。⑤寒痰气虚夹瘀证病变在心有心的基本症状表现如心悸等，在肺有肺的基本症状表现如咳嗽等，在肾有肾的基本症状表现如腰酸等，在肝有肝的基本症状表现如胁肋不舒等，在脾胃有脾胃的基本症状表现如脘腹不适，在太阳有太阳的基本症状表现如发热、疼痛、瘙痒等。⑥辨识寒痰气虚夹瘀证即包含脾胃寒饮证的基本病变证机，于此适应证列举附子粳米汤治疗脾胃寒饮证的基本思路与方法。

【适应证】

1. 中医病证 脾胃寒饮证。呕吐，或吐涎沫，腹中寒痛，甚则剧痛，畏寒，腹中雷鸣，大便溏，胸胁逆满，肢体困重，乏力，舌淡、苔薄白，脉沉迟。

2. 西医疾病 慢性胃炎、慢性肠炎、慢性食管炎、心肌缺血、房室传导阻滞、病毒性心肌炎、细菌性心肌炎等病变证机属于寒痰气虚夹瘀证者。

【用药分析】 方中附子以温阳化瘀兼降逆为主，半夏以温化痰湿降逆兼散结为主，粳米以益气除烦兼利小便为主，大枣以益气兼补血为主，甘草以益气生津兼缓急为主，从用药用量分析进而得出附子粳米汤是治疗寒痰气虚夹瘀证的重要基础用方。

【用方思路】

（1）附子粳米汤既是辨治脾胃寒饮证的重要代表方，又是辨治诸多杂病如脾胃病、心病、肺病等属于寒痰气虚夹瘀证者的重要基础方。

（2）方中附子可温壮诸脏腑之气；半夏可醒脾燥湿化饮；粳米、甘草、大枣可补诸脏腑及营卫之气。从方中用药用量及调配分析得知，附子粳米汤的应用并不局限于脾胃寒饮证，还可用于辨治诸多杂病，如消化、循环、呼吸、内分泌及代谢等系统疾病病变证机属于寒痰气虚夹瘀证者。

（3）运用附子粳米汤辨治的病证（无论病变部位在脾胃、在肺或在心）以寒痰气虚夹瘀为主；其治当温阳化痰、益气化瘀。

【随证合方】 若夹寒瘀，可与附子白及汤合方用之；若夹热，可与干姜黄连黄芩人参汤合方用之；若夹气郁，可与四逆散合方用之；若夹瘀热，可与桃核承气汤合方和之。

【注意事项】 运用附子粳米汤既要辨清西医之病，又要辨清西医之病属于中医寒痰气虚夹瘀证。辨西医之病可进一步了解疾病的发展演变规律及其转归，辨中医之证可更好地针对西医之病选用附子粳米汤。

五、大半夏汤

【导读】①学用大半夏汤应重视半夏和人参的用量调配关系、半夏和白蜜的用量调配关系。②大半夏汤虽是辨治脾胃虚寒饮逆证的重要代表方，但在临床中还要明确指出大半夏汤主治基本证型是寒痰浊逆气虚证。

【方歌】大半夏汤蜜人参，胃反呕吐最相宜，寒痰浊逆夹气虚，呃逆嘈杂皆能医。

【方药】半夏洗，完用，二升（48 g） 人参三两（9 g） 白蜜一升（60 mL）

【用法】上三味，以水一斗二升，和蜜扬之二百四十遍，煮取二升半，温服一升，余分再服。

【功用】降逆化痰，补益正气，益阴缓急。

【主治基本证型】寒痰浊逆气虚证。①寒证、阴寒证的基本症状表现即手足不温，怕冷，舌质淡，苔白；阴寒证的病变证机及症状表现较寒证为重。②痰证的基本症状表现即头身沉重、困倦、肿胀，或咽中痰阻，或咯痰，苔腻。③气逆证、浊逆证的基本症状表现即呕吐、恶心、泛酸、打嗝、呃逆，或咳嗽、气喘、心胸脘腹浊气上逆。④气虚证、气伤证的基本症状表现即倦怠乏力，神志不佳，面色不荣；气虚证的病变证机及症状表现较气伤证为重。⑤寒痰浊逆气虚证病变在心有心的基本症状表现如心悸等，在肺有肺的基本症状表现如咳嗽等，在肾有肾的基本症状表现如腰酸等，在肝有肝的基本症状表现如胁肋不舒等，在脾胃有脾胃的基本症状表现如脘腹不适，在太阳有太阳的基本症状表现如发热、疼痛、瘙痒等。⑥辨识寒痰浊逆气虚证即包含脾胃虚寒饮逆证的基本病变证机，于此适应证列举大半夏汤治疗脾胃虚寒饮逆证的基本思路与方法。

【适应证】

1. 中医病证　脾胃虚寒饮逆证。朝食暮吐，或暮食朝吐，或呕吐涎沫，或饮食不消，四肢乏力，懒动，脘腹冷痛，或胸中冷，苔白滑，脉浮涩或弦迟。

2. 西医疾病　肠胃炎、神经性呕吐、幽门水肿性呕吐、幽门梗阻或不完全性梗阻、贲门痉挛、支气管炎、支气管肺炎、慢性阻塞性肺疾病等病变证机属于寒痰浊逆气虚证者。

【用药分析】方中半夏以温化痰湿降逆兼散结为主，人参以益气生津兼摄血为主，白蜜以益气化阴兼治惊痫为主，从用药用量分析进而得出大半夏汤是治疗寒痰浊逆气虚证的重要基础用方。

【用方思路】

（1）大半夏汤既是辨治脾胃虚寒饮逆证的重要代表方，又是辨治诸多杂病如脾胃病、心病、肺病、肝病等属于寒痰浊逆气虚证者的重要基础方。

（2）方中半夏既可醒脾燥湿，又可降逆化饮；人参、白蜜可补诸脏腑及营卫之气。从方中用药用量及调配分析得知，大半夏汤的应用并不局限于脾胃虚寒饮逆证，还可用于辨治诸多杂病，如消化、循环、呼吸、内分泌等系统疾病病变证机属于寒痰浊逆气虚证者。

（3）运用大半夏汤辨治的病证（无论病变部位在脾胃、在肺或在心）以寒痰浊逆气虚为主，其治当降逆益气。

【随证合方】若夹寒甚，可与干姜附子汤合方用之；若夹虚热，可与橘皮竹茹汤合方用之；若夹痰热，可与小陷胸汤合方用之；若夹寒痰，可与赤丸合方用之。

【注意事项】运用大半夏汤既要辨清西医之病，又要辨清西医之病属于中医寒痰浊逆气虚证。辨西医之病可进一步了解疾病的发展演变规律及其转归，辨中医之证可更好地针对西医之病选用大半夏汤。

六、赤丸

【导读】①学用赤丸应重视半夏和乌头的用量调配关系、半夏和细辛的用量调配关系、茯苓和细辛的用量调配关系。②赤丸虽是辨治脾胃阳郁寒痰证的重要代表方，但在临床中还要明确指出赤丸主治基本证型是寒痰阳郁证。

【方歌】赤丸茯苓夏细乌，真朱酒蜜和送服，寒痰阳郁诸般证，各科杂病皆可除。

【方药】茯苓四两（12 g）　乌头炮，二两（6 g）　半夏洗，四两（12 g）　细辛一两（3 g）

【用法】上四味，末之，内真朱为色，炼蜜丸如麻子大，先食酒饮下三丸，日再夜一服；不知，稍增之，以知为度。

【功用】温通阳气，燥湿化痰，益气利浊。

【主治基本证型】寒痰阳郁证。①寒证、阴寒证的基本症状表现即手足不温，怕冷，舌质淡，苔白；阴寒证的病变证机及症状表现较寒证为重。②痰证的基本症状表现即头身沉重、困倦、肿胀，或咽中痰阻，或咯痰，苔腻。③阳郁证的基本症状表现即手足烦热而不温，心胸闷热而怕冷，口舌干燥而不渴。④寒痰阳郁证病变在心有心的基本症状表现如心悸等，在肺有肺的基本症状表现如咳嗽等，在肾有肾的基本症状表现如腰酸等，在肝有肝的基本症状表现如胁肋不舒等，在脾胃有脾胃的基本症状表现如脘腹不适，在太阳有太阳的基本症状表现如发热、疼痛、瘙痒等。⑤辨识寒痰阳郁证即包含脾胃阳郁寒痰证的基本病变证机，于此适应证列举赤丸治疗脾胃阳郁寒痰证的基本思路与方法。

【适应证】

1. 中医病证　脾胃阳郁寒痰证。脘腹疼痛，受凉加剧，脘腹有水声，或便溏，或呕吐清水，手足厥逆，头沉头昏，肢体沉重，舌质淡、苔白腻，脉沉或迟。

2. 西医疾病　慢性胃炎、慢性肠炎、肠结核、结肠炎、肠易激综合征、脉管炎、冠心病心绞痛、慢性阻塞性肺疾病等病变证机属于寒痰阳郁证者。

【用药分析】方中乌头以温通降泄兼化瘀为主，半夏以温化痰湿降逆兼散结为主，茯苓以益气利湿兼安神为主，细辛以温通降逆兼通窍为主，朱砂以宁心安神兼清热为主，酒以温通行气兼活血为主，蜜以益气化阴兼治惊痫为主，从用药用量分析进而得出赤丸是治疗寒痰阳郁证的重要基础用方。

【用方思路】

（1）赤丸既是辨治脾胃阳郁寒痰证的重要代表方，又是辨治诸多杂病如脾胃病、心病、肺病、肌肉关节病等属于寒痰阳郁证者的重要基础方。

（2）方中乌头、细辛既是温阳药，又是逐痰药；半夏既是醒脾燥湿药，又是降逆化痰药；茯苓既是益气药，又是利湿化痰药。从方中用药用量及调配分析得知，赤丸的应用并不局限于脾胃阳郁寒痰证，还可用于辨治诸多杂病，如消化、循环、呼吸、运动、内分泌等系统疾病病变证机属于寒痰阳郁证者。

（3）运用赤丸辨治的病证（无论病变部位在脾胃、在肺或在心）以寒痰阳郁为主；其治当温阳化痰。

【随证合方】若夹风痰气虚，可与藜芦人参汤合方用之；若夹热，可与小陷胸汤合方用之；若夹瘀，可与桂枝茯苓丸合方用之；若夹虚热，可与竹叶石膏汤合方用之。

【注意事项】运用赤丸既要辨清西医之病，又要辨清西医之病属于中医寒痰阳郁证。辨西医之病可进一步了解疾病的发展演变规律及其转归，辨中医之证可更好地针对西医之病选用赤丸。

七、白术散

【导读】①学用白术散应重视白术和牡蛎的用量调配关系、白术和川芎的用量调配关系、蜀椒和白术的用量调配关系。②白术散虽是辨治脾胃寒湿证的重要代表方，但在临床中还要明确指出白术散主治基本证型是虚寒夹湿瘀证。

【方歌】白术散中川牡椒，气血不调阳不固，温通行血能固涩，内外妇儿病可除。

【方药】 白术四分（12 g） 川芎四分（12 g） 蜀椒去汗，三分（9 g） 牡蛎二分（6 g）

【用法】 上四味，杵为散，酒服一钱匕，日三服，夜一服。但苦痛，加芍药；心下毒痛，倍加川芎；心烦吐痛，不能饮食，加细辛一两，半夏大者二十枚。服之后，更以醋浆水服之。若呕，以醋浆水服之；复不解者，小麦汁服之。已后渴者，大麦粥服之。病虽愈，服之勿置。

【功用】 健脾益气，温阳固涩，散寒化湿，行气活血。

【主治基本证型】 虚寒夹湿瘀证。①气虚证、气伤证的基本症状表现即倦怠乏力，神志不佳，面色不荣；气虚证的病变证机及症状表现较气伤证为重。②寒证、阴寒证的基本症状表现即手足不温，怕冷，舌质淡，苔白；阴寒证的病变证机及症状表现较寒证为重。③湿证的基本症状表现即身体酸楚、沉重、困痛，或大便溏泻，或小便混浊，口腻，苔腻。④瘀证的基本症状表现即疼痛如针刺，部位固定，舌质夹瘀紫。⑤虚寒夹湿瘀证病变在心有心的基本症状表现如心悸等，在肺有肺的基本症状表现如咳嗽等，在肾有肾的基本症状表现如腰酸等，在肝有肝的基本症状表现如胁肋不舒等，在脾胃有脾胃的基本症状表现如脘腹不适，在太阳有太阳的基本症状表现如发热、疼痛、瘙痒等。⑥辨识虚寒夹湿瘀证即包含脾胃寒湿证的基本病变证机，于此适应证列举白术散治疗脾胃寒湿证的基本思路与方法。

【适应证】

1. 中医病证 （妊娠）脾胃寒湿证。脘腹时痛，恶心，呕吐，不欲饮食，四肢不温，或困重，或带下，或腰痛，或胎动不安，舌淡、苔薄腻或滑，脉弱。

2. 西医疾病 慢性胃炎、胃及十二指肠溃疡、习惯性流产、妊娠中毒症、慢性盆腔炎、慢性附件炎、心脏病、高血压等病变证机属于虚寒夹湿瘀证者。

【用药分析】 方中白术以益气散寒燥湿兼生血为主，川芎以活血行气兼开窍为主，蜀椒以温通降逆兼止痛为主，牡蛎以益气息风兼强骨定惊为主，醋浆水以调中开胃兼消肿收敛为主，从用药用量分析进而得出白术散是治疗虚寒夹湿瘀证的重要基础用方。

【用方思路】

（1）白术散既是辨治脾胃寒湿证的重要代表方，又是辨治诸多杂病如脾胃病、心病、妇科病等属于虚寒夹湿瘀证者的重要基础方。

（2）方中白术既是健脾药，又是燥湿药；蜀椒既是温暖脾胃药，又是止痛药；川芎既是行气药，又是活血药；牡蛎既是固涩药，又是敛阴药。从方中用药用量及调配分析得知，白术散的应用并不局限于脾胃寒湿证，还可用于辨治诸多杂病，如消化、循环、内分泌等系统疾病及妇科疾病病变证机属于虚寒夹湿瘀证者。

（3）运用白术散辨治的病证（无论病变部位在脾胃或在心）以虚寒夹湿瘀为主；其治当温阳化痰化瘀。

【随证合方】 若夹寒痰，可与附子半夏汤合方用之；若夹血虚，可与胶艾汤合方用之；若夹郁，可与四逆散合方用之；若夹阳虚，可与桂枝人参汤合方用之。

【注意事项】 运用白术散既要辨清西医之病，又要辨清西医之病属于中医虚寒夹湿瘀证。辨西医之病可进一步了解疾病的发展演变规律及其转归，辨中医之证可更好地针对西医之病选用白术散。

八、橘皮汤

【导读】 ①学用橘皮汤应重视橘皮和生姜的用量调配关系。②橘皮汤虽是辨治脾胃寒湿气逆证的重要代表方，但在临床中还要明确指出橘皮汤主治基本证型是寒气壅滞证。

【方歌】 橘皮汤中用生姜，寒湿气逆基础方，脏腑气滞诸般疾，调理气机病可康。

【方药】 橘皮四两（12 g） 生姜半斤（24 g）

【用法】 上二味，以水七升，煮取三升。温服一升，下咽即愈。

【功用】 行气降气，温通散寒。

【主治基本证型】 寒气壅滞证。①寒证、阴寒证的基本症状表现即手足不温，怕冷，舌质淡，苔白；阴寒证的病变证机及症状表现较寒证为重。②气滞证的基本症状表现即胸膈满闷，脘腹胀闷，肌肤肿胀。③寒气壅滞证病变在心有心的基本症状表现如心悸等，在肺有肺的基本症状表现如咳嗽等，在肾有肾的基本症状表现如腰酸等，在肝有肝的基本症状表现如胁肋不舒等，在脾胃有脾胃的基本症状表现如脘腹不适，在太阳有太阳的基本症状表现如发热、疼痛、瘙痒等。④辨识寒气壅滞证即包含脾胃寒湿气逆证的基本病变证机，于此适应证列举橘皮汤治疗脾胃寒湿气逆证的基本思路与方法。

【适应证】

1. 中医病证　脾胃寒湿气逆证。呕吐，或恶心，或嗳气，脘腹寒痛，受凉呃逆频繁，或手足厥逆，舌淡、苔薄，脉沉紧。

2. 西医疾病　急性胃炎、幽门不完全性梗阻、幽门水肿、神经性呕吐、妊娠呕吐、支气管炎、支气管扩张等病变证机属于寒气壅滞证者。

【用药分析】方中橘皮以温通行气兼降逆化湿为主，生姜以温通宣散兼降逆为主，从用药用量分析进而得出橘皮汤是治疗寒气壅滞证的重要基础用方。

【用方思路】

（1）橘皮汤既是辨治脾胃寒湿气逆证的重要代表方，又是辨治诸多杂病如脾胃、肺病、心病等属于寒气壅滞证者的重要基础方。

（2）方中橘皮既是行气药，又是燥湿药；生姜既是行散药，又是降逆药。从方中用药用量及调配分析得知，橘皮汤的应用并不局限于脾胃寒湿气逆证，还可用于辨治诸多杂病，如消化、循环、呼吸、内分泌等系统疾病病变证机属于寒气壅滞证者。

（3）运用橘皮汤辨治的病证（无论病变部位在脾胃、在肺或在心）以寒气壅滞为主；其治当温阳化痰。

【随证合方】若夹风痰血虚，可与藜芦芍药汤合方用之；若夹虚热，可与竹叶石膏汤合方用之；若夹虚寒，可与桂枝人参汤合方用之；若夹痰热，可与小陷胸汤合方用之。

【注意事项】运用橘皮汤既要辨清西医之病，又要辨清西医之病属于中医寒气壅滞证。辨西医之病可进一步了解疾病的发展演变规律及其转归，辨中医之证可更好地针对西医之病选用橘皮汤。

九、甘草麻黄汤

【导读】①学用甘草麻黄汤应重视甘草和麻黄的用量调配关系。②甘草麻黄汤虽是辨治脾胃阳郁水气证的重要代表方，但在临床中还要明确指出甘草麻黄汤主治基本证型是寒郁夹虚证。

【方歌】温宣甘草麻黄汤，内外病变寒夹虚，温宣通阳能益气，治内治外病可愈。

【方药】甘草二两（6 g）　麻黄四两（12 g）

【用法】上二味，以水五升，先煮麻黄，去上沫，内甘草，煮取三升。温服一升。重覆汗出，不汗，再服。慎风寒。

【功用】宣发阳气，温化利水，益气生津。

【主治基本证型】寒郁夹虚证。①寒证、阴寒证的基本症状表现即手足不温，怕冷，舌质淡，苔白；阴寒证较寒证为重；寒郁证的病变证机是营卫气血津液被寒气郁结而不畅。②气虚证、气伤证的基本症状表现即倦怠乏力，神志不佳，面色不荣；气虚证的病变证机及症状表现较气伤证为重。③寒郁夹虚证病变在心有心的基本症状表现如心悸等，在肺有肺的基本症状表现如咳嗽等，在肾有肾的基本症状表现如腰酸等，在肝有肝的基本症状表现如胁肋不舒等，在脾胃有脾胃的基本症状表现如脘腹不适，在太阳有太阳的基本症状表现如发热、疼痛、瘙痒等。④辨识寒郁夹虚证即包含脾寒阳郁水气证的基本病变证机，于此适应证列举甘草麻黄汤治疗脾寒阳郁水气证的基本思路与方法。

【适应证】

1. 中医病证 脾寒阳郁水气证。食欲减退，脘腹胀满，四肢困重，或全身水肿，或腰以上肿，按之没指，小便不利或少，身重恶寒，舌淡、苔薄白，脉缓或迟。

2. 西医疾病 肾小球肾炎初期、慢性肾盂肾炎、风湿性心脏病、慢性胃炎、支气管炎、肺气肿、支气管扩张等病变证机属于寒郁夹虚证者。

【用药分析】 方中甘草以益气生津兼缓急为主，麻黄以温宣兼降泄为主，从用药用量分析进而得出甘草麻黄汤是治疗寒郁夹虚证的重要基础用方。

【用方思路】

（1）甘草麻黄汤既是辨治脾寒阳郁水气证的重要代表方，又是辨治诸多杂病如脾胃病、心病、肺病、肾病、皮肤病等属于寒郁夹虚证者的重要基础方。

（2）方中甘草既是益气药，又是缓急药；麻黄既是宣散药，又是利水药。从方中用药用量及调配分析得知，甘草麻黄汤的应用并不局限于脾寒阳郁水气证，还可用于辨治诸多杂病，如消化、循环、泌尿、呼吸、内分泌等系统疾病病变证机属于寒郁夹虚证者。

（3）运用甘草麻黄汤辨治的病证（无论病变部位在脾胃、在肺或在肾）以寒郁夹虚为主；其治当温阳化痰。

【随证合方】 若夹寒瘀，可与附子白及汤合方用之；若夹阳虚，可与真武汤合方用之；若夹虚热，可与猪苓汤合方用之；若夹湿热，可与牡蛎泽泻散合方用之。

【注意事项】 运用甘草麻黄汤既要辨清西医之病，又要辨清西医之病属于中医寒郁夹虚证。辨西医之病可进一步了解疾病的发展演变规律及其转归，辨中医之证可更好地针对西医之病选用甘草麻黄汤。

十、大乌头煎

【导读】 ①大乌头煎的组成药物仅有一味，单用有一定局限性，最好合方应用。②大乌头煎虽是辨治脾胃寒凝证的重要代表方，但在临床中还要明确指出大乌头煎主治基本证型是寒凝伤气阴证。

【方歌】 大乌头煎治阴寒，乌头蜂蜜要同煎，脏腑筋骨诸般病，散寒益气病可安。

【方药】乌头熬，去皮，不㕮咀，大者五枚（15 g）

【用法】上以水三升，煮取一升，去滓。内蜜二升，煎令水气尽，取二升。强人服七合；弱人服五合。不瘥，明日更服，不可日再服。

【功用】温阳散寒，益气化阴，缓急止痛。

【主治基本证型】寒凝伤气阴证。①寒证、阴寒证的基本症状表现即手足不温，怕冷，舌质淡，苔白；阴寒证的病变证机及症状表现较寒证为重；寒凝证的病变证机是气血营卫被寒邪凝滞不通。②气虚证、气伤证的基本症状表现即倦怠乏力，神志不佳，面色不荣；气虚证的病变证机及症状表现较气伤证为重。③阴伤证的基本症状表现即皮肤粗糙，口咽干燥，舌红少津。④寒凝伤气阴证病变在心有心的基本症状表现如心悸等，在肺有肺的基本症状表现如咳嗽等，在肾有肾的基本症状表现如腰酸等，在肝有肝的基本症状表现如胁肋不舒等，在脾胃有脾胃的基本症状表现如脘腹不适，在太阳有太阳的基本症状表现如发热、疼痛、瘙痒等。⑤辨识寒凝伤气阴证即包含脾胃寒凝证的基本病变证机，于此适应证列举大乌头煎治疗脾胃寒凝证的基本思路与方法。

【适应证】

1. 中医病证　脾胃寒凝证。脘腹疼痛，或绕脐痛，或痛则冷汗出，手足厥逆，或呕吐，舌淡、苔薄白，脉沉紧或弦紧。

2. 西医疾病　肠胃痉挛、慢性胃炎、慢性肠炎、类风湿关节炎、风湿性关节炎、冠心病、心律不齐等病变证机属于寒凝伤气阴证者。

【用药分析】方中乌头以温通降泄兼化瘀为主，蜜以益气化阴兼治惊痫为主，从用药用量分析进而得出大乌头煎是治疗寒凝伤气阴证的重要基础用方。

【用方思路】

（1）大乌头煎既是辨治脾胃寒凝证的重要代表方，又是辨治诸多杂病如脾胃病、心病、肌肉关节病等属于寒凝伤气阴证者的重要基础方。

（2）方中乌头可温五脏六腑气血及筋骨营卫之阳气。大乌头煎的应用并不局限于脾胃寒凝证，还可用于辨治诸多杂病，如消化、循环、运动等系统疾病病变证机属于寒凝伤气阴证者。

（3）运用大乌头煎辨治的病证（无论病变部位在脾胃、在肝肾或在心）以寒凝伤气阴为主；其治当温阳逐寒、益气和阴。

【随证合方】若夹气逆，可与小半夏汤合方用之；若夹气血虚，可与乌头汤合方用之；若夹郁热，可与白虎加桂枝汤合方用之；若夹寒湿，可与麻黄加术汤合方用之。

【注意事项】运用大乌头煎既要辨清西医之病，又要辨清西医之病属于中医寒凝伤气阴证。辨西医之病可进一步了解疾病的发展演变规律及其转归，辨中医之证可更好地针对西医之病选用大乌头煎。

第三节　脾胃寒热夹杂或湿热证用方

一、半夏泻心汤

【导读】①学用半夏泻心汤应重视半夏和干姜的用量调配关系、黄连和黄芩的用量调配关系、半夏和人参的用量调配关系。②半夏泻心汤虽是辨治脾胃寒热夹杂证的重要代表方，但在临床中还要明确指出半夏泻心汤主治基本证型是寒热湿夹虚证。

【方歌】半夏泻心黄连芩，甘草干姜枣人参，辨治杂病最相宜，寒热虚湿细斟酌。

【方药】半夏洗，半升（12 g）　黄芩三两（9 g）　人参三两（9 g）　干姜三两（9 g）　甘草三两（9 g）　黄连一两（3 g）　大枣擘，十二枚

【用法】上七味，以水一斗，煮取六升，去滓，再煎取三升。温服一升，日三服。

【功用】清热燥湿，温中散寒，调理气机，补益正气。

【主治基本证型】寒热湿夹虚证。①寒证、阴寒证的基本症状表现即手足不温，怕冷，舌质淡，苔白；阴寒证的病变证机及症状表现较寒证为重。②热证的基本症状表现即口渴，或口苦，或面赤，舌红苔黄。③气虚证、气伤证的基本症状表现即倦怠乏力，神志不佳，面色不荣；气虚证的病变证机及症状表现较气伤证为重。④湿证的基本症状表现即身体酸楚、沉重、困痛，或大便溏泻，或小便混浊，口腻，苔腻。⑤寒热虚夹湿证病变在心有心的基本症状表现如心悸等，在肺有肺的基本症状表现如咳嗽等，在肾有肾的基本症状表现如腰酸等，在肝有肝的基本症状表现如胁肋不舒等，在脾胃有脾胃的基本症状表现如脘腹不适，在太阳有太阳的基本症状表现如发热、疼痛、瘙痒等。⑥辨识寒热虚夹湿证即包含中虚寒热错杂痞证的基本病变证机，于此适应证列举半夏泻心汤治疗中虚寒热错杂痞证的基本思路与方法。

【适应证】

1. 中医病证　中虚寒热错杂痞证。心下痞，但满不痛，困倦乏力，或呕吐，或肠鸣下利，舌淡、苔薄黄或腻，脉弱或数。

2. 西医疾病 慢性胃炎、胃及十二指肠溃疡、胃下垂、胃扩张、肠易激综合征、慢性肝炎、慢性胆囊炎、慢性肠炎等病变证机属于寒热湿夹虚证者。

【用药分析】 方中黄连以清热燥湿兼开窍为主，黄芩以清热燥湿兼凉血为主，半夏以温化痰湿降逆兼散结为主，干姜以温中散寒兼宣通为主，人参以益气生津兼摄血为主，大枣以益气兼补血为主，甘草以益气生津兼缓急为主，从用药用量分析进而得出半夏泻心汤是治疗寒热湿夹虚证的重要基础用方。

【用方思路】

（1）半夏泻心汤既是辨治脾胃寒热夹杂或湿热证的重要代表方，又是辨治诸多杂病如脾胃病、心病、肝病、肌肉关节病、皮肤病等属于寒热湿夹虚证者的重要基础方。

（2）方中黄连、黄芩既可辨治脏腑湿热，又可辨治营卫肌肤湿热；干姜可温诸脏腑之阳；半夏既可辨治脏腑痰湿，又可辨治营卫肌肤痰湿；人参、大枣、甘草可补诸脏腑之气。从方中用药用量及调配分析得知，半夏泻心汤的应用并不局限于脾胃寒热夹杂或湿热证，还可用于辨治诸多杂病，如消化、循环、运动系统疾病及皮肤病等病变证机属于寒热湿夹虚证者。

（3）运用半夏泻心汤辨治的病证（无论病变部位在脾胃、在肝肾或在心）以寒热湿夹虚为主，其治当温阳清热益气。

【随证合方】 若夹痰热，可与小陷胸汤合方用之；若夹气郁，可与四逆散合方用之；若夹瘀，可与桂枝茯苓丸合方用之；若夹寒痰，可与赤丸合方用之。

【注意事项】 运用半夏泻心汤既要辨清西医之病，又要辨清西医之病属于中医寒热湿夹虚证。辨西医之病可进一步了解疾病的发展演变规律及其转归，辨中医之证可更好地针对西医之病选用半夏泻心汤。

二、生姜泻心汤

【导读】 ①学用生姜泻心汤应重视半夏和生姜的用量调配关系、生姜和干姜的用量调配关系、黄连和黄芩的用量调配关系、半夏和人参的用量调配关系。②生姜泻心汤虽是辨治中虚寒热水气证的重要代表方，但在临床中还要明确指出生姜泻心汤主治基本证型是寒热虚夹水湿证。

【方歌】 生姜泻心心下痞，芩连姜夏参枣草，寒热气虚夹水气，辨治杂病效果好。

【方药】 生姜切，四两（12 g） 甘草炙，三两（9 g） 人参三两（9 g） 干姜一两（3 g） 黄芩三两（9 g） 半夏洗，半升（12 g） 黄连一两（3 g） 大枣擘，十二枚

【用法】上八味，以水一斗，煮六升，去滓。再煮取三升，温服一升，日三服。

【功用】清热燥湿，温阳化水，补益正气。

【主治基本证型】寒热虚夹水湿证。①寒证、阴寒证的基本症状表现即手足不温，怕冷，舌质淡，苔白；阴寒证的病变证机及症状表现较寒证为重。②热证的基本症状表现即口渴，或口苦，或面赤，舌红苔黄。③气虚证、气伤证的基本症状表现即倦怠乏力，神志不佳，面色不荣；气虚证的病变证机及症状表现较气伤证为重。④水证、水气证的基本症状表现即四肢肌肤颜面水肿，身体困重，或腹中有水声，苔滑。⑤湿证的基本症状表现即身体酸楚、沉重、困痛，或大便溏泻，或小便混浊，口腻，苔腻。⑥寒热虚夹水湿证病变在心有心的基本症状表现如心悸等，在肺有肺的基本症状表现如咳嗽等，在肾有肾的基本症状表现如腰酸等，在肝有肝的基本症状表现如胁肋不舒等，在脾胃有脾胃的基本症状表现如脘腹不适，在太阳有太阳的基本症状表现如发热、疼痛、瘙痒等。⑦辨识寒热虚夹水湿证即包含中虚寒热水气证的基本病变证机，于此适应证列举生姜泻心汤治疗中虚寒热水气证的基本思路与方法。

【适应证】

1. 中医病证　中虚寒热水气证。心下痞满或疼痛，嗳腐食臭，腹中雷鸣，或下利，或呕吐，舌淡、苔薄黄或腻，脉滑或弱。

2. 西医疾病　慢性胃炎、胃及十二指肠溃疡、胃下垂、胃扩张、肠易激综合征、慢性肝炎、慢性胆囊炎、慢性肠炎等病变证机属于寒热虚夹水湿证者。

【用药分析】方中黄连以清热燥湿兼开窍为主，黄芩以清热燥湿兼凉血为主，半夏以温化痰湿降逆兼散结为主，干姜以温中散寒兼宣通为主，生姜以温通宣散兼降逆为主，人参以益气生津兼摄血为主，大枣以益气兼补血为主，甘草以益气生津兼缓急为主，从用药用量分析进而得出生姜泻心汤是治疗寒热虚夹水湿证的重要基础用方。

【用方思路】

（1）生姜泻心汤既是辨治中虚寒热水气证的重要代表方，又是辨治诸多杂病如脾胃病、心病、肝病、肌肉关节病、皮肤病等属于寒热虚夹水湿证者的重要基础方。

（2）方中黄连、黄芩既可辨治脏腑湿热，又可辨治营卫肌肤湿热；生姜、干姜既可温诸脏腑之阳，又可温化水气；半夏既可辨治脏腑痰湿，又可辨治营卫肌肤痰湿；人参、大枣、甘草可补诸脏腑之气。从方中用药用量及调配分析得知，生姜泻心汤的应用并不局限于中虚寒热水气证，还可用于辨治诸多杂病，如消化、循环、运动系统疾病及皮肤病等病变证机属于寒热虚夹水湿证者。

（3）运用生姜泻心汤辨治的病证（无论病变部位在脾胃、在肝肾或在心）以寒热虚夹水湿为主，其治当温阳散水、清热益气。

【随证合方】 若夹阳虚水气，可与真武汤合方用之；若夹阴虚水气，可与猪苓汤合方用之；若夹瘀，可与桂枝茯苓丸合方用之；若夹寒痰，可与赤丸合方用之。

【注意事项】 运用生姜泻心汤既要辨清西医之病，又要辨清西医之病属于中医寒热虚夹水湿证。辨西医之病可进一步了解疾病的发展演变规律及其转归，辨中医之证可更好地针对西医之病选用生姜泻心汤。

三、甘草泻心汤

【导读】 ①学用甘草泻心汤应重视半夏和甘草的用量调配关系、甘草和干姜的用量调配关系、黄连和黄芩的用量调配关系、半夏和人参的用量调配关系。②甘草泻心汤虽是辨治中虚寒热痞利重证的重要代表方，但在临床中还要明确指出甘草泻心汤主治基本证型是气虚夹寒热湿证。

【方歌】 甘草泻心变化方，半夏泻心基础方，气虚夹寒热湿浊，各科杂病效非常。

【方药】 甘草炙，四两（12 g） 黄芩三两（9 g） 半夏洗，半升（12 g） 大枣擘，十二枚 黄连一两（3 g） 干姜三两（9 g） 人参三两（9 g）

【用法】 上七味，以水一斗，煮取六升，去滓。再煎煮三升，温服一升，日三服。

【功用】 清热燥湿，散寒降逆，补益正气。

【主治基本证型】 气虚夹寒热湿证。①寒证、阴寒证的基本症状表现即手足不温，怕冷，舌质淡，苔白；阴寒证的病变证机及症状表现较寒证为重。②热证的基本症状表现即口渴，或口苦，或面赤，舌红苔黄。③湿证的基本症状表现即身体酸楚、沉重、困痛，或大便溏泻，或小便混浊，口腻，苔腻。④气虚证、气伤证的基本症状表现即倦怠乏力，神志不佳，面色不荣；气虚证的病变证机及症状表现较气伤证为重。⑤气虚夹寒热湿证病变在心有心的基本症状表现如心悸等，在肺有肺的基本症状表现如咳嗽等，在肾有肾的基本症状表现如腰酸等，在肝有肝的基本症状表现如胁肋不舒等，在脾胃有脾胃的基本症状表现如脘腹不适，在太阳有太阳的基本症状表现如发热、疼痛、瘙痒等。⑥辨识气虚夹寒热湿证即包含中虚寒热痞利重证的基本病变证机，于此适应证列举甘草泻心汤治疗中虚寒热痞利重证的基本思路与方法。

【适应证】

1. **中医病证** 中虚寒热痞利重证。心下痞满或疼痛，下利日数十行，腹中雷鸣，干呕心烦不得安，少气乏力，舌淡或红、苔薄黄，脉弱；或狐病。

2. **西医疾病** 慢性胃炎、胃及十二指肠溃疡、胃下垂、胃扩张、肠易激综合征、慢性肝炎、慢性胆囊炎、慢性肠炎等病变证机属于气虚夹寒热湿证者。

【用药分析】 方中黄连以清热燥湿兼开窍为主，黄芩以清热燥湿兼凉血为主，干姜以温中散寒兼宣通为主，半夏以温化痰湿降逆兼散结为主，人参以益气生津兼摄血为主，大枣以益气兼补血为主，甘草以益气生津兼缓急为主，从用药用量分析进而得出甘草泻心汤是治疗气虚夹寒热湿证的重要基础用方。

【用方思路】

（1）甘草泻心汤既是辨治中虚寒热痞利重证的重要代表方，又是辨治诸多杂病如脾胃病、心病、肝病、肌肉关节病、皮肤病等属于气虚夹寒热湿证者的重要基础方。

（2）方中黄连、黄芩既可辨治脏腑湿热，又可辨治营卫肌肤湿热；干姜既可温诸脏腑之阳，又可温化水气；半夏既可辨治脏腑痰湿，又可辨治营卫肌肤痰湿；人参、大枣、甘草可补诸脏腑之气。从方中用药用量及调配分析得知，甘草泻心汤的应用并不局限于中虚寒热痞利重证，还可用于辨治诸多杂病，如消化、循环、运动系统疾病及皮肤病等病变证机属于气虚夹寒热湿证者。

（3）运用甘草泻心汤辨治的病证（无论病变部位在脾胃、在肝肾或在心）以气虚夹寒热湿为主；其治当温阳益气清热。

【随证合方】 若夹阳虚为主，可与四逆汤合方用之；若夹热结，可与大承气汤合方用之；若夹瘀，可与桂枝茯苓丸合方用之；若夹痰热，可与小陷胸汤合方用之。

【注意事项】 运用甘草泻心汤既要辨清西医之病，又要辨清西医之病属于中医气虚夹寒热湿证。辨西医之病可进一步了解疾病的发展演变规律及其转归，辨中医之证可更好地针对西医之病选用甘草泻心汤。

第四节 胃热脾寒证用方

一、黄连汤

【导读】 ①学用黄连汤应重视半夏和黄连的用量调配关系、黄连和干姜的用量调配关系、人参和黄连的用量调配关系、半夏和人参的用量调配关系。②黄连汤虽是辨治胃热脾寒证的重要代表方，但在临床中还要明确指出黄连汤主治基本证型是寒湿气虚夹热证。

【方歌】黄连汤中甘草姜，大人参枣夏桂枝，寒湿气虚夹郁热，寒热补泻因人宜。

【方药】黄连三两（9 g）　甘草炙，三两（9 g）　干姜三两（9 g）　桂枝去皮，三两（9 g）　人参二两（6 g）　半夏洗，半升（12 g）　大枣擘，十二枚

【用法】上七味，以水一斗，煮取六升，去滓。温服一升，日三服，夜二服。

【功用】温阳散寒，补益正气，清热燥湿，调理气机。

【主治基本证型】寒湿气虚夹热证。①寒证、阴寒证的基本症状表现即手足不温，怕冷，舌质淡，苔白；阴寒证的病变证机及症状表现较寒证为重。②湿证的基本症状表现即身体酸楚、沉重、困痛，或大便溏泻，或小便混浊，口腻，苔腻。③气虚证、气伤证的基本症状表现即倦怠乏力，神志不佳，面色不荣；气虚证的病变证机及症状表现较气伤证为重。④热证的基本症状表现即口渴，或口苦，或面赤，舌红苔黄。⑤寒湿气虚夹热证病变在心有心的基本症状表现如心悸等，在肺有肺的基本症状表现如咳嗽等，在肾有肾的基本症状表现如腰酸等，在肝有肝的基本症状表现如胁肋不舒等，在脾胃有脾胃的基本症状表现如脘腹不适，在太阳有太阳的基本症状表现如发热、疼痛、瘙痒等。⑥辨识寒湿气虚夹热证即包含胃热脾寒证的基本病变证机，于此适应证列举黄连汤治疗胃热脾寒证的基本思路与方法。

【适应证】

1. 中医病证　胃热脾寒证。腹中冷痛，大便溏泻，脘腹不舒或疼痛，胃脘灼热，或胃脘畏寒，或胸中烦热，口苦，欲呕吐，舌淡、苔薄黄，脉弱或迟。

2. 西医疾病　慢性胃炎、胃及十二指肠溃疡、慢性胰腺炎、胃扩张、慢性肠炎、慢性肝炎、慢性胆囊炎等病变证机属于寒湿气虚夹热证者。

【用药分析】方中黄连以清热燥湿兼开窍为主，半夏以温化痰湿降逆兼散结为主，干姜以温中散寒兼宣通为主，桂枝以温宣通经兼补为主，人参以益气生津兼摄血为主，大枣以益气兼补血为主，甘草以益气生津兼缓急为主，从用药用量分析进而得出黄连汤是治疗寒湿气虚夹热证的重要基础用方。

【用方思路】

（1）黄连汤既是辨治胃热脾寒证的重要代表方，又是辨治诸多杂病如脾胃病、心病、皮肤病等属于寒湿气虚夹热证者的重要基础方。

（2）方中黄连既可辨治脏腑湿热，又可辨治营卫肌肤湿热；干姜、桂枝既可温脏腑，又可温营卫；半夏既可辨治脏腑痰湿，又可辨治营卫肌肤痰湿；人

参、大枣、甘草可补诸脏腑之气。从方中用药用量及调配分析得知，黄连汤的应用并不局限于胃热脾寒证，还可用于辨治诸多杂病，如消化、循环、内分泌系统疾病及皮肤病等病变证机属于寒湿气虚夹热证者。

（3）运用黄连汤辨治的病证（无论病变部位在脾胃、在肝或在心）以寒湿气虚夹热为主；其治当温阳清热，益气和中。

【随证合方】 若夹郁，可与四逆散合方用之；若夹虚瘀，可与桂枝茯苓丸合方用之；若夹寒痰，可与赤丸合方用之；若夹痰热，可与小陷胸汤合方用之。

【注意事项】 运用黄连汤既要辨清西医之病，又要辨清西医之病属于中医寒湿气虚夹热证。辨西医之病可进一步了解疾病的发展演变规律及其转归，辨中医之证可更好地针对西医之病选用黄连汤。

二、栀子干姜汤

【导读】 ①学用栀子干姜汤应重视栀子和干姜的用量调配关系。②栀子干姜汤虽是辨治胃热脾寒轻证的重要代表方，但在临床中还要明确指出栀子干姜汤主治基本证型是寒热郁结证。

【方歌】 仲景栀子干姜汤，寒热夹杂基础方，清热散寒调用量，各科杂病皆可康。

【方药】 栀子擘，十四枚（14 g）　干姜二两（6 g）

【用法】 上二味，以水三升半，煮取一升半，去滓。分二服，温进一服。得吐者，止后服。

【功用】 清热燥湿，温阳散寒。

【主治基本证型】 寒热郁结证。①寒证、阴寒证的基本症状表现即手足不温，怕冷，舌质淡，苔白；阴寒证的病变证机及症状表现较寒证为重。②热证的基本症状表现即口渴，或面赤，舌红苔薄黄；③郁结证的病变证机是邪与气郁结而壅滞气机，或邪与血郁结而阻滞经脉，或邪与痰郁结而郁滞气血。④寒热郁结证病变在心有心的基本症状表现如心悸等，在肺有肺的基本症状表现如咳嗽等，在肾有肾的基本症状表现如腰酸等，在肝有肝的基本症状表现如胁肋不舒等，在脾胃有脾胃的基本症状表现如脘腹不适，在太阳有太阳的基本症状表现如发热、疼痛、瘙痒等。⑤辨识寒热郁结证即包含胃热脾寒轻证的基本病变证机，于此适应证列举栀子干姜汤治疗胃热脾寒轻证的基本思路与方法。

【适应证】

1. 中医病证　胃热脾寒轻证。胃脘灼热，或呕吐，心烦，口干，或身热，腹部畏寒，大便溏，舌淡或红，脉数或沉。

2. 西医疾病　急、慢性肠胃炎，食管炎，慢性痢疾，胆囊炎，胆石症急性发作，胆道蛔虫病，心肌炎，肋间神经痛，心肌缺血等病变证机属于寒热郁结证者。

【用药分析】 方中栀子以清热燥湿兼凉血解酒为主，干姜以温中散寒兼宣通为主，从用药用量分析进而得出栀子干姜汤是治疗寒热郁结证的重要基础用方。

【用方思路】

（1）栀子干姜汤既是辨治胃热脾寒轻证的重要代表方，又是辨治诸多杂病如脾胃病、心病、肝病、肺病等属于寒热郁结证者的重要基础方。

（2）方中栀子既可辨治脏腑湿热，又可辨治营卫肌肤湿热；干姜既可温脏腑，又可温营卫。从方中用药用量及调配分析得知，栀子干姜汤的应用并不局限于胃热脾寒轻证，还可用于辨治诸多杂病，如消化、循环、呼吸系统疾病及皮肤病等病变证机属于寒热郁结证者。

（3）运用栀子干姜汤辨治的病证（无论病变部位在脾胃、在肝或在心）以寒热郁结为主；其治当温阳清热。

【随证合方】 若寒热伤阴，可与附子花粉汤合方用之；若夹气滞，可与橘枳姜汤合方用之；若夹痰热，可与小陷胸汤合方用之；若夹痰湿，可与苓桂术甘汤合方用之。

【注意事项】 运用栀子干姜汤既要辨清西医之病，又要辨清西医之病属于中医寒热郁结证。辨西医之病可进一步了解疾病的发展演变规律及其转归，辨中医之证可更好地针对西医之病选用栀子干姜汤。

三、干姜黄连黄芩人参汤

【导读】 ①学用干姜黄连黄芩人参汤应重视黄连和干姜的用量调配关系、黄连和人参的用量调配关系。②干姜黄连黄芩人参汤虽是辨治胃热脾寒证的重要代表方，但在临床中还要明确指出干姜黄连黄芩人参汤主治基本证型是寒热夹虚证。

【方歌】 干姜连芩人参汤，寒热夹虚基础方，清热温补能化湿，各科杂病效非常。

【方药】 干姜　黄连　黄芩　人参各三两（9 g）

【用法】 上四味，以水六升，煮取二升，去滓。分温再服。

【功用】 温阳散寒，清热燥湿，补益正气。

【主治基本证型】 寒热夹虚证。①寒证、阴寒证的基本症状表现即手足不温，怕冷，舌质淡，苔白；阴寒证的病变证机及症状表现较寒证为重。②热证的基本症状表现即口渴，或面赤，舌红苔薄黄。③气虚证、气伤证的基本症状表现即倦怠乏力，神志不佳，面色不荣；气虚证的病变证机及症状表现较气伤证为重。④寒热夹虚证病变在心有心的基本症状表现如心悸等，在肺有肺的基本症状表现如咳嗽等，在肾有肾的基本症状表现如腰酸等，在肝有肝的基本症状表现如胁肋不舒等，在脾胃有脾胃的基本症状表现如脘腹不适，在太阳有太阳的基本症状表现如发热、疼痛、瘙痒等。⑤辨识寒热夹虚证即包含胃热脾寒证以胃热为主的基本病变证机，于此适应证列举干姜黄连黄芩人参汤治疗胃热脾寒证以胃热为主的基本思路与方法。

【适应证】

1. 中医病证　胃热脾寒证以胃热为主。呕吐，食入口即吐，胃脘灼热，口苦，口干，大便溏或下利，或泻下不消化食物，舌红、苔黄或腻，脉数或紧。

2. 西医疾病　急、慢性胃炎，食管炎，慢性结肠炎，慢性肝炎，慢性胆囊炎，心肌炎，肋间神经痛，心肌缺血，慢性肾炎等病变证机属于寒热夹虚证者。

【用药分析】方中干姜以温中散寒兼宣通为主，黄连以清热燥湿兼开窍为主，黄芩以清热燥湿兼凉血为主，人参以益气生津兼摄血为主，从用药用量分析进而得出干姜黄连黄芩人参汤是治疗寒热夹虚证的重要基础用方。

【用方思路】

（1）干姜黄连黄芩人参汤既是辨治胃热脾寒证的重要代表方，又是辨治诸多杂病如脾胃病、心病、肝病、皮肤病等属于寒热夹虚证者的重要基础方。

（2）方中黄连、黄芩既可辨治脏腑湿热，又可辨治营卫肌肤湿热；干姜既可温脏腑，又可温营卫；人参可补五脏六腑及营卫之虚。从方中用药用量及调配分析得知，干姜黄连黄芩人参汤的应用并不局限于胃热脾寒证，还可用于辨治诸多杂病，如消化、循环系统疾病及皮肤病等病变证机属于寒热夹虚证者。

（3）运用干姜黄连黄芩人参汤辨治的病证（无论病变部位在脾胃、在肝或在心）以寒热夹虚为主；其治当温阳清热，补益中气。

【随证合方】若夹寒痰气逆，可与附子半夏汤合方用之；若夹寒结，可与大黄附子汤合方用之；若夹瘀热，可与桃核承气汤合方用之；若夹郁，可与四逆散合方用之。

【注意事项】运用干姜黄连黄芩人参汤既要辨清西医之病，又要辨清西医之病属于中医寒热夹虚证。辨西医之病可进一步了解疾病的发展演变规律及其转归，辨中医之证可更好地针对西医之病选用干姜黄连黄芩人参汤。

第五节　脾胃痰饮证用方

一、旋覆代赭汤

【导读】①学用旋覆代赭汤应重视半夏和人参的用量调配关系、旋覆花和代赭石的用量调配关系、生姜和半夏的用量调配关系。②旋覆代赭汤虽是辨治中虚痰饮气逆证的重要代表方，但在临床中还要明确指出旋覆代赭汤主治基本证型是寒热虚痰气逆证。

【方歌】旋覆代赭用人参，半夏大枣姜甘草，温通益气能降逆，脾胃肝肺效果好。

【方药】旋覆花三两（9 g）　代赭石一两（3 g）　人参二两（6 g）　生姜五两（15 g）　甘草炙，三两（9 g）　半夏洗，半升（12 g）　大枣擘，十二枚

【用法】上七味，以水一斗，煮取六升，去滓。再煎取三升。温服一升，日三服。

【功用】降逆化痰，补益正气，平调寒热。

【主治基本证型】寒热虚痰气逆证。①寒证、阴寒证的基本症状表现即手足不温，怕冷，舌质淡，苔白；阴寒证的病变证机及症状表现较寒证为重。②热证的基本症状表现即口渴，或口苦，或面赤，舌红苔黄。③气虚证、气伤证的基本症状表现即倦怠乏力，神志不佳，面色不荣；气虚证的病变证机及症状表现较气伤证为重。④痰证的基本症状表现即头身沉重、困倦、肿胀，或咽中痰阻，或咯痰，苔腻。⑤气逆证、浊逆证的基本症状表现即呕吐、恶心、泛酸、打嗝、呃逆，或咳嗽、气喘、心胸脘腹浊气上逆。⑥寒热虚痰气逆证病变在心有心的基本症状表现如心悸等，在肺有肺的基本症状表现如咳嗽等，在肾有肾的基本症状表现如腰酸等，在肝有肝的基本症状表现如胁肋不舒等，在脾胃有脾胃的基本症状表现如脘腹不适，在太阳有太阳的基本症状表现如发热、疼痛、瘙痒等。⑦辨识寒热虚痰气逆证即包含中虚痰饮气逆证的基本病变证机，于此适应证列举旋覆代赭汤治疗中虚痰饮气逆证的基本思路与方法。

【适应证】

1. 中医病证　中虚痰饮气逆证。心下痞硬，或疼痛，噫气不除，或呕吐，或便溏，四肢困重，乏力，舌淡、苔薄白或腻，脉虚弱或滑。

2. 西医疾病　浅表性胃炎、胃及十二指肠溃疡、胃扩张、幽门不完全性梗阻、神经性呕吐、慢性肝炎、高血压、梅尼埃病等病变证机属于寒热虚痰气逆证者。

【用药分析】方中旋覆花以降逆化痰兼散结为主，代赭石以清热降泄兼凉血为主，半夏以温化痰湿降逆兼散结为主，生姜以温通宣散兼降逆为主，人参以益气生津兼摄血为主，大枣以益气兼补血为主，甘草以益气生津兼缓急为主，从用药用量分析进而得出旋覆代赭汤是治疗寒热虚痰气逆证的重要基础用方。

【用方思路】

（1）旋覆代赭汤既是辨治中虚痰饮气逆证的重要代表方，又是辨治诸多杂病如脾胃病、肝病、肺病、皮肤病属于寒热虚痰气逆证者的重要基础方。

（2）方中旋覆花既能升清，又能降泄；代赭石既可降逆，又可清热；半夏、生姜既可行散，又可降逆；人参、大枣、甘草可补五脏六腑及营卫之虚。从方中用药用量及调配分析得知，旋覆代赭汤的应用并不局限于中虚痰饮气逆证，还可用于辨治诸多杂病，如消化、呼吸系统疾病及皮肤病等病变证机属于寒热虚痰气逆证者。

（3）运用旋覆代赭汤辨治的病证（无论病变部位在脾胃、在肝或在肺）以寒热虚痰气逆为主；其治当益气化痰降逆。

【随证合方】若夹寒甚，可与四逆汤合方用之；若夹热结，可与大黄甘草汤合方用之；若夹气滞，可与橘枳姜汤合方用之；若夹瘀，可与桂枝茯苓丸合方用之。

【注意事项】运用旋覆代赭汤既要辨清西医之病，又要辨清西医之病属于中医寒热虚痰气逆证。辨西医之病可进一步了解疾病的发展演变规律及其转归，辨中医之证可更好地针对西医之病选用旋覆代赭汤。

二、茯苓桂枝白术甘草汤（苓桂术甘汤）

【导读】①学用茯苓桂枝白术甘草汤应重视茯苓和桂枝的用量调配关系、白术和茯苓的用量调配关系。②茯苓桂枝白术甘草虽是辨治脾虚痰饮证的重要代表方，但在临床中还要明确指出茯苓桂枝白术甘草汤主治基本证型是寒湿气虚证。

【方歌】苓桂术甘经典方，利湿燥湿能温阳，寒湿气虚诸般疾，各科杂病服之康。

【方药】茯苓四两（12 g）　桂枝去皮，三两（9 g）　白术　甘草各二两（6 g）

【用法】上四味，以水六升，煮取三升，去滓。分温三服。

【功用】温阳散寒，燥湿利湿，健脾益气。

【主治基本证型】寒湿气虚证。①寒证、阴寒证的基本症状表现即手足不温，怕冷，舌质淡，苔白；阴寒证的病变证机及症状表现较寒证为重。②湿证的基本症状表现即身体酸楚、沉重、困痛，或大便溏泻，或小便混浊，口腻，苔腻。③气虚证、气伤证的基本症状表现即倦怠乏力，神志不佳，面色不荣；气虚证的病变证机及症状表现较气伤证为重。④寒湿气虚证病变在心有心的基本症状表现如心悸等，在肺有肺的基本症状表现如咳嗽等，在肾有肾的基本症状表现如腰酸等，在肝有肝的基本症状表现如胁肋不舒等，在脾胃有脾胃的基本症状表现如脘腹不适，在太阳有太阳的基本症状表现如发热、疼痛、瘙痒等。⑤辨识寒湿气虚证即包含脾虚痰饮证的基本病变证机，于此适应证列举茯苓桂枝白术甘草汤治疗脾虚痰饮证的基本思路与方法。

【适应证】

1. **中医病证** 脾虚痰饮证。胸胁支满，心下逆满，气逆冲胸，头晕目眩，站立不稳，或呕或利，或小便不利，舌淡、苔白滑，脉沉紧。

2. **西医疾病** 神经性呕吐、慢性肠胃炎、肠胃神经症、胃及十二指肠溃疡等病变证机属于寒湿气虚证者。

【用药分析】 方中茯苓以益气利湿兼安神为主，桂枝以温宣通经兼补为主，白术以益气散寒燥湿兼生血为主，甘草以益气生津兼缓急为主，从用药用量分析进而得出茯苓桂枝白术甘草汤是治疗寒湿气虚证的重要基础用方。

【用方思路】

（1）茯苓桂枝白术甘草汤既是辨治脾虚痰饮证的重要代表方，又是辨治诸多杂病如脾胃病、心病、肾病、肺病等寒湿气虚证者的重要基础方。

（2）方中桂枝既能温营卫，又能温脏腑；白术、茯苓既可健脾，又可治湿；甘草可补五脏六腑及营卫之虚。从方中用药用量及调配分析得知，茯苓桂枝白术甘草汤的应用并不局限于脾虚痰饮证，还可用于辨治诸多杂病，如消化、循环、泌尿、内分泌等系统疾病病变证机属于寒湿气虚证者。

（3）运用茯苓桂枝白术甘草汤辨治的病证（无论病变部位在脾胃、在肾或在心）以寒湿气虚为主；其治当益气化痰。

【随证合方】 若夹寒痰气逆，可与附子半夏汤合方用之；若夹肾虚，可与肾气丸合方用之；若夹瘀，可与桂枝茯苓丸合方用之；若夹郁热，可与栀子豉汤合方用之。

【注意事项】 运用茯苓桂枝白术甘草汤既要辨清西医之病，又要辨清西医之病属于中医寒湿气虚证。辨西医之病可进一步了解疾病的发展演变规律及其转归，辨中医之证可更好地针对西医之病选用苓桂术甘汤。

三、泽泻汤

【导读】①学用泽泻汤应重视泽泻和白术的用量调配关系。②泽泻汤虽是辨治脾虚饮逆眩冒证的重要代表方，但在临床中还要明确指出泽泻汤主治基本证型是湿热气虚夹寒证。

【方歌】泽泻汤中用白术，清热利湿能益气，湿热水气夹气虚，各科杂病服之宜。

【方药】泽泻五两（15 g）　白术二两（6 g）

【用法】上二味，以水二升，煮取一升。分温再服。

【功用】清热利湿，益气燥湿，平调寒热。

【主治基本证型】湿热气虚夹寒证。①湿证的基本症状表现即身体酸楚、沉重、困痛，或大便溏泻，或小便混浊，口腻，苔腻。②热证的基本症状表现即口渴，或口苦，或面赤，舌红苔黄。③气虚证、气伤证的基本症状表现即倦怠乏力，神志不佳，面色不荣；气虚证的病变证机及症状表现较气伤证为重。④寒证阴寒证的基本症状表现即手足不温，怕冷，舌质淡，苔白；阴寒证的病变证机及症状表现较寒证为重。⑤湿热气虚夹寒证病变在心有心的基本症状表现如心悸等，在肺有肺的基本症状表现如咳嗽等，在肾有肾的基本症状表现如腰酸等，在肝有肝的基本症状表现如胁肋不舒等，在脾胃有脾胃的基本症状表现如脘腹不适，在太阳有太阳的基本症状表现如发热、疼痛、瘙痒等。⑥辨识湿热气虚夹寒证即包含脾虚饮逆眩冒证的基本病变证机，于此适应证列举泽泻汤治疗脾虚饮逆眩冒证的基本思路与方法。

【适应证】

1. 中医病证　脾虚饮逆眩冒证。头晕目眩，甚则天旋地转，恶心呕吐，或胸闷，或食少，或不能食，或四肢困重，舌淡质胖，苔滑，脉迟或紧。

2. 西医疾病　慢性胃炎、脂肪肝、梅尼埃病、糖尿病、肾小球肾炎、肾盂肾炎、中耳炎、高血压、高脂血症等病变证机属于湿热气虚夹寒证者。

【用药分析】方中泽泻以清热利水兼养五脏为主，白术以益气散寒燥湿兼生血为主，从用药用量分析进而得出泽泻汤是治疗湿热气虚夹寒证的重要基础用方。

【用方思路】

（1）泽泻汤既是辨治脾虚饮逆眩冒证的重要代表方，又是辨治诸多杂病如脾胃病、心病、肾病、肝病、皮肤病等属于湿热气虚夹寒证者的重要基础方。

（2）方中泽泻既能清热，又能利水；白术既可健脾，又可燥湿。从方中用药用量及调配分析得知，泽泻汤的应用并不局限于脾虚饮逆眩冒证，还可用于辨治诸多杂病，如消化、泌尿、循环系统疾病及皮肤病等病变证机属于湿热气虚夹寒证者。

（3）运用泽泻汤辨治的病证（无论病变部位在脾胃、在肾或在心）以湿热气虚夹寒为主；其治当益气泻饮。

【随证合方】若夹风痰气虚，可与藜芦人参汤合方用之；若夹痰热，可与小陷胸汤合方用之；若夹寒痰，可与赤丸合方用之；若夹阳虚，可与桂枝人参汤合方用之。

【注意事项】运用泽泻汤既要辨清西医之病，又要辨清西医之病属于中医湿热气虚夹寒证。辨西医之病可进一步了解疾病的发展演变规律及其转归，辨中医之证可更好地针对西医之病选用泽泻汤。

四、茯苓泽泻汤

【导读】①学用茯苓泽泻汤应重视泽泻和白术的用量调配关系、茯苓和白术的用量调配关系、桂枝和白术的用量调配关系。②茯苓泽泻汤虽是辨治脾胃寒饮呕渴证的重要代表方，但在临床中还要明确指出茯苓泽泻汤主治基本证型是寒湿水气夹虚证。

【方歌】茯苓泽泻甘草桂，术姜温胃治水气，寒湿水气夹虚证，辨治杂病功效奇。

【方药】茯苓半斤（24 g）　泽泻四两（12 g）　甘草二两（6 g）　桂枝二两（6 g）　白术三两（9 g）　生姜四两（12 g）

【用法】上六味，以水一斗，煮取三升，内泽泻，再煮取二升半。温服八合，日三服。

【功用】温阳化水，燥湿利湿，健脾益气。

【主治基本证型】寒湿水气夹虚证。①寒证、阴寒证的基本症状表现即手足不温，怕冷，舌质淡，苔白；阴寒证的病变证机及症状表现较寒证为重。②湿证的基本症状表现即身体酸楚、沉重、困痛，或大便溏泻，或小便混浊，口腻，苔腻。③水证、水气证的基本症状表现即四肢肌肤颜面水肿，身体困重，或腹中有水声，苔滑。④气虚证、气伤证的基本症状表现即倦怠乏力，神志不佳，面色不荣；气虚证的病变证机及症状表现较气伤证为重。⑤寒湿水气夹虚证病变在心有心的基本症状表现如心悸等，在肺有肺的基本症状表现如咳嗽等，在肾有肾的基本症状表现如腰酸等，在肝有肝的基本症状表现如胁肋不舒等，在脾胃有脾胃的基本症状表现如脘腹不适，在太阳有太阳的基本症状表现如发热、疼痛、瘙痒等。⑥辨识寒湿水气夹虚证即包含脾胃寒饮呕渴证的基本病变证机，于此适应证列举茯苓泽泻汤治疗脾胃寒饮呕渴证的基本思路与方法。

【适应证】

1. 中医病证　脾胃寒饮呕渴证。呕吐频繁，畏寒，呕后渴欲饮水，或吐出为清稀涎水，口淡不渴，舌淡，脉紧或沉。

2. 西医疾病　肝硬化腹水、脂肪肝、肝囊肿、慢性肝炎、慢性胃炎、慢性肠炎、神经性呕吐、幽门水肿、慢性肾炎、肾病综合征、泌尿系结石等病变证机属于寒湿水气夹虚证者。

【用药分析】方中茯苓以益气利湿兼安神为主，泽泻以清热利水兼养五脏为主，白术以益气散寒燥湿兼生血为主，桂枝以温宣通经兼补为主，生姜以温通宣散兼降逆为主，甘草以益气生津兼缓急为主，从用药用量分析进而得出茯苓泽泻汤是治疗寒湿水气夹虚证的重要基础用方。

【用方思路】

（1）茯苓泽泻汤既是辨治脾胃寒饮呕渴证的重要代表方，又是辨治诸多杂病如脾胃病、心病、肾病、肝病、皮肤病等属于寒湿水气夹虚证者的重要基础方。

（2）方中茯苓、白术既可健脾，又可治湿；泽泻既能清热，又能利水；桂枝、生姜既可温散，又可气化。从方中用药用量及调配分析得知，茯苓泽泻汤的应用并不局限于脾胃寒饮呕渴证，还可用于辨治诸多杂病，如消化、循环、泌尿、内分泌及代谢系统疾病等病变证机属于寒湿水气夹虚证者。

（3）运用茯苓泽泻汤辨治的病证（无论病变部位在脾胃、在肾或在心）以寒湿水气夹虚为主；其治当温阳益气泻饮。

【随证合方】若夹痰虚，可与甘遂半夏汤合方用之；若夹阳虚，可与真武汤合方用之；若夹郁热，可与枳实栀子豉汤合方用之；若夹阴虚，可与猪苓汤合方用之。

【注意事项】运用茯苓泽泻汤既要辨清西医之病，又要辨清西医之病属于中医寒湿水气夹虚证。辨西医之病可进一步了解疾病的发展演变规律及其转归，辨中医之证可更好地针对西医之病选用茯苓泽泻汤。

五、茯苓甘草汤

【导读】①学用茯苓甘草汤应重视茯苓和桂枝的用量调配关系、茯苓和生姜的用量调配关系。②茯苓甘草汤虽是辨治脾胃阳郁水气证的重要代表方，但在临床中还要明确指出茯苓甘草汤主治基本证型是气虚水湿寒证。

【方歌】茯苓甘草姜桂枝，温阳益气能利湿，各科杂病基础方，寒湿气虚服之宜。

【方药】 茯苓二两（6 g） 桂枝去皮，二两（6 g） 甘草炙，一两（3 g） 生姜切，三两（9 g）

【用法】 上四味，以水四升，煮取二升，去滓。分温三服。

【功用】 益气燥湿，温阳利湿，调理气机。

【主治基本证型】 气虚水湿寒证。①气虚证、气伤证的基本症状表现即倦怠乏力，神志不佳，面色不荣；气虚证的病变证机及症状表现较气伤证为重。②水证、水气证的基本症状表现即四肢肌肤颜面水肿，身体困重，或腹中有水声，苔滑。③湿证的基本症状表现即身体酸楚、沉重、困痛，或大便溏泻，或小便混浊，口腻，苔腻。④寒证、阴寒证的基本症状表现即手足不温，怕冷，舌质淡，苔白；阴寒证的病变证机及症状表现较寒证为重。⑤气虚水湿寒证病变在心有心的基本症状表现如心悸等，在肺有肺的基本症状表现如咳嗽等，在肾有肾的基本症状表现如腰酸等，在肝有肝的基本症状表现如胁肋不舒等，在脾胃有脾胃的基本症状表现如脘腹不适，在太阳有太阳的基本症状表现如发热、疼痛、瘙痒等。⑥辨识气虚水湿寒证即包含脾胃阳郁水气证的基本病变证机，于此适应证列举茯苓甘草汤治疗脾胃阳郁水气证的基本思路与方法。

【适应证】

1. 中医病证 脾胃阳郁水气证。胃脘悸动不安，或脘腹有水声，或呕吐清稀涎水，畏寒，手足厥逆，汗出，舌淡、苔薄白，脉弦或沉。

2. 西医疾病 急、慢性肠胃炎，肝硬化腹水，肝炎，水疱性结膜炎，慢性肾盂肾炎，慢性肾小球肾炎，肾病综合征，经前期紧张综合征，泌尿系结石，心律不齐等病变证机属于气虚水湿寒证者。

【用药分析】 方中茯苓以益气利湿兼安神为主，桂枝以温宣通经兼补为主，生姜以温通宣散兼降逆为主，甘草以益气生津兼缓急为主，从用药用量分析进而得出茯苓甘草汤是治疗气虚水湿寒证的重要基础用方。

【用方思路】

（1）茯苓甘草汤既是辨治脾胃阳郁水气证的重要代表方，又是辨治诸多杂病如脾胃病、心病、肾病、皮肤病等属于气虚水湿寒证者的重要基础方。

（2）方中茯苓既可健脾，又可利湿；桂枝、生姜既可温散，又可气化；甘草补益脏腑之气。从方中用药用量及调配分析得知，茯苓甘草汤的应用并不局限于脾胃阳郁水气证，还可用于辨治诸多杂病，如消化、循环、泌尿、内分泌等系统疾病病变证机属于气虚水湿寒证者。

（3）运用茯苓甘草汤辨治的病证（无论病变部位在脾胃、在肾或在心）以气虚水湿寒为主；其治当通阳益气化水。

【随证合方】若夹寒痰气逆，可与附子半夏汤合方用之；若夹湿热，可与牡蛎泽泻散合方用之；若夹气郁，可与橘枳姜汤合方用之；若夹阳虚，可与真武汤合方用之。

【注意事项】运用茯苓甘草汤既要辨清西医之病，又要辨清西医之病属于中医气虚水湿寒证。辨西医之病可进一步了解疾病的发展演变规律及其转归，辨中医之证可更好地针对西医之病选用茯苓甘草汤。

六、小半夏汤

【导读】①学用小半夏汤应重视半夏和生姜的用量调配关系。②小半夏汤虽是辨治脾胃寒饮气逆证的重要代表方，但在临床中还要明确指出小半夏汤主治基本证型是寒湿郁结证。

【方歌】小半夏汤用生姜，寒痰郁结基础方，各科杂病皆可用，临证合方效非常。

【方药】半夏一升（24 g）　生姜半斤（24 g）

【用法】上二味，以水七升，煮取一升半。分温再服。

【功用】温化寒湿，辛开苦降，调理气机。

【主治基本证型】寒湿郁结证。①寒证、阴寒证的基本症状表现即手足不温，怕冷，舌质淡，苔白；阴寒证的病变证机及症状表现较寒证为重。②湿证的基本症状表现即身体酸楚、沉重、困痛，或大便溏泻，或小便混浊，口腻，苔腻。③郁结证的病变证机是邪与气郁结而壅滞气机，或邪与血郁结而阻滞经脉，或邪与痰郁结而郁滞气血。④寒湿郁结证病变在心有心的基本症状表现如心悸等，在肺有肺的基本症状表现如咳嗽等，在肾有肾的基本症状表现如腰酸等，在肝有肝的基本症状表现如胁肋不舒等，在脾胃有脾胃的基本症状表现如脘腹不适，在太阳有太阳的基本症状表现如发热、疼痛、瘙痒等。⑤辨识寒湿郁结证即包含脾胃寒饮气逆证的基本病变证机，于此适应证列举小半夏汤治疗脾胃寒饮气逆证的基本思路与方法。

【适应证】

1. 中医病证　脾胃寒饮气逆证。呕吐频繁，或吐出清稀涎水，或黏痰涎沫，呕不能食，不渴，或微渴不欲多饮，或呃逆，或身黄，舌淡、苔白或腻，脉弦或滑。

2. 西医疾病　浅表性胃炎、胃及十二指肠溃疡、胃扩张、幽门不完全性梗阻、神经性呕吐、慢性肝炎、高血压、梅尼埃病等病变证机属于寒湿郁结证者。

【用药分析】方中半夏以温化痰湿降逆兼散结为主，生姜以温通宣散兼降逆为主，从用药用量分析进而得出小半夏汤是治疗寒湿郁结证的重要基础用方。

【用方思路】

（1）小半夏汤既是辨治脾胃寒饮气逆证的重要代表方，又是辨治诸多杂病如脾胃病、心病、肾病、肝病、肺病等属于寒湿郁结证者的重要基础方。

（2）方中半夏既可醒脾，又可燥湿；生姜既可温散，又可化水。从方中用药用量及调配分析得知，小半夏汤的应用并不局限于脾胃寒饮气逆证，还可用于辨治诸多杂病，如消化、循环、呼吸、泌尿、皮肤等病变证机属于寒湿郁结证者。

（3）运用小半夏汤辨治的病证（无论病变部位在脾胃、在肝或在心）以寒湿郁结为主；其治当醒脾化饮。

【随证合方】若夹痰热，可与小陷胸汤合方用之；若夹寒湿，可与甘姜苓术汤合方用之；若夹气郁，可与四逆散合方用之；若夹阳虚，可与茯苓四逆汤合方用之。

【注意事项】运用小半夏汤既要辨清西医之病，又要辨清西医之病属于中医寒湿郁结证。辨西医之病可进一步了解疾病的发展演变规律及其转归，辨中医之证可更好地针对西医之病选用小半夏汤。

七、小半夏加茯苓汤

【导读】①学用小半夏加茯苓汤应重视半夏和生姜的用量调配关系、生姜和茯苓的用量调配关系。②小半夏加茯苓汤虽是辨治脾胃寒饮水气证的重要代表方，但在临床中还要明确指出小半夏加茯苓汤主治基本证型是寒湿郁结夹气虚证。

【方歌】小半夏加茯苓汤，生姜半斤合成方，温化寒湿能益气，脏腑杂病效非常。

【方药】半夏一升（24 g）　生姜半斤（24 g）　茯苓三两（9 g）

【用法】上三味，以水七升，煮取一升五合。分温再服。

【功用】温化寒湿，降逆燥湿，利湿益气。

【主治基本证型】寒湿郁结夹气虚证。①寒证、阴寒证的基本症状表现即手足不温，怕冷，舌质淡，苔白；阴寒证的病变证机及症状表现较寒证为重。②湿证的基本症状表现即身体酸楚、沉重、困痛，或大便溏泻，或小便混浊，口腻，苔腻。③郁结证的病变证机是邪与气郁结而壅滞气机，或邪与血郁结而阻滞经脉，或邪与痰郁结而郁滞气血。④气虚证、气伤证的基本症状表现即倦怠乏力，神志不佳，面色不荣；气虚证的病变证机及症状表现较气伤证为重。

⑤寒湿郁结夹气虚证病变在心有心的基本症状表现如心悸等，在肺有肺的基本症状表现如咳嗽等，在肾有肾的基本症状表现如腰酸等，在肝有肝的基本症状表现如胁肋不舒等，在脾胃有脾胃的基本症状表现如脘腹不适，在太阳有太阳的基本症状表现如发热、疼痛、瘙痒等。⑥辨识寒湿郁结夹气虚证即包含脾胃寒饮水气证的基本病变证机，于此适应证列举小半夏加茯苓汤治疗脾胃寒饮水气证的基本思路与方法。

【适应证】

1. 中医病证　脾胃寒饮水气证。呕吐频繁，或吐后即渴，或渴欲饮水又吐，心下痞满有水声，头昏目眩，心悸，或胃脘悸动，苔滑，脉沉。

2. 西医疾病　急、慢性胃炎，胃手术后排空障碍，幽门不完全性梗阻，幽门水肿，慢性支气管炎，慢性肝炎，慢性胆囊炎，病毒性心肌炎，前庭神经元炎，蛛网膜下腔出血致呕吐等病变证机属于寒湿郁结夹气虚证者。

【用药分析】方中半夏以温化痰湿降逆兼散结为主，生姜以温通宣散兼降逆为主，茯苓以益气利湿兼安神为主，从用药用量分析进而得出小半夏加茯苓汤是治疗寒湿郁结夹气虚证的重要基础用方。

【用方思路】

（1）小半夏加茯苓汤既是辨治脾胃寒饮水气证的重要代表方，又是辨治诸多杂病如脾胃病、心病、肾病、肝病、肺病等属于寒湿郁结夹气虚证者的重要基础方。

（2）方中半夏既可醒脾，又可燥湿；生姜既可温散，又可化水。从方中用药用量及调配分析得知，小半夏汤的应用并不局限于脾胃寒饮水气证，还可用于辨治诸多杂病，如消化、循环、呼吸、泌尿系统疾病及皮肤病等病变证机属于寒湿郁结夹气虚证者。

（3）运用小半夏加茯苓汤辨治的病证（无论病变部位在脾胃、在肾或在心）以寒湿郁结夹气虚为主；其治当醒脾化饮、利水益气。

【随证合方】若夹痰热，可与小陷胸汤合方用之；若夹湿热，可与栀子柏皮汤合方用之；若夹瘀，可与桂枝茯苓丸合方用之；若夹阳虚，可与茯苓四逆汤合方用之。

【注意事项】运用小半夏加茯苓汤既要辨清西医之病，又要辨清西医之病属于中医寒湿郁结夹气虚证。辨西医之病可进一步了解疾病的发展演变规律及其转归，辨中医之证可更好地针对西医之病选用小半夏加茯苓汤。

八、生姜半夏汤

【导读】①学用生姜半夏汤应重视半夏和生姜汁的用量调配关系。②生姜半夏汤虽是辨治胸胃饮停证的重要代表方，但在临床中还要明确指出生姜半夏汤主治基本证型是寒湿气逆证。

【方歌】仲景生姜半夏汤，调理气机基础方，温中散寒能降逆，脏腑浊逆病可康。

【方药】半夏半升（12 g）　生姜汁一升（60 mL）

【用法】上二味，以水三升，煮半夏，取二升，内生姜汁，煮取一升半。小冷，分四服。日三夜一服，止，停后服。

【功用】温化寒湿，降泄浊气，调理气机。

【主治基本证型】寒湿气逆证。①寒证、阴寒证的基本症状表现即手足不温，怕冷，舌质淡，苔白；阴寒证的病变证机及症状表现较寒证为重。②湿证的基本症状表现即身体酸楚、沉重、困痛，或大便溏泻，或小便混浊，口腻，苔腻。③气逆证、浊逆证的基本症状表现即呕吐、恶心、泛酸、打嗝、呃逆，或咳嗽、气喘、心胸脘腹浊气上逆。④寒湿气逆证病变在心有心的基本症状表现如心悸等，在肺有肺的基本症状表现如咳嗽等，在肾有肾的基本症状表现如腰酸等，在肝有肝的基本症状表现如胁肋不舒等，在脾胃有脾胃的基本症状表现如脘腹不适，在太阳有太阳的基本症状表现如发热、疼痛、瘙痒等。⑤辨识寒湿气逆证即包含胸胃饮停证的基本病变证机，于此适应证列举生姜半夏汤治疗胸胃饮停证的基本思路与方法。

【适应证】

1. 中医病证　胸胃饮停证。胸中烦闷，似喘不喘，胃脘支结，似呕不呕，心下筑筑动，似哕不哕，苔薄白，脉沉或迟。

2. 西医疾病　急、慢性胃炎，胃或贲门痉挛，胆汁反流性胃炎，食管炎，病毒性心肌炎，前庭神经元炎等病变证机属于寒湿气逆证者。

【用药分析】方中生姜以温通宣散兼降逆为主，半夏以温化痰湿降逆兼散结为主，从用药用量分析进而得出生姜半夏汤是治疗寒湿气逆证的重要基础用方。

【用方思路】

（1）生姜半夏汤既是辨治胸胃饮停证的重要代表方，又是辨治诸多杂病如脾胃病、肺病、心病等属于寒湿气逆证的重要基础方。

（2）方中半夏既可醒脾，又可燥湿；生姜既可温散，又可化水。从方中用药用量及调配分析得知，生姜半夏汤的应用并不局限于胸胃饮停证，还可用于辨治诸多杂病，如消化、循环、呼吸等系统疾病病变证机属于寒湿气逆证者。

（3）运用生姜半夏汤辨治的病证（无论病变部位在脾胃、在肺或在心）以寒湿气逆为主；其治当醒脾化饮。

【随证合方】若夹阳虚，可与茯苓四逆汤合方用之；若夹热饮，可与大陷胸汤合方用之；若夹郁，可与四逆散合方用之。

【注意事项】运用生姜半夏汤既要辨清西医之病，又要辨清西医之病属于中医寒湿气逆证。辨西医之病可进一步了解疾病的发展演变规律及其转归，辨中医之证可更好地针对西医之病选用生姜半夏汤。

九、半夏干姜散

【导读】①学用半夏干姜散应重视半夏和干姜的用量调配关系。②半夏干姜散虽是辨治脾胃寒饮吐逆证的重要代表方，但在临床中还要明确指出半夏干姜散主治基本证型是寒湿阳郁证。

【方歌】仲景半夏干姜散，温阳散寒能降逆，寒湿阳郁诸般证，各科杂病服之宜。

【方药】半夏　干姜等份

【用法】上二味，杵为散，取方寸匕，浆水一升半，煮取七合。顿服之。

【功用】温化燥湿，温阳散寒。

【主治基本证型】寒湿阳郁证。①寒证、阴寒证的基本症状表现即手足不温，怕冷，舌质淡，苔白；阴寒证的病变证机及症状表现较寒证为重。②湿证的基本症状表现即身体酸楚、沉重、困痛，或大便溏泻，或小便混浊，口腻，苔腻。③阳郁证的基本症状表现即手足烦热而不温，心胸闷热而怕冷，口舌干燥而不渴。④寒湿阳郁证病变在心有心的基本症状表现如心悸等，在肺有肺的基本症状表现如咳嗽等，在肾有肾的基本症状表现如腰酸等，在肝有肝的基本症状表现如胁肋不舒等，在脾胃有脾胃的基本症状表现如脘腹不适，在太阳有太阳的基本症状表现如发热、疼痛、瘙痒等。⑤辨识寒湿阳郁证即包含脾胃寒饮吐逆证的基本病变证机，于此适应证列举半夏干姜散治疗脾胃寒饮吐逆证的基本思路与方法。

【适应证】

1. 中医病证　脾胃寒饮吐逆证。干呕，或呕吐，吐涎沫，胃脘支结，喜温恶寒，手足不温，舌淡、苔薄白，脉迟或沉。

2. 西医疾病　急、慢性胃炎，胃或贲门痉挛，胆汁反流性胃炎，食管炎，病毒性心肌炎，前庭神经元炎等病变证机属于寒湿阳郁证者。

【用药分析】方中半夏以温化痰湿降逆兼散结为主，干姜以温中散寒兼宣通为主，从用药用量分析进而得出半夏干姜散是治疗寒湿阳郁证的重要基础用方。

【用方思路】

（1）半夏干姜散既是辨治脾胃寒饮吐逆证的重要代表方，又是辨治诸多杂病如脾胃病、心病、肺病等属于寒湿阳郁证者的重要基础方。

（2）方中半夏既可醒脾，又可燥湿；干姜既可温阳，又可化饮。从方中用药用量及调配分析得知，半夏干姜散的应用并不局限于脾胃寒饮吐逆证，还可用于辨治诸多杂病如消化、循环、呼吸、内分泌等系统疾病病变证机属于寒湿阳郁证者。

（3）运用半夏干姜散辨治的病证（无论病变部位在脾胃、在肺或在心）以寒湿阳郁为主，其治当醒脾降逆，温阳化饮。

【随证合方】 若寒甚，可与干姜附子汤合方用之；若夹热，可与泻心汤合方用之；若夹水气，可与五苓散合方用之；若夹瘀热，可与大黄甘遂汤合方用之。

【注意事项】 运用半夏干姜散既要辨清西医之病，又要辨清西医之病属于中医寒湿阳郁证。辨西医之病可进一步了解疾病的发展演变规律及其转归，辨中医之证可更好地针对西医之病选用半夏干姜散。

十、干姜人参半夏丸

【导读】 ①学用干姜人参半夏丸应重视半夏和干姜的用量调配关系、人参和半夏的用量调配关系。②干姜人参半夏丸虽是辨治脾胃虚寒饮逆证的重要代表方，但在临床中还要明确指出干姜人参半夏丸主治基本证型是阳虚痰湿证。

【方歌】 干姜人参半夏丸，辨治阳虚夹寒湿，气虚气逆皆可治，经方合方增效力。

【方药】 干姜　人参各一两（3 g）　半夏二两（6 g）

【用法】 上三味，末之，以生姜汁糊为丸，如梧桐子大，饮服十丸，日三服。

【功用】 温中散寒，补益中气，燥湿降逆。

【主治基本证型】 阳虚痰湿证。①阳虚证、阳伤证的基本症状表现即寒证+气虚证；阳虚证病变证机及症状表现较阳伤证为重。②痰证的基本症状表现即头身沉重、困倦、肿胀，或咽中痰阻，或咯痰，苔腻。③湿证的基本症状表现即身体酸楚、沉重、困痛，或大便溏泻，或小便混浊，口腻，苔腻。④阳虚痰湿证病变在心有心的基本症状表现如心悸等，在肺有肺的基本症状表现如咳嗽等，在肾有肾的基本症状表现如腰酸等，在肝有肝的基本症状表现如胁肋不舒等，在脾胃有脾胃的基本症状表现如脘腹不适，在太阳有太阳的基本症状表现如发热、疼痛、瘙痒等。⑤辨识阳虚痰湿证即包含脾胃虚寒饮逆证的基本病变证机，于此适应证列举干姜人参半夏丸治疗脾胃虚寒饮逆证的基本思路与方法。

【适应证】

1. 中医病证　（妊娠）脾胃虚寒饮逆证。呕吐频繁，或干呕不止，恶心，食欲减退，头晕，倦怠嗜卧，四肢不温，乏力，舌淡、苔白，脉弱。

2. 西医疾病　妊娠恶阻、妊娠中毒症、慢性胃炎、慢性肝炎、慢性胰腺炎、病毒性心肌炎、慢性肾炎、慢性支气管炎、肺气肿、肺源性心脏病等病变证机属于阳虚痰湿证者。

【用药分析】方中干姜以温中散寒兼宣通为主，人参以益气生津兼摄血为主，半夏以温化痰湿降逆兼散结为主，从用药用量分析进而得出干姜人参半夏丸是治疗阳虚痰湿证的重要基础用方。

【用方思路】

（1）干姜人参半夏丸既是辨治脾胃虚寒饮逆证的重要代表方，又是辨治诸多杂病如脾胃病、心病、肺病等属于阳虚痰湿证者的重要基础方。

（2）方中人参可补五脏六腑之气；半夏既可醒脾，又可燥湿；干姜既可温阳，又可化饮。从方中用药用量及调配分析得知，干姜人参半夏丸的应用并不局限于脾胃虚寒饮逆证，还可用于辨治诸多杂病，如消化、循环、呼吸等系统疾病病变证机属于阳虚痰湿证者。

（3）运用干姜人参半夏丸辨治的病证（无论病变部位在脾胃、在肺或在心）以阳虚痰湿为主；其治当醒脾益气，温阳化饮。

【随证合方】若夹热，可与栀子豉汤合方用之；若夹郁，可与橘枳姜汤合方用之；若夹寒痰，可与赤丸合方用之。

【注意事项】运用干姜人参半夏丸既要辨清西医之病，又要辨清西医之病属于中医阳虚痰湿证。辨西医之病可进一步了解疾病的发展演变规律及其转归，辨中医之证可更好地针对西医之病选用干姜人参半夏丸。

十一、桂枝去芍药加麻黄附子细辛汤

【导读】①学用桂枝去芍药加麻黄附子细辛汤应重视桂枝和细辛的用量调配关系、麻黄和细辛的用量调配关系、附子和麻黄的用量调配关系。②桂枝去芍药加麻黄附子细辛汤虽是辨治阳虚饮结寒凝证的重要代表方，但在临床中还要明确指出桂枝去芍药加麻黄附子细辛汤主治基本证型是寒凝瘀阻气虚证。

【方歌】桂枝去芍加麻黄，附子细辛合成方，温化寒饮能壮阳，治外治里效非常。

【方药】桂枝三两（9g）　生姜三两（9g）　甘草二两（6g）　大枣十二枚　麻

黄二两（6 g） 细辛二两（6 g） 附子炮，一枚（5 g）

【用法】上七味，以水七升，煮麻黄，去上沫，内诸药，煮取二升，分温三服。当汗出，如虫行皮中，即愈。

【功用】温阳散寒，温通消癥，补益正气。

【主治基本证型】寒凝瘀阻气虚证。①寒证、阴寒证的基本症状表现即手足不温，怕冷，舌质淡，苔白；阴寒证的病变证机及症状表现较寒证为重；寒凝证的病变证机是气血营卫被寒邪凝滞不通。②瘀证的基本症状表现即疼痛如针刺，部位固定，舌质夹瘀紫。③气虚证、气伤证的基本症状表现即倦怠乏力，神志不佳，面色不荣；气虚证的病变证机及症状表现较气伤证为重。④寒凝瘀阻气虚证病变在心有心的基本症状表现如心悸等，在肺有肺的基本症状表现如咳嗽等，在肾有肾的基本症状表现如腰酸等，在肝有肝的基本症状表现如胁肋不舒等，在脾胃有脾胃的基本症状表现如脘腹不适，在太阳有太阳的基本症状表现如发热、疼痛、瘙痒等。⑤辨识寒凝瘀阻气虚证即包含阳虚饮结寒凝证的基本病变证机，于此适应证列举桂枝去芍药加麻黄附子细辛汤治疗阳虚饮结寒凝证的基本思路与方法。

【适应证】

1. 中医病证　阳虚饮结寒凝证。心下坚硬，按之有物如盘状，且坚硬，界线清楚，或水肿，恶寒，四肢厥逆，腹胀，或腹中有水气，口渴不欲饮，小便不利，舌淡、苔白而滑腻，脉沉紧。

2. 西医疾病　慢性胃炎、肝硬化腹水、慢性胆囊炎、慢性胰腺炎、肺源性心脏病、肾小球肾炎、肾病综合征、病毒性心肌炎、骨质增生、风湿性关节炎等病变证机属于寒凝瘀阻气虚证者。

【用药分析】方中桂枝以温宣通经兼补为主，生姜以温通宣散兼降逆为主，麻黄以温宣兼降泄为主，附子以温阳化瘀兼降逆为主，细辛以温通降逆兼通窍为主，大枣以益气兼补血为主，甘草以益气生津兼缓急为主，从用药用量分析进而得出桂枝去芍药加麻黄附子细辛汤是治疗寒凝瘀阻气虚证的重要基础用方。

【用方思路】

（1）桂枝去芍药加麻黄附子细辛汤既是辨治阳虚饮结寒凝证的重要代表方，又是辨治诸多杂病如脾胃病、心病、肌肉关节病等属于寒凝瘀阻气虚证者的重要基础方。

（2）方中桂枝、生姜、麻黄、细辛既可温通阳气，又可宣通化饮；附子既可温壮阳气，又可驱散阴寒；大枣、甘草可补五脏六腑之气。从方中用药用量及调配分析得知，桂枝去芍药加麻黄附子细辛汤的应用并不局限于阳虚饮结寒凝证，还可用于辨治诸多杂病，如消化、循环、运动、内分泌等系统疾病病变证机属于寒凝瘀阻气虚证者。

（3）运用桂枝去芍药加麻黄附子细辛汤辨治的病证（无论病变部位在脾胃、在心或在肌肉关节）以寒凝瘀阻气虚为主；其治当温阳益气化饮。

【随证合方】若夹寒痰气逆，可与小半夏汤合方用之；若夹痰热，可与小陷胸汤合方用之；若夹郁，可与四逆散合方用之；若夹瘀，可与桂枝茯苓丸合方用之。

【注意事项】运用桂枝去芍药加麻黄附子细辛汤既要辨清西医之病，又要辨清西医之病属于中医寒凝瘀阻气虚证。辨西医之病可进一步了解疾病的发展演变规律及其转归，辨中医之证可更好地针对西医之病选用桂枝去芍药加麻黄附子细辛汤。

十二、小陷胸汤

【导读】①学用小陷胸汤应重视黄连和半夏的用量调配关系、黄连和栝楼实的用量调配关系。②小陷胸汤虽是辨治胸脘痰热证的重要代表方，但在临床中还要明确指出小陷胸汤主治基本证型是痰热郁夹寒证。

【方歌】小陷胸汤夏连楼，清热涤痰能降逆，痰热气郁夹寒证，各科杂病服之宜。

【方药】黄连一两（3 g）　半夏洗，半升（12 g）　栝楼实大者一枚（30 g）

【用法】上三味，以水六升，先煮栝楼，取三升，去滓。内诸药，煮取三升，去滓。分温三服。

【功用】清热燥湿，行气化痰，温化降逆。

【主治基本证型】痰热郁夹寒证。①痰证的基本症状表现即头身沉重、困倦、肿胀，或咽中痰阻，或咯痰，苔腻。②热证的基本症状表现即口渴，或口苦，或面赤，舌红苔黄。③气郁证的基本症状表现即胀、满、闷，或情绪低落，或所愿不遂，或急躁易怒。④寒证、阴寒证的基本症状表现即手足不温，怕冷，舌质淡，苔白；阴寒证的病变证机及症状表现较寒证为重。⑤痰热郁夹寒证病变在心有心的基本症状表现如心悸等，在肺有肺的基本症状表现如咳嗽等，在肾有肾的基本症状表现如腰酸等，在肝有肝的基本症状表现如胁肋不舒等，在脾胃有脾胃的基本症状表现如脘腹不适，在太阳有太阳的基本症状表现如发热、疼痛、瘙痒等。⑥辨识痰热郁夹寒证即包含胸脘痰热证的基本病变证机，于此适应证列举小陷胸汤治疗胸脘痰热证的基本思路与方法。

【适应证】

1. 中医病证　胸脘痰热证。心下痞满，按之则痛，或微痛，胸中烦热，或咳痰黄稠，舌红、苔黄腻，脉浮滑。

2. 西医疾病　急、慢性胃炎，急、慢性胆囊炎，慢性胰腺炎，慢性支气管炎，心肌炎，心律不齐，泌尿系感染等病变证机属于痰热郁夹寒证者。

【用药分析】 方中黄连以清热燥湿兼开窍为主，半夏以温化痰湿降逆兼散结为主，栝楼实以清热化痰治伤兼养阴为主，从用药用量分析进而得出小陷胸汤是治疗痰热郁夹寒证的重要基础用方。

【用方思路】

（1）小陷胸汤既是辨治胸脘痰热证的重要代表方，又是辨治诸多杂病如脾胃病、心病、肺病、肝病、肾病、头部疾病等属于痰热郁夹寒证者的重要基础方。

（2）方中黄连既可清热泻心，又可燥湿涤痰；栝楼实既可化痰，又可清热；半夏可燥五脏六腑之痰湿。从方中用药用量及调配分析得知，小陷胸汤的应用并不局限于胸脘痰热证，还可用于辨治诸多杂病，如消化、循环、呼吸、泌尿、精神神经、内分泌等系统疾病病变证机属于痰热郁夹寒证者。

（3）运用小陷胸汤辨治的病证（无论病变部位在脾胃、在肺或在心）以痰热郁夹寒为主；其治当清热燥湿化痰。

【随证合方】 若夹阳虚，可与四逆汤合方用之；若夹郁，可与四逆散合方用之；若夹血虚，可与胶艾汤合方用之。

【注意事项】 运用小陷胸汤既要辨清西医之病，又要辨清西医之病属于中医痰热郁夹寒证。辨西医之病可进一步了解疾病的发展演变规律及其转归，辨中医之证可更好地针对西医之病选用小陷胸汤。

第六节　脾胃水气证用方

五苓散

【导读】 ①学用五苓散应重视桂枝和白术的用量调配关系、茯苓和泽泻的用量调配关系、猪苓和泽泻的用量调配关系。②五苓散虽是辨治三焦水气证的重要代表方，但在临床中还要明确指出五苓散主治基本证型是寒热湿夹虚证。

【方歌】 五苓散中猪茯苓，白术泽泻与桂枝，气虚寒热夹湿证，各科杂病服之宜。

【方药】 猪苓去皮，十八铢（2.3 g） 泽泻一两六铢（3.8 g） 白术十八铢（2.3 g） 茯苓十八铢（2.3 g） 桂枝去皮，半两（1.5 g）

【用法】 上五味，捣为散，以白饮和，服方寸匕，日三服。多饮暖水，汗出愈，如法将息。

【功用】 清热利湿，温阳燥湿，益气化湿。

【主治基本证型】 寒热湿夹虚证。①寒证、阴寒证的基本症状表现即手足不温，怕冷，舌质淡，苔白；阴寒证的病变证机及症状表现较寒证为重。②热证的基本症状表现即口渴，或口苦，或面赤，舌红苔黄。③湿证的基本症状表现即身体酸楚、沉重、困痛，或大便溏泻，或小便混浊，口腻，苔腻。④气虚证、气伤证的基本症状表现即倦怠乏力，神志不佳，面色不荣；气虚证的病变证机及症状表现较气伤证为重。⑤寒热湿夹虚证病变在心有心的基本症状表现如心悸等，在肺有肺的基本症状表现如咳嗽等，在肾有肾的基本症状表现如腰酸等，在肝有肝的基本症状表现如胁肋不舒等，在脾胃有脾胃的基本症状表现如脘腹不适，在太阳有太阳的基本症状表现如发热、疼痛、瘙痒等。⑥辨识寒热湿夹虚证即包含三焦水气证的基本病变证机，于此适应证列举五苓散治疗三焦水气证的基本思路与方法。

【适应证】

1. 中医病证 三焦水气证。心下痞满，小便不利，烦渴欲饮，或渴欲饮水，水入则吐，或口燥不欲饮，或上吐下泻，或脐下悸动，或头晕目眩，或头痛，或心烦，或发热恶寒，或汗出，苔薄略黄，脉沉。

2. 西医疾病 急性肠胃炎、慢性胰腺炎、慢性肝炎、脂肪肝、小儿消化不良、肾病综合征等病变证机属于寒热湿夹虚证者。

【用药分析】 方中茯苓以益气利湿兼安神为主，猪苓以清热利水消肿兼治蛊疰为主，泽泻以清热利水兼养五脏为主，白术以益气散寒燥湿兼生血为主，桂枝以温宣通经兼补为主，从用药用量分析进而得出五苓散是治疗寒热湿夹虚证的重要基础用方。

【用方思路】

（1）五苓散既是辨治三焦水气证的重要代表方，又是辨治诸多杂病如脾胃病、心病、肾病、肝病、皮肤病等属于寒热湿夹虚证者的重要基础方。

（2）方中泽泻、猪苓既可清热，又可利水；白术、茯苓既可健脾，又可制水；桂枝可温化五脏六腑之水气。从方中用药用量及调配分析得知，五苓散的应用并不局限于三焦水气证，还可用于辨治诸多杂病，如消化、循环、泌尿、内分泌系统疾病及皮肤病等病变证机属于寒热湿夹虚证者。

（3）运用五苓散辨治的病证（无论病变部位在脾胃、在肺或在心）以寒热湿夹虚为主；其治当温阳健脾，清利水气。

【随证合方】若寒痰气逆，可与附子半夏汤合方用之；若夹阳虚，可与真武汤合方用之；若夹虚热，可与猪苓汤合方用之；若夹湿热，可与牡蛎泽泻散合方用之。

【注意事项】运用五苓散既要辨清西医之病，又要辨清西医之病属于中医寒热湿夹虚证。辨西医之病可进一步了解疾病的发展演变规律及其转归，辨中医之证可更好地针对西医之病选用五苓散。

第七节　脾虚水泛证用方

防己茯苓汤

【导读】①学用防己茯苓汤应重视防己和桂枝的用量调配关系、防己和黄芪的用量调配关系、黄芪和桂枝的用量调配关系。②防己茯苓汤虽是辨治脾虚水泛证的重要代表方，但在临床中还要明确指出防己茯苓汤主治基本证型是气虚水气寒热证。

【方歌】防己茯苓黄桂草，气虚水气寒热证，脏腑营卫诸般疾，各科杂病皆可除。

【方药】防己三两（9 g）　黄芪三两（9 g）　桂枝三两（9 g）　茯苓六两（18 g）　甘草二两（6 g）

【用法】上五味，以水六升，煮取二升，分温三服。

【功用】温阳利水，清热利湿，益气化水。

【主治基本证型】气虚水气寒热证。①气虚证、气伤证的基本症状表现即倦怠乏力，神志不佳，面色不荣；气虚证的病变证机及症状表现较气伤证为重。②水证、水气证的基本症状表现即四肢肌肤颜面水肿，身体困重，或腹中有水声，苔滑。③寒证、阴寒证的基本症状表现即手足不温，怕冷，舌质淡，苔白；阴寒证的病变证机及症状表现较寒证为重。④热证的基本症状表现即口渴，或口苦，或面赤，舌红苔黄。⑤气虚水气寒热证病变在心有心的基本症状表现如心悸等，在肺有肺的基本症状表现如咳嗽等，在肾有肾的基本症状表现如腰酸等，在肝有肝的基本症状表现如胁肋不舒等，在脾胃有脾胃的基本症状表现如脘腹不适，在太阳有太阳的基本症状表现如发热、疼痛、瘙痒等。⑥辨识气虚水气寒热证即包含脾虚水泛证的基本病变证机，于此适应证列举防己茯苓汤治疗脾虚水泛证的基本思路与方法。

【适应证】

1. 中医病证　脾虚水泛证。四肢水肿沉重，手足不温，体倦，肌肉跳动，或面目水肿，舌淡、苔白滑，脉沉。

2. 西医疾病　慢性肾炎水肿、蛋白尿、心脏病水肿、肝硬化腹水、黏液性水肿、特发性水肿、充血性心衰合并水肿、贫血水肿、慢性胃炎、慢性结肠炎等病变证机属于气虚水气寒热证者。

【用药分析】 方中防己以清热利湿定狂兼利大小便为主，茯苓以益气利湿兼安神为主，黄芪以益气兼消疮为主，桂枝以温宣通经兼补为主，甘草以益气生津兼缓急为主，从用药用量分析进而得出防己茯苓汤是治疗气虚水气寒热证的重要基础用方。

【用方思路】

（1）防己茯苓汤既是辨治脾虚水泛证的重要代表方，又是辨治诸多杂病如脾胃病、心病、肾病等属于气虚水气寒热证者的重要基础方。

（2）方中防己、茯苓既可治肌肤之水，又可治脏腑之水；黄芪、甘草既可健脾益气，又可行水生津；桂枝可温化五脏六腑之水气。从方中用药用量及调配分析得知，防己茯苓汤的应用并不局限于脾虚水泛证，还可用于辨治诸多杂病，如消化、循环、泌尿等系统疾病病变证机属于气虚水气寒热证者。

（3）运用防己茯苓汤辨治的病证（无论病变部位在脾胃、在肾或在心）以气虚水气寒热为主；其治当温阳健脾利水。

【随证合方】 若寒热伤阴，可与附子花粉汤合方用之；若夹寒，可与桂枝人参汤合方用之；若夹热，可与白虎汤合方用之；若夹郁，可与橘枳姜汤合方用之。

【注意事项】 运用防己茯苓汤既要辨清西医之病，又要辨清西医之病属于中医气虚水气寒热证。辨西医之病可进一步了解疾病的发展演变规律及其转归，辨中医之证可更好地针对西医之病选用防己茯苓汤。

第八节　脾气滞气虚证用方

一、厚朴生姜半夏甘草人参汤

【导读】 ①学用厚朴生姜半夏甘草人参汤应重视厚朴和人参的用量调配关系、生姜和半夏的用量调配关系、甘草和人参的用量调配关系。②厚朴生姜半夏甘草人参汤虽是辨治脾气滞气虚寒证的重要代表方，但在临床中还要明确指出厚朴生姜半夏甘草人参汤主治基本证型是气滞气虚寒湿证。

【方歌】厚朴姜夏甘参汤，气虚气滞基础方，益气行气能散寒，调配用量效非常。

【方药】厚朴炙，去皮，半斤（24 g） 生姜切，半斤（24 g） 半夏洗，半升（12 g） 甘草炙，二两（6 g） 人参一两（3 g）

【用法】上五味，以水一斗，煮取三升，去滓。温服一升，日三服。

【功用】行气降气，补益正气，温中化湿。

【主治基本证型】气滞气虚寒湿证。①气滞证的基本症状表现即胸膈满闷，脘腹胀闷，肌肤肿胀。②气虚证、气伤证的基本症状表现即倦怠乏力，神志不佳，面色不荣；气虚证的病变证机及症状表现较气伤证为重。③寒证、阴寒证的基本症状表现即手足不温，怕冷，舌质淡，苔白；阴寒证的病变证机及症状表现较寒证为重。④湿证的基本症状表现即身体酸楚、沉重、困痛，或大便溏泻，或小便混浊，口腻，苔腻。⑤气滞气虚寒湿证病变在心有心的基本症状表现如心悸等，在肺有肺的基本症状表现如咳嗽等，在肾有肾的基本症状表现如腰酸等，在肝有肝的基本症状表现如胁肋不舒等，在脾胃有脾胃的基本症状表现如脘腹不适，在太阳有太阳的基本症状表现如发热、疼痛、瘙痒等。⑥辨识气滞气虚寒湿证即包含脾气滞气虚寒证的基本病变证机，于此适应证列举厚朴生姜半夏甘草人参汤治疗脾气滞气虚寒证的基本思路与方法。

【适应证】

1. 中医病证　脾气滞气虚寒证。腹胀满，食欲减退，四肢无力，或腹痛，或腹满时减，复如故，舌淡、苔白，脉弱。

2. 西医疾病　慢性胃炎、慢性肝炎、慢性肠炎、慢性胆囊炎、慢性胰腺炎、支气管炎、慢性支气管肺炎等病变证机属于气滞气虚寒湿证者。

【用药分析】方中厚朴以行气降逆兼通阳化饮为主，生姜以温通宣散兼降逆为主，半夏以温化痰湿降逆兼散结为主，人参以益气生津兼摄血为主，甘草以益气生津兼缓急为主，从用药用量分析进而得出厚朴生姜半夏甘草人参汤是治疗气滞气虚寒湿证的重要基础用方。

【用方思路】

（1）厚朴生姜半夏甘草人参汤既是辨治脾气滞气虚寒证的重要代表方，又是辨治诸多杂病如脾胃病、心病、肺病等属于气滞气虚寒湿证者的重要基础方。

（2）方中厚朴既可行气，又可降逆；人参、甘草既可健脾，又可生津；生姜、半夏既可行散，又可降逆。从方中用药用量及调配分析得知，厚朴生姜半夏甘草人参汤的应用并不局限于脾气滞气虚寒证，还可用于辨治诸多杂病，如消化、循环、呼吸等系统疾病病变证机属于气滞气虚寒湿证者。

（3）运用厚朴生姜半夏甘草人参汤辨治的病证（无论病变部位在脾胃、在肺或在心）以气滞气虚寒湿为主；其治当健脾行气。

【随证合方】若夹寒甚，可与干姜附子汤合方用之；若夹寒瘀，可与当归四逆汤合方用之；若夹瘀热，可与桃核承气汤合方用之；若夹痰热，可与小陷胸汤合方用之；若夹阳虚，可与桂枝人参汤合方用之。

【注意事项】运用厚朴生姜半夏甘草人参汤既要辨清西医之病，又要辨清西医之病属于中医气滞气虚寒湿证。辨西医之病可进一步了解疾病的发展演变规律及其转归，辨中医之证可更好地针对西医之病选用厚朴生姜半夏甘草人参汤。

二、枳术汤

【导读】①学用枳术汤应重视枳实和白术的用量调配关系。②枳术汤虽是辨治脾气虚气滞热证的重要代表方，但在临床中还要明确指出枳术汤主治基本证型是寒热气郁气虚证。

【方歌】气滞气虚枳术汤，热郁气滞寒气虚，清热行气能温补，经方合方病可愈。

【方药】枳实七枚（7 g）　白术二两（6 g）

【用法】上二味，以水五升，煮取三升，分温三服，腹中软即当散也。

【功用】行气解郁，健脾益气，平调寒热。

【主治基本证型】寒热气郁气虚证。①寒证、阴寒证的基本症状表现即手足不温，怕冷，舌质淡，苔白；阴寒证的病变证机及症状表现较寒证为重。②热证的基本症状表现即口渴，或口苦，或面赤，舌红苔黄。③气郁证的基本症状表现即胀、满、闷，或情绪低落，或所愿不遂，或急躁易怒。④气虚证、气伤证的基本症状表现即倦怠乏力，神志不佳，面色不荣；气虚证的病变证机及症状表现较气伤证为重。⑤寒热气郁气虚证病变在心有心的基本症状表现如心悸等，在肺有肺的基本症状表现如咳嗽等，在肾有肾的基本症状表现如腰酸等，在肝有肝的基本症状表现如胁肋不舒等，在脾胃有脾胃的基本症状表现如脘腹不适，在太阳有太阳的基本症状表现如发热、疼痛、瘙痒等。⑥辨识寒热气郁气虚证即包含脾气虚气滞热证的基本病变证机，于此适应证列举枳术汤治疗脾气虚气滞热证的基本思路与方法。

【适应证】

1. 中医病证　脾气虚气滞热证。心下坚满，状如杯盘，界线清楚，少气乏力，或胃脘疼痛，小便不利，舌红、苔薄黄而腻，脉沉。

2. 西医疾病　慢性胃炎、慢性肝炎、慢性肠炎、慢性胆囊炎、慢性胰腺炎、心肌炎、心肌缺血等病变证机属于寒热气郁气虚证者。

【用药分析】 方中枳实以清热行气兼降逆为主，白术以益气散寒燥湿兼生血为主，从用药用量分析进而得出枳术汤是治疗寒热气郁气虚证的重要基础用方。

【用方思路】

（1）枳术汤既是辨治脾气虚气滞热证的重要代表方，又是辨治诸多杂病如脾胃病、心病、肝病、肾病等属于寒热气郁气虚证者的重要基础方。

（2）方中枳实既可行气，又可降逆；白术既可健脾，又可燥湿。从方中用药用量及调配分析得知，枳术汤的应用并不局限于脾气虚气滞热证，还可用于辨治诸多杂病，如消化、循环、泌尿等系统疾病病变证机属于寒热气郁气虚证者。

（3）运用枳术汤辨治的病证（无论病变部位在脾胃、在肾或在心）以寒热气郁气虚为主；其治当健脾行气。

【随证合方】 若寒痰气逆，可与附子半夏汤合方用之；若夹寒瘀，可与桂枝茯苓丸合方用之；若夹湿热，可与栀子柏皮汤合方用之；若夹寒热，可与半夏泻心汤合方用之；若夹气逆，可与橘皮竹茹汤合方用之。

【注意事项】 运用枳术汤既要辨清西医之病，又要辨清西医之病属于中医寒热气郁气虚证。辨西医之病可进一步了解疾病的发展演变规律及其转归，辨中医之证可更好地针对西医之病选用枳术汤。

第九节　脾瘀血证用方

一、桂枝加芍药汤

【导读】 ①学用桂枝加芍药汤应重视桂枝和芍药的用量调配关系、生姜和芍药的用量调配关系。②桂枝加芍药汤虽是辨治脾虚络瘀证的重要代表方，但在临床中还要明确指出桂枝加芍药汤主治基本证型是血虚伤气夹寒瘀证。

【方歌】 仲景桂枝加芍药，桂枝汤中倍芍药，寒郁气血虚弱证，调整用量最重要。

【方药】 桂枝去皮，三两（9 g）　芍药六两（18 g）　甘草炙，二两（6 g）　生姜切，三两（9 g）　大枣擘，十二枚

【用法】 上五味，以水七升，煮取三升，去滓。温分三服。本云：桂枝汤，今加芍药。

【功用】温阳散寒，益气补血，敛阴兼清。

【主治基本证型】血虚伤气夹寒瘀证。①血虚证、血伤证的基本症状表现即面色苍白，头晕目眩，肌肤指（趾）甲无泽；血虚证病变证机及症状表现较血伤证为重。②气虚证、气伤证的基本症状表现即倦怠乏力，神志不佳，面色不荣；气虚证的病变证机及症状表现较气伤证为重。③寒证、阴寒证的基本症状表现即手足不温，怕冷，舌质淡，苔白；阴寒证的病变证机及症状表现较寒证为重。④瘀证的基本症状表现即疼痛如针刺，部位固定，舌质夹瘀紫。⑤血虚伤气夹寒瘀证病变在心有心的基本症状表现如心悸等，在肺有肺的基本症状表现如咳嗽等，在肾有肾的基本症状表现如腰酸等，在肝有肝的基本症状表现如胁肋不舒等，在脾胃有脾胃的基本症状表现如脘腹不适，在太阳有太阳的基本症状表现如发热、疼痛、瘙痒等。⑥辨识血虚伤气夹寒瘀证即包含脾虚络瘀证的基本病变证机，于此适应证列举桂枝加芍药汤治疗脾虚络瘀证的基本思路与方法。

【适应证】

1. 中医病证　脾虚络瘀证。脘腹胀满，或疼痛，或固定不移，倦怠，舌淡或边紫或有瘀点，脉迟或涩。

2. 西医疾病　慢性胃炎、胃部术后疼痛不休、慢性肠炎、肠易激综合征、慢性肝炎、慢性胰腺炎、慢性胆囊炎、风湿性心脏病、肺动脉高压、脉管炎、三叉神经痛、神经性头痛等病变证机属于血虚伤气夹寒瘀证者。

【用药分析】方中桂枝以温宣通经兼补为主，芍药以补血敛阴兼清泻为主，生姜以温通宣散兼降逆为主，大枣以益气兼补血为主，甘草以益气生津兼缓急为主，从用药用量分析进而得出桂枝加芍药汤是治疗血虚伤气夹寒瘀证的重要基础用方。

【用方思路】

（1）桂枝加芍药汤既是辨治脾虚络瘀证的重要代表方，又是辨治诸多杂病如脾胃病、肝胆病、心病、头部疾病等属于血虚伤气夹寒瘀证者的重要基础方。

（2）方中桂枝、生姜既可调理营卫，又可调理脏腑；芍药既可补益，又可缓急；大枣、甘草既可补益，又可缓急。从方中用药用量及调配分析得知，桂枝加芍药汤的应用并不局限于脾虚络瘀证，还可用于辨治诸多杂病，如消化、循环、精神神经、内分泌等系统疾病病变证机属于血虚伤气夹寒瘀证者。

（3）运用桂枝加芍药汤辨治的病证（无论病变部位在脾胃、在肝胆或在心）以血虚伤气夹寒瘀为主；其治当温阳益气通络。

【随证合方】若夹郁，可与四逆散合方用之；若夹寒痰，可与赤丸合方用之；若夹痰热，可与小陷胸汤合方用之。

【注意事项】运用桂枝加芍药汤既要辨清西医之病，又要辨清西医之病属于中医血虚伤气夹寒瘀证。辨西医之病可进一步了解疾病的发展演变规律及其转归，辨中医之证可更好地针对西医之病选用桂枝加芍药汤。

二、桂枝加大黄汤

【导读】①学用桂枝加大黄汤应重视桂枝和芍药的用量调配关系、桂枝和大黄的用量调配关系、生姜和芍药的用量调配关系。②桂枝加大黄汤虽是辨治脾虚络瘀重证的重要代表方，但在临床中还要明确指出桂枝加大黄汤主治基本证型是热结虚瘀夹寒证。

【方歌】桂枝汤中加大黄，芍药用量为六两，血虚伤气寒热证，各科杂病此方良。

【方药】桂枝去皮，三两（9 g）　芍药六两（18 g）　大黄二两（6 g）　甘草炙，二两（6 g）　生姜切，三两（9 g）　大枣擘，十二枚

【用法】上六味，以水七升，煮取三升，去滓。温服一升，日三服。

【功用】清泻热结，补血益气，温阳通络。

【主治基本证型】热结虚瘀夹寒证。①热证的基本症状表现即口渴，或面赤，舌红苔薄黄；热结证的病变证机是热与气结而阻滞气机，或热与血结而阻滞脉络，或热与痰结而壅滞经气脉络。②气虚证、气伤证的基本症状表现即倦怠乏力，神志不佳，面色不荣；气虚证的病变证机及症状表现较气伤证为重。③血虚证、血伤证的基本症状表现即面色苍白，头晕目眩，肌肤指（趾）甲无泽；血虚证病变证机及症状表现较血伤证为重。④瘀证的基本症状表现即疼痛如针刺，部位固定，舌质夹瘀紫。⑤寒证、阴寒证的基本症状表现即手足不温，怕冷，舌质淡，苔白；阴寒证的病变证机及症状表现较寒证为重。⑥热结虚瘀夹寒证病变在心有心的基本症状表现如心悸等，在肺有肺的基本症状表现如咳嗽等，在肾有肾的基本症状表现如腰酸等，在肝有肝的基本症状表现如胁肋不舒等，在脾胃有脾胃的基本症状表现如脘腹不适，在太阳有太阳的基本症状表现如发热、疼痛、瘙痒等。⑦辨识热结虚瘀夹寒证即包含脾虚络瘀重证的基本病变证机，于此适应证列举桂枝加大黄汤治疗脾虚络瘀重证的基本思路与方法。

【适应证】

1. 中医病证　脾虚络瘀重证。脘腹胀满痛，甚者剧痛，固定不移，或大便不畅，或食欲减退，舌质淡或紫，脉沉。

2. 西医疾病　慢性胃炎、胃部术后疼痛不休、慢性肠炎、肠易激综合征、

慢性肝炎、慢性胰腺炎、慢性胆囊炎、风湿性心脏病、扩张型心肌病、肺动脉高压、脉管炎、三叉神经痛等病变证机属于热结虚瘀夹寒证者。

【用药分析】 方中桂枝以温宣通经兼补为主，芍药以补血敛阴兼清泻为主，大黄以清泻热结兼化瘀为主，生姜以温通宣散兼降逆为主，大枣以益气兼补血为主，甘草以益气生津兼缓急为主，从用药用量分析进而得出桂枝加大黄汤是治疗热结虚瘀夹寒证的重要基础用方。

【用方思路】

（1）桂枝加大黄汤既是辨治脾虚络瘀重证的重要代表方，又是辨治诸多杂病如脾胃病、心病、肝胆病、头部疾病等属于热结虚瘀夹寒证者的重要基础方。

（2）方中桂枝、生姜既可调理营卫，又可调理脏腑；大黄既泻热，又泻瘀；芍药、大枣、甘草既可补益，又可缓急。从方中用药用量及调配分析得知，桂枝加大黄汤的应用并不局限于脾虚络瘀重证，还可用于辨治诸多杂病如消化、循环、精神神经、内分泌等系统疾病病变证机属于热结虚瘀夹寒证者。

（3）运用桂枝加大黄汤辨治的病证（无论病变部位在脾胃、在肝胆或在心）以热结虚瘀夹寒为主；其治当温阳益气通络泻实。

【随证合方】 若寒热痰，可与附子栝楼汤合方用之；若夹郁，可与四逆散合方用之；若夹湿热，可与半夏泻心汤合方用之；若夹寒湿，可与甘姜苓术汤合方用之。

【注意事项】 运用桂枝加大黄汤既要辨清西医之病，又要辨清西医之病属于中医热结虚瘀夹寒证。辨西医之病可进一步了解疾病的发展演变规律及其转归，辨中医之证可更好地针对西医之病选用桂枝加大黄汤。

第十节　脾约证用方

麻子仁丸

【导读】 ①学用麻子仁丸应重视麻仁和大黄的用量调配关系、芍药和杏仁的用量调配关系、大黄和厚朴的用量调配关系。②麻子仁丸虽是辨治脾约证的重要代表方，但在临床中还要明确指出麻子仁丸主治基本证型是热结阴伤气滞证。

【方歌】 麻子仁丸治脾约，麻仁杏仁芍药宜，枳朴大黄齐加入，热结伤阴皆能医。

【方药】 麻仁二升（48 g） 芍药半斤（24 g） 枳实炙，半斤（24 g） 大黄去皮，一斤（48 g） 厚朴炙，去皮，一尺（30 g） 杏仁去皮尖，熬，别作脂，一升（24 g）

【用法】 上六味，蜜和丸，如梧桐子大。饮服十丸，日三服，渐加，以知为度。

【功用】 清泻热结，滋补阴津，行气降泄。

【主治基本证型】 热结阴伤气滞证。①热证的基本症状表现即口渴，或面赤，舌红苔薄黄；热结证的病变证机是热与气结而阻滞气机，或热与血结而阻滞脉络，或热与痰结而壅滞经气脉络。②阴伤证的基本症状表现即皮肤粗糙，口咽干燥，舌红少津。③气滞证的基本症状表现即胸膈满闷，脘腹胀闷，肌肤肿胀。④热结阴伤气滞证病变在心有心的基本症状表现如心悸等，在肺有肺的基本症状表现如咳嗽等，在肾有肾的基本症状表现如腰酸等，在肝有肝的基本症状表现如胁肋不舒等，在脾胃有脾胃的基本症状表现如脘腹不适，在太阳有太阳的基本症状表现如发热、疼痛、瘙痒等。⑤辨识热结阴伤气滞证即包含脾约证的基本病变证机，于此适应证列举麻子仁丸治疗脾约证的基本思路与方法。

【适应证】

1. 中医病证　脾约证。大便干硬，小便频数，舌红、苔薄黄，脉浮涩。

2. 西医疾病　药物性便秘、习惯性便秘、产后便秘、痔疮术后便秘、肠麻痹、胃柿石、不完全性肠梗阻、糖尿病等病变证机属于热结阴伤气滞证者。

【用药分析】 方中麻仁以滋阴益髓兼补血为主，大黄以清泻热结兼化瘀为主，杏仁以温降化痰兼润为主，芍药以补血敛阴兼清泻为主，枳实以清热行气兼降逆为主，厚朴以行气降逆兼通阳化饮为主，蜜以益气化阴兼治惊痫为主，从用药用量分析进而得出麻子仁丸是治疗热结阴伤气滞证的重要基础用方。

【用方思路】

（1）麻子仁丸既是辨治脾约证的重要代表方，又是辨治诸多杂病如脾胃病、心病、肾病等属于热结阴伤气滞证的重要基础方。

（2）方中麻仁可润五脏六腑之阴；杏仁既可化痰，又可润燥；大黄既泻热，又泻瘀；枳实、厚朴既可行气，又可降逆。从方中用药用量及调配分析得知，麻子仁丸的应用并不局限于脾约证，还可用于辨治诸多杂病，如消化、循环、泌尿、内分泌等系统疾病病变证机属于热结阴伤气滞证者。

（3）运用麻子仁丸辨治的病证（无论病变部位在脾胃、在肾或在心）以热结阴伤气滞为主；其治当泻热运脾行气。

【随证合方】 若寒热伤阴，可与附子花粉汤合方用之；若夹郁，可与橘枳姜汤合方用之；若夹瘀热，可与桃核承气汤合方用之；若夹虚寒，可与理中丸合方用之。

【注意事项】运用麻子仁丸既要辨清西医之病，又要辨清西医之病属于中医热结阴伤气滞证。辨西医之病可进一步了解疾病的发展演变规律及其转归，辨中医之证可更好地针对西医之病选用麻子仁丸。

第十一节　胃痛证用方

一、排脓散

【导读】①学用排脓散应重视枳实和芍药的用量调配关系、芍药和桔梗的用量调配关系。②排脓散虽是辨治胃痛热证的重要代表方，但在临床中还要明确指出排脓散主治基本证型是郁热气滞伤血证。

【方歌】排脓散中鸡子黄，桔梗芍药用枳实，清热行气能调血，胃热痈脓服之宜。

【方药】枳实十六枚（16 g）　芍药六分（18 g）　桔梗二分（6 g）

【用法】上三味，杵为散，取鸡子黄一枚，以药散与鸡黄相等，揉和令相得，饮和服之，日一服。

【功用】清宣郁热，行气化滞，滋补阴血。

【主治基本证型】郁热气滞伤血证。①郁热证的基本症状表现即肌肤骨节烦热，心胸脘腹闷热，舌红苔黄。②气滞证的基本症状表现即胸膈满闷，脘腹胀闷，肌肤肿胀。③血虚证、血伤证的基本症状表现即面色苍白，头晕目眩，肌肤指（趾）甲无泽；血虚证病变证机及症状表现较血伤证为重。④郁热气滞伤血证病变在心有心的基本症状表现如心悸等，在肺有肺的基本症状表现如咳嗽等，在肾有肾的基本症状表现如腰酸等，在肝有肝的基本症状表现如胁肋不舒等，在脾胃有脾胃的基本症状表现如脘腹不适，在太阳有太阳的基本症状表现如发热、疼痛、瘙痒等。⑤辨识郁热气滞伤血证即包含胃痈热证的基本病变证机，于此适应证列举排脓散治疗胃痈热证的基本思路与方法。

【适应证】

1. 中医病证　胃痈热证。胃痛或胀，或欲呕，或吐物为脓血，或腥臭，大便不调，舌红、苔黄略腻，脉滑或弦数。

2. 西医疾病　糜烂性胃炎、胃溃疡、胃脓肿、急性胃炎、冠心病、心肌炎、慢性气管炎、肺气肿等病变证机属于郁热气滞伤血证者。

【用药分析】方中桔梗以宣利化痰兼降逆为主，枳实以清热行气兼降逆为主，芍药以补血敛阴兼清泻为主，鸡子黄以补血育阴兼清热为主，从用药用量分析进而得出排脓散是治疗郁热气滞伤血证的重要基础用方。

【用方思路】

（1）排脓散既是辨治胃痈热证的重要代表方，又是辨治诸多杂病如脾胃病、肝胆病、肺病等属于郁热气滞伤血证者的重要基础方。

（2）方中枳实既可行气，又可清热；芍药既可收敛，又可活血；桔梗既可排脓，又可宣降；鸡子黄益阴生肌。从方中用药用量及调配分析得知，排脓散的应用并不局限于胃痈热证，还可用于辨治诸多杂病，如消化、呼吸、内分泌等系统疾病病变证机属于郁热气滞伤血证者。

（3）运用排脓散辨治的病证（无论病变部位在脾胃、在肝胆或在肺）以郁热气滞伤血证为主；其治当泻热排脓。

【随证合方】若寒痰气逆，可与附子半夏汤合方用之；若夹痰热，可与小陷胸汤合方用之；若夹瘀热，可与下瘀血汤合方用之；若夹郁热，可与栀子豉汤合方用之；若夹郁，可与四逆散合方用之。

【注意事项】运用排脓散既要辨清西医之病，又要辨清西医之病属于中医郁热气滞伤血证。辨西医之病可进一步了解疾病的发展演变规律及其转归，辨中医之证可更好地针对西医之病选用排脓散。

二、排脓汤

【导读】①学用排脓汤应重视甘草和桔梗的用量调配关系、生姜和桔梗的用量调配关系。②排脓汤虽是辨治胃痈寒证的重要代表方，但在临床中还要明确指出排脓汤主治基本证型是郁热夹寒气虚证。

【方歌】排脓汤中桔梗姜，甘草大枣合成方，气虚夹杂寒热证，胃家痈脓病可康。

【方药】甘草二两（6 g）　桔梗三两（9 g）　生姜一两（3 g）　大枣十枚

【用法】上四味，以水三升，煮取一升。温服五合，日再服。

【功用】清宣郁热，益气温通。

【主治基本证型】郁热夹寒气虚证。①郁热证的基本症状表现即肌肤骨节烦热，心胸脘腹闷热，舌红苔黄。②寒证、阴寒证的基本症状表现即手足不温，怕冷，舌质淡，苔白；阴寒证的病变证机及症状表现较寒证为重。③气虚证、气伤证的基本症状表现即倦怠乏力，神志不佳，面色不荣；气虚证的病变证机及症状表现较气伤证为重。④郁热夹寒气虚证病变在心有心的基本症状表现如心悸等，在肺有肺的基本症状表现如咳嗽等，在肾有肾的基本症状表现如腰酸等，在肝有肝的基本症状表现如胁肋不舒等，在脾胃有脾胃的基本症状表现如脘腹不适，在太阳有太阳的基本症状表现如发热、疼痛、瘙痒等。⑤辨识郁热夹寒气虚证即包含胃痈寒证的基本病变证机，于此适应证列举排脓汤治疗胃痈寒证的基本思路与方法。

【适应证】

1. 中医病证　胃痈寒证。胃脘胀痛，呕吐脓血，喜温喜按，舌淡、苔白，脉迟。

2. 西医疾病　糜烂性胃炎、胃溃疡、胃脓肿、急性胃炎、冠心病、心肌炎、慢性气管炎、肺气肿、慢性咽炎等病变证机属于郁热夹寒气虚证者。

【用药分析】 方中桔梗以宣利化痰兼降逆为主，生姜以温通宣散兼降逆为主，大枣以益气兼补血为主，甘草以益气生津兼缓急为主，从月药用量分析进而得出排脓汤是治疗郁热夹寒气虚证的重要基础用方。

【用方思路】

（1）排脓汤既是辨治胃痈寒证的重要代表方，又是辨治诸多杂病如脾胃病、肺病、心病、咽喉病等属于郁热夹寒气虚证者的重要基础方。

（2）方中生姜既可温中，又可行散；桔梗既可排脓，又可宣降；甘草、大枣益气托毒排脓。从方中用药用量及调配分析得知，排脓汤的应用并不局限于胃痈寒证，还可用于辨治诸多杂病，如消化、循环、呼吸、内分泌等系统疾病和慢性咽炎等病变证机属于郁热夹寒气虚证者。

（3）运用排脓汤辨治的病证（无论病变部位在脾胃、在肺或在心）以郁热夹寒气虚为主；其治当温补排脓。

【随证合方】 若夹寒痰，可与赤丸合方用之；若夹痰热，可与小陷胸汤合方用之；若夹寒郁，可与半夏散及汤合方用之。

【注意事项】 运用排脓汤既要辨清西医之病，又要辨清西医之病属于中医郁热夹寒气虚证。辨西医之病可进一步了解疾病的发展演变规律及其转归，辨中医之证可更好地针对西医之病选用排脓汤。

第十二节　胃气下泄证用方

诃梨勒散

【导读】 ①诃梨勒散的组成药物仅有一味，单用有一定局限性，最好能合方应用。②诃梨勒散虽是辨治胃气下泄证的重要代表方，但在临床中还要明确指出诃梨勒散主治基本证型是滑脱伤气证。

【方歌】仲景诃梨勒散方，收敛固涩基础方，通利咽喉能开音，经方合方效非常。

【方药】诃梨勒煨，十枚（30 g）

【用法】上一味，为散，粥饮和，顿服。

【功用】固涩益气，利湿和中。

【主治基本证型】滑脱伤气证。①滑脱伤气证的基本症状表现即小便频数，或大便溏泻不止，或男子遗精早泄，或女子带下，倦怠乏力，精神疲惫。②滑脱伤气证病变在心有心的基本症状表现如心悸等，在肺有肺的基本症状表现如咳嗽等，在肾有肾的基本症状表现如腰酸等，在肝有肝的基本症状表现如胁肋不舒等，在脾胃有脾胃的基本症状表现如脘腹不适，在太阳有太阳的基本症状表现如发热、疼痛、瘙痒等。③辨识滑脱伤气证即包含胃气下泄证的基本病变证机，于此适应证列举诃梨勒散治疗胃气下泄证的基本思路与方法。

【适应证】

1. 中医病证　胃气下泄证。气利即气从胃中下泄，直从肛门而出，不能自主控制，无声，四肢困乏，倦怠，或健忘，精神低沉，舌淡、苔薄，脉弱。

2. 西医疾病　肠胃神经症、自主神经功能紊乱、慢性肠炎、痢疾日久不愈、慢性支气管炎、慢性气管炎、肺气肿、心律不齐、慢性咽炎等病变证机属于滑脱伤气证者。

【用药分析】方中诃梨勒以固涩益气兼乌发散结为主，从用药用量分析进而得出诃梨勒散是治疗滑脱伤气证的重要基础用方。

【用方思路】

（1）诃梨勒散既是辨治胃气下泄证的重要代表方，又是辨治诸多杂病如脾胃病、肺病、心病等属于滑脱伤气证者的重要基础方。

（2）方中诃梨勒既可固涩，又可益气。诃梨勒散的应用并不局限于胃气下泄证，还可用于辨治诸多杂病，如消化、循环、呼吸等系统疾病病变证机属于滑脱伤气证者。

（3）运用诃梨勒散辨治的病证（无论病变部位在脾胃、在肺或在心）以滑脱伤气为主；其治当温涩。

【随证合方】若寒瘀，可与附子白及汤合方用之；若夹水气，可与五苓散合方用之；若夹阳虚，可与理中丸合方用之；若夹湿热，可与葛根芩连汤合方用之。

【注意事项】运用诃梨勒散既要辨清西医之病，又要辨清西医之病属于中医滑脱伤气证。辨西医之病可进一步了解疾病的发展演变规律及其转归，辨中医之证可更好地针对西医之病选用诃梨勒散。

第/六/章　肝/病/证/用/方

学用肝病证用方，既要知道肝病证用方是主治肝病证的基本方，又要知道其主治并不局限于肝病证，还包括其他病证。用方选方的基本思路与方法是根据病变证机而选方用药，无论是肝病证还是其他病证，只要病变证机符合方药主治，即可选用方药治疗。

第一节　肝热证用方

一、乌梅丸

【导读】①学用乌梅丸应重视乌梅和黄连的用量调配关系、人参和当归的用量调配关系、附子和细辛的用量调配关系、乌梅和附子的用量调配关系。②乌梅丸虽是辨治蛔厥证的重要代表方，但在临床中还要明确指出乌梅丸主治基本证型是寒热伤气阴证。

【方歌】乌梅丸中细辛桂，人参附子椒姜随，黄连黄柏及当归，寒热夹虚最有为。

【方药】乌梅三百枚（500 g）　黄连十六两（48 g）　细辛六两（18 g）　干姜十两（30 g）　当归四两（12 g）　黄柏六两（18 g）　桂枝去皮，六两（18 g）　人参六两（18 g）　附子炮，去皮，六两（18 g）　蜀椒出汗，四两（12 g）

【用法】上十味，异捣筛，合治之，以苦酒渍乌梅一宿，去核，蒸之五斗米下，饭熟捣成泥，和药令相得，内臼中，与蜜，杵二千下。丸如梧桐子大。先食饮，服十丸，日三服。稍加至二十丸，禁生冷、滑物、食臭等。

【功用】温通散寒，清热燥湿，生津敛阴，补益气血，制蛔驱蛔。

【主治基本证型】寒热伤气阴证。①寒证、阴寒证的基本症状表现即手足不温，怕冷，舌质淡，苔白；阴寒证的病变证机及症状表现较寒证为重。②热证的基本症状表现即口渴，或口苦，或面赤，舌红苔黄。③气虚证、气伤证的基本症状表现即倦怠乏力，神志不佳，面色不荣；气虚证的病变证机及症状表现较气伤证为重。④阴伤证的基本症状表现即皮肤粗糙，口咽干燥，舌红少津。⑤寒热伤气阴证病变在心有心的基本症状表现如心悸等，在肺有肺的基本症状表现如咳嗽等，在肾有肾的基本症状表现如腰酸等，在肝有肝的基本症状表现如胁肋不舒等，在脾胃有脾胃的基本症状表现如脘腹不适，在太阳有太阳的基本症状表现如发热、疼痛、瘙痒等。⑥辨识寒热伤气阴证即包含蛔厥证和久泻久痢（上热下寒证）的基本病变证机，于此适应证列举乌梅丸治疗蛔厥证和久泻久痢（上热下寒证）的基本思路与方法。

【适应证】

1. 中医病证　①蛔厥证。腹痛剧烈，时发时止，或胁下疼痛，手足厥冷，甚则冷汗出，或食则吐，或吐蛔，舌红，脉弦数。②久泻久痢（上热下寒证）。

2. 西医疾病　慢性肠胃炎、肠易激综合征、慢性非特异性溃疡性结肠炎、慢性胰腺炎、慢性痢疾、胆石症、胆道蛔虫病或伴休克或伴肠梗阻、胆囊鞭毛虫症等病变证机属于寒热伤气阴证者。

【用药分析】 方中乌梅以固涩养阴除烦兼以驱蛔为主，苦酒以滋阴兼消肿为主，黄连以清热燥湿兼开窍为主，黄柏以清热燥湿兼止血为主，人参以益气生津兼摄血为主，当归以补血通利兼下气为主，附子以温阳化瘀兼降逆为主，细辛以温通降逆兼通窍为主，干姜以温中散寒兼宣通为主，桂枝以温宣通经兼补为主，蜀椒以温通降逆兼止痛为主，蜜以益气化阴兼治惊痫为主。又，乌梅、苦酒酸以安蛔；黄连、黄柏苦能下蛔；蜀椒、细辛、附子、干姜、桂枝辛能伏蛔；人参、当归、蜜甘则能动。从用药用量分析进而得出乌梅丸是治疗寒热伤气阴证的重要基础用方。

【用方思路】

（1）乌梅丸既是辨治久泻久痢证或蛔厥证的重要代表方，又是辨治诸多杂病如脾胃病、心病、肝胆病、肌肉关节病等属于寒热伤气阴证者的重要基础方。

（2）方中乌梅、苦酒既可酸敛，又可制蛔；黄连、黄柏既清热，又降泄；桂枝、附子、细辛、干姜、蜀椒既温通，又止痛；当归既补血，又活血；人参既补气，又生津。从方中用药用量及调配分析得知，乌梅丸的应用并不局限于久泻久痢证或蛔厥证，还可用于辨治诸多杂病，如消化、循环、运动、内分泌系统疾病及妇科、男科疾病等病变证机属于寒热伤气阴证者。

（3）运用乌梅丸辨治的病证（无论病变部位在脾胃、在肝胆或在心）以寒热伤气阴为主；其治当清热温通益正。

【随证合方】 若寒逆，可与小半夏汤合方用之；若夹痰热，可与小陷胸汤合方用之；若夹瘀热，可与桃核承气汤合方用之。

【注意事项】运用乌梅丸既要辨清西医之病，又要辨清西医之病属于中医寒热伤气阴证。辨西医之病可进一步了解疾病的发展演变规律及其转归，辨中医之证可更好地针对西医之病选用乌梅丸。

二、白头翁汤

【导读】①学用白头翁汤应重视白头翁和黄连的用量调配关系、黄连和黄柏的用量调配关系、白头翁和秦皮的用量调配关系。②白头翁汤虽是辨治热毒血痢证的重要代表方，但在临床中还要明确指出白头翁汤主治基本证型是湿热迫血证。

【方歌】白头翁汤治湿热，黄连黄柏与秦皮，湿热蕴结诸般疾，清热燥湿能固涩。

【方药】白头翁二两（6g）　黄柏三两（9g）　黄连三两（9g）　秦皮三两（9g）

【用法】上四味，以水七升，煮取二升，去滓。温服一升，不愈，更服一升。

【功用】清热燥湿，凉血固涩。

【主治基本证型】湿热迫血证。①湿证的基本症状表现即身体酸楚、沉重、困痛，或大便溏泻，或小便混浊，口腻，苔腻。②热证的基本症状表现即口渴，或口苦，或面赤，舌红苔黄。③迫血证的病变证机是邪侵入血中或演变为血热，或演变为血寒，或演变为出血，或演变为瘀血。④湿热迫血证病变在心有心的基本症状表现如心悸等，在肺有肺的基本症状表现如咳嗽等，在肾有肾的基本症状表现如腰酸等，在肝有肝的基本症状表现如胁肋不舒等，在脾胃有脾胃的基本症状表现如脘腹不适，在太阳有太阳的基本症状表现如发热、疼痛、瘙痒等。⑤辨识湿热迫血证即包含热毒血痢证的基本病变证机，于此适应证列举白头翁汤治疗热毒血痢证的基本思路与方法。

【适应证】

1. 中医病证　热毒血痢证。腹痛，里急后重，肛门灼热，下痢脓血，赤多白少，渴欲饮水，舌红、苔黄腻，脉弦数。

2. 西医疾病　细菌性痢疾、阿米巴痢疾、急性肠炎、慢性结肠炎、肠伤寒、肝硬化、阿米巴肝脓肿、盆腔炎、前列腺炎等病变证机属于湿热迫血证者。

【用药分析】方中白头翁以清热燥湿兼凉血为主，黄连以清热燥湿兼开窍为主，黄柏以清热燥湿兼止血为主，秦皮以清热燥湿兼固涩为主，从用药用量分析进而得出白头翁汤是治疗湿热迫血证的重要基础用方。

【用方思路】

（1）白头翁汤既是辨治热毒血痢证的重要代表方，又是辨治诸多杂病如脾胃病、肝胆病、妇科病、男科病等属于湿热迫血证者的重要基础方。

（2）方中白头翁既可清热，又可凉血；黄连、黄柏、秦皮既清热，又燥湿。从方中用药用量及调配分析得知，白头翁汤的应用并不局限于热毒血痢证，还可用于辨治诸多杂病，如消化系统疾病、妇科和男科疾病等病变证机属于湿热迫血证者。

（3）运用白头翁汤辨治的病证（无论病变部位在脾胃或在肝胆）以湿热迫血为主；其治当清热燥湿凉血。

【随证合方】若风痰血虚，可与藜芦芍药汤合方用之；若夹郁，可与四逆散合方用之；若夹阳虚，可与理中丸合方用之；若夹阴虚，可与百合地黄汤合方用之。

【注意事项】运用白头翁汤既要辨清西医之病，又要辨清西医之病属于中医湿热迫血证。辨西医之病可进一步了解疾病的发展演变规律及其转归，辨中医之证可更好地针对西医之病选用白头翁汤。

三、白头翁加甘草阿胶汤

【导读】①学用白头翁加甘草阿胶汤应重视白头翁和阿胶的用量调配关系、黄连和黄柏的用量调配关系、白头翁和秦皮的用量调配关系、阿胶和黄连的用量调配关系。②白头翁加甘草阿胶汤虽是辨治血虚热利证的重要代表方，但在临床中还要明确指出白头翁加甘草阿胶汤主治基本证型是湿热迫血夹虚证。

【方歌】白头翁汤草阿胶，湿热蕴结气血虚，内外妇儿诸般疾，清热补虚病可除。

【方药】白头翁二两（6 g）　甘草　阿胶各二两（6 g）　柏皮（黄柏）三两（9 g）　黄连三两（9 g）　秦皮三两（9 g）

【用法】上六味，以水七升，煮取二升半，内胶令消尽，去滓。分温三服。

【功用】清热燥湿，凉血固涩，补益气血。

【主治基本证型】湿热迫血夹虚证。①湿证的基本症状表现即身体酸楚、沉重、困痛，或大便溏泻，或小便混浊，口腻，苔腻。②热证的基本症状表现即口渴，或口苦，或面赤，舌红苔黄。③迫血证的病变证机是邪侵入血中或演变为血热，或演变为血寒，或演变为出血，或演变为瘀血。④血虚证、血伤证的基本症状表现即面色苍白，头晕目眩，肌肤指（趾）甲无泽；血虚证病变证机及症状表现较血伤证为重。⑤气虚证、气伤证的基本症状表现即倦怠乏力，神志不佳，面色不荣；气虚证的病变证机及症状表现较气伤证为重。⑥湿热迫血夹虚证病变在心有心的基本症状表现如心悸等，在肺有肺的基本症状表现如咳嗽等，在肾有肾的基本症状表现如腰酸等，在肝有肝的基本症状表现如胁肋不舒等，在脾胃有脾胃的基本症状表现如脘腹不适，在太阳有太阳的基本症状表现如发热、疼痛、瘙痒等。⑦辨识湿热迫血夹虚证即包含血虚热利证的基本病变证机，于此适应证列举白头翁加甘草阿胶汤治疗血虚热利证的基本思路与方法。

【适应证】

1. 中医病证　血虚热利证。下利，或利下脓血，里急后重，腹痛，口苦，渴欲饮水，四肢困重，面色不荣，肌肤枯燥，头晕，舌红、苔黄或腻，脉细数或沉弱。

2. 西医疾病　细菌性痢疾、阿米巴痢疾、急性肠炎、慢性结肠炎、肠伤寒、肝硬化、阿米巴肝脓肿等病变证机属于湿热迫血夹虚证者。

【用药分析】方中白头翁以清热燥湿兼凉血为主，黄连以清热燥湿兼开窍为主，黄柏以清热燥湿兼止血为主，秦皮以清热燥湿兼固涩为主，阿胶以补血化阴兼止血为主，甘草以益气生津兼缓急为主，从用药用量分析进而得出白头翁加甘草阿胶汤是治疗湿热迫血夹虚证的重要基础用方。

【用方思路】

（1）白头翁加甘草阿胶汤既是辨治血虚热利证的重要代表方，又是辨治诸多杂病如脾胃病、肝胆病、妇科病、男科病等属于湿热迫血夹虚证的重要基础方。

（2）方中白头翁既可清热，又可凉血；黄连、黄柏、秦皮既清热，又燥湿；阿胶既是补血药，又是止血药；甘草既是益气药，又是生津药。从方中用药用量及调配分析得知，白头翁加甘草阿胶汤的应用并不局限于血虚热利证，还可用于辨治诸多杂病，如消化、内分泌系统疾病和妇科、男科疾病等病变证机属于湿热迫血夹虚证者。

（3）运用白头翁加甘草阿胶汤辨治的病证（无论病变部位在脾胃或在肝胆）以湿热迫血夹虚为主；其治当清热燥湿。

【随证合方】若风痰气虚，可与藜芦人参汤合方用之；若夹郁，可与四逆散合方用之；若夹阳虚，可与理中丸合方用之；若夹阴虚，可与百合地黄汤合方用之。

【注意事项】运用白头翁加甘草阿胶汤既要辨清西医之病，又要辨清西医之病属于中医湿热迫血夹虚证。辨西医之病可进一步了解疾病的发展演变规律及其转归，辨中医之证可更好地针对西医之病选用白头翁加甘草阿胶汤。

四、风引汤

【导读】①学用风引汤应重视大黄和赤石脂的用量调配关系、桂枝和干姜的用量调配关系、石膏和滑石的用量调配关系、龙骨和牡蛎的用量调配关系。②风引汤虽是辨治肝热生风证的重要代表方，但在临床中还要明确指出风引汤主治基本证型是热扰动风伤髓夹寒证。

【方歌】风引汤中黄姜龙，桂甘牡蛎水滑石，赤石白石紫石膏，热扰动风服之宜。

【方药】大黄四两（12 g）　干姜四两（12 g）　龙骨四两（12 g）　桂枝三两（9 g）　甘草二两（6 g）　牡蛎二两（6 g）　寒水石六两（18 g）　滑石六两（18 g）　赤石脂六两（18 g）　白石脂六两（18 g）　紫石英六两（18 g）　石膏六两（18 g）

【用法】上十二味，杵，粗筛，以韦囊盛之，取三指撮，井花水三升，煮三沸。温服一升。

【功用】清热息风，潜阳益髓，益气温通，通下利湿。

【主治基本证型】热扰动风伤髓夹寒证。①热证的基本症状表现即口渴，或口苦，或面赤，舌红苔黄。②风证的基本症状表现即肢体麻木、抽搐、挛急，瘙痒，头晕。③髓伤证的症状表现即头部症状、肢体症状、神志症状。④寒证、阴寒证的基本症状表现即手足不温，怕冷，舌质淡，苔白；阴寒证的病变证机及症状表现较寒证为重。⑤热扰动风伤髓夹寒证病变在心有心的基本症状表现如心悸等，在肺有肺的基本症状表现如咳嗽等，在肾有肾的基本症状表现如腰酸等，在肝有肝的基本症状表现如胁肋不舒等，在脾胃有脾胃的基本症状表现如脘腹不适，在太阳有太阳的基本症状表现如发热、疼痛、瘙痒等。⑥辨识热扰动风伤髓夹寒证即包含肝热生风证的基本病变证机，于此适应证列举风引汤治疗肝热生风证的基本思路与方法。

【适应证】

1. 中医病证　肝热生风证。昏仆，或两目上视，或四肢抽搐，或手足麻木，或口吐涎沫，头晕，头痛，烦热，四肢无力，急躁，或肌肉筋脉震颤，口苦，口干，舌红、少苔或薄黄，脉弦数。

2. 西医疾病　高血压、高脂血症、流行性乙型脑炎、流行性脑脊髓膜炎、癫痫、血管神经性头痛等病变证机属于热扰动风伤髓夹寒证者。

【用药分析】方中大黄以清泻热结兼化瘀为主，石膏以清泻兼生津为主，寒水石以清热益阴兼息风为主，龙骨以潜阳和阴安神兼止泄为主，牡蛎以益气息风兼强骨定惊为主，滑石以清热利湿兼通窍为主，赤石脂以温补固涩兼息风为主，白石脂以固涩益髓兼息风为主，紫石英以重镇息风兼潜阳安神为主，干姜以温中散寒兼宣通为主，桂枝以温宣通经兼补为主，甘草以益气生津兼缓急为主，从用药用量分析进而得出风引汤是治疗热扰动风伤髓夹寒证的重要基础用方。

【用方思路】

（1）风引汤既是辨治肝热生风证的重要代表方，又是辨治诸多杂病如肝病、心病、脑病等属于热扰动风伤髓夹寒证者的重要基础方。

（2）方中大黄既可泻热，又可制风；桂枝、干姜既温通，又疏散；龙骨、牡蛎既潜阳，又固涩；石膏、寒水石既可清热，又可生津；滑石既可清热，又可利湿；紫石英既可重镇，又可安神；赤石脂、白石脂既可固涩，又可补血；甘草既益气，又生津。从方中用药用量及调配分析得知，风引汤的应用并不局限于肝热生风证，还可用于辨治诸多杂病，如精神神经、内分泌及代谢系统疾病和感染性疾病等病变证机属于热扰动风伤髓夹寒证者。

（3）运用风引汤辨治的病证（无论病变部位在肝、在胆或在心）以热扰动风伤髓夹寒为主；其治当泻热息风。

【随证合方】若风痰气虚，可与藜芦人参汤合方用之；若夹郁，可与四逆散合方用之；若夹气血虚，可与芍药甘草汤合方用之；若夹风痰，可与藜芦甘草汤合方用之。

【注意事项】运用风引汤既要辨清西医之病，又要辨清西医之病属于中医热扰动风伤髓夹寒证。辨西医之病可进一步了解疾病的发展演变规律及其转归，辨中医之证可更好地针对西医之病选用风引汤。

第二节　肝寒证用方

一、吴茱萸汤（茱萸汤）

【导读】①学用吴茱萸汤应重视吴茱萸和生姜的用量调配关系、吴茱萸和人参的用量调配关系。②吴茱萸汤虽是辨治肝胃虚寒证的重要代表方，但在临床中还要明确指出吴茱萸汤主治基本证型是寒郁气虚证。

【方歌】吴茱萸汤人参枣，生姜用量要牢记，辨治气虚夹寒逆，温补降逆治诸疾。

【方药】吴茱萸洗，一升（24 g）　人参三两（9 g）　生姜切，六两（18 g）　大枣擘，十二枚

【用法】上四味，以水七升，煮取二升，去滓。温服七合，日三服。

【功用】温阳散寒，燥湿降逆，补益正气。

【主治基本证型】寒郁气虚证。①寒证、阴寒证的基本症状表现即手足不温，怕冷，舌质淡，苔白；阴寒证较寒证为重；寒郁证的病变证机是寒气郁结，浊气壅滞，气机逆乱。②气虚证、气伤证的基本症状表现即倦怠乏力，神志不佳，面色不荣；气虚证的病变证机及症状表现较气伤证为重。③寒郁气虚证病变在心有心的基本症状表现如心悸等，在肺有肺的基本症状表现如咳嗽等，在肾有肾的基本症状表现如腰酸等，在肝有肝的基本症状表现如胁肋不舒等，在脾胃有脾胃的基本症状表现如脘腹不适，在太阳有太阳的基本症状表现如发热、疼痛、瘙痒等。④辨识寒郁气虚证即包含肝胃虚寒证的基本病变证机，于此适应证列举吴茱萸汤治疗肝胃虚寒证的基本思路与方法。

【适应证】

1. 中医病证　肝胃虚寒证。食谷欲呕，或干呕，吐涎沫，或吞酸，头痛，或颠顶头痛，或胸膈满闷，手足厥冷，或下利，或烦躁，舌淡、苔薄白，脉沉或迟。

2. 西医疾病　胃及十二指肠溃疡、幽门梗阻、神经性呕吐、慢性非特异性结肠炎、神经性头痛、冠心病、高血压、痛经等病变证机属于寒郁气虚证者。

【用药分析】方中吴茱萸以温通除血痹兼降逆为主，人参以益气生津兼摄血为主，生姜以温通宣散兼降逆为主，大枣以益气兼补血为主，从用药用量分析进而得出吴茱萸汤是治疗寒郁气虚证的重要基础用方。

【用方思路】

（1）吴茱萸汤既是辨治肝胃虚寒证的重要代表方，又是辨治诸多杂病如肝病、脾胃病、心病、头部疾病等属于寒郁气虚证者的重要基础方。

（2）方中吴茱萸、生姜既可温阳，又可降逆；人参、大枣既可益气，又可生津。从方中用药用量及调配分析得知，吴茱萸汤的应用并不局限于肝胃虚寒证，还可用于辨治诸多杂病，如精神神经、内分泌、循环等系统疾病病变证机属于寒郁气虚证者。

（3）运用吴茱萸汤辨治的病证（无论病变部位在脾胃或在肝胆）以寒郁气虚为主；其治当益气散寒。

【随证合方】若风痰血虚，可与藜芦芍药汤合方用之；若夹郁，可与四逆散合方用之；若夹热，可与白虎汤合方用之；若夹瘀，可与桂枝茯苓丸合方用之。

【注意事项】运用吴茱萸汤既要辨清西医之病，又要辨清西医之病属于中医寒郁气虚证。辨西医之病可进一步了解疾病的发展演变规律及其转归，辨中医之证可更好地针对西医之病选用吴茱萸汤。

二、蜘蛛散

【导读】①学用蜘蛛散应重视蜘蛛和桂枝的用量调配关系。②蜘蛛散虽是辨治肝寒狐疝证的重要代表方，但在临床中还要明确指出蜘蛛散主治基本证型是寒热瘀气滞证。

【方歌】蜘蛛散中用桂枝，清热消肿能通阳，热伤寒结阴狐疝，经方合方病可康。

【方药】蜘蛛熬焦，十四枚　桂枝半两（1.5 g）

【用法】上二味，为散，取八分一匕，饮和服。日再服，蜜丸亦可。

【功用】清热消肿，温通化瘀。

【主治基本证型】寒热瘀气滞证。①寒证、阴寒证的基本症状表现即手足不温，怕冷，舌质淡，苔白；阴寒证较寒证为重。②热证的基本症状表现即口渴，或口苦，或面赤，舌红苔黄。③瘀证的基本症状表现即疼痛如针刺，部位固定，舌质夹瘀紫。④气滞证的基本症状表现即胸膈满闷，脘腹胀闷，肌肤肿胀。⑤寒热瘀气滞证病变在心有心的基本症状表现如心悸等，在肺有肺的基本症状表现如咳嗽等，在肾有肾的基本症状表现如腰酸等，在肝有肝的基本症状表现如胁肋不舒等，在脾胃有脾胃的基本症状表现如脘腹不适，在太阳有太阳的基本症状表现如发热、疼痛、瘙痒等。⑥辨识寒热瘀气滞证即包含肝寒狐疝（小肠疝气）证的基本病变证机，于此适应证列举蜘蛛散治疗肝寒狐疝（小肠疝气）证的基本思路与方法。

【适应证】

1. 中医病证　肝寒狐疝（小肠疝气）证。阴囊时大时小（小即正常），因劳累、咳嗽、哭笑而诱发，或少腹冷痛，或牵引胸胁，舌淡、苔白，脉紧。

2. 西医疾病　睾丸肿大、睾丸结节、腹股沟斜疝、末梢血管循环障碍、慢性前列腺炎等病变证机属于寒热瘀气滞证者。

【用药分析】方中蜘蛛以破滞通经兼活血为主，桂枝以温宣通经兼补为主，从用药用量分析进而得出蜘蛛散是治疗寒热瘀气滞证的重要基础用方。

【用方思路】

（1）蜘蛛散既是辨治肝寒狐疝证的重要代表方，又是辨治诸多杂病如肾病、肝病、心病、皮肤病等属于寒热瘀气滞证者的重要基础方。

（2）方中蜘蛛既可破滞，又可通敛；桂枝既可通经，又可散寒。从方中用药用量及调配分析得知，蜘蛛散的应用并不局限于肝寒疝气证，还可用于辨治诸多杂病，如男科和妇科疾病及循环、内分泌系统疾病病变证机属于寒热瘀气滞证者。

（3）运用蜘蛛散辨治的病证（无论病变部位在肝胆或在肾），以寒热瘀气滞为主；其治当疏散通透。

【随证合方】若夹寒瘀，可与附子白及汤合方用之；若夹瘀，与可桂枝茯苓丸合方用之；若夹热，可与栀子柏皮汤合方用之；若夹郁，可与四逆散合方用之。

【注意事项】运用蜘蛛散既要辨清西医之病，又要辨清西医之病属于中医寒热瘀气滞证。辨西医之病可进一步了解疾病的发展演变规律及其转归，辨中医之证可更好地针对西医之病选用蜘蛛散。

第三节　肝气郁滞证用方

一、四逆散

【导读】①学用四逆散应重视柴胡和芍药的用量调配关系、柴胡和枳实的用量调配关系、柴胡和甘草的用量调配关系。②四逆散虽是辨治肝气郁滞证的重要代表方，但在临床中还要明确指出四逆散主治基本证型是气郁夹虚证。

【方歌】四逆散疏肝理气，柴胡芍药甘枳实，气机郁滞夹杂虚，各科杂病服之宜。

【方药】柴胡　枳实破，水渍，炙干　芍药　甘草炙

【用法】上四味，各十分，捣筛，白饮和，服方寸匕，日三服。咳者，加五味子、干姜各五分，并主下利；悸者，加桂枝五分；腹中痛者，加附子一枚，炮令拆；泄利下重者，先以水五升，煮薤白三升，煮取三升，去滓。以散三方寸匕，内汤中，煮取一升半，分温再服。

【功用】疏理气机，降泄浊逆，补益气血。

【主治基本证型】气郁夹虚证。①气郁证的基本症状表现即胀、满、闷，或情绪低落，或所愿不遂，或急躁易怒。②血虚证、血伤证的基本症状表现即面色苍白，头晕目眩，肌肤指（趾）甲无泽；血虚证病变证机及症状表现较血伤证为重。③气虚证、气伤证的基本症状表现即倦怠乏力，神志不佳，面色不荣；气虚证的病变证机及症状表现较气伤证为重。④气郁夹虚证病变在心有心的基本症状表现如心悸等，在肺有肺的基本症状表现如咳嗽等，在肾有肾的基本症状表现如腰酸等，在肝有肝的基本症状表现如胁肋不舒等，在脾胃有脾胃的基本症状表现如脘腹不适，在太阳有太阳的基本症状表现如发热、疼痛、瘙痒等。⑤辨识气郁夹虚证即包含肝气郁滞证和肝脾气郁证的基本病变证机，于

此适应证列举四逆散治疗肝气郁滞证和肝脾气郁证的基本思路与方法。

【适应证】

1. 中医病证　①肝气郁滞证。手足不温，或咳嗽，或心悸，或小便不利，或腹中痛，或泄利下重，表情沉默，苔薄，脉弦。②肝脾气郁证。胸胁脘腹胀痛，不思饮食，因情绪不佳加重，或乳房胀痛，苔薄，脉弦。

2. 西医疾病　胃黏膜异型增生、肠胃炎、肝纤维化、病毒性肝炎、慢性胆囊炎、胆石症、内分泌紊乱等病变证机属于气郁夹虚证者。

【用药分析】方中柴胡以清疏通调兼化食为主，枳实以清热行气兼降逆为主，芍药以补血敛阴兼清泻为主，甘草以益气生津兼缓急为主，从用药用量分析进而得出四逆散是治疗气郁夹虚证的重要基础用方。

【用方思路】

（1）四逆散既是辨治肝气郁滞证的重要代表方，又是辨治诸多杂病如肝病、心病、脾胃病、肺病、肾病等属于气郁夹虚证者的重要基础方。

（2）方中柴胡既可行气，又可升举；枳实既可行气，又可降泄；芍药既可收敛，又可补血；甘草可补诸脏腑之气。从方中用药用量及调配分析得知，四逆散的应用并不局限于肝气郁滞证，还可用于辨治诸多杂病，如消化、循环、呼吸、精神神经、内分泌及代谢等系统疾病病变证机属于气郁夹虚证者。

（3）运用四逆散辨治的病证（无论病变部位在肝胆、在心或在肺）以气郁夹虚证为主；其治当疏肝解郁。

【随证合方】若风痰气虚，可与藜芦人参汤合方用之；若夹瘀，可与桂枝茯苓丸合方用之；若夹寒痰，可与赤丸合方用之；若夹湿热，可与栀子柏皮汤合方用之；若夹虚寒，可与桂枝人参汤合方用之。

【注意事项】运用四逆散既要辨清西医之病，又要辨清西医之病属于中医气郁夹虚证。辨西医之病可进一步了解疾病的发展演变规律及其转归，辨中医之证可更好地针对西医之病选用四逆散。

二、枳实芍药散

【导读】①学用枳实芍药散应重视枳实和芍药的用量调配关系。②枳实芍药散虽是辨治气郁血虚腹痛证和肝脾气郁证的重要代表方，但在临床中还要明确指出枳实芍药散主治基本证型是气郁血虚瘀热证。

【方歌】仲景枳实芍药散，清热补血能行气，活血缓急能止痛，内外妇儿服之宜。

【方药】枳实烧令黑，勿太过　芍药等份

【用法】 上二味，杵为散，服方寸匕，日三服。并主痈脓，以麦粥下之。

【功用】 清热行气，补血活血。

【主治基本证型】 气郁血虚瘀热证。①气郁证的基本症状表现即胀、满、闷，或情绪低落，或所愿不遂，或急躁易怒。②血虚证、血伤证的基本症状表现即面色苍白，头晕目眩，肌肤指（趾）甲无泽；血虚证病变证机及症状表现较血伤证为重。③瘀证的基本症状表现即疼痛如针刺，部位固定，舌质夹瘀紫。④热证的基本症状表现即口渴，或口苦，或面赤，舌红苔黄。⑤气郁血虚瘀热证病变在心有心的基本症状表现如心悸等，在肺有肺的基本症状表现如咳嗽等，在肾有肾的基本症状表现如腰酸等，在肝有肝的基本症状表现如胁肋不舒等，在脾胃有脾胃的基本症状表现如脘腹不适，在太阳有太阳的基本症状表现如发热、疼痛、瘙痒等。⑥辨识气郁血虚瘀热证即包含气郁血虚腹痛证和肝脾气郁证的基本病变证机，于此适应证列举枳实芍药散治疗气郁血虚腹痛证和肝脾气郁证的基本思路与方法。

【适应证】

1. 中医病证 ①气郁血虚腹痛证。胸胁脘腹胀痛，或痛处固定，心烦，急躁，不得卧，或失眠，胸中烦闷，或少腹痛，或恶露不尽，舌淡或暗，苔薄，脉弦或沉。②肝脾气郁证。胸胁脘腹胀痛，不思饮食，因情绪不佳加重，或乳房胀痛，苔薄，脉弦。

2. 西医疾病 慢性肝炎、慢性胆囊炎、胆石症、冠心病心绞痛、淋巴结核、毛囊炎等病变证机属于气郁血虚瘀热证者。

【用药分析】 方中枳实以清热行气兼降逆为主，芍药以补血敛阴兼清泻为主，大麦以益气利水兼消胀为主，从用药用量分析进而得出枳实芍药散是治疗气郁血虚瘀热证的重要基础用方。

【用方思路】

（1）枳实芍药散既是辨治气郁血虚腹痛证和肝脾气郁证的重要代表方，又是辨治诸多杂病如肝病、脾胃病、心病、妇科病等属于气郁血虚瘀热证者的重要基础方。

（2）方中枳实既可行气，又可降泄；芍药既可收敛，又可补血。从方中用药用量及调配分析得知，枳实芍药散的应用并不局限于气郁血虚腹痛证和肝脾气郁证，还可用于辨治诸多杂病，如消化、循环、精神神经、内分泌及代谢等系统疾病病变证机属于气郁血虚瘀热证者。

（3）运用枳实芍药散辨治的病证（无论病变部位在脾胃、在肝胆或在心）以气郁血虚瘀热为主；其治当疏肝补血。

【随证合方】 若夹寒瘀，可与附子白及汤合方用之；若夹瘀，可与桂枝茯苓丸合方用之；若夹痰热，可与小陷胸汤合方用之；若夹寒结，可与大黄附子汤合方用之。

【注意事项】 运用枳实芍药散既要辨清西医之病，又要辨清西医之病属于中医气郁血虚瘀热证。辨西医之病可进一步了解疾病的发展演变规律及其转归，辨中医之证可更好地针对西医之病选用枳实芍药散。

第四节　肝血瘀证用方

一、大黄䗪虫丸

【导读】 ①学用大黄䗪虫丸应重视大黄和䗪虫的用量调配关系、芍药和干地黄的用量调配关系、水蛭和虻虫的用量调配关系、大黄和芍药的用量调配关系。②大黄䗪虫丸虽是辨治肝瘀脉阻证的重要代表方，但在临床中还要明确指出大黄䗪虫丸主治基本证型是瘀热伤阴血证。

【方歌】 大黄䗪虫甘草芩，桃仁杏仁芍药地，干漆蛴螬虻水蛭，攻泻兼补消癥积。

【方药】 大黄蒸，十分（7.5 g）　黄芩二两（6 g）　甘草三两（9 g）　桃仁一升（24 g）　杏仁一升（24 g）　芍药四两（12 g）　干地黄十两（30 g）　干漆一两（3 g）　虻虫一升（24 g）　水蛭百枚（24 g）　蛴螬一升（24 g）　䗪虫半升（12 g）

【用法】 上十二味，末之，炼蜜和丸，小豆大，酒饮服五丸，日三服。

【功用】 清泻郁热，化瘀消癥，补血滋阴，益气和中。

【主治基本证型】 瘀热伤阴血证。①瘀证的基本症状表现即疼痛如针刺，部位固定，舌质夹瘀紫。②热证的基本症状表现即口渴，或口苦，或面赤，舌红苔黄。③阴伤证的基本症状表现即皮肤粗糙，口咽干燥，舌红少津。④血虚证、血伤证的基本症状表现即面色苍白，头晕目眩，肌肤指（趾）甲无泽；血虚证病变证机及症状表现较血伤证为重。⑤瘀热伤阴血证病变在心有心的基本症状表现如心悸等，在肺有肺的基本症状表现如咳嗽等，在肾有肾的基本症状表现如腰酸等，在肝有肝的基本症状表现如胁肋不舒等，在脾胃有脾胃的基本症状表现如脘腹不适，在太阳有太阳的基本症状表现如发热、疼痛、瘙痒等。⑥辨识瘀热伤阴血证即包含肝瘀脉阻证的基本病变证机，于此适应证列举大黄䗪虫丸治疗肝瘀脉阻证的基本思路与方法。

【适应证】

1. 中医病证　肝瘀脉阻证。形体消瘦，腹满，或腹痛，不能饮食，肌肤甲错，两目黯黑，面色灰滞无华，舌质暗淡或有瘀点，脉涩或结。

2. 西医疾病 慢性肝炎、肝硬化、肝脾大，以及各种肿瘤等病变证机属于瘀热伤阴血证者。

【用药分析】 方中大黄以清泻热结兼化瘀为主，桃仁以活血化瘀兼滋阴为主，干漆以活血益髓兼治筋骨为主，虻虫以消癥利水兼通窍为主，水蛭以破瘀散结兼利水为主，蛴螬以活血通利兼通窍为主，䗪虫以清热消癥通闭兼降浊为主，芍药以补血敛阴兼清泻为主，干地黄以滋阴凉血兼补血为主，黄芩以清热燥湿兼凉血为主，杏仁以温降化痰兼润为主，酒以温通行气兼活血为主，蜜以益气化阴兼治惊痫为主，甘草以益气生津兼缓急为主，从用药用量分析进而得出大黄䗪虫丸是治疗瘀热伤阴血证的重要基础用方。

【用方思路】

（1）大黄䗪虫丸既是辨治肝瘀脉阻证的重要代表方，又是辨治诸多杂病如肝病、心病、妇科及男科疾病等属于瘀热伤阴血证者的重要基础方。

（2）方中大黄、黄芩可清泻五脏六腑之热；桃仁、干漆、虻虫、水蛭、蛴螬、䗪虫可活五脏六腑之血；芍药、干地黄可补五脏六腑之血；杏仁通利五脏六腑；甘草可补益诸脏腑之气。从方中用药用量及调配分析得知，大黄䗪虫丸的应用并不局限于肝瘀脉阻证，还可用于辨治诸多杂病，如消化、循环、精神神经、内分泌及代谢等系统疾病病变证机属于瘀热伤阴血证者。

（3）运用大黄䗪虫丸辨治的病证（无论是肝胆病、心病，还是妇科病）以瘀热伤阴血为主；其治当活血补血泻瘀。

【随证合方】 若风痰气虚，可与藜芦人参汤合方用之；若夹气郁，可与四逆散合方用之；若夹阳虚，可与四逆汤合方用之；若痰热，可与小陷胸汤合方用之。

【注意事项】 运用大黄䗪虫丸既要辨清西医之病，又要辨清西医之病属于中医瘀热伤阴血证。辨西医之病可进一步了解疾病的发展演变规律及其转归，辨中医之证可更好地针对西医之病选用大黄䗪虫丸。

二、旋覆花汤

【导读】 ①学用旋覆花汤应重视葱和旋覆花的用量调配关系。②旋覆花汤虽是辨治肝络血瘀证的重要代表方，但在临床中还要明确指出旋覆花汤主治基本证型是寒郁脉络夹热证。

【方歌】 旋覆花汤新绛葱，通阳行血能降气，气血不利可调理，经脉郁瘀服之宜。

【方药】 旋覆花三两（9 g） 葱十四茎 新绛少许（6 g）（编者注：按陶弘景释新绛为茜草）

【用法】 上三味，以水三升，煮取一升。顿服之。

【功用】 宣通阳气，活血通络，行气降逆。

【主治基本证型】 寒郁脉络夹热证。①寒证、阴寒证的基本症状表现即手足不温，怕冷，舌质淡，苔白；阴寒证较寒证为重。②气郁证的基本症状表现即胀、满、闷，或情绪低落，或所愿不遂，或急躁易怒。③辨脉络的病变证机是邪气侵扰肆虐经脉血络，气血运行不利。④热证的基本症状表现即口渴，或口苦，或面赤，舌红苔黄。⑤寒郁脉络夹热证病变在心有心的基本症状表现如心悸等，在肺有肺的基本症状表现如咳嗽等，在肾有肾的基本症状表现如腰酸等，在肝有肝的基本症状表现如胁肋不舒等，在脾胃有脾胃的基本症状表现如脘腹不适，在太阳有太阳的基本症状表现如发热、疼痛、瘙痒等。⑥辨识寒郁脉络夹热证即包含肝络血瘀证的基本病变证机，于此适应证列举旋覆花汤治疗肝络血瘀证的基本思路与方法。

【适应证】

1. 中医病证 肝络血瘀证。胸胁疼痛，或胸胁苦闷，用手推按或捶打疼痛缓解，遇热饮则舒，舌质或紫或暗，脉弦。

2. 西医疾病 慢性肝炎、肝硬化、肝癌、肝囊肿、慢性胃炎、肋间神经痛、冠心病、产后子宫瘀血不去、产后腹痛、外伤瘀血性咳嗽等病变证机属于寒郁脉络夹热证者。

【用药分析】 方中旋覆花以降逆化痰兼散结为主，葱白以通阳散结兼消肿为主，新绛（茜草）以清热活血行气通络兼止血为主，从用药用量分析进而得出旋覆花汤是治疗寒郁脉络夹热证的重要基础用方。

【用方思路】

（1）旋覆花汤既是辨治肝络血瘀证的重要代表方，又是辨治诸多杂病如肝病、心病、肺病等属于寒郁脉络夹热证者的重要基础方。

（2）方中旋覆花既可疏散，又可通降；新绛可活五脏六腑之血；葱茎可通透诸阳气。从方中用药用量及调配分析得知，旋覆花汤的应用并不局限于肝络血瘀证，还可用于辨治诸多杂病，如消化、循环等系统疾病病变证机属于寒郁脉络夹热证者。

（3）运用旋覆花汤辨治的病证（无论病变部位在肝胆或在心或在肺）以寒郁脉络夹热为主；其治当活血通络。

【随证合方】 若风痰血虚，可与藜芦芍药汤合方用之；若夹郁，可与四逆散合方用之；若夹阳虚，可与桂枝人参汤合方用之；若夹寒痰，可与赤丸合方用之。

【注意事项】运用旋覆花汤既要辨清西医之病，又要辨清西医之病属于中医寒郁脉络夹热证。辨西医之病可进一步了解疾病的发展演变规律及其转归，辨中医之证可更好地针对西医之病选用旋覆花汤。

第五节 肝寒血虚证用方

一、当归四逆汤

【导读】①学用当归四逆汤应重视当归和桂枝的用量调配关系、芍药和细辛的用量调配关系、通草和大枣的用量调配关系。②当归四逆汤虽是辨治肝寒血虚证的重要代表方，但在临床中还要明确指出当归四逆汤主治基本证型是寒瘀夹气血虚证。

【方歌】当归四逆芍桂枝，细辛甘草通草使，寒瘀夹气血虚证，各科杂病皆可宜。

【方药】当归三两（9g） 桂枝去皮，三两（9g） 芍药三两（9g） 细辛三两（9g） 甘草炙，二两（6g） 通草二两（6g） 大枣擘，二十五枚

【用法】上七味，以水八升，煮取三升，去滓。温服一升，日三服。

【功用】温阳散寒，补血活血，补益正气，温通经脉。

【主治基本证型】寒瘀夹气血虚证。①寒证、阴寒证的基本症状表现即手足不温，怕冷，舌质淡，苔白；阴寒证较寒证为重。②瘀证的基本症状表现即疼痛如针刺，部位固定，舌质夹瘀紫。③气虚证、气伤证的基本症状表现即倦怠乏力，神志不佳，面色不荣；气虚证的病变证机及症状表现较气伤证为重。④血虚证、血伤证的基本症状表现即面色苍白，头晕目眩，肌肤指（趾）甲无泽；血虚证病变证机及症状表现较血伤证为重。⑤寒瘀夹气血虚证病变在心有心的基本症状表现如心悸等，在肺有肺的基本症状表现如咳嗽等，在肾有肾的基本症状表现如腰酸等，在肝有肝的基本症状表现如胁肋不舒等，在脾胃有脾胃的基本症状表现如脘腹不适，在太阳有太阳的基本症状表现如发热、疼痛、瘙痒等。⑥辨识寒瘀夹气血虚证即包含肝寒血虚证的基本病变证机，于此适应证列举当归四逆汤治疗肝寒血虚证的基本思路与方法。

【适应证】

1. 中医病证 肝寒血虚证。手足厥寒，或手足疼痛，或手足麻木，或腰痛，或肌肉筋脉疼痛，或月经愆期，或痛经，或闭经，舌淡、苔薄白，脉细欲绝。

2. 西医疾病　血栓闭塞性脉管炎、脑血栓形成、心力衰竭、多发性神经炎、坐骨神经痛、肥大性脊椎炎、风湿性关节炎、非特异性附睾炎、闭经、痛经、慢性盆腔炎、小儿硬皮肿、雷诺病等病变证机属于寒瘀夹气血虚证者。

【用药分析】 方中当归以补血通利兼下气为主，桂枝以温宣通经兼补为主，芍药以补血敛阴兼清泻为主，细辛以温通降逆兼通窍为主，通草以活血利水兼通九窍为主，大枣以益气兼补血为主，甘草以益气生津兼缓急为主，从用药用量分析进而得出当归四逆汤是治疗寒瘀夹气血虚证的重要基础用方。

【用方思路】

（1）当归四逆汤既是辨治肝寒血虚证的重要代表方，又是辨治诸多杂病如肝病、心病、肌肉关节病、妇科病、男科病等属于寒瘀夹气血虚证者的重要基础方。

（2）方中当归、芍药既可补血，又可活血；桂枝、细辛既可温阳，又可通经；通草可通利诸血脉；大枣、甘草可补诸脏腑之气。从方中用药用量及调配分析得知，当归四逆汤的应用并不局限于肝寒血虚证，还可用于辨治诸多杂病，如运动、循环、精神神经、内分泌及代谢等系统疾病病变证机属于寒瘀夹气血虚证者。

（3）运用当归四逆汤辨治的病证（无论病变部位在肝胆或在心）以寒瘀夹气血虚为主；其治当温通补血。

【随证合方】 若夹痰热，可与小陷胸汤合方用之；若夹寒痰，可与赤丸合方用之；若夹郁热，可与栀子豉汤合方用之。

【注意事项】 运用当归四逆汤既要辨清西医之病，又要辨清西医之病属于中医寒瘀夹气血虚证。辨西医之病可进一步了解疾病的发展演变规律及其转归，辨中医之证可更好地针对西医之病选用当归四逆汤。

二、当归四逆加吴茱萸生姜汤

【导读】 ①学用当归四逆加吴茱萸生姜汤应重视当归和桂枝的用量调配关系、芍药和细辛的用量调配关系、通草和大枣的用量调配关系、吴茱萸和生姜的用量调配关系。②当归四逆加吴茱萸生姜汤虽是辨治血虚痼寒证的重要代表方，但在临床中还要明确指出当归四逆加吴茱萸生姜汤主治基本证型是痼寒夹瘀夹虚证。

【方歌】 当归四逆吴姜汤，芍药甘草通大枣，桂枝细辛能通脉，寒瘀夹虚效果好。

【方药】 当归三两（9 g）　桂枝去皮，三两（9 g）　芍药三两（9 g）　细辛三两（9 g）　甘草炙，二两（6 g）　通草二两（6 g）　大枣擘，二十五枚　生姜切，半

斤（24 g）　吴茱萸二升（48 g）

【用法】 上九味，以水六升，清酒六升，和，煮取五升，去滓。温分五服。

【功用】 温阳逐寒，补血活血，补益正气，温通经脉。

【主治基本证型】 痼寒夹瘀夹虚证。①寒证、阴寒证的基本症状表现即手足不温，怕冷，舌质淡，苔白；阴寒证较寒证为重；痼寒证的病变证机是阴寒侵入气血而凝结，病变深重而顽固。②瘀证的基本症状表现即疼痛如针刺，部位固定，舌质夹瘀紫。③气虚证、气伤证的基本症状表现即倦怠乏力，神志不佳，面色不荣；气虚证的病变证机及症状表现较气伤证为重。④血虚证、血伤证的基本症状表现即面色苍白，头晕目眩，肌肤指（趾）甲无泽；血虚证病变证机及症状表现较血伤证为重。⑤痼寒夹瘀夹虚证病变在心有心的基本症状表现如心悸等，在肺有肺的基本症状表现如咳嗽等，在肾有肾的基本症状表现如腰酸等，在肝有肝的基本症状表现如胁肋不舒等，在脾胃有脾胃的基本症状表现如脘腹不适，在太阳有太阳的基本症状表现如发热、疼痛、瘙痒等。⑥辨识痼寒夹瘀夹虚证即包含血虚痼寒证的基本病变证机，于此适应证列举当归四逆加吴茱萸生姜汤治疗血虚痼寒证的基本思路与方法。

【适应证】

1. 中医病证　血虚痼寒证。手足厥逆，肢体疼痛或麻木，受凉疼痛加重，妇人月经不调，少腹冷痛，或胁痛，寒呕，或下利，或头痛，舌淡、苔薄，脉细或沉紧。

2. 西医疾病　血栓闭塞性脉管炎、脑血栓形成、心力衰竭、多发性神经炎、坐骨神经痛、肥大性脊椎炎、风湿性关节炎、非特异性附睾炎、闭经、痛经、慢性盆腔炎、小儿硬皮肿、雷诺病等病变证机属于痼寒夹瘀夹虚证者。

【用药分析】 方中当归以补血通利兼下气为主，桂枝以温宣通经兼补为主，芍药以补血敛阴兼清泻为主，细辛以温通降逆兼通窍为主，吴茱萸以温通除血痹兼降逆为主，生姜以温通宣散兼降逆为主，通草以活血利水兼通九窍为主，酒以温通行气兼活血为主，大枣以益气兼补血为主，甘草以益气生津兼缓急为主，从用药用量分析进而得出当归四逆加吴茱萸生姜汤是治疗痼寒夹瘀夹虚证的重要基础用方。

【用方思路】

（1）当归四逆加吴茱萸生姜汤既是辨治血虚痼寒证的重要代表方，又是辨治诸多杂病如肝病、心病、肌肉关节病、妇科病、男科病等属于痼寒夹瘀夹虚证者的重要基础方。

（2）方中当归、芍药既可补血，又可活血；桂枝、细辛、吴茱萸、生姜既可温阳，又可通经；通草可通利诸血脉；大枣、甘草可补诸脏腑之气。从方中用药用量及调配分析得知，当归四逆加吴茱萸生姜汤的应用并不局限于血虚痼寒证，还可用于辨治诸多杂病，如运动、循环、精神神经、内分泌及代谢系统疾病和妇科、男科疾病等病变证机属于痼寒夹瘀夹虚证者。

（3）运用当归四逆加吴茱萸生姜汤辨治的病证（无论病变部位在肝胆或在心）以痼寒夹瘀夹虚为主；其治当温通逐寒补血。

【随证合方】若夹痰热，可与小陷胸汤合方用之；若夹寒痰，可与赤丸合方用之；若夹郁热，可与枳实栀子豉汤合方用之。

【注意事项】运用当归四逆加吴茱萸生姜汤既要辨清西医之病，又要辨清西医之病属于中医痼寒夹瘀夹虚证。辨西医之病可进一步了解疾病的发展演变规律及其转归，辨中医之证可更好地针对西医之病选用当归四逆加吴茱萸生姜汤。

三、当归生姜羊肉汤

【导读】①学用当归生姜羊肉汤应重视当归和生姜的用量调配关系、当归和羊肉的用量调配关系。②当归生姜羊肉汤虽是辨治肝血虚寒疝证的重要代表方，但在临床中还要明确指出当归生姜羊肉汤主治基本证型是血虚寒证。

【方歌】当归生姜羊肉汤，血虚夹寒基础方，温阳补血能活血，治病养生效非常。

【方药】当归三两（9 g）　生姜五两（15 g）　羊肉一斤（48 g）

【用法】上三味，以水八升，煮取三升，温服七合，日三服。若寒多者，加生姜成一斤；痛多而呕者，加橘皮二两，白术一两；加生姜者，亦加水五升，煮取三升二合，服之。

【功用】补血活血，温阳散寒。

【主治基本证型】血虚寒证。①血虚证、血伤证的基本症状表现即面色苍白，头晕目眩，肌肤指（趾）甲无泽；血虚证病变证机及症状表现较血伤证为重。②寒证、阴寒证的基本症状表现即手足不温，怕冷，舌质淡，苔白；阴寒证较寒证为重。③血虚寒证病变在心有心的基本症状表现如心悸等，在肺有肺的基本症状表现如咳嗽等，在肾有肾的基本症状表现如腰酸等，在肝有肝的基本症状表现如胁肋不舒等，在脾胃有脾胃的基本症状表现如脘腹不适，在太阳有太阳的基本症状表现如发热、疼痛、瘙痒等。④辨识血虚寒证即包含肝血虚寒疝证的基本病变证机，于此适应证列举当归生姜羊肉汤治疗肝血虚寒疝证的基本思路与方法。

【适应证】

1. 中医病证　肝血虚寒疝证。腹痛，或胁痛，或拘急疼痛，手足不温，或麻木不仁，疼痛因受凉加重，指甲不荣，舌淡、苔薄，脉细。

2. 西医疾病　慢性胃炎、慢性肝炎、胃及十二指肠溃疡、胃痉挛、慢性盆腔炎、慢性附件炎、男性不育等病变证机属于血虚寒证者。

【用药分析】方中当归以补血通利兼下气为主，生姜以温通宣散兼降逆为主，羊肉以温补阳气兼补血为主，从用药用量分析进而得出当归生姜羊肉汤是治疗血虚寒证的重要基础用方。

【用方思路】

（1）当归生姜羊肉汤既是辨治肝血虚寒疝证的重要代表方，又是辨治诸多杂病如脾胃、心病、肝病、肺病、肾病等属于血虚寒证者的重要基础方。

（2）方中当归既可补血，又可活血；生姜既可温阳，又可通经；羊肉可补诸脏腑之阳。从方中用药用量及调配分析得知，当归生姜羊肉汤的应用并不局限于肝血虚寒疝证，还可用于辨治诸多杂病，如消化、循环、呼吸、泌尿、内分泌及代谢等系统疾病病变证机属于血虚寒证者。

（3）运用当归生姜羊肉汤辨治的病证（无论病变部位在肝胆或在心）以血虚寒为主；其治当温通补血。

【随证合方】若夹寒痰，可与赤丸合方用之；若夹痰热，可与小陷胸汤合方用之；若夹阳虚，可与四逆汤合方用之。

【注意事项】运用当归生姜羊肉汤既要辨清西医之病，又要辨清西医之病属于中医血虚寒证。辨西医之病可进一步了解疾病的发展演变规律及其转归，辨中医之证可更好地针对西医之病选用当归生姜羊肉汤。

第六节　肝气逆证用方

奔豚汤

【导读】①学用奔豚汤应重视当归和黄芩的用量调配关系、半夏和芍药的用量调配关系、葛根和生姜的用量调配关系。②奔豚汤虽是辨治肝热血虚气逆证的重要代表方，但在临床中还要明确指出奔豚汤主治基本证型是郁热血虚夹瘀证。

【方歌】奔豚汤中甘芎归，黄芩芍药葛半夏，生姜甘李根白皮，调补清热效力大。

【方药】 甘草　川芎　当归各二两（6 g）　半夏四两（12 g）　黄芩二两（6g）　生葛五两（15g）　芍药二两（6g）　生姜四两（12g）　甘李根白皮一升（24g）

【用法】 上九味，以水二斗，煮取五升。温服一升，日三夜一服。

【功用】 清解郁热，补血活血，益气降逆。

【主治基本证型】 郁热血虚夹瘀证。①郁热证的基本症状表现即肌肤骨节烦热，心胸脘腹闷热，舌红苔黄。②血虚证、血伤证的基本症状表现即面色苍白，头晕目眩，肌肤指（趾）甲无泽；血虚证病变证机及症状表现较血伤证为重。③瘀证的基本症状表现即疼痛如针刺，部位固定，舌质夹瘀紫。④郁热血虚夹瘀证病变在心有心的基本症状表现如心悸等，在肺有肺的基本症状表现如咳嗽等，在肾有肾的基本症状表现如腰酸等，在肝有肝的基本症状表现如胁肋不舒等，在脾胃有脾胃的基本症状表现如脘腹不适，在太阳有太阳的基本症状表现如发热、疼痛、瘙痒等。⑤辨识郁热血虚夹瘀证即包含肝热血虚气逆证的基本病变证机，于此适应证列举奔豚汤治疗肝热血虚气逆证的基本思路与方法。

【适应证】

1. 中医病证　肝热血虚气逆证。腹痛，往来寒热，气从少腹上冲胸或至咽喉，发作欲死，复还止，或情绪不佳，或急躁，舌红、苔薄黄，脉弦或数。

2. 西医疾病　冠心病、高血压、心脑动脉硬化、脑梗死、软组织损伤、肌腱损伤、风湿性关节炎、类风湿关节炎、骨质增生等病变证机属于郁热血虚夹瘀证者。

【用药分析】 方中当归以补血通利兼下气为主，芍药以补血敛阴兼清泻为主，甘李根白皮以清热降逆兼治疮痈为主，半夏以温化痰湿降逆兼散结为主，生姜以温通宣散兼降逆为主，川芎以活血行气兼开窍为主，生葛（葛根）以清疏柔筋兼生津为主，黄芩以清热燥湿兼凉血为主，甘草以益气生津兼缓急为主，从用药用量分析进而得出奔豚汤是治疗郁热血虚夹瘀证的重要基础用方。

【用方思路】

（1）奔豚汤既是辨治肝热血虚气逆证的重要代表方，又是辨治诸多杂病如肝病、心病、皮肤病等属于郁热血虚夹瘀证者的重要基础方。

（2）方中黄芩、甘李根白皮可清泻诸脏腑之热；当归、芍药既可补血，又可活血；葛根可疏散诸脏腑之热；川芎既可行气，又可活血；半夏可降诸脏腑气逆；生姜既可温阳，又可通经；甘草可补诸脏腑之气。从方中用药用量及调配分析得知，奔豚汤的应用并不局限于肝热血虚气逆证，还可用于辨治诸多杂病，如循环、精神神经、内分泌及代谢等系统疾病病变证机属于郁热血虚夹瘀证者。

（3）运用奔豚汤辨治的病证（无论病变部位在肝胆或在心）以郁热血虚夹瘀为主；其治当清泻补血降逆。

【随证合方】若风痰血虚，可与藜芦芍药汤合方用之；若夹郁，可与四逆散合方用之；若夹瘀，可与桂枝茯苓丸合方用之；若夹郁热，可与枳实栀子豉汤合方用之。

【注意事项】运用奔豚汤既要辨清西医之病，又要辨清西医之病属于中医郁热血虚夹瘀证。辨西医之病可进一步了解疾病的发展演变规律及其转归，辨中医之证可更好地针对西医之病选用奔豚汤。

第七节　肝胆湿热证用方

一、茵陈蒿汤

【导读】①学用茵陈蒿汤应重视茵陈蒿和大黄的用量调配关系、茵陈蒿和栀子的用量调配关系、栀子和大黄的用量调配关系。②茵陈蒿汤虽是辨治湿热黄疸证的重要代表方，但在临床中还要明确指出茵陈蒿汤主治基本证型是湿热夹瘀证。

【方歌】茵陈蒿汤栀大黄，清热利湿基础方，辨治杂病皆可治，脏腑湿热服之康。

【方药】茵陈蒿六两（18 g）　栀子擘，十四枚（14 g）　大黄去皮，二两（6 g）

【用法】上三味，以水一斗二升，先煮茵陈减六升，内二味，煮取三升，去滓。分温三服。小便当利，尿如皂荚汁状，色正赤，一宿腹减，黄从小便去也。

【功用】清热燥湿，凉血祛瘀。

【主治基本证型】湿热夹瘀证。①湿证的基本症状表现即身体酸楚、沉重、困痛，或大便溏泻，或小便混浊，口腻，苔腻。②热证的基本症状表现即口渴，或口苦，或面赤，舌红苔黄。③瘀证的基本症状表现即疼痛如针刺，部位固定，舌质夹瘀紫。④湿热夹瘀证病变在心有心的基本症状表现如心悸等，在肺有肺的基本症状表现如咳嗽等，在肾有肾的基本症状表现如腰酸等，在肝有肝的基本症状表现如胁肋不舒等，在脾胃有脾胃的基本症状表现如脘腹不适，在太阳有太阳的基本症状表现如发热、疼痛、瘙痒等。⑤辨识湿热夹瘀证即包含湿热黄疸证的基本病变证机，于此适应证列举茵陈蒿汤治疗湿热黄疸证的基本思路与方法。

【适应证】

1. 中医病证　湿热黄疸证。身目发黄，黄色鲜明，发热，无汗或但头汗出，腹微满，或胁胀，恶心呕吐或食则头昏，大便不爽或便秘，小便黄赤，急躁不得卧，口渴欲饮，舌红、苔黄腻，脉滑数。

2. 西医疾病　化疗性肝损伤，病毒性肝炎，肝硬化，肝癌，肝炎综合征，酒精性肝损伤，急、慢性胆囊炎，胆道蛔虫病，胆结石，肾炎，肾病综合征等病变证机属于湿热夹瘀证者。

【用药分析】 方中茵陈蒿以清利湿热兼治瘀疸为主，栀子以清热燥湿兼凉血解酒为主，大黄以清泻热结兼化瘀为主，从用药用量分析进而得出茵陈蒿汤是治疗湿热夹瘀证的重要基础用方。

【用方思路】

（1）茵陈蒿汤既是辨治湿热黄疸证的重要代表方，又是辨治诸多杂病如肝病、肾病、皮肤病等属于湿热夹瘀证者的重要基础方。

（2）方中茵陈蒿可清利诸脏腑之湿热；大黄、栀子既可清热，又可燥湿泻瘀。从方中用药用量及调配分析得知，茵陈蒿汤的应用并不局限于湿热黄疸证，还可用于辨治诸多杂病如消化、泌尿、内分泌及代谢等系统疾病病变证机属于湿热夹瘀证者。

（3）运用茵陈蒿汤辨治的病证（无论病变部位在肝胆或在脾胃）以湿热夹瘀为主；其治当清热泻湿。

【随证合方】 若风痰气虚，可与藜芦人参汤合方用之；若夹郁，可与四逆散合方用之；若夹瘀，可与桃核承气汤合方用之；若夹阳虚，可与桂枝人参汤合方用之。

【注意事项】 运用茵陈蒿汤既要辨清西医之病，又要辨清西医之病属于中医湿热夹瘀证。辨西医之病可进一步了解疾病的发展演变规律及其转归，辨中医之证可更好地针对西医之病选用茵陈蒿汤。

二、栀子柏皮汤

【导读】 ①学用栀子柏皮汤应重视栀子和黄柏的用量调配关系、栀子和甘草的用量调配关系。②栀子柏皮汤虽是辨治湿热夹虚证的重要代表方，但在临床中还要明确指出栀子柏皮汤主治基本证型是湿热伤气证。

【方歌】 栀子柏皮汤甘草，湿热伤气基础方，脏腑营卫诸般疾，经方合方效非常。

【方药】 栀子擘，十五个（15 g）　甘草炙，一两（3 g）　黄柏二两（6 g）

【用法】 上三味，以水四升，煮取一升半，去滓。分温再服。

【功用】 清热燥湿，补益正气。

【主治基本证型】 湿热伤气证。①湿证的基本症状表现即身体酸楚、沉重、困痛，或大便溏泻，或小便混浊，口腻，苔腻。②热证的基本症状表现即口渴，或口苦，或面赤，舌红苔黄。③气虚证、气伤证的基本症状表现即倦怠乏力，神志不佳，面色不荣；气虚证的病变证机及症状表现较气伤证为重。④湿热伤气证病变在心有心的基本症状表现如心悸等，在肺有肺的基本症状表现如咳嗽等，在肾有肾的基本症状表现如腰酸等，在肝有肝的基本症状表现如胁肋不舒等，在脾胃有脾胃的基本症状表现如脘腹不适，在太阳有太阳的基本症状表现如发热、疼痛、瘙痒等。⑤辨识湿热伤气证即包含湿热夹虚证的基本病变证机，于此适应证列举栀子柏皮汤治疗湿热夹虚证的基本思路与方法。

【适应证】

1. 中医病证　湿热夹虚证。发热，口苦，口干，渴欲饮水，无汗，身、目、小便黄且黄色鲜明，恶心欲吐，大便干，舌红、苔黄，脉数滑。

2. 西医疾病　化疗性肝损伤，病毒性肝炎，肝硬化，肝癌，肝炎综合征，酒精性肝损伤，急、慢性胆囊炎，胆道蛔虫病，胆结石，附件炎，盆腔炎，前列腺病变等病变证机属于湿热伤气证者。

【用药分析】 方中栀子以清热燥湿兼凉血解酒为主，黄柏以清热燥湿兼止血为主，甘草以益气生津兼缓急为主，从用药用量分析进而得出栀子柏皮汤是治疗湿热伤气证的重要基础用方。

【用方思路】

（1）栀子柏皮汤既是辨治湿热夹虚证的重要代表方，又是辨治诸多杂病如肝病、皮肤病、脾胃病、妇科病、男科病等属于湿热伤气证者的重要基础方。

（2）方中栀子、黄柏既可清热，又可燥湿；甘草可补益脏腑之气。从方中用药用量及调配分析得知，栀子柏皮汤的应用并不局限于湿热夹虚证，还可用于辨治诸多杂病，如消化、皮肤、内分泌及代谢等系统疾病病变证机属于湿热伤气证者。

（3）运用栀子柏皮汤辨治的病证（无论病变部位在肝胆或在脾胃）以湿热伤气为主；其治当清热燥湿益气。

【随证合方】 若风痰血虚，可与藜芦芍药汤合方用之；若夹郁，可与橘枳姜汤合方用之；若夹瘀，可与桂枝茯苓丸合方用之；若夹阳虚，可与茯苓四逆汤合方用之。

【注意事项】 运用栀子柏皮汤既要辨清西医之病，又要辨清西医之病属于中医湿热伤气证。辨西医之病可进一步了解疾病的发展演变规律及其转归，辨中医之证可更好地针对西医之病选用栀子柏皮汤。

三、栀子大黄汤

【导读】①学用栀子大黄汤应重视栀子和大黄的用量调配关系、栀子和枳实的用量调配关系。②栀子大黄汤虽是辨治酒毒湿热气滞黄疸证的重要代表方，但在临床中还要明确指出栀子大黄汤主治基本证型是湿热瘀夹气滞证。

【方歌】栀子大黄枳实豉，湿热蕴结夹郁滞，清泻热结能行气，各科杂病皆可治。

【方药】栀子十四枚（14g）　大黄一两（3g）　枳实五枚（5g）　香豉一升（24g）

【用法】上四味，以水六升，煮取三升。分温三服。

【功用】清热燥湿，泻热祛瘀，行气降气。

【主治基本证型】湿热瘀夹气滞证。①湿证的基本症状表现即身体酸楚、沉重、困痛，或大便溏泻，或小便混浊，口腻，苔腻。②热证的基本症状表现即口渴，或口苦，或面赤，舌红苔黄。③瘀证的基本症状表现即疼痛如针刺，部位固定，舌质夹瘀紫。④气滞证的基本症状表现即胸膈满闷，脘腹胀闷，肌肤肿胀。⑤湿热瘀夹气滞证病变在心有心的基本症状表现如心悸等，在肺有肺的基本症状表现如咳嗽等，在肾有肾的基本症状表现如腰酸等，在肝有肝的基本症状表现如胁肋不舒等，在脾胃有脾胃的基本症状表现如脘腹不适，在太阳有太阳的基本症状表现如发热、疼痛、瘙痒等。⑥辨识湿热瘀夹气滞证即包含酒毒湿热气滞黄疸证的基本病变证机，于此适应证列举栀子大黄汤治疗酒毒湿热气滞黄疸证的基本思路与方法。

【适应证】

1. 中医病证　酒毒湿热气滞黄疸证。胁痛（肝区疼痛），腹胀，脘闷，不欲食，胃中热痛，心中懊侬，头晕，目眩，身、目、小便黄，舌红、苔黄腻，脉数。

2. 西医疾病　化疗性肝损伤，病毒性肝炎，肝硬化，肝癌，肝炎综合征，酒精性肝损伤，急、慢性胆囊炎，胆道蛔虫病，胆结石，冠心病，高血压等病变证机属于湿热瘀夹气滞证者。

【用药分析】方中栀子以清热燥湿兼凉血解酒为主，大黄以清泻热结兼化瘀为主，枳实以清热行气兼降逆为主，香豉以宣散调中兼解肌为主，从用药用量分析进而得出栀子大黄汤是治疗湿热瘀夹气滞证的重要基础用方。

【用方思路】

（1）栀子大黄汤既是辨治酒毒湿热气滞黄疸证的重要代表方，又是辨治诸多杂病如脾胃病、肝病、心病等属于湿热瘀夹气滞证者的重要基础方。

（2）方中栀子、大黄既可清热，又可燥湿；枳实、香豉既可行气，又可宣降。从方中用药用量及调配分析得知，栀子大黄汤的应用并不局限于酒毒湿热气滞黄疸证，还可用于辨治诸多杂病，如消化、循环、内分泌及代谢等系统疾病病变证机属于湿热瘀夹气滞证者。

（3）运用栀子大黄汤辨治的病证（无论病变部位在肝胆或在脾胃）以湿热瘀夹气滞为主；其治当清热燥湿行气。

【随证合方】若夹寒瘀，可与附子白及汤合方用之；若夹痰热，可与小陷胸汤合方用之；若夹寒痰，可与赤丸合方用之。

【注意事项】运用栀子大黄汤既要辨清西医之病，又要辨清西医之病属于中医湿热瘀夹气滞证。辨西医之病可进一步了解疾病的发展演变规律及其转归，辨中医之证可更好地针对西医之病选用栀子大黄汤。

四、大黄硝石汤

【导读】①学用大黄硝石汤应重视大黄和硝石的用量调配关系、黄柏和栀子的用量调配关系。②大黄硝石汤虽是辨治湿热夹瘀黄疸证的重要代表方，但在临床中还要明确指出大黄硝石汤主治基本证型是湿热内结夹瘀证。

【方歌】大黄硝石栀黄柏，辨治湿热又夹瘀，脏腑营卫诸般疾，清热化瘀病可除。

【方药】大黄四两（12g） 黄柏四两（12g） 硝石四两（12g） 栀子十五枚（15g）

【用法】上四味，以水六升，煮取二升，去滓，内硝，更煮取一升，顿服。

【功用】清泻热结，燥湿化湿，活血消癥。

【主治基本证型】湿热内结夹瘀证。①湿证的基本症状表现即身体酸楚、沉重、困痛，或大便溏泻，或小便混浊，口腻，苔腻。②热证的基本症状表现即口渴，或口苦，或面赤，舌红苔黄。③内结证的病变证机是邪与气相结而演变壅滞，或邪与血相结而演变瘀滞，或邪与气血相结而演变郁瘀阻滞。④瘀证的基本症状表现即疼痛如针刺，部位固定，舌质夹瘀紫。⑤湿热内结夹瘀证病变在心有心的基本症状表现如心悸等，在肺有肺的基本症状表现如咳嗽等，在肾有肾的基本症状表现如腰酸等，在肝有肝的基本症状表现如胁肋不舒等，在脾胃有脾胃的基本症状表现如脘腹不适，在太阳有太阳的基本症状表现如发热、疼痛、瘙痒等。⑥辨识湿热内结夹瘀证即包含湿热夹瘀黄疸证的基本病变证机，于此适应证列举大黄硝石汤治疗湿热夹瘀黄疸证的基本思路与方法。

【适应证】

1. 中医病证　湿热夹瘀黄疸证。脘腹满痞，胁痛不移，身、目发黄，小便黄赤而少，汗自出，舌质红或紫或暗、有瘀点，苔黄，脉涩或弦。

2. 西医疾病　急、慢性病毒性肝炎或伴有肝硬化，胆结石，急性胃炎，急性胰腺炎，胆囊炎，猩红热，支原体病变，流行性出血热等病变证机属于湿热内结夹瘀证者。

【用药分析】方中大黄以清泻热结兼化瘀为主，硝石以活血消癥兼清热利湿为主，黄柏以清热燥湿兼止血为主，栀子以清热燥湿兼凉血解酒为主，从用药用量分析进而得出大黄硝石汤是治疗湿热内结夹瘀证的重要基础用方。

【用方思路】

（1）大黄硝石汤既是辨治湿热夹瘀黄疸证的重要代表方，又是辨治诸多杂病如肝病、肾病、皮肤病等属于湿热内结夹瘀证者的重要基础方。

（2）方中栀子、黄柏既可清热，又可燥湿；大黄、硝石既可泻热，又可泻瘀。从方中用药用量及调配分析得知，大黄硝石汤的应用并不局限于湿热夹瘀黄疸证，还可用于辨治诸多杂病，如消化、泌尿、内分泌及代谢等系统疾病病变证机属于湿热内结夹瘀证者。

（3）运用大黄硝石汤辨治的病证（无论病变部位在肝胆或在肾）以湿热内结夹瘀为主；其治当清热燥湿泻瘀。

【随证合方】若风痰血虚，可与藜芦芍药汤合方用之；若夹阳虚，可与桂枝人参汤合方用之；若夹郁，可与四逆散合方用之；若夹瘀热，可与下瘀血汤合方用之。

【注意事项】运用大黄硝石汤既要辨清西医之病，又要辨清西医之病属于中医湿热内结夹瘀证。辨西医之病可进一步了解疾病的发展演变规律及其转归，辨中医之证可更好地针对西医之病选用大黄硝石汤。

五、茵陈五苓散

【导读】①学用茵陈五苓散应重视茵陈蒿和白术的用量调配关系、茵陈蒿和桂枝的用量调配关系、茯苓和泽泻的用量调配关系。②茵陈五苓散虽是辨治湿热夹虚黄疸证的重要代表方，但在临床中还要明确指出茵陈五苓散主治基本证型是湿热气虚夹寒证。

【方歌】仲景茵陈五苓散，桂枝泽泻二苓术，湿热夹寒又夹虚，清利温补病可除。

【方药】茵陈蒿末十分（30 g）　五苓散五分（15 g）

【用法】上二物，和，先食，饮方寸匕，日三服。

【功用】泻热利湿，温阳燥湿，益气化湿。

【主治基本证型】湿热气虚夹寒证。①湿证的基本症状表现即身体酸楚、沉重、困痛，或大便溏泻，或小便混浊，口腻，苔腻。②热证的基本症状表现即口渴，或口苦，或面赤，舌红苔黄。③气虚证、气伤证的基本症状表现即倦怠乏力，神志不佳，面色不荣；气虚证的病变证机及症状表现较气伤证为重。④寒证、阴寒证的基本症状表现即手足不温，怕冷，舌质淡，苔白；阴寒证较寒证为重。⑤湿热气虚夹寒证病变在心有心的基本症状表现如心悸等，在肺有肺的基本症状表现如咳嗽等，在肾有肾的基本症状表现如腰酸等，在肝有肝的基本症状表现如胁肋不舒等，在脾胃有脾胃的基本症状表现如脘腹不适，在太阳有太阳的基本症状表现如发热、疼痛、瘙痒等。⑥辨识湿热气虚夹寒证即包含湿热夹虚黄疸证的基本病变证机，于此适应证列举茵陈五苓散治疗湿热夹虚黄疸证的基本思路与方法。

【适应证】

1. 中医病证　湿热夹虚黄疸证。身目便黄，小便短少，无汗，身体四肢困重，恶动，或身面黄肿，胃纳呆滞，泛呕，舌淡红、苔黄而腻厚，脉滑或沉弱。

2. 西医疾病　慢性病毒性肝炎、慢性迁延性肝炎、心源性黄疸、胆囊炎、慢性胃炎、病毒性肝炎、高胆红素血症、湿疹、荨麻疹、皮肤疮疡等病变证机属于湿热气虚夹寒证者。

【用药分析】方中茵陈蒿以清利湿热兼治瘀疸为主，泽泻以清热利水兼养五脏为主，猪苓以清热利水消肿兼治蛊疰为主，茯苓以益气利湿兼安神为主，白术以益气散寒燥湿兼生血为主，桂枝以温宣通经兼补为主，从用药用量分析进而得出茵陈五苓散是治疗湿热气虚夹寒证的重要基础用方。

【用方思路】

（1）茵陈五苓散既是辨治湿热夹虚黄疸证的重要代表方，又是辨治诸多杂病如肝病、脾胃病、肾病、皮肤病等属于湿热气虚夹寒证者的重要基础方。

（2）方中茵陈蒿、猪苓、泽泻既可利湿，又可清热；白术、茯苓既可益气，又可治湿；桂枝温化阳气。从方中用药用量及调配分析得知，茵陈五苓散的应用并不局限于湿热夹虚黄疸证，还可用于辨治诸多杂病，如消化、泌尿、内分泌及代谢等系统疾病病变证机属于湿热气虚夹寒证者。

（3）运用茵陈五苓散辨治的病证（无论病变部位在肝胆、在脾胃或在肾）以湿热气虚夹寒为主；其治当清热燥湿，温阳益气。

【随证合方】若风痰气虚，可与藜芦人参汤合方用之；若夹郁，可与四逆散合方用之；若夹瘀，可与桃核承气汤合方用之；若夹阳虚，可与桂枝人参汤合方用之。

【注意事项】 运用茵陈五苓散既要辨清西医之病，又要辨清西医之病属于中医湿热气虚夹寒证。辨西医之病可进一步了解疾病的发展演变规律及其转归，辨中医之证可更好地针对西医之病选用茵陈五苓散。

六、硝石矾石散

【导读】 ①学用硝石矾石散应重视硝石和矾石的用量调配关系。②硝石矾石散虽是辨治瘀血湿热黄疸证的重要代表方，但在临床中还要明确指出硝石矾石散主治基本证型是湿热痰瘀证。

【方歌】 仲景硝石矾石散，化瘀清热能燥湿，湿热痰瘀诸般证，经方合方最相宜。

【方药】 硝石　矾石烧，等份

【用法】 上二味，为散，以大麦粥汁和，服方寸匕，日三服。病随大小便去，小便正黄，大便正黑，是候也。

【功用】 清热燥湿，祛痰化瘀。

【主治基本证型】 湿热痰瘀证。①湿证的基本症状表现即身体酸楚、沉重、困痛，或大便溏泻，或小便混浊，口腻，苔腻。②热证的基本症状表现即口渴，或口苦，或面赤，舌红苔黄。③痰证的基本症状表现即头身沉重、困倦、肿胀，或咽中痰阻，或咯痰，苔腻。④瘀证的基本症状表现即疼痛如针刺，部位固定，舌质夹瘀紫。⑤湿热痰瘀证病变在心有心的基本症状表现如心悸等，在肺有肺的基本症状表现如咳嗽等，在肾有肾的基本症状表现如腰酸等，在肝有肝的基本症状表现如胁肋不舒等，在脾胃有脾胃的基本症状表现如脘腹不适，在太阳有太阳的基本症状表现如发热、疼痛、瘙痒等。⑥辨识湿热痰瘀证即包含瘀血湿热黄疸证的基本病变证机，于此适应证列举硝石矾石散治疗瘀血湿热黄疸证的基本思路与方法。

【适应证】

1. 中医病证　瘀血湿热黄疸证。胁痛固定不移，或疼痛难忍，入暮尤甚，身、目、小便黄，日晡所发潮热，腹满或胀如水状，大便黑，或时溏，或膀胱急，或少腹满，或肢冷，额上黑或紫，足心热，或便血，或呕血，或肌肤有瘀点，舌质紫或有瘀斑，脉涩。

2. 西医疾病　肝胆结石、慢性肝炎、肝硬化、肝大、脾大、高血压、高脂血症、前列腺结石、泌尿系感染、泌尿系结石等病变证机属于湿热痰瘀证者。

【用药分析】 方中硝石以活血消癥兼清热利湿为主，矾石以化痰消疮息风兼活血强骨为主，大麦粥以保养胃气兼缓急为主，从用药用量分析进而得出硝石矾石散是治疗湿热痰瘀证的重要基础用方。

【用方思路】

（1）硝石矾石散既是辨治瘀血湿热黄疸证的重要代表方，又是辨治诸多杂病如肝病、脾胃病、心病、肾病等属于湿热痰瘀证的重要基础方。

（2）方中硝石既可泻湿，又可散瘀；矾石既可化湿，又可消坚；大麦可补益中气。从方中用药用量及调配分析得知，硝石矾石散的应用并不局限于瘀血湿热黄疸证，还可用于辨治诸多杂病，如消化、循环、泌尿、内分泌及代谢等系统疾病病变证机属于湿热痰瘀证者。

（3）运用硝石矾石散辨治的病证（无论病变部位在肝胆或在脾胃）以湿热痰瘀为主；其治当清热散瘀。

【随证合方】若夹寒瘀，可与附子白及汤合方用之；若夹郁，可与四逆散合方用之；若夹瘀热，可与桃核承气汤合方用之；若夹虚热，可与竹叶石膏汤合方用之；若夹阳虚，可与桂枝人参汤合方用之。

【注意事项】运用硝石矾石散既要辨清西医之病，又要辨清西医之病属于中医湿热痰瘀证。辨西医之病可进一步了解疾病的发展演变规律及其转归，辨中医之证可更好地针对西医之病选用硝石矾石散。

第八节　肝阴血虚证用方

一、酸枣仁汤

【导读】①学用酸枣仁汤应重视酸枣仁和茯苓的用量调配关系、酸枣仁和知母的用量调配关系。②酸枣仁汤虽是辨治心肝阴血虚证的重要代表方，但在临床中还要明确指出酸枣仁汤主治基本证型是心肝血虚夹郁热证。

【方歌】酸枣仁汤用知母，茯苓川芎甘草方，心肝血虚夹郁热，调补气血效非常。

【方药】酸枣仁二升（48 g）　甘草一两（3 g）　知母二两（6 g）　茯苓二两（6 g）　川芎二两（6 g）

【用法】上五味，以水八升，煮酸枣仁，得六升，内诸药，煮取三升，分温三服。

【功用】补肝舍魂，养心安神，益气清热，行气活血。

【主治基本证型】 心肝血虚夹郁热证。①心病证的基本症状表现即心烦，心悸，心痛，心胸拘紧，心胸沉闷，心胸压迫感。②肝病证的基本症状表现即胁痛，胁胀，胁拘急，急躁易怒。③血虚证、血伤证的基本症状表现即面色苍白，头晕目眩，肌肤指（趾）甲无泽；血虚证病变证机及症状表现较血伤证为重。④郁热证的基本症状表现即肌肤骨节烦热，心胸脘腹闷热，舌红苔黄。⑤心肝血虚夹郁热证病变在肺有肺的基本症状表现如咳嗽等，在肾有肾的基本症状表现如腰酸等，在脾胃有脾胃的基本症状表现如脘腹不适，在太阳有太阳的基本症状表现如发热、疼痛、瘙痒等。⑥辨识心肝血虚夹郁热证即包含心肝阴血虚证的基本病变证机，于此适应证列举酸枣仁汤治疗心肝阴血虚证的基本思路与方法。

【适应证】

1. 中医病证　心肝阴血虚证。虚烦心悸，失眠多梦，头晕目眩，两目干涩，指（趾）甲失泽，或急躁，手足烦热，咽干口燥，舌红少苔或薄黄，脉弦细。

2. 西医疾病　神经衰弱、内分泌失调、抑郁症、围绝经期综合征等病变证机属于心肝血虚夹郁热证者。

【用药分析】 方中酸枣仁以补血舍魂安神兼益气为主，茯苓以益气利湿兼安神为主，知母以清热兼益阴为主，川芎以活血行气兼开窍为主，甘草以益气生津兼缓急为主，从用药用量分析进而得出酸枣仁汤是治疗心肝血虚夹郁热证的重要基础用方。

【用方思路】

（1）酸枣仁汤既是辨治心肝阴血虚证的重要代表方，又是辨治诸多杂病如心病、肝病、肾病等属于心肝血虚夹郁热证者的重要基础方。

（2）方中酸枣仁既可安神，又可补血；茯苓既可益气安神，又可利湿；川芎既行气又活血；知母既清热又益阴；甘草可补益中气。从方中用药用量及调配分析得知，酸枣仁汤的应用并不局限于心肝阴血虚证，还可用于辨治诸多杂病，如精神神经、循环、内分泌及代谢等系统疾病病变证机属于心肝血虚夹郁热证者。

（3）运用酸枣仁汤辨治的病证（无论病变部位在心、在肝胆或在肾）以心肝血虚夹郁热为主；其治当清热安神益气。

【随证合方】 若风痰血虚，可与藜芦芍药汤合方用之；若夹虚热，可与黄连阿胶汤合方用之；若夹痰热，可与小陷胸汤合方用之。

【注意事项】 运用酸枣仁汤既要辨清西医之病，又要辨清西医之病属于中医心肝血虚夹郁热证。辨西医之病可进一步了解疾病的发展演变规律及其转归，辨中医之证可更好地针对西医之病选用酸枣仁汤。

二、芍药甘草汤

【导读】①学用芍药甘草汤应重视芍药和甘草的用量调配关系。②芍药甘草汤虽是辨治气血不足筋急证的重要代表方，但在临床中还要明确指出芍药甘草汤主治基本证型是气血虚证。

【方歌】芍药甘草补气血，脏腑营卫诸般虚，更能化阴及生津，经方合方病可除。

【方药】芍药四两（12 g）　甘草炙，四两（12 g）

【用法】上二味，以水三升，煮取一升五合，去滓，分温再服。

【功用】补益气血，平调寒热。

【主治基本证型】气血虚证。①气虚证、气伤证的基本症状表现即倦怠乏力，神志不佳，面色不荣；气虚证的病变证机及症状表现较气伤证为重。②血虚证、血伤证的基本症状表现即面色苍白，头晕目眩，肌肤指（趾）甲无泽；血虚证病变证机及症状表现较血伤证为重。③气血虚证病变在心有心的基本症状表现如心悸等，在肺有肺的基本症状表现如咳嗽等，在肾有肾的基本症状表现如腰酸等，在肝有肝的基本症状表现如胁肋不舒等，在脾胃有脾胃的基本症状表现如脘腹不适，在太阳有太阳的基本症状表现如发热、疼痛、瘙痒等。④辨识气血虚证即包含气血不足筋急证的基本病变证机，于此适应证列举芍药甘草汤治疗气血不足筋急证的基本思路与方法。

【适应证】

1. **中医病证**　气血不足筋急证。筋脉拘急，肌肉疼痛或跳动，筋脉或关节屈伸不利，或关节活动疼痛，两目干涩，手足心热，或倦怠乏力，舌红，脉细弱。

2. **西医疾病**　萎缩性胃炎、胃及十二指肠溃疡、胃扭转、胃痉挛、慢性肝炎、过敏性肠炎、肠粘连、急性水肿性胰腺炎、胆石症、不宁腿综合征、腓肠肌痉挛、颜面抽搐痉挛、脑中风后肢体痉挛、先天性或萎缩性肌强直、血栓闭塞性脉管炎、血管平滑肌痉挛、血小板减少性或过敏性紫癜、支气管炎、支气管哮喘、特发性肾出血、慢性肾盂肾炎、关节损伤、骨质增生、骨头炎、腰扭伤、急性乳腺炎、慢性盆腔炎、急性附件炎、荨麻疹、类风湿关节炎、高睾酮血症、高泌乳素血症性阳痿等病变证机属于气血虚证者。

【用药分析】方中芍药以补血敛阴兼清泻为主，甘草以益气生津兼缓急为主，从用药用量分析进而得出芍药甘草汤是治疗气血虚证的重要基础用方。

【用方思路】

（1）芍药甘草汤既是辨治气血不足筋急证的重要代表方，又是辨治诸多杂病如肝病、心病、肾病、脾胃病、肺病等属于气血虚证的重要基础方。

（2）方中芍药既可补血，又可缓急；甘草既可补益中气，又可生津。从方中用药用量及调配分析得知，芍药甘草汤的应用并不局限于气血不足筋急证，还可用于辨治诸多杂病，如消化、循环、泌尿、呼吸、精神神经、内分泌及代谢等系统疾病病变证机属于气血虚证者。

（3）运用芍药甘草汤辨治的病证（无论病变部位在心、在肝胆或在脾胃）以气血虚为主；其治当益气补血。

【随证合方】若风痰血虚，可与藜芦芍药汤合方用之；若夹血虚，可与胶艾汤合方用之；若夹阴血虚，可与百合地黄汤合方用之；若夹郁，可与四逆散合方用之；若夹阳虚，可与四逆汤合方用之。

【注意事项】运用芍药甘草汤既要辨清西医之病，又要辨清西医之病属于中医气血虚证。辨西医之病可进一步了解疾病的发展演变规律及其转归，辨中医之证可更好地针对西医之病选用芍药甘草汤。

三、芍药甘草附子汤

【导读】①学用芍药甘草附子汤应重视芍药和甘草的用量调配关系、芍药和附子的用量调配关系。②芍药甘草附子汤虽是辨治气血不足及阳筋急证的重要代表方，但在临床中还要明确指出芍药甘草附子汤主治基本证型是气血虚寒瘀证。

【方歌】芍药甘草附子汤，补益气血能温阳，气血虚弱夹寒证，各科杂病功效良。

【方药】芍药　甘草炙，各三两（9 g）　附子炮，去皮，破八片，一枚（5 g）

【用法】上三味，以水五升，煮取一升五合，去滓。分温三服。

【功用】补血养血，补益正气，温阳化瘀。

【主治基本证型】气血虚寒瘀证。①气虚证、气伤证的基本症状表现即倦怠乏力，神志不佳，面色不荣；气虚证的病变证机及症状表现较气伤证为重。②血虚证、血伤证的基本症状表现即面色苍白，头晕目眩，肌肤指（趾）甲无泽；血虚证病变证机及症状表现较血伤证为重。③寒证、阴寒证的基本症状表现即手足不温，怕冷，舌质淡，苔白；阴寒证较寒证为重。④瘀证的基本症状表现即疼痛如针刺，部位固定，舌质夹瘀紫。⑤气血虚寒瘀证病变在心有心的基本症状表现如心悸等，在肺有肺的基本症状表现如咳嗽等，在肾有肾的基本症状表现如腰酸等，在肝有肝的基本症状表现如胁肋不舒等，在脾胃有脾胃的基本症状表现如脘腹不适，在太阳有太阳的基本症状表现如发热、疼痛、瘙痒等。⑥辨识气血虚寒瘀证即包含气血不足及阳筋急证的基本病变证机，于此适应证列举芍药甘草附子汤治疗气血不足及阳筋急证的基本思路与方法。

【适应证】

1. 中医病证　气血不足及阳筋急证。两胫拘急，或四肢关节筋脉僵硬，或手足麻木胀痛，指甲不荣，或胁痛，或目涩，恶寒，舌红、苔薄，脉细。

2. 西医疾病　萎缩性胃炎、胃及十二指肠溃疡、胃扭转、胃痉挛、慢性肝炎、过敏性肠炎、肠粘连、急性水肿性胰腺炎、胆石症、不宁腿综合征、腓肠肌痉挛、颜面抽搐痉挛、脑中风后肢体痉挛、先天性或萎缩性肌强直、血栓闭塞性脉管炎、血管平滑肌痉挛、血小板减少性或过敏性紫癜、支气管炎、支气管哮喘、特发性肾出血、慢性肾盂肾炎、关节损伤、骨质增生、骨头炎、腰扭伤、急性乳腺炎、慢性盆腔炎、急性附件炎、荨麻疹、类风湿关节炎、高睾酮血症、高泌乳素血症性阳痿等病变证机属于气血虚寒瘀证者。

【用药分析】 方中芍药以补血敛阴兼清泻为主，附子以温阳化瘀兼降逆为主，甘草以益气生津兼缓急为主，从用药用量分析进而得出芍药甘草附子汤是治疗气血虚寒瘀证的重要基础用方。

【用方思路】

（1）芍药甘草附子汤既是辨治气血不足及阳筋急证的重要代表方，又是辨治诸多杂病如肝病、心病、肾病、脾胃病、肺病等属于气血虚寒瘀证者的重要基础方。

（2）方中芍药既可补血，又可缓急；附子温通诸脏腑及营卫之阳气；甘草既可补益中气，又可生津。从方中用药用量及调配分析得知，芍药甘草附子汤的应用并不局限于气血不足及阳筋急证，还可用于辨治诸多杂病，如消化、循环、泌尿、呼吸、精神神经、内分泌及代谢等系统疾病病变证机属于气血虚寒瘀证者。

（3）运用芍药甘草附子汤辨治的病证（无论病变部位在心、在肝胆或在脾胃）以气血虚寒瘀为主；其治当益气补血温阳。

【随证合方】 若风痰气虚，可与藜芦人参汤合方用之；若夹血虚，可与胶艾汤合方用之；若夹阴血虚，可与百合地黄汤合方用之；若夹郁，可与四逆散合方用之；若夹阳虚，可与四逆汤合方用之。

【注意事项】 运用芍药甘草附子汤既要辨清西医之病，又要辨清西医之病属于中医气血虚寒瘀证。辨西医之病可进一步了解疾病的发展演变规律及其转归，辨中医之证可更好地针对西医之病选用芍药甘草附子汤。

四、鸡屎白散

【导读】①鸡屎白散的组成药物仅有一味，单用有一定局限，最好合方应用。②鸡屎白散虽是辨治阴虚湿热伤筋证的重要代表方，但在临床中还要明确指出鸡屎白散主治基本证型是湿热伤阴证。

【方歌】仲景鸡屎白散方，湿热伤阴基础方，清热益阴能缓急，脏腑筋脉病可康。

【方药】鸡屎白

【用法】上一味，为散，取方寸匕，以水六合，和。温服。

【功用】清热利湿，益阴化阴。

【主治基本证型】湿热伤阴证。①湿证的基本症状表现即身体酸楚、沉重、困痛，或大便溏泻，或小便混浊，口腻，苔腻。②热证的基本症状表现即口渴，或口苦，或面赤，舌红苔黄。③阴伤证的基本症状表现即皮肤粗糙，口咽干燥，舌红少津。④湿热伤阴证病变在心有心的基本症状表现如心悸等，在肺有肺的基本症状表现如咳嗽等，在肾有肾的基本症状表现如腰酸等，在肝有肝的基本症状表现如胁肋不舒等，在脾胃有脾胃的基本症状表现如脘腹不适，在太阳有太阳的基本症状表现如发热、疼痛、瘙痒等。⑤辨识湿热伤阴证即包含阴虚湿热伤筋证的基本病变证机，于此适应证列举鸡屎白散治疗阴虚湿热伤筋证的基本思路与方法。

【适应证】

1. 中医病证　阴虚湿热伤筋证。筋脉拘急，肌肉抽搐，四肢劲急强直，两腿牵引疼痛，或牵引少腹疼痛，或手足心热，或急躁，或口干，舌红少苔或薄黄，脉弦数或细数。

2. 西医疾病　强直性关节炎、肌肉僵硬症、腓肠肌痉挛、胃痉挛、肠痉挛等病变证机属于湿热伤阴证者。

【用药分析】方中鸡屎白以清热化阴柔筋兼缓急为主，从用药用量分析进而得出鸡屎白散是治疗湿热伤阴证的重要基础用方。

【用方思路】

（1）鸡屎白散既是辨治阴虚湿热伤筋证的重要代表方，又是辨治诸多杂病如肝病、心病、肌肉关节病等属于湿热伤阴证者的重要基础方。

（2）方中鸡屎白既可滋阴，又可清热利湿。鸡屎白散的应用并不局限于阴虚湿热伤筋证，还可用于辨治诸多杂病，如精神神经、循环、运动等系统疾病病变证机属于湿热伤阴证者。

（3）运用鸡屎白散辨治的病证（无论病变部位在脾胃、在肝胆或在肾）以湿热伤阴为主；其治当滋阴清热。

【随证合方】若寒热夹杂，可与附子白蔹汤合方用之；若夹湿热甚，可与栀子柏皮汤合方用之；若夹寒痰，可与赤丸合方用之；若夹气血不足，可与芍药甘草汤合方用之。

【注意事项】运用鸡屎白散既要辨清西医之病，又要辨清西医之病属于中医湿热伤阴证。辨西医之病可进一步了解疾病的发展演变规律及其转归，辨中医之证可更好地针对西医之病选用鸡屎白散。

第九节　肝脾兼证用方

一、当归芍药散

【导读】①学用当归芍药散应重视当归和芍药的用量调配关系、白术和当归的用量调配关系、茯苓和泽泻的用量调配关系。②当归芍药散虽是辨治肝脾气血虚证的重要代表方，但在临床中还要明确指出当归芍药散三治基本证型是气血虚夹瘀湿证。

【方歌】当归芍药苓术芎，补血活血能益气，泽泻清热能利湿，养生保健皆可宜。

【方药】当归三两（9 g）　芍药一斤（48 g）　川芎半斤（24 g）　茯苓四两（12 g）　白术四两（12 g）　泽泻半斤（24 g）

【用法】上六味，杵为散，取方寸匕，酒服。日三服。

【功用】活血行气，补血化阴，益气利湿。

【主治基本证型】气血虚夹瘀湿证。①气虚证、气伤证的基本症状表现即倦怠乏力，神志不佳，面色不荣；气虚证的病变证机及症状表现较气伤证为重。②血虚证、血伤证的基本症状表现即面色苍白，头晕目眩，肌肤指（趾）甲无泽；血虚证病变证机及症状表现较血伤证为重。③瘀证的基本症状表现即疼痛如针刺，部位固定，舌质夹瘀紫。④湿证的基本症状表现即身体酸楚、沉重、困痛，或大便溏泻，或小便混浊，口腻，苔腻。⑤气血虚夹瘀湿证病变在心有心的基本症状表现如心悸等，在肺有肺的基本症状表现如咳嗽等，在肾有肾的基本症状表现如腰酸等，在肝有肝的基本症状表现如胁肋不舒等，在脾胃有脾胃的基本症状表现如脘腹不适，在太阳有太阳的基本症状表现如发热、疼痛、瘙痒等。⑥辨识气血虚夹瘀湿证即包含肝脾气血虚证的基本病变证机，于此适应证列举当归芍药散治疗肝脾气血虚证的基本思路与方法。

【适应证】

1. 中医病证　肝脾气血虚证。脘腹疼痛，或小腹疼痛，或腹中急痛，或绵绵作痛，胁肋胀痛，食欲减退，大便不调，头目眩晕，情志不畅，四肢困乏，舌淡、苔薄白，脉沉弦。

2. 西医疾病　习惯性流产、子宫内膜炎、慢性宫颈炎、慢性盆腔炎、缺铁性贫血、营养性巨幼细胞贫血、再生障碍性贫血、溶血性贫血、紫癜性疾病、凝血障碍性疾病、弥散性血管内凝血等病变证机属于气血虚夹瘀湿证者。

【用药分析】方中当归以补血通利兼下气为主，芍药以补血敛阴兼清泻为主，川芎以活血行气兼开窍为主，白术以益气散寒燥湿兼生血为主，茯苓以益气利湿兼安神为主，泽泻以清热利水兼养五脏为主，酒以温通行气兼活血为主，从用药用量分析进而得出当归芍药散是治疗气血虚夹瘀湿证的重要基础用方。

【用方思路】

（1）当归芍药散既是辨治肝脾气血虚证的重要代表方，又是辨治诸多杂病如心病、肝病、妇科病、男科病、皮肤病等属于气血虚夹瘀湿证者的重要基础方。

（2）方中当归、芍药既可补血，又可活血；川芎既可行气，又可活血；白术、茯苓既健脾又治湿；泽泻可渗利湿浊。从方中用药用量及调配分析得知，当归芍药散的应用并不局限于肝脾气血虚证，还可用于辨治诸多杂病，如循环、皮肤、内分泌及代谢等系统疾病病变证机属于气血虚夹瘀湿证者。

（3）运用当归芍药散辨治的病证（无论病变部位在心、在肝胆或在妇科）以气血虚夹瘀湿为主，其治当益气补血、化瘀利湿。

【随证合方】若风痰血虚，可与藜芦芍药汤合方用之；若夹郁，可与四逆散合方用之；若夹瘀，可与桂枝茯苓丸合方用之；若夹痰热，可与小陷胸汤合方用之。应用时还必须结合病变主次酌情调整方药用量。

【注意事项】运用当归芍药散既要辨清西医之病，又要辨清西医之病属于中医气血虚夹瘀湿证。辨西医之病可进一步了解疾病的发展演变规律及其转归，辨中医之证可更好地针对西医之病选用当归芍药散。

二、麻黄升麻汤

【导读】①学用麻黄升麻汤应重视麻黄和升麻的用量调配关系、当归和芍药的用量调配关系、石膏和知母的用量调配关系、葳蕤和天冬的用量调配关系。②麻黄升麻汤虽是辨治肝脾兼证的重要代表方，但在临床中还要明确指出麻黄升麻汤主治基本证型是寒热伤气血阴证。

【方歌】麻黄升麻知当归，黄芩葳蕤芍天冬，苓桂术甘姜石膏，清温补泻能宣通。

【方药】麻黄去节，二两半（7.5 g） 升麻一两一分（3.7 g） 当归一两一分（3.7 g） 知母十八铢（2.2 g） 黄芩十八铢（2.2 g） 葳蕤十八铢（2.2 g） 芍药六铢（0.8 g） 天冬去心，六铢（0.8 g） 桂枝去皮，六铢（0.8 g） 茯苓六铢（0.8 g） 甘草炙，六铢（0.8 g） 石膏碎，绵裹，六铢（0.8 g） 白术六铢（0.8 g） 干姜六铢（0.8 g）

【用法】上十四味，以水一斗，先煮麻黄一两沸，去上沫，内诸药，煮取三升，去滓。分温三服。相去如炊三斗米顷，令尽，汗出愈。

【功用】宣通清热，温阳滋阴，益气补血。

【主治基本证型】寒热伤气血阴证。①寒证、阴寒证的基本症状表现即手足不温，怕冷，舌质淡，苔白；阴寒证较寒证为重。②热证的基本症状表现即口渴，或口苦，或面赤，舌红苔黄。③气虚证、气伤证的基本症状表现即倦怠乏力，神志不佳，面色不荣；气虚证的病变证机及症状表现较气伤证为重。④血虚证、血伤证的基本症状表现即面色苍白，头晕目眩，肌肤指（趾）甲无泽；血虚证病变证机及症状表现较血伤证为重。⑤阴伤证的基本症状表现即皮肤粗糙，口咽干燥，舌红少津。⑥寒热伤气血阴证病变在心有心的基本症状表现如心悸等，在肺有肺的基本症状表现如咳嗽等，在肾有肾的基本症状表现如腰酸等，在肝有肝的基本症状表现如胁肋不舒等，在脾胃有脾胃的基本症状表现如脘腹不适，在太阳有太阳的基本症状表现如发热、疼痛、瘙痒等。⑦辨识寒热伤气血阴证即包含肝热阳郁证与脾寒阳虚证相兼的基本病变证机，于此适应证列举麻黄升麻汤治疗肝热阳郁证与脾寒阳虚证相兼的基本思路与方法。

【适应证】

1. 中医病证　肝热阳郁证与脾寒阳虚证相兼。手足厥逆，咽喉不利，唾脓血，泄利不止，或口干，口渴，四肢困乏，寸脉沉迟，尺脉不至。

2. 西医疾病　慢性肝炎、慢性胃炎、慢性结肠炎、溃疡性结肠炎、支气管炎、肺脓肿、围绝经期综合征等病变证机属于寒热伤气血阴证者。

【用药分析】方中麻黄以温宣兼降泄为主，升麻以发越郁阳兼治清解疫毒为主，黄芩以清热燥湿兼凉血为主，石膏以清泻兼生津为主，知母以清热兼益阴为主，当归以补血通利兼下气为主，葳蕤以滋补阴津兼治筋骨为主，天冬以滋阴生津兼固涩为主，桂枝以温宣通经兼补为主，芍药以补血敛阴兼清泻为主，茯苓以益气利湿兼安神为主，白术以益气散寒燥湿兼生血为主，干姜以温中散寒兼宣通为主，甘草以益气生津兼缓急为主，从用药用量分析进而得出麻黄升麻汤是治疗寒热伤气血阴证的重要基础用方。

【用方思路】

（1）麻黄升麻汤既是辨治肝热阳郁证或脾寒阳虚证的重要代表方，又是辨治诸多杂病如脾胃病、肺病、肝病、肾病等属于寒热伤气血阴证者的重要基础方。

（2）方中麻黄、升麻既可升散，又可宣发；石膏、知母、黄芩既可清热，又可助阴；桂枝、干姜既可温通，又可助阳；白术、茯苓既健脾又治湿；葳蕤、天冬既可滋阴，又可清热；当归、芍药既可补血，又可活血；甘草益气和中。从方中用药用量及调配分析得知，麻黄升麻汤的应用并不局限于肝热阳郁证或脾寒阳虚证，还可用于辨治诸多杂病，如消化、循环、精神神经、内分泌及代谢等系统疾病病变证机属于寒热伤气血阴证者。

（3）运用麻黄升麻汤辨治的病证（无论病变部位在心、在肝胆或在肾）以寒热伤气血阴为主；其治当清热散寒，益气补血。

【随证合方】 若寒痰气逆，可与附子半夏汤合方用之；若夹郁，可与四逆散合方用之；若夹寒痰，可与赤丸合方用之；若夹阳虚，可与四逆汤合方用之。应用时还必须结合病变主次酌情调整方药用量。

【注意事项】 运用麻黄升麻汤既要辨清西医之病，又要辨清西医之病属于中医寒热伤气血阴证。辨西医之病可进一步了解疾病的发展演变规律及其转归，辨中医之证可更好地针对西医之病选用麻黄升麻汤。

第/七/章　肾/病/证/用/方

学用肾病证用方，既要知道肾病证用方是主治肾病证的基本方，又要知道其主治并不局限于肾病证，还包括其他病证。用方选方的基本思路与方法是根据病变证机而选方用药，无论是肾病证还是其他病证，只要病变证机符合方药主治，即可选用方药治疗。

第一节　肾阳虚证用方

一、天雄散

【导读】①学用天雄散应重视天雄和桂枝的用量调配关系、白术和龙骨的用量调配关系、天雄和龙骨的用量调配关系。②天雄散虽是辨治肾阳虚失精证的重要代表方，但在临床中还要明确指出天雄散主治基本证型是阳虚不固证。

【方歌】天雄散中白桂龙，各科阳虚基础方，温补阳气能固精，经方合方效非常。

【方药】天雄炮，三两（9 g）　白术八两（24 g）　桂枝六两（18 g）　龙骨三两（9 g）

【用法】上四味，杵为散，酒服半钱匕。日三服。不知，稍增之。

【功用】温壮阳气，温通经脉，益气固精。

【主治基本证型】阳虚不固证。①阳虚证、阳伤证的基本症状表现即寒证+气虚证；阳虚证病变证机及症状表现较阳伤证为重。②滑脱证、不固证的基本症状表现即口涎多，汗出不止，或泪水多，或小便频数，或大便溏泻不止，或遗精频繁，或男子遗精早泄，或女子带下，或女子经血淋漓。③阳虚不固证病变在心有心的基本症状表现如心悸等，在肺有肺的基本症状表现如咳嗽等，在肾有肾的基本症状表现如腰酸等，在肝有肝的基本症状表现如胁肋不舒等，在脾胃有脾胃的基本症状表现如脘腹不适，在太阳有太阳的基本症状表现如发热、疼痛、瘙痒等。④辨识阳虚不固证即包含肾阳虚失精证的基本病变证机，于此适应证列举天雄散治疗肾阳虚失精证的基本思路与方法。

【适应证】

1. 中医病证　肾阳虚失精证。梦中失精，或阳痿，或无梦失精，腰酸腿软，恶寒，发脱齿动，或健忘，或头晕，或耳鸣，舌淡、苔薄，脉沉弱。

2. 西医疾病　男子不育症、前列腺炎、前列腺肥大、乳糜尿、性功能减退、重症肌无力、神经衰弱、老年性尿频等病变证机属于阳虚不固证者。

【用药分析】 方中天雄以温壮阳气兼活血为主，白术以益气散寒燥湿兼生血为主，桂枝以温宣通经兼补为主，龙骨以潜阳和阴安神兼止泄为主，酒以温通行气兼活血为主，从用药用量分析进而得出天雄散是治疗阳虚不固证的重要基础用方。

【用方思路】

（1）天雄散既是辨治肾阳虚失精证的重要代表方，又是辨治诸多杂病如肾病、心病、头部疾病等属于阳虚不固证者的重要基础方。

（2）方中天雄、桂枝既可散寒，又可壮阳；白术既可健脾，又可助阳；龙骨既可潜阳，又可固肾。从方中用药用量及调配分析得知，天雄散的应用并不局限于肾阳虚失精证，还可用于辨治诸多杂病，如生殖、循环、内分泌及代谢、精神神经等系统疾病病变证机属于阳虚不固证者。

（3）运用天雄散辨治的病证（无论病变部位在心或在肾）以阳虚不固为主；其治当温壮阳气固精。

【随证合方】 若夹寒瘀，可与附子白及汤合方用之；若夹瘀，可与桂枝茯苓丸合方用之；若夹郁，可与四逆散合方用之；若夹阴虚，可与百合地黄汤合方用之。应用时还必须结合病变主次酌情调整方药用量。

【注意事项】 运用天雄散既要辨清西医之病，又要辨清西医之病属于中医阳虚不固证。辨西医之病可进一步了解疾病的发展演变规律及其转归，辨中医之证可更好地针对西医之病选用天雄散。

二、干姜附子汤

【导读】 ①学用干姜附子汤应重视干姜和附子的用量调配关系。②干姜附子汤虽是辨治肾阳虚烦躁证的重要代表方，但在临床中还要明确指出干姜附子汤主治基本证型是寒凝瘀阻证。

【方歌】 温阳干姜附子汤，温壮阳气能化瘀，脏腑寒瘀诸般证，治内治外病可除。

【方药】 干姜一两（3 g）　附子生用，去皮，切八片，一枚（5 g）

【用法】 上二味，以水三升，煮取一升，去滓。顿服。

【功用】 温壮阳气，化瘀消癥。

【主治基本证型】 寒凝瘀阻证。①寒证、阴寒证的基本症状表现即手足不温，怕冷，舌质淡，苔白；阴寒证的病变证机及症状表现较寒证为重；寒凝证的病变证机是气血营卫被寒邪凝滞不通。②瘀证的基本症状表现即疼痛如针刺，部位固定，舌质夹瘀紫。③寒凝瘀阻证病变在心有心的基本症状表现如心悸等，在肺有肺的基本症状表现如咳嗽等，在肾有肾的基本症状表现如腰酸等，在肝有肝的基本症状表现如胁肋不舒等，在脾胃有脾胃的基本症状表现如脘腹不适，在太阳有太阳的基本症状表现如发热、疼痛、瘙痒等。④辨识寒凝瘀阻证即包含肾阳虚烦躁证的基本病变证机，于此适应证列举干姜附子汤治疗肾阳虚烦躁证的基本思路与方法。

【适应证】

1. 中医病证　肾阳虚烦躁证。昼日烦躁不得卧，夜而安静，或恶寒，或手足冷，或汗出，舌淡、苔薄，脉沉微。

2. 西医疾病　心力衰竭，心肌梗死，休克，急、慢性肠胃炎，风湿性关节炎等病变证机属于寒凝瘀阻证者。

【用药分析】 方中干姜以温中散寒兼宣通为主，附子以温阳化瘀兼降逆为主，从用药用量分析进而得出干姜附子汤是治疗寒凝瘀阻证的重要基础用方。

【用方思路】

（1）干姜附子汤既是辨治肾阳虚烦躁证的重要代表方，又是辨治诸多杂病如肾病、心病、内分泌病、皮肤病等属于寒凝瘀阻证者的重要基础方。

（2）方中附子、干姜以可温壮五脏六腑之阳。从方中用药用量及调配分析得知，干姜附子汤的应用并不局限于肾阳虚烦躁证，还可用于辨治诸多杂病，如生殖、循环、内分泌及代谢等系统疾病及皮肤病等病变证机属于寒凝瘀阻证者。

（3）运用干姜附子汤辨治的病证（无论病变部位在心、在脾胃或在肾）以寒凝瘀阻为主；其治当温壮阳气。

【随证合方】 若风痰气虚，可与藜芦人参汤合方用之；若夹阴伤，可与百合地黄汤合方用之；若夹血虚，可与胶艾汤合方用之；若夹气虚，可与理中丸合方用之。应用时还必须结合病变主次酌情调整方药用量。

【注意事项】 运用干姜附子汤既要辨清西医之病，又要辨清西医之病属于中医寒凝瘀阻证。辨西医之病可进一步了解疾病的发展演变规律及其转归，辨中医之证可更好地针对西医之病选用干姜附子汤。

三、桃花汤

【导读】①学用桃花汤应重视干姜和赤石脂的用量调配关系、干姜和粳米的用量调配关系。②桃花汤虽是辨治肾阳虚滑脱证的重要代表方，但在临床中还要明确指出桃花汤主治基本证型是气虚伤阳不固证。

【方歌】桃花汤用干姜米，煎法服法要牢记，阳虚不固滑脱证，温阳固脱服之宜。

【方药】赤石脂一半全用，一半筛末，一斤（48 g）　干姜一两（3 g）　粳米一升（24 g）

【用法】上三味，以水七升，煮米令熟，去滓。温服七合，内赤石脂末方寸匕，日三服。若一服愈，余勿服。

【功用】补益中气，温阳散寒，温涩固脱。

【主治基本证型】气虚伤阳不固证。①气虚证、气伤证的基本症状表现即倦怠乏力，神志不佳，面色不荣；气虚证的病变证机及症状表现较气伤证为重。②阳虚证、阳伤证的基本症状表现即寒证+气虚证；阳虚证病变证机及症状表现较阳伤证为重。③滑脱证、不固证的基本症状表现即口涎多，汗出不止，或泪水多，或小便频数，或大便溏泻不止，或遗精频繁，或男子遗精早泄，或女子带下，或女子经血淋漓。④气虚伤阳不固证病变在心有心的基本症状表现如心悸等，在肺有肺的基本症状表现如咳嗽等，在肾有肾的基本症状表现如腰酸等，在肝有肝的基本症状表现如胁肋不舒等，在脾胃有脾胃的基本症状表现如脘腹不适，在太阳有太阳的基本症状表现如发热、疼痛、瘙痒等。⑤辨识气虚伤阳不固证即包含肾阳虚滑脱证的基本病变证机，于此适应证列举桃花汤治疗肾阳虚滑脱证的基本思路与方法。

【适应证】

1. 中医病证　肾阳虚滑脱证。腹痛，喜温喜按，小便不利，下利不止，便脓血，恶寒，腰酸，舌淡，脉弱。

2. 西医疾病　慢性结肠炎、慢性痢疾、阿米巴痢疾、消化道出血、心肌缺血、脉管炎、功能性子宫出血等病变证机属于气虚伤阳不固证者。

【用药分析】方中干姜以温中散寒兼宣通为主，赤石脂以温补固涩兼息风为主，粳米以益气除烦兼利小便为主，从用药用量分析进而得出桃花汤是治疗气虚伤阳不固证的重要基础用方。

【用方思路】

（1）桃花汤既是辨治肾阳虚滑脱证的重要代表方，又是辨治诸多杂病如肾病、脾胃病、心病、妇科病等属于气虚伤阳不固证者的重要基础方。

（2）方中干姜可温壮五脏六腑之阳；粳米可补五脏六腑之气；赤石脂既可固涩，又可益血。从方中用药用量及调配分析得知，桃花汤的应用并不局限于肾阳虚滑脱证，还可用于辨治诸多杂病，如消化、循环、内分泌系统疾病和妇科病等病变证机属于气虚伤阳不固证者。

（3）运用桃花汤辨治的病证（无论病变部位在肾、在脾胃或在心）以气虚伤阳不固为主；其治当益气温涩固脱。

【随证合方】若风痰血虚，可与藜芦芍药汤合方用之；若夹阴伤，可与黄连阿胶汤合方用之；若夹湿热，可与葛根芩连汤合方用之；若夹阳虚，可与桂枝人参汤合方用之。应用时还必须结合病变主次酌情调整方药用量。

【注意事项】运用桃花汤既要辨清西医之病，又要辨清西医之病属于中医气虚伤阳不固证。辨西医之病可进一步了解疾病的发展演变规律及其转归，辨中医之证可更好地针对西医之病选用桃花汤。

第二节　肾阳虚水气证用方

一、真武汤

【导读】①学用真武汤应重视附子和生姜的用量调配关系、白术和茯苓的用量调配关系、附子和芍药的用量调配关系。②真武汤虽是辨治阳虚水泛证的重要代表方，但在临床中还要明确指出真武汤主治基本证型是寒湿虚瘀伤血证。

【方歌】真武汤益气温阳，茯苓芍术附子姜，通利水气能敛阴，各科杂病效非常。

【方药】茯苓三两（9g）　芍药三两（9g）　生姜切，三两（9g）　白术二两（6g）　附子炮，去皮，破八片，一枚（5g）

【用法】上五味，以水八升，煮取三升，去滓。温服七合，日三服。若咳者，加五味子半升，细辛、干姜各一两；若小便利者，去茯苓；若下利者，去芍药，加干姜二两；若呕者，去附子，加生姜足前成半斤。

【功用】温阳化瘀，益气利湿，补血敛阴。

【主治基本证型】寒湿虚瘀伤血证。①寒证、阴寒证的基本症状表现即手足不温，怕冷，舌质淡，苔白；阴寒证的病变证机及症状表现较寒证为重。②湿证的基本症状表现即身体酸楚、沉重、困痛，或大便溏泻，或小便混浊，口腻，苔腻。③气虚证、气伤证的基本症状表现即倦怠乏力，神志不佳，面色不荣；气虚证的病变证机及症状表现较气伤证为重。④瘀证的基本症状表现即疼痛如针刺，部位固定，舌质夹瘀紫。⑤血虚证、血伤证的基本症状表现即面色苍白，头晕目眩，肌肤指（趾）甲无泽；血虚证病变证机及症状表现较血伤证为重。⑥寒湿虚瘀伤血证病变在心有心的基本症状表现如心悸等，在肺有肺的基本症状表现如咳嗽等，在肾有肾的基本症状表现如腰酸等，在肝有肝的基本症状表现如胁肋不舒等，在脾胃有脾胃的基本症状表现如脘腹不适，在太阳有太阳的基本症状表现如发热、疼痛、瘙痒等。⑦辨识寒湿虚瘀伤血证即包含阳虚水泛证的基本病变证机，于此适应证列举真武汤治疗阳虚水泛证的基本思路与方法。

【适应证】

1. 中医病证　阳虚水泛证。小便不利，或小便利，肢体水肿，或四肢沉重疼痛，腹痛，或腰痛，下利，心悸，头晕目眩，舌淡、苔白，脉沉弱。

2. 西医疾病　心脏病水肿、慢性肾小球肾炎、慢性肾盂肾炎、肾衰竭、肾病综合征等病变证机属于寒湿虚瘀伤血证者。

【用药分析】方中附子以温阳化瘀兼降逆为主，白术以益气兼燥湿为主，生姜以温通宣散兼降逆为主，茯苓以益气利湿兼安神为主，芍药以补血敛阴兼清泻为主，从用药用量分析进而得出真武汤是治疗寒湿虚瘀伤血证的重要基础用方。

【用方思路】

（1）真武汤既是辨治阳虚水泛证的重要代表方，又是辨治诸多杂病如肾病、心病、皮肤病等属于寒湿虚瘀伤血证者的重要基础方。

（2）方中附子可温壮五脏六腑之阳；茯苓可利五脏六腑之水；白术既可益气，又可治水；生姜既可行散，又可利水；芍药既可收敛，又可缓急。从方中用药用量及调配分析得知，真武汤的应用并不局限于阳虚水泛证，还可用于辨治诸多杂病，如泌尿、消化、循环、内分泌及代谢等系统疾病病变证机属于寒湿虚瘀伤血证者。

（3）运用真武汤辨治的病证（无论病变部位在肾、在心或在脾胃）以寒湿虚瘀伤血为主；其治当温阳利水、补虚化瘀。

【随证合方】若夹寒热，可与附子花粉汤合方用之；若夹脾胃阳虚，可与理中丸合方用之；若夹阴虚，可与猪苓汤合方用之；若夹湿热，可与牡蛎泽泻散合方用之。应用时还必须结合病变主次酌情调整方药用量。

【注意事项】运用真武汤既要辨清西医之病，又要辨清西医之病属于中医寒湿虚瘀伤血证。辨西医之病可进一步了解疾病的发展演变规律及其转归，辨中医之证可更好地针对西医之病选用真武汤。

二、栝楼瞿麦丸

【导读】①学用栝楼瞿麦丸应重视附子和栝楼根的用量调配关系、山药和茯苓的用量调配关系、附子和茯苓的用量调配关系。②栝楼瞿麦丸虽是辨治肾虚水气证的重要代表方，但在临床中还要明确指出栝楼瞿麦丸主治基本证型是阳虚水气伤阴证。

【方歌】仲景栝楼瞿麦丸，茯苓山药与附子，阳虚水气夹阴伤，各科杂病服之宜。

【方药】栝楼根二两（6 g）　茯苓三两（9 g）　山药三两（9 g）　附子炮，一枚（5 g）　瞿麦一两（3 g）

【用法】上五味，末之，炼蜜丸，梧子大，饮服三丸，日三服。不知，增至七八丸，以小便利，腹中温为知。

【功用】益气温阳，通利血脉，清热益阴。

【主治基本证型】阳虚水气伤阴证。①阳虚证、阳伤证的基本症状表现即寒证+气虚证；阳虚证病变证机及症状表现较阳伤证为重。②水证、水气证的基本症状表现即四肢肌肤颜面水肿，身体困重，或腹中有水声，苔滑。③阴伤证的基本症状表现即皮肤粗糙，口咽干燥，舌红少津。④阳虚水气伤阴证病变在心有心的基本症状表现如心悸等，在肺有肺的基本症状表现如咳嗽等，在肾有肾的基本症状表现如腰酸等，在肝有肝的基本症状表现如胁肋不舒等，在脾胃有脾胃的基本症状表现如脘腹不适，在太阳有太阳的基本症状表现如发热、疼痛、瘙痒等。⑤辨识阳虚水气伤阴证即包含肾虚水气证的基本病变证机，于此适应证列举栝楼瞿麦丸治疗肾虚水气证的基本思路与方法。

【适应证】

1. 中医病证　肾虚水气证。小便不利，腰酸腿软，或少腹拘急，或腹中冷，或水肿，或面色萎白，口渴，或口渴不欲饮，但欲热饮，舌淡、苔薄，脉沉细。

2. 西医疾病　慢性肾小球肾炎、心源性水肿、前列腺肥大、前列腺炎、尿路感染、慢性膀胱炎、糖尿病、甲状腺功能亢进症、尿崩症等病变证机属于阳虚水气伤阴证者。

【用药分析】方中栝楼根以清热生津兼疗伤化痰为主，山药以益气长肌兼止泻带为主，附子以温阳化瘀兼降逆为主，茯苓以益气利湿兼安神为主，瞿麦以清热利水兼散瘀为主，从用药用量分析进而得出栝楼瞿麦丸汤是治疗阳虚水气伤阴证的重要基础用方。

【用方思路】

（1）栝楼瞿麦丸既是辨治肾虚水气证的重要代表方，又是辨治诸多杂病如肾病、心病、脾胃病等属于阳虚水气伤阴证者的重要基础方。

（2）方中附子可温壮五脏六腑之阳；瞿麦、茯苓可利五脏六腑之水；栝楼根既可益阴，又可清热；山药可补五脏六腑之气。从方中用药用量及调配分析得知，栝楼瞿麦丸的应用并不局限于肾虚水气证，还可用于辨治诸多杂病，如泌尿、消化、循环、内分泌及代谢等系统疾病病变证机属于阳虚水气伤阴证者。

（3）运用栝楼瞿麦丸辨治的病证（无论病变部位在肾、在心或在脾胃）以阳虚水气伤阴为主；其治当温阳化水。

【随证合方】若夹水气内结，可与甘草甘遂汤合方用之；若夹瘀，可与桂枝茯苓丸合方用之；若夹郁，可与四逆散合方用之；若夹郁热，可与栀子豉汤合方用之。应用时还必须结合病变主次酌情调整方药用量。

【注意事项】运用栝楼瞿麦丸既要辨清西医之病，又要辨清西医之病属于中医阳虚水气伤阴证。辨西医之病可进一步了解疾病的发展演变规律及其转归，辨中医之证可更好地针对西医之病选用栝楼瞿麦丸。

三、茯苓桂枝甘草大枣汤

【导读】①学用茯苓桂枝甘草大枣汤应重视茯苓和桂枝的用量调配关系、大枣和茯苓的用量调配关系、甘草和大枣的用量调配关系。②茯苓桂枝甘草大枣汤虽是辨治肾虚水气上冲证的重要代表方，但在临床中还要明确指出茯苓桂枝甘草大枣汤主治基本证型是气虚寒水证。

【方歌】仲景苓桂枣草汤，气虚寒湿诸般疾，益气散寒能化湿，各科杂病皆可宜。

【方药】茯苓半斤（24 g）　桂枝去皮，四两（12 g）　甘草炙，二两（6 g）　大枣擘，十五枚

【用法】上四味，以甘烂水一斗，先煮茯苓减二升，内诸药，煮取三升，去滓。温服一升，日三服。作甘烂水法，取水二斗，置大盆内，以勺扬之，水上有珠子五六千颗相逐，取用之。

【功用】补益正气，温通阳气，通利水道。

【主治基本证型】气虚寒水证。①气虚证、气伤证的基本症状表现即倦怠乏力，神志不佳，面色不荣；气虚证的病变证机及症状表现较气伤证为重。②寒证、阴寒证的基本症状表现即手足不温，怕冷，舌质淡，苔白；阴寒证的病变证机及症状表现较寒证为重。③水证、水气证的基本症状表现即四肢肌

肤颜面水肿，身体困重，或腹中有水声，苔滑。④气虚寒水证病变在心有心的基本症状表现如心悸等，在肺有肺的基本症状表现如咳嗽等，在肾有肾的基本症状表现如腰酸等，在肝有肝的基本症状表现如胁肋不舒等，在脾胃有脾胃的基本症状表现如脘腹不适，在太阳有太阳的基本症状表现如发热、疼痛、瘙痒等。⑤辨识气虚寒水证即包含肾虚水气上冲证的基本病变证机，于此适应证列举茯苓桂枝甘草大枣汤治疗肾虚水气上冲证的基本思路与方法。

【适应证】

1. 中医病证　肾虚水气上冲证。小便不利，脐下悸动，气上冲至脐而止，少腹拘急，畏寒，舌淡、苔薄而滑，脉沉或弱。

2. 西医疾病　慢性肾小球肾炎、肾盂肾炎、慢性胃炎、慢性结肠炎、前列腺炎、心源性水肿、特发性水肿、慢性盆腔炎等病变证机属于气虚寒水证者。

【用药分析】 方中茯苓以益气利湿兼安神为主，桂枝以温宣通经兼补为主，大枣以益气兼补血为主，甘草以益气生津兼缓急为主，从用药用量分析进而得出茯苓桂枝甘草大枣汤是治疗气虚寒水证的重要基础用方。

【用方思路】

（1）茯苓桂枝甘草大枣汤既是辨治肾虚水气上冲证的重要代表方，又是辨治诸多杂病如心病、肾病、皮肤病等属于气虚寒水证者的重要基础方。

（2）方中桂枝既可通经，又可温壮五脏六腑之阳；茯苓可利五脏六腑之水；大枣、甘草可补五脏六腑之气。从方中用药用量及调配分析得知，茯苓桂枝甘草大枣汤的应用并不局限于肾虚水气上冲证，还可用于辨治诸多杂病，如泌尿、消化、循环、内分泌等系统疾病病变证机属于气虚寒水证者。

（3）运用茯苓桂枝甘草大枣汤辨治的病证（无论病变部位在肾、在心或在脾胃）以气虚寒水为主；其治当温阳化水降逆。

【随证合方】 若夹痰水互结，可与藻戟遂芫甘草汤合方用之；若夹阳虚，可与四逆汤合方用之；若夹郁，可与四逆散合方用之；若夹痰热，可与小陷胸汤合方用之。应用时还必须结合病变主次酌情调整方药用量。

【注意事项】 运用茯苓桂枝甘草大枣汤既要辨清西医之病，又要辨清西医之病属于中医气虚寒水证。辨西医之病可进一步了解疾病的发展演变规律及其转归，辨中医之证可更好地针对西医之病选用茯苓桂枝甘草大枣汤。

第三节　肾虚寒湿证用方

一、附子汤

【导读】①学用附子汤应重视附子和人参的用量调配关系、人参和白术的用量调配关系、白术和芍药的用量调配关系。②附子汤虽是辨治肾阳虚寒湿证的重要代表方，但在临床中还要明确指出附子汤主治基本证型是寒瘀虚夹湿证。

【方歌】附子汤参苓术芍，温阳散寒能敛阴，燥湿利湿能化瘀，各科杂病服之宜。

【方药】附子炮，去皮，破八片，二枚（10 g）　茯苓三两（9 g）　人参二两（6 g）　白术四两（12 g）　芍药三两（9 g）

【用法】上五味，以水八升，煮取三升，去滓。温服一升，日三服。

【功用】温阳散寒，补益气血，化瘀利湿。

【主治基本证型】寒瘀虚夹湿证。①寒证、阴寒证的基本症状表现即手足不温，怕冷，舌质淡，苔白；阴寒证的病变证机及症状表现较寒证为重。②瘀证的基本症状表现即疼痛如针刺，部位固定，舌质夹瘀紫。③气虚证、气伤证的基本症状表现即倦怠乏力，神志不佳，面色不荣；气虚证的病变证机及症状表现较气伤证为重。④湿证的基本症状表现即身体酸楚、沉重、困痛，或大便溏泻，或小便混浊，口腻，苔腻。⑤寒瘀虚夹湿证病变在心有心的基本症状表现如心悸等，在肺有肺的基本症状表现如咳嗽等，在肾有肾的基本症状表现如腰酸等，在肝有肝的基本症状表现如胁肋不舒等，在脾胃有脾胃的基本症状表现如脘腹不适，在太阳有太阳的基本症状表现如发热、疼痛、瘙痒等。⑥辨识寒瘀虚夹湿证即包含肾阳虚寒湿证的基本病变证机，于此适应证列举附子汤治疗肾阳虚寒湿证的基本思路与方法。

【适应证】

1. 中医病证　肾阳虚寒湿证。身体疼痛，骨节疼痛，手足寒冷，口中和，脉沉。

2. 西医疾病　风湿性关节炎、类风湿关节炎、风湿热、心脏病水肿、慢性肾小球肾炎、慢性肾盂肾炎等病变证机属于寒瘀虚夹湿证者。

【用药分析】方中附子以温阳化瘀兼降逆为主，白术以益气散寒燥湿兼生血为主，人参以益气生津兼摄血为主，茯苓以益气利湿兼安神为主，芍药以补血敛阴兼清泻为主，从用药用量分析进而得出附子汤是治疗寒瘀虚夹湿证的重要基础用方。

【用方思路】

（1）附子汤既是辨治肾阳虚寒湿证的重要代表方，又是辨治诸多杂病如肾病、心病、肌肉关节病等属于寒瘀虚夹湿证者的重要基础方。

（2）方中附子既可温阳，又可化湿；茯苓可利五脏六腑及营卫之水湿；白术、人参可补五脏六腑及营卫之气；芍药既可补血，又可缓急。从方中用药用量及调配分析得知，附子汤的应用并不局限于肾阳虚寒湿证，还可用于辨治诸多杂病，如运动、泌尿、消化、循环等系统疾病病变证机属于寒瘀虚夹湿证者。

（3）运用附子汤辨治的病证（无论病变部位在肾、在心或在脾胃）以寒瘀虚夹湿为主；其治当温阳益气化湿。

【随证合方】若寒气上逆，可与小半夏汤合方用之；若夹瘀，可与桂枝茯苓丸合方用之；若夹寒痰，可与赤丸合方用之；若夹阳虚，可与桂枝人参汤合方用之。应用时还必须结合病变主次酌情调整方药用量。

【注意事项】运用附子汤既要辨清西医之病，又要辨清西医之病属于中医寒瘀虚夹湿证。辨西医之病可进一步了解疾病的发展演变规律及其转归，辨中医之证可更好地针对西医之病选用附子汤。

二、甘草干姜茯苓白术汤

【导读】①学用甘草干姜茯苓白术汤应重视甘草和白术的用量调配关系、甘草和干姜的用量调配关系。②甘草干姜茯苓白术汤虽是辨治肾著寒湿证的重要代表方，但在临床中还要明确指出甘草干姜茯苓白术汤主治基本证型是阳虚夹湿证。

【方歌】仲景甘姜苓术汤，温化寒湿基础方，各科杂病皆可用，经方合方效非常。

【方药】甘草　白术各二两（6 g）　干姜　茯苓各四两（12 g）

【用法】上四味，以水五升，煮取三升。分温三服。腰中即温。

【功用】温阳散寒，益气燥湿，渗利水湿。

【主治基本证型】阳虚夹湿证。①阳虚证、阳伤证的基本症状表现即寒证+气虚证；阳虚证病变证机及症状表现较阳伤证为重。②湿证的基本症状表现即身体酸楚、沉重、困痛，或大便溏泻，或小便混浊，口腻，苔腻。③阳虚夹湿证病变在心有心的基本症状表现如心悸等，在肺有肺的基本症状表现如咳嗽等，在肾有肾的基本症状表现如腰酸等，在肝有肝的基本症状表现如胁肋不舒等，在脾胃有脾胃的基本症状表现如脘腹不适，在太阳有太阳的基本症状表现如发热、疼痛、瘙痒等。④辨识阳虚夹湿证即包含肾著寒湿证的基本病变证机，于此适应证列举甘草干姜茯苓白术汤治疗肾著寒湿证的基本思路与方法。

【适应证】

1. 中医病证　肾著寒湿证。腰中冷痛困重，如坐水中，身体沉重，形如水状，或腰痛俯仰困难，不渴，小便自利，舌淡、苔薄或滑腻，脉沉。

2. 西医疾病　坐骨神经痛、风湿性关节炎、腰肌劳损等病变证机属于阳虚夹湿证者。

【用药分析】方中甘草以益气生津兼缓急为主，干姜以温中散寒兼宣通为主，茯苓以益气利湿兼安神为主，白术以益气散寒燥湿兼生血为主，从用药用量分析进而得出甘草干姜茯苓白术汤是治疗阳虚夹湿证的重要基础用方。

【用方思路】

（1）甘草干姜茯苓白术汤既是辨治肾著寒湿证的重要代表方，又是辨治诸多杂病如脾胃病、肾病、肺病、心病、关节肌肉病等属于阳虚夹湿证者的重要基础方。

（2）方中干姜既可温阳，又可通透；白术、茯苓既可益气，又可治湿；甘草可补五脏六腑及营卫之气。从方中用药用量及调配分析得知，甘草干姜茯苓白术汤的应用并不局限于肾著寒湿证，还可用于辨治诸多杂病，如运动、泌尿、消化、循环等系统疾病病变证机属于阳虚夹湿证者。

（3）运用甘草干姜茯苓白术汤辨治的病证（无论病变部位在肾、在心或在脾胃）以阳虚夹湿为主；其治当温阳益气化湿。

【随证合方】若夹瘀，可与桂枝茯苓丸合方用之；若夹寒痰，可与赤丸合方用之；若夹寒瘀，可与温经汤合方用之。应用时还必须结合病变主次酌情调整方药用量。

【注意事项】运用甘草干姜茯苓白术汤既要辨清西医之病，又要辨清西医之病属于中医阳虚夹湿证。辨西医之病可进一步了解疾病的发展演变规律及其转归，辨中医之证可更好地针对西医之病选用甘草干姜茯苓白术汤。

第四节　肾寒气逆证用方

一、桂枝加桂汤

【导读】①学用桂枝加桂汤应重视桂枝和芍药的用量调配关系、桂枝和甘草的用量调配关系。②桂枝加桂汤虽是辨治肾寒气逆证的重要代表方，但在临床中还要明确指出桂枝加桂汤主治基本证型是寒逆夹气血虚证。

【方歌】 仲景桂枝加桂汤，桂枝汤中桂五两，寒逆夹气血虚证，调配用量效优良。

【方药】 桂枝去皮，五两（15 g） 芍药三两（9 g） 甘草炙，二两（6 g） 生姜切，三两（9 g） 大枣擘，十二枚

【用法】 上五味，以水七升，煮取三升，去滓。温服一升。本云：桂枝汤，今加桂满五两，所以加桂者，以泄奔豚气也。

【功用】 散寒降逆，补益气血，温补阳气。

【主治基本证型】 寒逆夹气血虚证。①寒证、阴寒证的基本症状表现即手足不温，怕冷，舌质淡，苔白；阴寒证的病变证机及症状表现较寒证为重。②气逆证、浊逆证的基本症状表现即呕吐、恶心、泛酸、打嗝、呃逆，或咳嗽、气喘、心胸脘腹浊气上逆。③气虚证、气伤证的基本症状表现即倦怠乏力，神志不佳，面色不荣；气虚证的病变证机及症状表现较气伤证为重。④血虚证、血伤证的基本症状表现即面色苍白，头晕目眩，肌肤指（趾）甲无泽；血虚证病变证机及症状表现较血伤证为重。⑤寒逆夹气血虚证病变在心有心的基本症状表现如心悸等，在肺有肺的基本症状表现如咳嗽等，在肾有肾的基本症状表现如腰酸等，在肝有肝的基本症状表现如胁肋不舒等，在脾胃有脾胃的基本症状表现如脘腹不适，在太阳有太阳的基本症状表现如发热、疼痛、瘙痒等。⑥辨识寒逆夹气血虚证即包含肾寒气逆证的基本病变证机，于此适应证列举桂枝加桂汤治疗肾寒气逆证的基本思路与方法。

【适应证】

1. 中医病证 肾寒气逆证。腰膝酸软，恶寒，气从少腹上冲于心或咽喉，或少腹不仁，受凉或食冷加重，舌淡、苔薄，脉沉。

2. 西医疾病 自主神经功能紊乱、神经衰弱、慢性肾小球肾炎、冠心病、风湿性心脏病等病变证机属于寒逆夹气血虚证者。

【用药分析】 方中桂枝以温宣通经兼补为主，芍药以补血敛阴兼清泻为主，生姜以温通宣散兼降逆为主，大枣以益气兼补血为主，甘草以益气生津兼缓急为主，从用药用量分析进而得出桂枝加桂汤是治疗寒逆夹气血虚证的重要基础用方。

【用方思路】

（1）桂枝加桂汤既是辨治肾寒气逆证的重要代表方，又是辨治诸多杂病如心病、肾病、肝病、皮肤病等属于寒逆夹气血虚证者的重要基础方。

（2）方中桂枝、生姜既可行散，又可平冲；芍药既可益营，又可敛降；大枣、甘草可补五脏六腑及营卫之气。从方中用药用量及调配分析得知，桂枝加桂汤的应用并不局限于肾寒气逆证，还可用于辨治诸多杂病如循环、泌尿、内

分泌及代谢等系统疾病病变证机属于寒逆夹气血虚证者。

（3）运用桂枝加桂汤辨治的病证（无论病变部位在肾、在心或在脾胃）以寒逆夹气血虚为主；其治当温阳益气平冲。

【随证合方】若风痰血虚，可与藜芦芍药汤合方用之；若夹湿热，可与栀子柏皮汤合方用之；若夹寒湿，可与甘姜苓术汤合方用之；若夹气郁，可与四逆散合方用之；若夹阳虚，可与四逆汤合方用之。应用时还必须结合病变主次酌情调整方药用量。

【注意事项】运用桂枝加桂汤既要辨清西医之病，又要辨清西医之病属于中医寒逆夹气血虚证。辨西医之病可进一步了解疾病的发展演变规律及其转归，辨中医之证可更好地针对西医之病选用桂枝加桂汤。

二、头风摩散

【导读】①学用头风摩散应重视附子和盐的用量调配关系。②头风摩散虽是辨治肾寒头痛证的重要代表方，但在临床中还要明确指出头风摩散主治基本证型是寒瘀胶结证。

【方歌】头风摩散盐附子，外用内服因人宜，辨治寒瘀胶结证，消癥散寒功效奇。

【方药】大附子炮，一枚（8 g）　盐等份

【用法】上二味，为散，沐了，以方寸匕，已摩疾上，令药力行。

【功用】温阳散寒，化瘀消癥，软坚散结。

【主治基本证型】寒瘀胶结证。①寒证、阴寒证的基本症状表现即手足不温，怕冷，舌质淡，苔白；阴寒证的病变证机及症状表现较寒证为重。②瘀证的基本症状表现即疼痛如针刺，部位固定，舌质夹瘀紫。③胶结证的病变证机是气血被邪所阻结且病情顽固难治。④寒瘀胶结证病变在心有心的基本症状表现如心悸等，在肺有肺的基本症状表现如咳嗽等，在肾有肾的基本症状表现如腰酸等，在肝有肝的基本症状表现如胁肋不舒等，在脾胃有脾胃的基本症状表现如脘腹不适，在太阳有太阳的基本症状表现如发热、疼痛、瘙痒等。⑤辨识寒瘀胶结证即包含肾寒头痛证的基本病变证机，于此适应证列举头风摩散治疗肾寒头痛证的基本思路与方法。

【适应证】

1. 中医病证　肾寒头痛证。头痛，或空痛，或受凉加重，或小便不利，汗出，或无汗，恶寒，或目眩，或腰背冷痛，舌淡、苔薄白，脉沉或迟。

2. 西医疾病　三叉神经痛、神经性头痛、血管神经性头痛、顽固性头痛、

心肌缺血、风湿性心脏病、脉管炎等病变证机属于寒瘀胶结证者。

【用药分析】 方中附子以温阳化瘀兼降逆为主，盐以软坚散结兼消肿为主，从用药用量分析进而得出头风摩散是治疗寒瘀胶结证的重要基础用方。

【用方思路】

（1）头风摩散既是辨治肾寒头痛证的重要代表方，又是辨治诸多杂病如肾病、心病、肺病等属于寒瘀胶结证者的重要基础方。

（2）方中附子可温壮五脏六腑及营卫之阳气。从方中用药用量及调配分析得知，头风摩散的应用并不局限于肾寒头痛证，还可用于辨治诸多杂病，如精神神经、内分泌、循环等系统疾病病变证机属于寒瘀胶结证者。

（3）运用头风摩散辨治的病证（无论病变部位在肾、在心或在肺）以寒瘀胶结为主；其治当温阳化瘀止痛。

【随证合方】 若夹寒瘀，可与附子白及汤合方用之；若夹郁，可与四逆散合方用之；若夹瘀，可与桂枝茯苓丸合方用之；若夹湿热，可与栀子柏皮汤合方用之；若夹风寒，可与麻黄汤合方用之。应用时还必须结合病变主次酌情调整方药用量。

【注意事项】 运用头风摩散既要辨清西医之病，又要辨清西医之病属于中医寒瘀胶结证。辨西医之病可进一步了解疾病的发展演变规律及其转归，辨中医之证可更好地针对西医之病选用头风摩散。

第五节　肾阴虚热证用方

一、猪苓汤

【导读】 ①学用猪苓汤应重视猪苓和茯苓的用量调配关系、阿胶和滑石的用量调配关系、泽泻和阿胶的用量调配关系。②猪苓汤虽是辨治阴虚水气证的重要代表方，但在临床中还要明确指出猪苓汤主治基本证型是湿热夹血虚证。

【方歌】 猪苓汤中用茯苓，泽泻阿胶与滑石，湿热水气夹血虚，各科杂病服之宜。

【方药】 猪苓去皮　茯苓　泽泻　阿胶　滑石碎，各一两（3 g）

【用法】 上五味，以水四升，先煮四味，取二升，去滓。内阿胶烊消。温服七合，日三服。

【功用】 清热利湿，补血止血。

【主治基本证型】 湿热夹血虚证。①湿证的基本症状表现即身体酸楚、沉重、困痛，或大便溏泻，或小便混浊，口腻，苔腻。②热证的基本症状表现即口渴，或口苦，或面赤，舌红苔黄。③血虚证、血伤证的基本症状表现即面色苍白，头晕目眩，肌肤指（趾）甲无泽；血虚证病变证机及症状表现较血伤证为重。④湿热夹血虚证病变在心有心的基本症状表现如心悸等，在肺有肺的基本症状表现如咳嗽等，在肾有肾的基本症状表现如腰酸等，在肝有肝的基本症状表现如胁肋不舒等，在脾胃有脾胃的基本症状表现如脘腹不适，在太阳有太阳的基本症状表现如发热、疼痛、瘙痒等。⑤辨识湿热夹血虚证即包含阴虚水气证的基本病变证机，于此适应证列举猪苓汤治疗阴虚水气证的基本思路与方法。

【适应证】

1. 中医病证　阴虚水气证。小便不利，或尿血，发热，渴欲饮水，心烦，失眠，或下利，或呕吐，或咳嗽，舌红少苔，脉细或弱。

2. 西医疾病　慢性肾小球肾炎、慢性肾盂肾炎、肾病综合征、肾衰竭、肾积水、泌尿系感染等病变证机属于湿热夹血虚证者。

【用药分析】 方中猪苓以清热利水消肿兼治蛊症为主，阿胶以补血化阴兼止血为主，泽泻以清热利水兼养五脏为主，茯苓以益气利湿兼安神为主，滑石以清热利湿兼通窍为主，从用药用量分析进而得出猪苓汤是治疗湿热夹血虚证的重要基础用方。

【用方思路】

（1）猪苓汤既是辨治阴虚水气证的重要代表方，又是辨治诸多杂病如肾病、心病、脾胃病等属于湿热夹血虚证者的重要基础方。

（2）方中阿胶既可补血，又可滋阴；泽泻、茯苓、猪苓、滑石既能清热，又能利水。从方中用药用量及调配分析得知，猪苓汤的应用并不局限于阴虚水气证，还可用于辨治诸多杂病，如泌尿、循环、内分泌及代谢等系统疾病病变证机属于湿热夹血虚证者。

（3）运用猪苓汤辨治的病证（无论病变部位在肾、在心或在肝）以湿热夹血虚为主；其治当利水补血益阴。

【随证合方】 若夹水结，可与甘草大戟汤合方用之；若夹湿热，可与牡蛎泽泻散合方用之；若夹瘀热，可与抵当汤合方用之；若夹痰热，可与小陷胸汤合方用之。应用时还必须结合病变主次酌情调整方药用量。

【注意事项】 运用猪苓汤既要辨清西医之病，又要辨清西医之病属于中医湿热夹血虚证。辨西医之病可进一步了解疾病的发展演变规律及其转归，辨中医之证可更好地针对西医之病选用猪苓汤。

二、猪肤汤

【导读】①学用猪肤汤应重视猪肤和白蜜的用量调配关系、猪肤和白粉的用量调配关系。②猪肤汤虽是辨治肾阴虚内热证的重要代表方，但在临床中还要明确指出猪肤汤主治基本证型是气阴俱虚证。

【方歌】猪肤汤中蜜白粉，气阴两虚基础方，脏腑营卫诸般疾，经方合方效非常。

【方药】猪肤一斤（48 g）

【用法】上一味，以水一斗，煮取五升，去滓。加白蜜一升，白粉五合，熬香，和令相得，温分六服。

【功用】滋阴化阴，益气清热。

【主治基本证型】气阴俱虚证。①气虚证、气伤证的基本症状表现即倦怠乏力，神志不佳，面色不荣；气虚证的病变证机及症状表现较气伤证为重。②阴虚证的基本症状表现即血热证+血虚证+津伤证。③气阴俱虚证病变在心有心的基本症状表现如心悸等，在肺有肺的基本症状表现如咳嗽等，在肾有肾的基本症状表现如腰酸等，在肝有肝的基本症状表现如胁肋不舒等，在脾胃有脾胃的基本症状表现如脘腹不适，在太阳有太阳的基本症状表现如发热、疼痛、瘙痒等。④辨识气阴俱虚证即包含肾阴虚内热证的基本病变证机，于此适应证列举猪肤汤治疗肾阴虚内热证的基本思路与方法。

【适应证】

1. 中医病证　肾阴虚内热证。咽痛，口干，下利，心烦，胸满，舌红少津，脉细数。

2. 西医疾病　慢性咽炎、口腔溃疡、牙龈出血、牙周炎、自主神经功能紊乱、脑神经衰弱等病变证机属于气阴俱虚证者。

【用药分析】方中猪肤以滋阴清热兼利咽为主，蜜以益气化阴兼治惊痫为主，白粉（大米粉）以益气兼生津为主，从用药用量分析进而得出猪肤汤是治疗气阴俱虚证的重要基础用方。

【用方思路】

（1）猪肤汤既是辨治肾阴虚内热证的重要代表方，又是辨治诸多杂病如肾病、心病、肝病、肺病等属于气阴俱虚证者的重要基础方。

（2）方中猪肤既可滋阴，又可清热；白蜜、白粉既能益气，又能化阴。从方中用药用量及调配分析得知，猪肤汤的应用并不局限于肾阴虚内热证，还可用于辨治诸多杂病，如泌尿、循环、内分泌及代谢等系统疾病病变证机属于气阴俱虚证者。

（3）运用猪肤汤辨治的病证（无论病变部位在肾、在心或在肝）以气阴俱虚为主；其治当益阴化气。

【随证合方】若夹寒热，可与附子贝母汤合方用之；若夹血热，可与百合地黄汤合方用之；若夹血虚者，可与胶艾汤合方用之；若夹湿热，可与栀子柏皮汤合方用之。应用时还必须结合病变主次酌情调整方药用量。

【注意事项】运用猪肤汤既要辨清西医之病，又要辨清西医之病属于中医气阴俱虚证。辨西医之病可进一步了解疾病的发展演变规律及其转归，辨中医之证可更好地针对西医之病选用猪肤汤。

第六节　肾阴阳俱虚证用方

一、肾气丸（崔氏八味丸、八味肾气丸）

【导读】①学用肾气丸应重视干地黄、牡丹皮和泽泻的用量调配关系，干地黄、附子和桂枝的用量调配关系，茯苓和泽泻的用量调配关系，以及桂枝和附子的用量调配关系。②肾气丸虽是辨治肾阴阳俱虚证的重要代表方，但在临床中还要明确指出肾气丸主治基本证型是阴阳俱虚夹湿证。

【方歌】肾气丸治阴阳虚，干地山药及山萸，丹皮苓泽用桂附，滋补温利病可复。

【方药】干地黄八两（24 g）　山药四两（12 g）　山茱萸四两（12 g）　泽泻三两（9 g）　茯苓三两（9 g）　牡丹皮三两（9 g）　桂枝一两（3 g）　附子炮，一两（3 g）

【用法】上八味，末之，炼蜜和丸，梧子大，酒下十五丸，加至二十五丸，日再服。

【功用】滋阴凉血，温壮阳气，益气固精，渗利湿浊。

【主治基本证型】阴阳俱虚夹湿证。①阴虚证的基本症状表现即血热证+血虚证+津伤证。②阳虚证、阳伤证的基本症状表现即寒证+气虚证；阳虚证病变证机及症状表现较阳伤证为重。③湿证的基本症状表现即身体酸楚、沉重、困痛，或大便溏泻，或小便混浊，口腻，苔腻。④阴阳俱虚夹湿证病变在心有心的基本症状表现如心悸等，在肺有肺的基本症状表现如咳嗽等，在肾有肾的基本症状表现如腰酸等，在肝有肝的基本症状表现如胁肋不舒等，在脾胃有脾胃的基本症状表现如脘腹不适，在太阳有太阳的基本症状表现如发热、疼痛、瘙痒等。⑤辨识阴阳俱虚夹湿证即包含肾阴阳俱虚证的基本病变证机，于此适应证列举肾气丸治疗肾阴阳俱虚证的基本思路与方法。

【适应证】

1. 中医病证　①肾阴阳俱虚证。腰痛，下半身冷，少腹拘急，阳痿滑泄，小便不利，或小便反多，或口舌生疮，舌质淡而胖，苔薄或燥，脉沉弱。②消渴，脚气，痰饮，转胞。

2. 西医疾病　肾小球肾炎、尿毒症、神经性膀胱炎、冠心病、糖尿病、睾丸发育不良、子宫发育不良、围绝经期综合征、多发性骨髓炎、腰椎增生等病变证机属于阴阳俱虚夹湿证者。

【用药分析】 方中干地黄以滋阴凉血兼补血为主，附子以温阳化瘀兼降逆为主，桂枝以温宣通经兼补为主，山药以益气长肌兼止泻为主，山茱萸以温阳固精兼强筋骨为主，泽泻以清热利水兼养五脏为主，茯苓以益气利湿兼安神为主，牡丹皮以清热凉血兼活血为主，酒以温通行气兼活血为主，蜜以益气化阴兼治惊痫为主，从用药用量分析进而得出肾气丸是治疗阴阳俱虚夹湿证的重要基础用方。

【用方思路】

（1）肾气丸既是辨治肾阴阳俱虚证的重要代表方，又是辨治诸多杂病如肾病、心病、肝病、头部疾病等属于阴阳俱虚夹湿证者的重要基础方。

（2）方中干地黄既可滋阴，又可凉血；山药既能益气，又能化阴；山茱萸既能温阳，又能固精；泽泻既能清热，又能利湿；牡丹皮既能凉血，又能散瘀；茯苓既能益气，又能利水；附子、桂枝既能温阳，又能通经。从方中用药用量及调配分析得知，肾气丸的应用并不局限于肾阴阳俱虚证，还可用于辨治诸多杂病，如泌尿、运动、精神神经、内分泌及代谢、循环等系统疾病病变证机属于阴阳俱虚夹湿证者。

（3）运用肾气丸辨治的病证（无论病变部位在肾、在心或在肝）以阴阳俱虚夹湿为主；其治当温阳益阴。

【随证合方】 若夹郁，可与四逆散合方用之；若夹寒痰，可与赤丸合方用之；若夹瘀血，可与桂枝茯苓丸合方用之。应用时还必须结合病变主次酌情调整方药用量。

【注意事项】 运用肾气丸既要辨清西医之病，又要辨清西医之病属于中医阴阳俱虚夹湿证。辨西医之病可进一步了解疾病的发展演变规律及其转归，辨中医之证可更好地针对西医之病选用肾气丸。

二、茯苓四逆汤

【导读】 ①学用茯苓四逆汤应重视茯苓和人参的用量调配关系、附子和干姜的用量调配关系、人参和甘草的用量调配关系。②茯苓四逆汤虽是辨治肾阳肾气虚证的重要代表方，但在临床中还要明确指出茯苓四逆汤主治基本证型是阳虚夹瘀证。

【方歌】 茯苓四逆汤人参，附子甘草与干姜，温补阳气能安神，各科杂病皆可康。

【方药】 茯苓四两（12 g） 人参一两（3 g） 附子生用，去皮，破八片，一枚（5 g） 甘草炙，二两（6 g） 干姜一两半（4.5 g）

【用法】 上五味，以水五升，煮取三升，去滓。温服七合，日三服。

【功用】 温阳散寒，补益正气，活血化瘀。

【主治基本证型】 阳虚夹瘀证。①阳虚证、阳伤证的基本症状表现即寒证+气虚证；阳虚证病变证机及症状表现较阳伤证为重。②瘀证的基本症状表现即疼痛如针刺，部位固定，舌质夹瘀紫。③阳虚夹瘀证病变在心有心的基本症状表现如心悸等，在肺有肺的基本症状表现如咳嗽等，在肾有肾的基本症状表现如腰酸等，在肝有肝的基本症状表现如胁肋不舒等，在脾胃有脾胃的基本症状表现如脘腹不适，在太阳有太阳的基本症状表现如发热、疼痛、瘙痒等。④辨识阳虚夹瘀证即包含肾阳肾气虚证的基本病变证机，于此适应证列举茯苓四逆汤治疗肾阳肾气虚证的基本思路与方法。

【适应证】

1. 中医病证　肾阳肾气虚证。心烦，急躁，失眠或不得卧，腰膝酸软，恶寒，舌淡、苔薄，脉微弱。

2. 西医疾病　心力衰竭、心肌梗死、心肌缺血、休克、肝昏迷、肾衰竭、急性肠胃炎等病变证机属于阳虚夹瘀证者。

【用药分析】 方中茯苓以益气利湿兼安神为主，附子以温阳化瘀兼降逆为主，干姜以温中散寒兼宣通为主，人参以益气生津兼摄血为主，甘草以益气生津兼缓急为主，从用药用量分析进而得出茯苓四逆汤是治疗阳虚夹瘀证的重要基础用方。

【用方思路】

（1）茯苓四逆汤既是辨治肾阳肾气虚证的重要代表方，又是辨治诸多杂病如心病、肾病、脾胃病等属于阳虚夹瘀证者的重要基础方。

（2）方中茯苓既可益气，又可安神；附子、干姜既能温阳，又能温通；甘草既能益气，又能生津。从方中用药用量及调配分析得知，肾气丸的应用并不局限于肾阳肾气虚证，还可用于辨治诸多杂病，如循环、泌尿、运动、精神神经、内分泌及代谢等系统疾病病变证机属于阳虚夹瘀证者。

（3）运用茯苓四逆汤辨治的病证（无论病变部位在肾、在心或在脾胃）以阳虚夹瘀为主；其治当温阳益气化瘀。

【随证合方】若夹郁，可与四逆散合方用之；若夹寒痰，可与赤丸合方用之；若夹阴虚，可与百合地黄汤合方用之。应用时还必须结合病变主次酌情调整方药用量。

【注意事项】运用茯苓四逆汤既要辨清西医之病，又要辨清西医之病属于中医阳虚夹瘀证。辨西医之病可进一步了解疾病的发展演变规律及其转归，辨中医之证可更好地针对西医之病选用茯苓四逆汤。

第七节　肾中浊邪阴阳易证用方

烧裈散

【导读】①烧裈散的组成药物仅有一味，单用很难取得最佳治疗效果，最好合方应用。②烧裈散虽是辨治肾浊阴阳易证的重要代表方，但在临床中还要明确指出烧裈散主治基本证型是寒毒水气证。

【方歌】烧裈散治阴阳易，男女阴病皆可宜，内服外用相结合，经方合方功效奇。

【方药】妇人中裈近隐处，剪烧作灰

【用法】上一味，以水服方寸匕，日三服。小便即利，阴头微肿，此为愈也。妇人病，取男子裈，烧，服。

【功用】温化寒毒，通利水气。

【主治基本证型】寒毒水气证。①寒证、阴寒证的基本症状表现即手足不温，怕冷，舌质淡，苔白；寒证的病变证机是寒邪胶结而浸淫肆虐，症状表现的特点是深重而难治；阴寒证的病变证机及症状表现较寒证为重。②水证、水气证的基本症状表现即四肢肌肤颜面水肿，身体困重，或腹中有水声，苔滑。③寒毒水气证病变在心有心的基本症状表现如心悸等，在肺有肺的基本症状表现如咳嗽等，在肾有肾的基本症状表现如腰酸等，在肝有肝的基本症状表现如胁肋不舒等，在脾胃有脾胃的基本症状表现如脘腹不适，在太阳有太阳的基本症状表现如发热、疼痛、瘙痒等。④辨识寒毒水气证即包含肾浊阴阳易证的基本病变证机，于此适应证列举烧裈散治疗肾浊阴阳易证的基本思路与方法。

【适应证】

1. 中医病证　肾浊阴阳易证。身体重，少气，少腹里急，或阴中拘急，热上冲胸，头重不欲举，眼中生花，膝胫拘急，舌红、苔薄黄，脉沉。

2. 西医疾病　女子阴道炎、男子龟头炎及淋病、湿疹、外阴白斑症、眩晕、视物模糊、阴囊挛缩等病变证机属于寒毒水气证者。

【用药分析】 方中烧裩以温化寒毒兼消肿利小便为主，从用药用量分析进而得出烧裩散是治疗寒毒水气证的重要基础用方。

【用方思路】

（1）烧裩散既是辨治肾浊阴阳易证的重要代表方，又是辨治诸多杂病如肾病、皮肤病等属于寒毒水气证者的重要基础方。

（2）方中烧裩既可益气，又可导邪。烧裩散的应用并不局限于肾浊阴阳易证，还可用于辨治诸多杂病如泌尿、生殖等系统疾病病变证机属于寒毒水气证者。

（3）运用烧裩散辨治的病证（无论病变部位在肾或在皮肤）以寒毒水气为主；其治当导邪。

【随证合方】 若风痰气虚，可与藜芦人参汤合方用之；若夹痰热，可与小陷胸汤合方用之；若夹寒痰，可与赤丸合方用之；若夹瘀热，可与桃核承气汤合方用之；若夹湿热，可与牡蛎泽泻散合方用之。应用时还必须结合病变主次酌情调整方药用量。

【注意事项】 运用烧裩散既要辨清西医之病，又要辨清西医之病属于中医寒毒水气证。辨西医之病可进一步了解疾病的发展演变规律及其转归，辨中医之证可更好地针对西医之病选用烧裩散。

第八节　肾虚胃热证用方

附子泻心汤

【导读】 ①学用附子泻心汤应重视附子和大黄的用量调配关系、附子和黄连的用量调配关系、附子和黄芩的用量调配关系。②附子泻心汤虽是辨治肾虚胃热证的重要代表方，但在临床中还要明确指出附子泻心汤主治基本证型是湿热夹寒瘀证。

【方歌】 附子泻心用大黄，黄连黄芩合成方，湿热寒瘀诸般疾，清泻化瘀能通阳。

【方药】 大黄二两（6 g）　黄连一两（3 g）　黄芩一两（3 g）　附子炮，去皮，破，别煮取汁，一枚（5 g）

【用法】 上四味，切三味，以麻沸汤二升渍之，须臾，绞去汁，内附子汁，分温再服。

【功用】泻热燥湿，温化寒瘀。

【主治基本证型】湿热夹寒瘀证。①湿证的基本症状表现即身体酸楚、沉重、困痛，或大便溏泻，或小便混浊，口腻，苔腻。②热证的基本症状表现即口渴，或口苦，或面赤，舌红苔黄。③寒证、阴寒证的基本症状表现即手足不温，怕冷，舌质淡，苔白；阴寒证的病变证机及症状表现较寒证为重。④瘀证的基本症状表现即疼痛如针刺，部位固定，舌质夹瘀紫。⑤湿热夹寒瘀证病变在心有心的基本症状表现如心悸等，在肺有肺的基本症状表现如咳嗽等，在肾有肾的基本症状表现如腰酸等，在肝有肝的基本症状表现如胁肋不舒等，在脾胃有脾胃的基本症状表现如脘腹不适，在太阳有太阳的基本症状表现如发热、疼痛、瘙痒等。⑥辨识湿热夹寒瘀证即包含肾虚胃热证的基本病变证机，于此适应证列举附子泻心汤治疗肾虚胃热证的基本思路与方法。

【适应证】

1. 中医病证　肾虚胃热证。心下痞满，按之濡软，胃脘灼热；恶寒，汗出，或腰酸，舌红、苔黄，脉沉弱。

2. 西医疾病　急、慢性胃炎，细菌性痢疾，复发性口腔溃疡，上消化道大出血，高血压，血管神经性头痛等病变证机属于湿热夹寒瘀证者。

【用药分析】方中附子以温阳化瘀兼降逆为主，大黄以清泻热结兼化瘀为主，黄连以清热燥湿兼开窍为主，黄芩以清热燥湿兼凉血为主，从用药用量分析进而得出附子泻心汤是治疗湿热夹寒瘀证的重要基础用方。

【用方思路】

（1）附子泻心汤既是辨治肾虚胃热证的重要代表方，又是辨治诸多杂病如脾胃病、心病、肾病、皮肤病等属于湿热夹寒瘀证者的重要基础方。

（2）方中附子既可温营卫，又可温脏腑；大黄既可泻热，又可泻结；黄连、黄芩既可清热，又可燥湿。从方中用药用量及调配分析得知，附子泻心汤的应用并不局限于肾虚胃热证，还可用于辨治诸多杂病，如消化、内分泌及代谢、循环等系统疾病病变证机属于湿热夹寒瘀证者。

（3）运用附子泻心汤辨治的病证（无论病变部位在肾或在心）以湿热夹寒瘀为主；其治当温阳泻热。

【随证合方】若夹寒痰气逆，可与小半夏汤合方用之；若夹郁，可与橘枳姜汤合方用之；若夹瘀，可与桂枝茯苓丸合方用之。应用时还必须结合病变主次酌情调整方药用量。

【注意事项】运用附子泻心汤既要辨清西医之病，又要辨清西医之病属于中医湿热夹寒瘀证。辨西医之病可进一步了解疾病的发展演变规律及其转归，辨中医之证可更好地针对西医之病选用附子泻心汤。

第/八/章　胆/病/证/用/方

学用胆病证用方，既要知道胆病证用方是主治胆病证的基本方，又要知道其主治并不局限于胆病证，还包括其他病证。用方选方的基本思路与方法是根据病变证机而选方用药，无论是胆病证还是其他病证，只要病变证机符合方药主治，即可选用方药治疗。

第一节　胆热证用方

一、小柴胡汤

【导读】①学用小柴胡汤应重视柴胡和黄芩的用量调配关系、半夏和生姜的用量调配关系、人参和甘草的用量调配关系。②小柴胡汤虽是辨治少阳胆热气郁证的重要代表方，但在临床中还要明确指出小柴胡汤主治基本证型是寒热郁夹虚证。

【方歌】小柴胡汤治杂病，半夏人参甘草方，更有黄芩大枣姜，清温疏益效非常。

【方药】柴胡半斤（24 g）　黄芩三两（9 g）　人参三两（9 g）　半夏洗，半升（12 g）　甘草炙，三两（9 g）　生姜切，三两（9 g）　大枣擘，十二枚

【用法】上七味，以水一斗二升，煮取六升，去滓。再煎取三升，温服一升，日三服。若胸中烦而不呕者，去半夏、人参，加栝楼实一枚；若渴，去半夏，加人参，合前成四两半，栝楼根四两；若腹中痛者，去黄芩，加芍药三两；若胁下痞硬，去大枣，加牡蛎四两；若心下悸，小便不利者，去黄芩，加茯苓四两；若不渴，外有微热者，去人参，加桂枝三两，温覆微汗愈；若咳者，去人参、大枣、生姜，加五味子半升、干姜二两。

【功用】辛散解表，清热燥湿，行气解郁，温阳散寒，调理气机，补益正气。

【主治基本证型】寒热郁夹虚证。①寒证、阴寒证的基本症状表现即手足不温，怕冷，舌质淡，苔白；阴寒证的病变证机及症状表现较寒证为重。②热证

的基本症状表现即口渴，或口苦，或面赤，舌红苔黄。③气郁证的基本症状表现即胀、满、闷，或情绪低落，或所愿不遂，或急躁易怒。④气虚证、气伤证的基本症状表现即倦怠乏力，神志不佳，面色不荣；气虚证的病变证机及症状表现较气伤证为重。⑤寒热郁夹虚证病变在心有心的基本症状表现如心悸等，在肺有肺的基本症状表现如咳嗽等，在肾有肾的基本症状表现如腰酸等，在肝有肝的基本症状表现如胁肋不舒等，在脾胃有脾胃的基本症状表现如脘腹不适，在太阳有太阳的基本症状表现如发热、疼痛、瘙痒等。⑥辨识寒热郁夹虚证即包含少阳胆热气郁证、热入血室证、少阳夹杂证的基本病变证机，于此适应证列举小柴胡汤治疗少阳胆热气郁证的基本思路与方法。

【适应证】

1. 中医病证　①少阳胆热气郁证（少阳夹杂证）。往来寒热，胸胁苦满，默默（表情沉默，不欲言语），不欲饮食，心烦，喜呕，口苦，咽干，目眩，苔薄黄，脉细弦或沉紧。②热入血室证。经水适来或适断，如疟状，如结胸状，如有所见所闻。③黄疸，或疟疾，或内伤杂病而见少阳夹杂证者。

2. 西医疾病　慢性肝炎、原发性肝癌、脂肪肝、胆囊炎、胰腺炎、肝硬化、慢性胃炎、胃及十二指肠溃疡、抑郁症、心肌炎等病变证机属于寒热郁夹虚证者。

【用药分析】 方中柴胡以清疏通调兼化食为主，黄芩以清热燥湿兼凉血为主，半夏以温化痰湿降逆兼散结为主，生姜以温通宣散兼降逆为主，人参以益气生津兼摄血为主，大枣以益气兼补血为主，甘草以益气生津兼缓急为主，从用药用量分析进而得出小柴胡汤是治疗寒热郁夹虚证的重要基础用方。

【用方思路】

（1）小柴胡汤既是辨治少阳胆热气郁证的重要代表方，又是辨治诸多杂病如肝胆病、脾胃病、心病、肺病、肾病等属于寒热郁夹虚证者的重要基础方。

（2）方中柴胡既可清热，又可疏散；黄芩既可清热，又可燥湿；半夏既可醒脾，又可降逆；生姜既可温通，又可降逆；人参、大枣、甘草可补益五脏六腑及营卫之气。从方中用药用量及调配分析得知，小柴胡汤的应用并不局限于少阳胆热气郁证，还可用于辨治诸多杂病，如消化、呼吸、精神神经、内分泌及代谢、循环等系统疾病病变证机属于寒热郁夹虚证者。

（3）运用小柴胡汤辨治的病证（无论病变部位在肝胆、在心或在脾胃）以寒热郁夹虚为主；其治当清热调气益气。

【随证合方】 若风痰血虚，可与藜芦芍药汤合方用之；若夹营卫不和，可与桂枝汤合方用之；若夹阳虚，可与四逆汤合方用之；若夹虚热，可与竹叶石膏汤合方用之。应用时还必须结合病变主次酌情调整方药用量。

【注意事项】运用小柴胡汤既要辨清西医之病，又要辨清西医之病属于中医寒热郁夹虚证。辨西医之病可进一步了解疾病的发展演变规律及其转归，辨中医之证可更好地针对西医之病选用小柴胡汤。

二、黄芩汤

【导读】①学用黄芩汤应重视黄芩和芍药的用量调配关系、黄芩和大枣的用量调配关系、芍药和甘草的用量调配关系。②黄芩汤虽是辨治少阳郁热伤气血证的重要代表方，但在临床中还要明确指出黄芩汤主治基本证型是湿热气血虚证。

【方歌】黄芩汤中用大枣，芍药甘草基础方，湿热夹气血虚证，既清又补效非常。

【方药】黄芩三两（9 g）　芍药二两（6 g）　甘草炙，二两（6 g）　大枣擘，十二枚

【用法】上四味，以水一斗，煮取三升，去滓。温服一升，日再夜一服。

【功用】清热燥湿，补益气血。

【主治基本证型】湿热气血虚证。①湿证的基本症状表现即身体酸楚、沉重、困痛，或大便溏泻，或小便混浊，口腻，苔腻。②热证的基本症状表现即口渴，或口苦，或面赤，舌红苔黄。③气虚证、气伤证的基本症状表现即倦怠乏力，神志不佳，面色不荣；气虚证的病变证机及症状表现较气伤证为重。④血虚证、血伤证的基本症状表现即面色苍白，头晕目眩，肌肤指（趾）甲无泽；血虚证病变证机及症状表现较血伤证为重。⑤湿热气血虚证病变在心有心的基本症状表现如心悸等，在肺有肺的基本症状表现如咳嗽等，在肾有肾的基本症状表现如腰酸等，在肝有肝的基本症状表现如胁肋不舒等，在脾胃有脾胃的基本症状表现如脘腹不适，在太阳有太阳的基本症状表现如发热、疼痛、瘙痒等。⑥辨识湿热气血虚证即包含少阳郁热伤气血证的基本病变证机，于此适应证列举黄芩汤治疗少阳郁热伤气血证的基本思路与方法。

【适应证】

1. 中医病证　少阳郁热伤气血证。下利不爽，肛门灼热，或泄利下重，不欲饮食，口苦，或表情沉默，舌红、苔黄，脉弦数。

2. 西医疾病　细菌性痢疾、阿米巴痢疾、急性肠炎、过敏性肠炎、肠胃神经症、急性胆囊炎、胆石症感染、免疫功能低下等病变证机属于湿热气血虚证者。

【用药分析】方中黄芩以清热燥湿兼凉血为主，芍药以补血敛阴兼清泻为主，大枣以益气兼补血为主，甘草以益气生津兼缓急为主，从用药用量分析进

而得出黄芩汤是治疗湿热气血虚证的重要基础用方。

【用方思路】

（1）黄芩汤既是辨治少阳郁热伤气血证的重要代表方，又是辨治诸多杂病如肝胆病、脾胃病、心病等属于湿热气血虚证者的重要基础方。

（2）方中黄芩既可清热，又可燥湿；芍药既可补血，又可缓急；大枣、甘草可补益五脏六腑及营卫之气。从方中用药用量及调配分析得知，黄芩汤的应用并不局限于少阳郁热伤气血证，还可用于辨治诸多杂病，如消化、精神神经、内分泌及代谢等系统疾病病变证机属于湿热气血虚证者。

（3）运用黄芩汤辨治的病证（无论病变部位在肝胆或在心）以湿热气血虚为主；其治当清热益气补血。

【随证合方】若风痰气虚，可与藜芦人参汤合方用之；若夹血热，可与百合地黄汤合方用之；若夹热毒迫血，可与白头翁汤合方用之；若夹阳虚，可与四逆汤合方用之。应用时还必须结合病变主次酌情调整方药用量。

【注意事项】运用黄芩汤既要辨清西医之病，又要辨清西医之病属于中医湿热气血虚证。辨西医之病可进一步了解疾病的发展演变规律及其转归，辨中医之证可更好地针对西医之病选用黄芩汤。

三、黄芩加半夏生姜汤

【导读】①学用黄芩加半夏生姜汤应重视黄芩和芍药的用量调配关系、黄芩和半夏的用量调配关系、芍药和生姜的用量调配关系。②黄芩加半夏生姜汤虽是辨治郁热伤气血夹气逆证的重要代表方，但在临床中还要明确指出黄芩加半夏生姜汤主治基本证型是寒热痰夹虚证。

【方歌】黄芩半夏生姜汤，芍药大枣与甘草，寒热气逆夹虚证，经方调配效果好。

【方药】黄芩三两（9 g）　芍药二两（6 g）　甘草炙，二两（6 g）　大枣擘，十二枚　半夏洗，半升（12 g）　生姜切，一两半（4.5 g）

【用法】上六味，以水一斗，煮取三升，去滓。温服一升，日再夜一服。

【功用】清热燥湿，补益气血，温通化痰。

【主治基本证型】寒热痰夹虚证。①寒证、阴寒证的基本症状表现即手足不温，怕冷，舌质淡，苔白；阴寒证的病变证机及症状表现较寒证为重。②热证的基本症状表现即口渴，或口苦，或面赤，舌红苔黄。③痰证的基本症状表现即头身沉重、困倦、肿胀，或咽中痰阻，或咯痰，苔腻。④气虚证、气伤证的基本症状表现即倦怠乏力，神志不佳，面色不荣；气虚证的病变证机及症状表现较气伤证为重。⑤血虚证、血伤证的基本症状表现即面色苍白，头晕目眩，肌肤指（趾）甲无泽；血虚证病变证机及症状表现较血伤证为重。⑥寒热痰夹虚证病变在心有心的基本症状表现如心悸等，在肺有肺的基本症状表现如咳嗽等，在肾有肾的基本症状表现如腰酸等，在肝有肝的基本症状表现如胁肋不舒等，在脾胃有脾胃的基本症状表现如脘腹不适，在太阳有太阳的基本症状表现如发热、疼痛、瘙痒等。⑦辨识寒热痰夹虚证即包含郁热伤气血夹气逆证的基本病变证机，于此适应证列举黄芩加半夏生姜汤治疗郁热伤气血夹气逆证的基本思路与方法。

【适应证】

1. 中医病证　郁热伤气血夹气逆证。口苦，呕吐，或吐酸吐苦，心下支结，或痞硬，胁痛或烦满，或下利，或胃脘疼痛，心烦，舌红、苔薄黄，脉弦。

2. 西医疾病　急性肠胃炎、慢性胆囊炎、慢性肝炎、肠胃神经症、胆石症感染、免疫功能低下等病变证机属于寒热痰夹虚证者。

【用药分析】 方中黄芩以清热燥湿兼凉血为主，芍药以补血敛阴兼清泻为主，半夏以温化痰湿降逆兼散结为主，生姜以温通宣散兼降逆为主，大枣以益气兼补血为主，甘草以益气生津兼缓急为主，从用药用量分析进而得出黄芩加半夏生姜汤是治疗寒热痰夹虚证的重要基础用方。

【用方思路】

（1）黄芩加半夏生姜汤既是辨治郁热伤气血夹气逆证的重要代表方，又是辨治诸多杂病如肝胆病、脾胃病、心病等属于寒热痰夹虚证者的重要基础方。

（2）方中黄芩既可清热，又可燥湿；芍药既可补血，又可缓急；半夏、生姜既可调理脾胃气机，又可调理肝胆气机，既可降逆，又可升清；大枣、甘草可补益五脏六腑及营卫之气。从方中用药用量及调配分析得知，黄芩加半夏生姜汤的应用并不局限于郁热伤气血夹气逆证，还可用于辨治诸多杂病，如消化、精神神经、内分泌及代谢等系统疾病病变证机属于寒热痰夹虚证者。

（3）运用黄芩加半夏生姜汤辨治的病证（无论病变部位在肝胆或在心）以寒热痰夹虚为主；其治当清热化痰，益气补血。

【随证合方】 若夹血热，可与百合地黄汤合方用之；若夹热毒迫血，可与白头翁汤合方用之；若夹阳虚，可与四逆汤合方用之；若夹寒呕，可与橘皮汤合方用之。应用时还必须结合病变主次酌情调整方药用量。

【注意事项】 运用黄芩加半夏生姜汤既要辨清西医之病，又要辨清西医之病属于中医寒热痰夹虚证。辨西医之病可进一步了解疾病的发展演变规律及其转归，辨中医之证可更好地针对西医之病选用黄芩加半夏生姜汤。

第二节　少阳阳明兼证用方

一、大柴胡汤

【导读】①学用大柴胡汤应重视柴胡和黄芩的用量调配关系、大黄和枳实的用量调配关系、柴胡和大黄的用量调配关系、半夏和芍药的用量调配关系。②大柴胡汤虽是辨治少阳阳明合病的重要代表方，但在临床中还要明确指出大柴胡汤主治基本证型是热结寒邪夹虚证。

【方歌】大柴胡汤用大黄，枳实芩夏芍枣姜，少阳阳明及杂病，清泻疏理效优良。

【方药】柴胡半斤（24 g）　黄芩三两（9 g）　芍药三两（9 g）　半夏洗，半升（12 g）　生姜切，五两（15 g）　枳实炙，四枚（4 g）　大枣擘，十二枚　大黄二两（6 g）

【用法】上七（八）味，以水一斗二升，煮取六升，去滓。再煎，温服一升，日三服。一方，加大黄二两。

【功用】清泻郁热，调理气机，温中散寒，补益正气。

【主治基本证型】热结寒郁夹虚证。①寒证、阴寒证的基本症状表现即手足不温，怕冷，舌质淡，苔白；阴寒证的病变证机及症状表现较寒证为重。②热证的基本症状表现即口渴，或口苦，或面赤，舌红苔黄。③气滞证的基本症状表现即胸膈满闷，脘腹胀闷，肌肤肿胀。④气虚证、气伤证的基本症状表现即倦怠乏力，神志不佳，面色不荣；气虚证的病变证机及症状表现较气伤证为重。⑤血虚证、血伤证的基本症状表现即面色苍白，头晕目眩，肌肤指（趾）甲无泽；血虚证病变证机及症状表现较血伤证为重。⑥寒热气滞夹虚证病变在心有心的基本症状表现如心悸等，在肺有肺的基本症状表现如咳嗽等，在肾有肾的基本症状表现如腰酸等，在肝有肝的基本症状表现如胁肋不舒等，在脾胃有脾胃的基本症状表现如脘腹不适，在太阳有太阳的基本症状表现如发热、疼痛、瘙痒等。⑦辨识热结寒郁夹虚证即包含少阳阳明合病的基本病变证机，于此适应证列举大柴胡汤治疗少阳阳明合病的基本思路与方法。

【适应证】

1. 中医病证　少阳阳明合病（少阳阳明热结证）。往来寒热，胸胁苦满，呕不止，郁郁微烦，心下痞硬，或心下满痛，或大便干结，或胁热下利，舌红、苔薄黄，脉弦数有力。

2. 西医疾病　胆绞痛，胆石症，急、慢性胆囊炎，胆道蛔虫病，慢性胆囊炎，急、慢性胰腺炎，急、慢性病毒性肝炎（乙型、丙型、甲型），肝硬化，胆汁反流性胃炎，冠心病等病变证机属于热结寒郁夹虚证者。

【用药分析】 方中柴胡以清疏通调兼化食为主，黄芩以清热燥湿兼凉血为主，大黄以清泻热结兼化瘀为主，枳实以清热行气兼降逆为主，半夏以温化痰湿降逆兼散结为主，生姜以温通宣散兼降逆为主，芍药以补血敛阴兼清泻为主，大枣以益气兼补血为主，从用药用量分析进而得出大柴胡汤是治疗热结寒郁夹虚证的重要基础用方。

【用方思路】

（1）大柴胡汤既是辨治少阳阳明热结证的重要代表方，又是辨治诸多杂病如肝胆病、脾胃病、心病、肾病、皮肤病等属于热结寒郁夹虚证者的重要基础方。

（2）方中柴胡既可清热，又可疏散；黄芩既可清热，又可燥湿；大黄既可泻热，又可通结；芍药既可补血，又可缓急；半夏、生姜既降逆，又温通；枳实既可行气，又可降泄；大枣可补益五脏六腑及营卫之气。从方中用药用量及调配分析得知，大柴胡汤的应用并不局限于少阳阳明热结证，还可用于辨治诸多杂病，如消化、精神神经、内分泌及代谢、泌尿、循环等系统疾病病变证机属于热结寒郁夹虚证者。

（3）运用大柴胡汤辨治的病证（无论病变部位在肝胆、在心或在脾胃）以热结寒郁夹虚为主；其治当泻热行气降逆。

【随证合方】 若夹痰热，可与小陷胸汤合方用之；若夹寒痰，可与赤丸合方用之；若夹瘀，可与桂枝茯苓丸合方用之；若夹血热，可与百合地黄汤合方用之。应用时还必须结合病变主次酌情调整方药用量。

【注意事项】 运用大柴胡汤既要辨清西医之病，又要辨清西医之病属于中医热结寒郁夹虚证。辨西医之病可进一步了解疾病的发展演变规律及其转归，辨中医之证可更好地针对西医之病选用大柴胡汤。

二、柴胡加芒硝汤

【导读】 ①学用柴胡加芒硝汤应重视柴胡和黄芩的用量调配关系、柴胡和芒硝的用量调配关系、人参和甘草的用量调配关系、黄芩和芒硝的用量调配关系。②柴胡加芒硝汤虽是辨治少阳阳明热结轻证的重要代表方，但在临床中还要明确指出柴胡加芒硝汤主治基本证型是热结虚郁夹寒证。

【方歌】 小柴胡汤加芒硝，寒热郁虚燥结方，内外妇儿诸般疾，经方变通效非常。

【方药】 柴胡二两，十六铢（8 g）　黄芩一两（3 g）　人参一两（3 g）　甘草

炙，一两（3 g） 生姜切，一两（3 g） 半夏二十铢（2.1 g） 大枣擘，四枚 芒硝二两（6 g）

【用法】上八味，以水四升，煮取二升，去滓。内芒硝，更煮微沸，分温再服，不解，更作。

【功用】辛散解表，清泻郁热，行气解郁，温阳散寒，调理气机，补益正气。

【主治基本证型】热结虚郁夹寒证。①热证的基本症状表现即口渴，或面赤，舌红苔薄黄；热结证的病变证机是热与气结而阻滞气机，或热与血结而阻滞脉络，或热与痰结而壅滞经气脉络。②气虚证、气伤证的基本症状表现即倦怠乏力，神志不佳，面色不荣；气虚证的病变证机及症状表现较气伤证为重。③气郁证的基本症状表现即胀、满、闷，或情绪低落，或所愿不遂，或急躁易怒。④寒证、阴寒证的基本症状表现即手足不温，怕冷，舌质淡，苔白；阴寒证的病变证机及症状表现较寒证为重。⑤热结虚郁夹寒证病变在心有心的基本症状表现如心悸等，在肺有肺的基本症状表现如咳嗽等，在肾有肾的基本症状表现如腰酸等，在肝有肝的基本症状表现如胁肋不舒等，在脾胃有脾胃的基本症状表现如脘腹不适，在太阳有太阳的基本症状表现如发热、疼痛、瘙痒等。⑥辨识热结虚郁夹寒证即包含少阳阳明热结轻证的基本病变证机，于此适应证列举柴胡加芒硝汤治疗少阳阳明热结轻证的基本思路与方法。

【适应证】

1. 中医病证　少阳阳明热结轻证。胸胁痞满或痞硬，大便硬，或下利，日晡潮热，呕吐，或腹痛拒按，口苦，口干，舌红、苔黄，脉弦或数。

2. 西医疾病　急性胆囊炎，急性胰腺炎，胃溃疡穿孔，急、慢性胃炎，流行性腮腺炎，扁桃体炎等病变证机属于热结虚郁夹寒证者。

【用药分析】方中柴胡以清疏通调兼化食为主，黄芩以清热燥湿兼凉血为主，半夏以温化痰湿降逆兼散结为主，生姜以温通宣散兼降逆为主，芒硝以清泻热结兼化瘀为主，人参以益气生津兼摄血为主，大枣以益气兼补血为主，甘草以益气生津兼缓急为主，从用药用量分析进而得出柴胡加芒硝汤是治疗热结虚郁夹寒证的重要基础用方。

【用方思路】

（1）柴胡加芒硝汤既是辨治少阳阳明热结轻证的重要代表方，又是辨治诸多杂病如肝胆病、脾胃病、心病、肾病、皮肤病等属于热结虚郁夹寒证者的重要基础方。

（2）方中柴胡既可清热，又可疏散；黄芩既可清热，又可燥湿；芒硝既可泻热，又可软坚；半夏、生姜既降逆，又温通；人参、甘草、大枣可补益五脏六腑及营卫之气。从方中用药用量及调配分析得知，柴胡加芒硝汤的应用并不局限于少阳阳明热结轻证，还可用于辨治诸多杂病，如消化、精神神经、内分泌及代谢、泌尿、循环等系统疾病病变证机属于热结虚郁夹寒证者。

（3）运用柴胡加芒硝汤辨治的病证（无论病变部位在肝胆、在心或在脾胃）以热结虚郁夹寒为主；其治当泻热行气、降逆散寒。

【随证合方】若风痰血虚，可与藜芦芍药汤合方用之；若夹阳虚，可与四逆汤合方用之；若夹瘀，可与桂枝茯苓丸合方用之；若夹气郁，可与橘枳姜汤合方用之。应用时还必须结合病变主次酌情调整方药用量。

【注意事项】运用柴胡加芒硝汤既要辨清西医之病，又要辨清西医之病属于中医热结虚郁夹寒证。辨西医之病可进一步了解疾病的发展演变规律及其转归，辨中医之证可更好地针对西医之病选用柴胡加芒硝汤。

第三节　胆心热证用方

柴胡加龙骨牡蛎汤

【导读】①学用柴胡加龙骨牡蛎汤应重视柴胡和黄芩的用量调配关系、龙骨和牡蛎的用量调配关系、人参和大黄的用量调配关系、桂枝和茯苓的用量调配关系。②柴胡加龙骨牡蛎汤虽是辨治胆心郁热证的重要代表方，但在临床中还要明确指出柴胡加龙骨牡蛎汤主治基本证型是寒热虚郁痰风证。

【方歌】柴胡加龙骨牡蛎，人参黄芩生姜铅，桂枝茯苓半夏黄，大枣同煎最安全。

【方药】柴胡四两（12 g）　龙骨一两半（4.5 g）　黄芩一两半（4.5 g）　生姜切，一两半（4.5 g）　铅丹一两半（4.5 g）　人参一两半（4.5 g）　桂枝去皮，一两半（4.5 g）　茯苓一两半（4.5 g）　半夏洗，二合（6 g）　大黄二两（6 g）　牡蛎熬，一两半（4.5 g）　大枣擘，六枚

【用法】上十二味，以水八升，煮取四升，内大黄，切如棋子，更煮一两沸，去滓。温服一升。本云：柴胡汤，今加龙骨等。

【功用】温阳散寒，清泻热结，行气解郁，潜阳息风，燥湿化痰，补益正气。

【主治基本证型】寒热虚郁痰风证。①寒证、阴寒证的基本症状表现即手足不温，怕冷，舌质淡，苔白；阴寒证的病变证机及症状表现较寒证为重。②热证的基本症状表现即口渴，或面赤，舌红苔薄黄。③气虚证、气伤证的基本症状表现即倦怠乏力，神志不佳，面色不荣；气虚证的病变证机及症状表现较气伤证为重。④气郁证的基本症状表现即胀、满、闷，或情绪低落，或所愿不遂，

或急躁易怒。⑤痰证的基本症状表现即头身沉重、困倦、肿胀，或咽中痰阻，或咯痰，苔腻。⑥风证的基本症状表现即肢体麻木、抽搐、挛急，瘙痒，头晕。⑦寒热虚郁痰风证病变在心有心的基本症状表现如心悸等，在肺有肺的基本症状表现如咳嗽等，在肾有肾的基本症状表现如腰酸等，在肝有肝的基本症状表现如胁肋不舒等，在脾胃有脾胃的基本症状表现如脘腹不适，在太阳有太阳的基本症状表现如发热、疼痛、瘙痒等。⑧辨识寒热虚郁痰风证即包含胆心郁热证的基本病变证机，于此适应证列举柴胡加龙骨牡蛎汤治疗胆心郁热证的基本思路与方法。

【适应证】

1. 中医病证 胆心郁热证。胸满，心烦，易惊，谵语，一身尽重，不可转侧，小便不利，舌红、苔薄黄，脉数或细；癫痫。

2. 西医疾病 急性胆囊炎，急性胰腺炎，胃溃疡穿孔，急、慢性胃炎，流行性腮腺炎，扁桃体炎等病变证机属于寒热虚郁痰风证者。

【用药分析】 方中柴胡以清疏通调兼化食为主，龙骨以潜阳和阴安神兼止泄为主，黄芩以清热燥湿兼凉血为主，茯苓以益气利湿兼安神为主，牡蛎以益气息风兼强骨定惊为主，铅丹以泻热镇惊降逆兼息内为主，大黄以清泻热结兼化瘀为主，桂枝以温宣通经兼补为主，半夏以温化痰湿降逆兼散结为主，生姜以温通宣散兼降逆为主，人参以益气生津兼摄血为主，大枣以益气兼补血为主，从用药用量分析进而得出柴胡加龙骨牡蛎汤是治疗寒热虚郁痰风证的重要基础用方。

【用方思路】

（1）柴胡加龙骨牡蛎汤既是辨治胆心郁热证的重要代表方，又是辨治诸多杂病如心病、肾病、肝胆病等属于寒热虚郁痰风证者的重要基础方。

（2）方中柴胡既可清热，又可疏散；黄芩既可清热，又可燥湿；大黄既可泻热，又可通透；半夏、生姜既降逆，又温通；龙骨、牡蛎既可潜阳，又可安神；茯苓既可益气，又可安神；桂枝既可通阳，又可通经；铅丹既可重镇降逆，又可化痰；人参、大枣可补益五脏六腑及营卫之气。从方中用药用量及调配分析得知，柴胡加龙骨牡蛎汤的应用并不局限于胆心郁热证，还可用于辨治诸多杂病，如精神神经、内分泌及代谢、循环等系统疾病病变证机属于寒热虚郁痰风证者。

（3）运用柴胡加龙骨牡蛎汤辨治的病证（无论病变部位在肝胆、在心或在肾）以寒热虚郁痰风为主；其治当清热降逆安神，息风化痰。

【随证合方】 若风痰血虚，可与藜芦芍药汤合方用之；若夹痰热，可与小陷胸汤合方用之；若夹瘀，可与桂枝茯苓丸合方用之；若夹瘀热，可与桃核承气汤合方用之。应用时还必须结合病变主次酌情调整方药用量。

【注意事项】运用柴胡加龙骨牡蛎汤既要辨清西医之病，又要辨清西医之病属于中医寒热虚郁痰风证。辨西医之病可进一步了解疾病的发展演变规律及其转归，辨中医之证可更好地针对西医之病选用柴胡加龙骨牡蛎汤。

第四节　胆热水气证用方

柴胡桂枝干姜汤

【导读】①学用柴胡桂枝干姜汤应重视柴胡和桂枝的用量调配关系、黄芩和牡蛎的用量调配关系、栝楼根和干姜的用量调配关系。②柴胡桂枝干姜汤虽是辨治胆热水气证的重要代表方，但在临床中还要明确指出柴胡桂枝干姜汤主治基本证型是寒热郁伤阴证。

【方歌】柴胡桂枝干姜汤，栝楼牡蛎芩甘草，寒热郁夹伤阴证，辨治杂病功效好。

【方药】柴胡半斤（24 g）　桂枝去皮，三两（9 g）　干姜二两（6 g）　栝楼根四两（12 g）　黄芩三两（9 g）　牡蛎熬，三两（9 g）　甘草炙，二两（6 g）

【用法】上七味，以水一斗二升，煮取六升，去滓。再煎取三升，温服一升，日三服。初服微烦，复服，汗出便愈。

【功用】温通阳气，清透郁热，行气解郁，益气生津。

【主治基本证型】寒热郁伤阴证。①寒证、阴寒证的基本症状表现即手足不温，怕冷，舌质淡，苔白；阴寒证的病变证机及症状表现较寒证为重。②热证的基本症状表现即口渴，或面赤，舌红苔薄黄。③气郁证的基本症状表现即胀、满、闷，或情绪低落，或所愿不遂，或急躁易怒。④阴伤证的基本症状表现即皮肤粗糙，口咽干燥，舌红少津。⑤寒热郁伤阴证病变在心有心的基本症状表现如心悸等，在肺有肺的基本症状表现如咳嗽等，在肾有肾的基本症状表现如腰酸等，在肝有肝的基本症状表现如胁肋不舒等，在脾胃有脾胃的基本症状表现如脘腹不适，在太阳有太阳的基本症状表现如发热、疼痛、瘙痒等。⑥辨识寒热郁伤阴证即包含胆热阳郁伤阴或水气证的基本病变证机，于此适应证列举柴胡桂枝干姜汤治疗胆热阳郁伤阴或水气证的基本思路与方法。

【适应证】

1. 中医病证　胆热阳郁伤阴或水气证。胸胁满或疼痛，小便不利，口渴，或干呕，头汗出，往来寒热，心烦，舌红、苔薄黄，脉弦。

2. 西医疾病　内分泌性疾病、免疫性疾病、肾病综合征、肾小球肾炎、心脏病心力衰竭、抑郁症、精神分裂症、癔症等病变证机属于寒热郁伤阴证者。

【用药分析】方中柴胡以清疏通调兼化食为主，黄芩以清热燥湿兼凉血为主，栝楼根以清热生津兼疗伤化痰为主，牡蛎以益气息风兼强骨定惊为主，桂枝以温宣通经兼补为主，干姜以温中散寒兼宣通为主，甘草以益气生津兼缓急为主，从用药用量分析进而得出柴胡桂枝干姜汤是治疗寒热郁伤阴证的重要基础用方。

【用方思路】

（1）柴胡桂枝干姜汤既是辨治胆热阳郁伤阴或水气证的重要代表方，又是辨治诸多杂病如心病、肝胆病、脾胃病等属于寒热郁伤阴证者的重要基础方。

（2）方中柴胡既可清热，又可疏散；黄芩既可清热，又可燥湿；栝楼根既可清热，又可益阴；桂枝、干姜既温阳，又化饮；牡蛎既潜阳，又软坚；甘草可补益五脏六腑及营卫之气。从方中用药用量及调配分析得知，柴胡桂枝干姜汤的应用并不局限于胆热阳郁伤阴或水气证，还可用于辨治诸多杂病，如消化、精神神经、内分泌及代谢、循环等系统疾病病变证机属于寒热郁伤阴证者。

（3）运用柴胡桂枝干姜汤辨治的病证（无论病变部位在肝胆、在心或在脾胃）以寒热郁伤阴证为主；其治当清热通阳降逆。

【随证合方】若夹风痰气虚，可与藜芦人参汤合方用之；若夹郁，可与橘枳姜汤合方用之；若夹虚热，可与白虎加人参汤合方用之；若夹阳虚，可与四逆汤合方用之。应用时还必须结合病变主次酌情调整方药用量。

【注意事项】运用柴胡桂枝干姜汤既要辨清西医之病，又要辨清西医之病属于中医寒热郁伤阴证。辨西医之病可进一步了解疾病的发展演变规律及其转归，辨中医之证可更好地针对西医之病选用柴胡桂枝干姜汤。

第/九/章　大/肠/病/证/用/方

学用大肠病证用方，既要知道大肠病证用方是主治大肠病证的基本方，又要知道其主治并不局限于大肠病证，还包括其他病证。用方选方的基本思路与方法是根据病变证机而选方用药，无论是大肠病证还是其他病证，只要病变证机符合方药主治，即可选用方药治疗。

第一节　大肠热结证用方

一、大承气汤

【导读】①学用大承气汤应重视大黄和芒硝的用量调配关系、枳实和厚朴的用量调配关系、大黄和厚朴的用量调配关系。②大承气汤虽是辨治阳明热结重证等的重要代表方，但在临床中还要明确指出大承气汤主治基本证型是热结气滞夹寒证。

【方歌】大承气汤用大黄，枳实厚朴与芒硝，各科杂病郁热结，泻热调气病可消。

【方药】大黄酒洗，四两（12 g）　厚朴炙，去皮，半斤（24 g）　枳实炙，五枚（5 g）　芒硝三合（8 g）

【用法】上四味，以水一斗，先煮二物，取五升，去滓，内大黄，更煮取二升，去滓。内芒硝，更上微火一两沸，分温再服。得下，余勿服。

【功用】清泻热结，软坚祛瘀，行气降逆，温通化湿。

【主治基本证型】热结气滞夹寒证。①热证的基本症状表现即口渴，或面赤，舌红苔薄黄；热结证的病变证机是热与气结而阻滞气机，或热与血结而阻滞脉络，或热与痰结而壅滞经气脉络。②气滞证的基本症状表现即胸膈满闷，脘腹胀闷，肌肤肿胀。③寒证、阴寒证的基本症状表现即手足不温，怕冷，舌质淡，苔白；阴寒证的病变证机及症状表现较寒证为重。④热结气滞夹寒证病变在心有心的基本症状表现如心悸等，在肺有肺的基本症状表现如咳嗽等，在肾有肾的基本症状表现如腰酸等，在肝有肝的基本症状表现如胁肋不舒等，在脾胃有脾胃的基本症状表现如脘腹不适，在太阳有太阳的基本症状表现如发热、疼痛、瘙痒等。⑤辨识热结气滞夹寒证即包含阳明热结重证、阳明热结旁流证、热厥证、热极痉证及热极发狂证的基本病变证机，于此适应证列举大承气汤治疗阳明热结重证、阳明热结旁流证、热厥证、热极痉证及热极发狂证的基本思路与方法。

【适应证】

1. 中医病证　①阳明热结重证。大便不通，腹中转气，脘腹痞满，绕脐痛，拒按，烦躁，谵语，潮热，手足濈然汗出，舌红，苔黄燥起刺，脉沉实。②阳明热结旁流证。自利清水，色纯青，腹痛，舌红、苔黄燥起刺，脉沉实。③热厥证或热极痉证，或热极发狂证。

2. 西医疾病　肠梗阻、急性出血性坏死性胰腺炎、急性阑尾炎、急性梗阻性化脓性胆囊炎、细菌性痢疾、胃自主神经功能紊乱、病毒性肝炎等病变证机属于热结气滞夹寒证者。

【用药分析】 方中大黄以清泻热结兼化瘀为主，芒硝以清泻热结兼软坚为主，枳实以清热行气兼降逆为主，厚朴以行气降逆兼通阳化饮为主，从用药用量分析进而得出大承气汤是治疗热结气滞夹寒证的重要基础用方。

【用方思路】

（1）大承气汤既是辨治阳明热结重证等的重要代表方，又是辨治诸多杂病如脾胃病、心病、肺病、肝病、大肠病、肾病等属于热结气滞夹寒证者的重要基础方。

（2）方中大黄、芒硝既可泻热，又可通结；枳实、厚朴既可行上焦之气，又可降中、下焦之气。从方中用药用量及调配分析得知，大承气汤的应用并不局限于阳明热结重证等，还可用于辨治诸多杂病，如消化、呼吸、精神神经、内分泌及代谢、循环等系统疾病病变证机属于热结气滞夹寒证者。

（3）运用大承气汤辨治的病证（无论病变部位在脾胃、在心或在肝肾）以热结气滞夹寒为主；其治当泻热温通散结。

【随证合方】 若夹寒热气逆，可与附子半夏汤合方用之；若夹阳虚者，可与四逆汤合方用之；若夹瘀者，可与桂枝茯苓丸合方用之；若夹痰热，可与小陷胸汤合方用之。应用时还必须结合病变主次酌情调整方药用量。

【注意事项】 运用大承气汤既要辨清西医之病，又要辨清西医之病属于中医热结气滞夹寒证。辨西医之病可进一步了解疾病的发展演变规律及其转归，辨中医之证可更好地针对西医之病选用大承气汤。

二、小承气汤

【导读】①学用小承气汤应重视大黄和厚朴的用量调配关系、枳实和厚朴的用量调配关系。②小承气汤虽是辨治阳明热结轻证等的重要代表方，但在临床中还要明确指出小承气汤主治基本证型是热结夹寒气滞证。

【方歌】小承气汤用大黄，枳实厚朴合成方，辨治杂病诸般证，行气泻热效非常。

【方药】大黄酒洗，四两（12 g）　厚朴炙，去皮，二两（6 g）　枳实大者，炙，三枚（5 g）

【用法】上三味，以水四升，煮取一升二合，去滓。分温二服。初服当更衣，不尔者，尽饮之，若更衣者，勿服之。

【功用】清泻热结，清热行气，温通降气。

【主治基本证型】热结夹寒气滞证。①热证的基本症状表现即口渴，或面赤，舌红苔薄黄；热结证的病变证机是热与气结而阻滞气机，或热与血结而阻滞脉络，或热与痰结而壅滞经气脉络。②寒证、阴寒证的基本症状表现即手足不温，怕冷，舌质淡，苔白；阴寒证的病变证机及症状表现较寒证为重。③气滞证的基本症状表现即胸膈满闷，脘腹胀闷，肌肤肿胀。④热结夹寒气滞证病变在心有心的基本症状表现如心悸等，在肺有肺的基本症状表现如咳嗽等，在肾有肾的基本症状表现如腰酸等，在肝有肝的基本症状表现如胁肋不舒等，在脾胃有脾胃的基本症状表现如脘腹不适，在太阳有太阳的基本症状表现如发热、疼痛、瘙痒等。⑤辨识热结夹寒气滞证即包含阳明热结轻证等的基本病变证机，于此适应证列举小承气汤治疗阳明热结轻证等的基本思路与方法。

【适应证】

1. 中医病证　阳明热结轻证。谵语，潮热，汗出，不大便或大便硬，腹胀满、疼痛拒按，舌红、苔黄，脉沉或滑。或阳明热结旁流轻证，或阳明热结重证兼正气不足。

2. 西医疾病　肠梗阻、急性出血性坏死性胰腺炎、急性阑尾炎、急性梗阻性化脓性胆囊炎、细菌性痢疾、胃自主神经功能紊乱、病毒性肝炎等病变证机属于热结夹寒气滞证者。

【用药分析】方中大黄以清泻热结兼化瘀为主，枳实以清热行气兼降逆为主，厚朴以行气降逆兼通阳化饮为主，从用药用量分析进而得出小承气汤是治疗热结夹寒气滞证的重要基础用方。

【用方思路】

（1）小承气汤既是辨治阳明热结轻证等的重要代表方，又是辨治诸多杂病如脾胃病、心病、肺病、肝病、大肠病、肾病等属于热结夹寒气滞证者的重要基础方。

（2）方中大黄既可泻热，又可通结；枳实、厚朴既可行上焦之气，又可降中、下焦之气。从方中用药用量及调配分析得知，小承气汤的应用并不局限于阳明热结轻证等，还可用于辨治诸多杂病，如消化、呼吸、精神神经、内分泌及代谢、循环等系统疾病病变证机属于热结夹寒气滞证者。

（3）运用小承气汤辨治的病证（无论病变部位在脾胃、在心或在肝肾）以热结夹寒气滞为主；其治当清热泻结。

【随证合方】 若夹寒痰，可与赤丸合方用之；若夹阳虚，可与四逆汤合方用之；若夹瘀，可与桂枝茯苓丸合方用之；若夹痰热，可与小陷胸汤合方用之。应用时还必须结合病变主次酌情调整方药用量。

【注意事项】 运用小承气汤既要辨清西医之病，又要辨清西医之病属于中医热结夹寒气滞证。辨西医之病可进一步了解疾病的发展演变规律及其转归，辨中医之证可更好地针对西医之病选用小承气汤。

三、调胃承气汤

【导读】 ①学用调胃承气汤应重视大黄和芒硝的用量调配关系、大黄和甘草的用量调配关系。②调胃承气汤虽是辨治阳明热结缓证的重要代表方，但在临床中还要明确指出调胃承气汤主治基本证型是热结夹虚证。

【方歌】 调胃承气硝黄草，辨治热结夹气虚，治表治里审证机，各科杂病皆可除。

【方药】 大黄酒洗，四两（12 g）　芒硝半升（12 g）　甘草炙，二两（6 g）

【用法】 上三味，以水三升，煮取一升，去滓。内芒硝，更上火微煮，令沸，少少温服之（编者注：此用法是《伤寒论》第29条所言）。温顿服之（编者注：此四字是《伤寒论》第207条所言）。

【功用】 清泻热结，补益正气。

【主治基本证型】 热结夹虚证。①热证的基本症状表现即口渴，或面赤，舌红苔薄黄；热结证的病变证机是热与气结而阻滞气机，或热与血结而阻滞脉络，或热与痰结而壅滞经气脉络。②气虚证、气伤证的基本症状表现即倦怠乏力，神志不佳，面色不荣；气虚证的病变证机及症状表现较气伤证为重。③热结夹虚证病变在心有心的基本症状表现如心悸等，在肺有肺的基本症状表现如咳嗽等，在肾有肾的基本症状表现如腰酸等，在肝有肝的基本症状表现如胁肋不舒等，在脾胃有脾胃的基本症状表现如脘腹不适，在太阳有太阳的基本症状表现如发热、疼痛、瘙痒等。④辨识热结夹虚证即包含阳明热结缓证的基本病变证机，于此适应证列举调胃承气汤治疗阳明热结缓证的基本思路与方法。

【适应证】

1. 中医病证　阳明热结缓证。腹胀满，或疼痛或按之痛，心烦，蒸蒸发热，或呕吐，舌红、苔黄，脉沉。

2. 西医疾病　肠梗阻、急性出血性坏死性胰腺炎、急性阑尾炎、急性梗阻性化脓性胆囊炎、细菌性痢疾、胃自主神经功能紊乱、病毒性肝炎等病变证机属于热结夹虚证者。

【用药分析】方中大黄以清泻热结兼化瘀为主，芒硝以清泻热结兼软坚为主，甘草以益气生津兼缓急为主，从用药用量分析进而得出调胃承气汤是治疗热结夹虚证的重要基础用方。

【用方思路】

（1）调胃承气汤既是辨治阳明热结缓证的重要代表方，又是辨治诸多杂病如脾胃病、心病、肺病、肝病、大肠病、肾病等属于热结夹虚证者的重要基础方。

（2）方中大黄、芒硝既可泻热，又可通结；甘草可补诸脏腑及营卫之气。从方中用药用量及调配分析得知，调胃承气汤的应用并不局限于阳明热结缓证，还可用于辨治诸多杂病，如消化、呼吸、精神神经、内分泌及代谢、循环等系统疾病病变证机属于热结夹虚证者。

（3）运用调胃承气汤辨治的病证（无论病变部位在脾胃、在心或在肝肾）以热结夹虚为主；其治当清热泻结。

【随证合方】若风痰血虚，可与藜芦芍药汤合方用之；若夹阳虚，可与桂枝人参汤合方用之；若夹瘀，可与桂枝茯苓丸合方用之；若夹痰热，可与小陷胸汤合方用之。应用时还必须结合病变主次酌情调整方药用量。

【注意事项】运用调胃承气汤既要辨清西医之病，又要辨清西医之病属于中医热结夹虚证。辨西医之病可进一步了解疾病的发展演变规律及其转归，辨中医之证可更好地针对西医之病选用调胃承气汤。

四、厚朴三物汤

【导读】①学用厚朴三物汤应重视大黄和枳实的用量调配关系、大黄和厚朴的用量调配关系。②厚朴三物汤虽是辨治阳明热结气闭证的重要代表方，但在临床中还要明确指出厚朴三物汤主治基本证型是气滞热结夹寒证。

【方歌】仲景厚朴三物汤，厚朴八两大黄四，枳实五枚合成方，方药用量必牢记。

【方药】大黄酒洗，四两（12g）　厚朴炙，去皮，八两（24g）　枳实炙，五枚（5g）

【用法】上三味，以水一斗二升，先煮二味，取五升，内大黄，煮取二升。温服一升。以利为度。

【功用】清泻热结，行气降逆，温化寒湿。

【主治基本证型】气滞热结夹寒证。①气滞证的基本症状表现即胸膈满闷，脘腹胀闷，肌肤肿胀。②热证的基本症状表现即口渴，或面赤，舌红苔薄黄；热结证的病变证机是热与气结而阻滞气机，或热与血结而阻滞脉络，或热与痰结而壅滞经气脉络。③寒证、阴寒证的基本症状表现即手足不温，怕冷，舌质淡，苔白；阴寒证的病变证机及症状表现较寒证为重。④气滞热结夹寒证病变在心有心的基本症状表现如心悸等，在肺有肺的基本症状表现如咳嗽等，在肾有肾的基本症状表现如腰酸等，在肝有肝的基本症状表现如胁肋不舒等，在脾胃有脾胃的基本症状表现如脘腹不适，在太阳有太阳的基本症状表现如发热、疼痛、瘙痒等。⑤辨识气滞热结夹寒证即包含阳明热结气闭证的基本病变证机，于此适应证列举厚朴三物汤治疗阳明热结气闭证的基本思路与方法。

【适应证】

1. 中医病证　阳明热结气闭证。腹大满不通，疼痛居次，大便不通，小便不利，或气喘，或昏冒，或发热，舌红、苔黄，脉沉滑。

2. 西医疾病　急、慢性胃炎，肠胃功能紊乱，细菌性痢疾，肠胀气，胃扩张，慢性肠胃炎，肠梗阻，支气管炎，肺气肿等病变证机属于气滞热结夹寒证者。

【用药分析】方中厚朴以行气降逆兼通阳化饮为主，大黄以清泻热结兼化瘀为主，枳实以清热行气兼降逆为主，从用药用量分析进而得出厚朴三物汤是治疗气滞热结夹寒证的重要基础用方。

【用方思路】

（1）厚朴三物汤既是辨治阳明热结气闭证的重要代表方，又是辨治诸多杂病如肠胃病、心病、肺病等属于气滞热结夹寒证者的重要基础方。

（2）方中大黄既可泻热，又可通结；厚朴、枳实既可行气，又可降泄。从方中用药用量及调配分析得知，厚朴三物汤的应用并不局限于阳明热结气闭证，还可用于辨治诸多杂病，如消化、呼吸、精神神经、内分泌及代谢、循环等系统疾病病变证机属于气滞热结夹寒证者。

（3）运用厚朴三物汤辨治的病证（无论病变部位在脾胃、在心或在肺）以气滞热结夹寒为主；其治当清热泻结。

【随证合方】若夹寒瘀，可与附子白及汤合方用之；若夹寒，可与四逆汤合方用之；若夹痰热，可与小陷胸汤合方用之；若夹气血虚，可与芍药甘草汤合方用之。应用时还必须结合病变主次酌情调整方药用量。

【注意事项】运用厚朴三物汤既要辨清西医之病，又要辨清西医之病属于中医气滞热结夹寒证。辨西医之病可进一步了解疾病的发展演变规律及其转归，辨中医之证可更好地针对西医之病选用厚朴三物汤。

五、厚朴大黄汤

【导读】①学用厚朴大黄汤应重视大黄和枳实的用量调配关系、大黄和厚朴的用量调配关系。②厚朴大黄汤虽是辨治阳明热结支饮证的重要代表方，但在临床中还要明确指出厚朴大黄汤主治基本证型是热结瘀滞寒饮证。

【方歌】仲景厚朴大黄汤，六两大黄四枳实，厚朴一尺除痰饮，泻热行气化痰实。

【方药】大黄六两（18 g） 厚朴一尺（约30 g） 枳实四枚（4 g）

【用法】上三味，以水五升，煮取二升。分温再服。

【功用】清泻热结，行气降逆，理血消癥，温化寒湿。

【主治基本证型】热结瘀滞寒饮证。①热证的基本症状表现即口渴，或面赤，舌红苔薄黄；热结证的病变证机是热与气结而阻滞气机，或热与血结而阻滞脉络，或热与痰结而壅滞经气脉络。②瘀证的基本症状表现即疼痛如针刺，部位固定，舌质夹瘀紫。③气滞证的基本症状表现即胸膈满闷，脘腹胀闷，肌肤肿胀。④寒证、阴寒证的基本症状表现即手足不温，怕冷，舌质淡，苔白；阴寒证的病变证机及症状表现较寒证为重。⑤饮证的基本症状表现即头、面、身体浮肿、色泽光亮鲜明，口中涎沫，舌面涎液，大便溏泻胶结。⑥热结瘀滞寒饮证病变在心有心的基本症状表现如心悸等，在肺有肺的基本症状表现如咳嗽等，在肾有肾的基本症状表现如腰酸等，在肝有肝的基本症状表现如胁肋不舒等，在脾胃有脾胃的基本症状表现如脘腹不适，在太阳有太阳的基本症状表现如发热、疼痛、瘙痒等。⑦辨识热结瘀滞寒饮证即包含阳明热结支饮证的基本病变证机，于此适应证列举厚朴大黄汤治疗阳明热结支饮证的基本思路与方法。

【适应证】

1. 中医病证 阳明热结支饮证。胸、脘腹胀满疼痛，短气，不得卧，或气喘，大便不通，舌红、苔黄腻，脉滑。

2. 西医疾病 急、慢性胃炎，肠梗阻，肠麻痹，结核性胸膜炎，结核性腹膜炎，急性支气管肺炎，慢性支气管炎，肺气肿等病变证机属于热结瘀滞寒饮证者。

【用药分析】方中厚朴以行气降逆兼通阳化饮为主，大黄以清泻热结兼化瘀为主，枳实以清热行气兼降逆为主，从用药用量分析进而得出厚朴大黄汤是治疗热结瘀滞寒饮证的重要基础用方。

【用方思路】

（1）厚朴大黄汤既是辨治阳明热结支饮证的重要代表方，又是辨治诸多杂病如脾胃病、心病、肺病、肾病、肝胆病等属于热结瘀滞寒饮证者的重要基础方。

（2）方中大黄既可泻热，又可通结涤饮；厚朴、枳实既可行气，又可气化水饮。从方中用药用量及调配分析得知，厚朴大黄汤的应用并不局限于阳明热结支饮证，还可用于辨治诸多杂病，如消化、呼吸、精神神经、内分泌及代谢、循环等系统疾病病变证机属于热结瘀滞寒饮证者。

（3）运用厚朴大黄汤辨治的病证（无论病变部位在脾胃、在心或在肝胆）以热结瘀滞寒饮为主；其治当清热泻结。

【随证合方】若夹寒痰，可与赤丸合方用之；若夹阳虚，可与桂枝人参汤合方用之；若夹瘀，可与桂枝茯苓丸合方用之；若夹血热，可与百合地黄汤合方用之。应用时还必须结合病变主次酌情调整方药用量。

【注意事项】运用厚朴大黄汤既要辨清西医之病，又要辨清西医之病属于中医热结瘀滞寒饮证。辨西医之病可进一步了解疾病的发展演变规律及其转归，辨中医之证可更好地针对西医之病选用厚朴大黄汤。

第二节　大肠寒结证用方

一、大黄附子汤

【导读】①学用大黄附子汤应重视大黄和附子的用量调配关系、大黄和细辛的用量调配关系。②大黄附子汤虽是辨治阳明寒结证的重要代表方，但在临床中还要明确指出大黄附子汤主治基本证型是寒结夹瘀夹热证。

【方歌】大黄附子汤细辛，寒结夹瘀夹热方，各科杂病诸般证，寒热并用效非常。

【方药】大黄三两（9 g）　附子炮，三枚（15 g）　细辛二两（6 g）

【用法】上三味，以水五升，煮取二升。分温三服。若强人煮取二升半，分温三服。服后如人行四五里，进一服。

【功用】温阳化瘀，通降泻热，行散止痛。

【主治基本证型】寒结夹瘀夹热证。①寒证、阴寒证的基本症状表现即手足不温，怕冷，舌质淡，苔白；寒结证的病变证机是寒与气结而阻滞气机，或寒与血结而阻滞脉络，或寒与痰结而壅滞经气脉络；阴寒证的病变证机及症状表现较寒证为重。②瘀证的基本症状表现即疼痛如针刺，部位固定，舌质夹瘀紫。③热证的基本症状表现即口渴，或口苦，或面赤，舌红苔黄。④寒结夹瘀夹热证病变在心有心的基本症状表现如心悸等，在肺有肺的基本症状表现如咳嗽等，在肾有肾的基本症状表现如腰酸等，在肝有肝的基本症状表现如胁肋不舒等，在脾胃有脾胃的基本症状表现如脘腹不适，在太阳有太阳的基本症状表现如发热、疼痛、瘙痒等。⑤辨识寒结夹瘀夹热证即包含寒积阻滞证的基本病变证机，于此适应证列举大黄附子汤治疗寒积阻滞证的基本思路与方法。

【适应证】

1. 中医病证　寒积阻滞证（寒结证）。腹痛，便秘，胁下偏痛，发热，手足不温，口淡，或腰酸腿软，舌淡、苔薄白，脉弦迟。

2. 西医疾病　慢性结肠炎、慢性细菌性痢疾、慢性盆腔炎、慢性胆囊炎、胆囊术后综合征、慢性阑尾炎等病变证机属于寒结夹瘀夹热证者。

【用药分析】方中附子以温阳化瘀兼降逆为主，大黄以清泻热结兼化瘀为主，细辛以温通降逆兼通窍为主，从用药用量分析进而得出大黄附子汤是治疗寒结夹瘀夹热证的重要基础用方。

【用方思路】

（1）大黄附子汤既是辨治寒结证的重要代表方，又是辨治诸多杂病如心病、肺病、肾病等属于寒结夹瘀夹热证的重要基础方。

（2）方中大黄既可通泻，又可兼治郁热；附子、细辛既可温通，又可壮阳止痛。从方中用药用量及调配分析得知，大黄附子汤的应用并不局限于寒结证，还可用于辨治诸多杂病，如消化、呼吸、内分泌及代谢、循环等系统疾病病变证机属于寒结夹瘀夹热证者。

（3）运用大黄附子汤辨治的病证（无论病变部位在脾胃、在心或在肺）以寒结夹瘀夹热为主；其治当温阳通结泻热。

【随证合方】若夹寒痰气逆，可与小半夏汤合方用之；若夹阳虚，可与桂枝人参汤合方用之；若夹寒痰，可与赤丸合方用之；若夹郁热，可与栀子豉汤合方用之。应用时还必须结合病变主次酌情调整方药用量。

【注意事项】运用大黄附子汤既要辨清西医之病，又要辨清西医之病属于中医寒结夹瘀夹热证。辨西医之病可进一步了解疾病的发展演变规律及其转归，辨中医之证可更好地针对西医之病选用大黄附子汤。

二、三物备急丸

【导读】①学用三物备急丸应重视大黄和干姜的用量调配关系、大黄和巴豆的用量调配关系。②三物备急丸虽是辨治寒结夹痰证的重要代表方，但在临床中还要明确指出三物备急丸主治基本证型是寒痰夹热证。

【方歌】 仲景三物备急丸，大黄巴豆与干姜，温通化痰能泻热，寒痰夹热病可康。

【方药】 大黄　干姜　巴豆各等份（3 g）

【用法】 上皆须精新，多少随意。先捣大黄、干姜，下筛为散。别研巴豆，如脂，内散中，合捣千杵。即尔用之为散亦好，下蜜为丸，密器贮之，莫令歇气。若中恶客忤，心腹胀满刺痛，口噤气急，停尸卒死者，以暖水、苦酒服大豆许三枚，老小量之，扶头起，令得下喉，须臾未醒，更与三枚，腹中鸣转，得吐利便愈。若口已噤，可先和成汁，倾口中令从齿间得入至良。

【功用】 温中散寒，降逆化痰，清泻热结。

【主治基本证型】 寒痰夹热证。①寒证、阴寒证的基本症状表现即手足不温，怕冷，舌质淡，苔白；阴寒证的病变证机及症状表现较寒证为重。②痰证的基本症状表现即头身沉重、困倦、肿胀，或咽中痰阻，或咯痰，苔腻。③热证的基本症状表现即口渴，或口苦，或面赤，舌红苔黄。④寒痰夹热证病变在心有心的基本症状表现如心悸等，在肺有肺的基本症状表现如咳嗽等，在肾有肾的基本症状表现如腰酸等，在肝有肝的基本症状表现如胁肋不舒等，在脾胃有脾胃的基本症状表现如脘腹不适，在太阳有太阳的基本症状表现如发热、疼痛、瘙痒等。⑤辨识寒痰夹热证即包含寒结夹痰证的基本病变证机，于此适应证列举三物备急丸治疗寒结夹痰证的基本思路与方法。

【适应证】

1. 中医病证　寒结夹痰证。猝然脘腹胀满疼痛，痛如针刺，口噤不开，面青气急，大便不通，小便清白，或绕脐痛，或手足不温，舌淡、苔薄白或白腻，脉沉紧。

2. 西医疾病　肠梗阻、肠胃蠕动迟缓症、慢性结肠炎、慢性细菌性痢疾、慢性盆腔炎、慢性胆囊炎、胆囊术后综合征、慢性阑尾炎等病变证机属于寒痰夹热证者。

【用药分析】 方中巴豆以温通利水兼活血为主，干姜以温中散寒兼宣通为主，大黄以清泻热结兼化瘀为主，从用药用量分析进而得出三物备急丸是治疗寒痰夹热证的重要基础用方。

【用方思路】

（1）三物备急丸既是辨治寒结夹痰证的重要代表方，又是辨治诸多杂病如心病、肺病、肾病等属于寒痰夹热证的重要基础方。

（2）方中大黄既可通泻，又可治郁热；干姜既可温通，又可止痛；巴豆既通泻，又化痰。从方中用药用量及调配分析得知，三物备急丸的应用并不局限于寒结夹痰证，还可用于辨治诸多杂病，如消化、呼吸、精神神经、内分泌及代谢、循环等系统疾病病变证机属于寒痰夹热证者。

（3）运用三物备急丸辨治的病证（无论病变部位在脾胃、在心或在肾）以寒痰夹热为主；其治当温阳通结化痰。

【随证合方】 若夹风痰血虚，可与藜芦芍药汤合方用之；若夹热，可与小承气汤合方用之；若夹瘀热，可与桃核承气汤合方用之；若夹阳虚，可与桂枝人参汤合方用之。应用时还必须结合病变主次酌情调整方药用量。

【注意事项】 运用三物备急丸既要辨清西医之病，又要辨清西医之病属于中医寒痰夹热证。辨西医之病可进一步了解疾病的发展演变规律及其转归，辨中医之证可更好地针对西医之病选用三物备急丸。

第三节　大肠热结津亏证用方

一、猪膏发煎

【导读】 ①学用猪膏发煎应重视猪膏和乱发的用量调配关系。②猪膏发煎虽是辨治大肠津亏瘀血燥结证的重要代表方，但在临床中还要明确指出猪膏发煎主治基本证型是阴虚瘀热证。

【方歌】 猪膏发煎经典方，滋阴活血基础方，瘀血伤阴常用方，治病关键是合方。

【方药】 猪膏半斤（24 g）　乱发如鸡子大，三枚（10 g）

【用法】 上二味，和膏中煎之，发消药成。分再服。病从小便出。

【功用】 滋阴润燥，活血化瘀。

【主治基本证型】 阴虚瘀热证。①阴虚证的基本症状表现即血热证+血虚证+津伤证。②瘀证的基本症状表现即疼痛如针刺，部位固定，舌质夹瘀紫。③热证的基本症状表现即口渴，或口苦，或面赤，舌红苔黄。④阴虚瘀热证病变在心有心的基本症状表现如心悸等，在肺有肺的基本症状表现如咳嗽等，在肾有肾的基本症状表现如腰酸等，在肝有肝的基本症状表现如胁肋不舒等，在脾胃有脾胃的基本症状表现如脘腹不适，在太阳有太阳的基本症状表现如发热、疼痛、瘙痒等。⑤辨识阴虚瘀热证即包含大肠津亏瘀血燥结证的基本病变证机，于此适应证列举猪膏发煎治疗大肠津亏瘀血燥结证的基本思路与方法。

【适应证】

1. 中医病证　大肠津亏瘀血燥结证。大便干涩难行，或不大便，口舌干燥，少腹急结疼痛，或固定不移，按之有物，或推之不移，舌红边有紫点，脉涩。

2. 西医疾病　病毒性肝炎、肝硬化腹水、老年性便秘、慢性附件炎、慢性盆腔炎等病变证机属于阴虚瘀热证者。

【用药分析】 方中猪膏（即猪脂油）以清热生津润燥兼凉血育阴为主，乱发以通利血脉散结兼利湿退黄为主，从用药用量分析进而得出猪膏发煎是治疗阴虚瘀热证的重要基础用方。

【用方思路】

（1）猪膏发煎既是辨治大肠津亏瘀血燥结证的重要代表方，又是辨治诸多杂病如脾胃病、肝病、妇科病等属于阴虚瘀热证者的重要基础方。

（2）方中猪膏既可滋阴，又可通泻；乱发既可化瘀，又可利湿。从方中用药用量及调配分析得知，猪膏发煎的应用并不局限于大肠津亏瘀血燥结证，还可用于辨治诸多杂病，如消化、内分泌及代谢、循环等系统疾病病变证机属于阴虚瘀热证者。

（3）运用猪膏发煎辨治的病证（无论病变部位在脾胃、在心或在肝胆）以阴虚瘀热为主；其治当润燥化瘀。

【随证合方】 若夹风痰气虚，可与藜芦人参汤合方用之；若夹痰热，可与小陷胸汤合方用之；若夹寒痰，可与赤丸合方用之；若夹气郁，可与橘枳姜汤合方用之；若夹湿热，可与白头翁汤合方用之。应用时还必须结合病变主次酌情调整方药用量。

【注意事项】 运用猪膏发煎既要辨清西医之病，又要辨清西医之病属于中医阴虚瘀热证。辨西医之病可进一步了解疾病的发展演变规律及其转归，辨中医之证可更好地针对西医之病选用猪膏发煎。

二、蜜煎导

【导读】 ①蜜煎导的组成药物仅有一味，单用比较少，临证若能合方用之，疗效会更好。②蜜煎导虽是辨治大肠津亏热结证的重要代表方，但在临床中还要明确指出蜜煎导主治基本证型是气阴两伤证。

【方歌】 滋阴润燥蜜煎导，内服外用皆可宜，脏腑肌肤诸般疾，经方合方功效奇。

【方药】 食蜜七合（50 mL）

【用法】 上一味，于铜器内，微火煎，当须凝如饴状，搅之勿令焦着，欲可丸，并手捻作挺，令头锐，大如指，长二寸许，当热时急作，冷则硬，以内谷道中，以手急抱，欲大便时乃去之。

【功用】 益气滋阴，安神止痉，祛邪解毒，缓急止痛。

【主治基本证型】 气阴两伤证。①阴伤证的基本症状表现即皮肤粗糙，口咽干燥，舌红少津。②气虚证、气伤证的基本症状表现即倦怠乏力，神志不佳，面色不荣；气虚证的病变证机及症状表现较气伤证为重。③气阴两伤证病变在心有心的基本症状表现如心悸等，在肺有肺的基本症状表现如咳嗽等，在肾有肾的基本症状表现如腰酸等，在肝有肝的基本症状表现如胁肋不舒等，在脾胃有脾胃的基本症状表现如脘腹不适，在太阳有太阳的基本症状表现如发热、疼痛、瘙痒等。④辨识气阴两伤证即包含大肠津亏热结证的基本病变证机，于此适应证列举蜜煎导治疗大肠津亏热结证的基本思路与方法。

【适应证】

1. 中医病证　大肠津亏热结证。大便干硬，欲大便而不得，口舌干燥，小便少，头晕目眩，面色不荣，肌肤枯燥，或腹痛，或腹胀，舌红、苔薄黄或少，脉细数。

2. 西医疾病　习惯性便秘、老年性便秘、产后便秘、出血引起的便秘、痔疮、慢性附件炎、慢性盆腔炎、前列腺炎等病变证机属于气阴两伤证者。

【用药分析】 方中蜜以益气化阴兼治惊痫为主，从用药用量分析进而得出蜜煎导是治疗气阴两伤证的重要基础用方。

【用方思路】

（1）蜜煎导既是辨治大肠津亏热结证的重要代表方，又是辨治诸多杂病如脾胃病、大肠病、心病、妇科病等属于气阴两伤证者的重要基础方。

（2）方中食蜜既可滋阴，又可益气。蜜煎导的应用并不局限于大肠津亏热结证，还可用于辨治诸多杂病，如消化、内分泌及代谢、循环等系统疾病病变证机属于气阴两伤证者。

（3）运用蜜煎导辨治的病证（无论病变部位在脾胃、在心或在大肠）以气阴两伤为主；其治当润燥生津。

【随证合方】 若风痰血虚，可与藜芦芍药汤合方用之；若夹瘀，可与桂枝茯苓丸合方用之；若夹郁，可与四逆散合方用之；若夹热结，可与大黄甘草汤合方用之。应用时还必须结合病变主次酌情调整方药用量。

【注意事项】 运用蜜煎导既要辨清西医之病，又要辨清西医之病属于中医气阴两伤证。辨西医之病可进一步了解疾病的发展演变规律及其转归，辨中医之证可更好地针对西医之病选用蜜煎导。

三、猪胆汁方（大猪胆汁方）

【导读】①学用猪胆汁方应重视猪胆汁和醋的用量调配关系。②猪胆汁方虽是辨治大肠燥热内结证的重要代表方，但在临床中还要明确指出猪胆汁方主治基本证型是燥热伤津证。

【方歌】大猪胆汁醋调方，燥热伤阴基础方，清热润燥能敛阴，治病最好用合方。

【方药】猪胆一枚

【用法】大猪胆一枚，泻汁，和少许法醋，以灌谷道内，如一食顷，当大便出宿食恶物，甚效。

【功用】清泻燥热，生津润燥。

【主治基本证型】燥热伤津证。①燥证的基本症状表现即口舌鼻目干燥，肠道尿道干涩。②热证的基本症状表现即口渴，或口苦，或面赤，舌红苔黄。③津伤证的基本症状表现即头面枯涸无泽，肌肤粗糙，口舌干燥。④燥热伤津证病变在心有心的基本症状表现如心悸等，在肺有肺的基本症状表现如咳嗽等，在肾有肾的基本症状表现如腰酸等，在肝有肝的基本症状表现如胁肋不舒等，在脾胃有脾胃的基本症状表现如脘腹不适，在太阳有太阳的基本症状表现如发热、疼痛、瘙痒等。⑤辨识燥热伤津证即包含大肠燥热内结证的基本病变证机，于此适应证列举猪胆汁方治疗大肠燥热内结证的基本思路与方法。

【适应证】

1. 中医病证　大肠燥热内结证。不大便，或欲大便而不得，小便少，心烦，急躁，身热，或腹胀，口干，舌燥，舌红少津，脉虚或细。

2. 西医疾病　习惯性便秘、老年性便秘、产后便秘、出血引起的便秘、痔疮、神经性皮炎、咽炎、前列腺炎等病变证机属于燥热伤津证者。

【用药分析】方中猪胆汁以清热降逆兼通结为主，醋（苦酒）以滋阴兼消肿为主，从用药用量分析进而得出猪胆汁方是治疗燥热伤津证的重要基础用方。

【用方思路】

（1）猪胆汁方既是辨治大肠燥热内结证的重要代表方，又是辨治诸多杂病如脾胃病、大肠病、皮肤病等属于燥热伤津证者的重要基础方。

（2）方中猪胆汁既可清热，又可育阴。猪胆汁方的应用并不局限于大肠燥热内结证，还可用于辨治诸多杂病，如消化、内分泌及代谢系统疾病和皮肤病等病变证机属于燥热伤津证者。

（3）运用猪胆汁方辨治的病证（无论病变部位在脾胃或在皮肤）以燥热伤

津为主；其治当润燥清热。

【随证合方】若夹寒瘀，可与附子白及汤合方用之；若夹血热，可与百合地黄汤合方用之；若夹郁热，可与栀子厚朴汤合方用之；若夹湿热，可与葛根芩连汤合方用之；若夹阳虚，可与桂枝人参汤合方用之。应用时还必须结合病变主次酌情调整方药用量。

【注意事项】运用猪胆汁方既要辨清西医之病，又要辨清西医之病属于中医燥热伤津证。辨西医之病可进一步了解疾病的发展演变规律及其转归，辨中医之证可更好地针对西医之病选用猪胆汁方。

四、土瓜根汁方

【导读】①土瓜根汁方的组成药物仅有一味，单用比较少，临证若能合方用之，疗效会更好。②土瓜根汁方虽是辨治大肠瘀热内结证的重要代表方，但在临床中还要明确指出土瓜根汁方主治基本证型是瘀热伤津证。

【方歌】仲景土瓜根汁方，清热润燥能化瘀，脏腑热结血不利，瘀热津少病可愈。

【方药】土瓜根二十两（60 g）（编者注：仲景方无用量，此处为编者所加）

【用法】上一味，以水四升，煮取二升，去滓。本方之用有二法：温服一升，分二服。又纳灌肛门内，急抱，欲大便时乃去之（编者注：仲景未言用法，此处为编者所加）。

【功用】清泻热结，活血化瘀，生津化阴。

【主治基本证型】瘀热伤津证。①瘀证的基本症状表现即疼痛如针刺，部位固定，舌质夹瘀紫。②热证的基本症状表现即口渴，或口苦，或面赤，舌红苔黄。③津伤证的基本症状表现即头面枯涸无泽，肌肤粗糙，口舌干燥。④瘀热伤津证病变在心有心的基本症状表现如心悸等，在肺有肺的基本症状表现如咳嗽等，在肾有肾的基本症状表现如腰酸等，在肝有肝的基本症状表现如胁肋不舒等，在脾胃有脾胃的基本症状表现如脘腹不适，在太阳有太阳的基本症状表现如发热、疼痛、瘙痒等。⑤辨识瘀热伤津证即包含大肠瘀热内结证的基本病变证机，于此适应证列举土瓜根汁方治疗大肠瘀热内结证的基本思路与方法。

【适应证】

1. 中医病证　大肠瘀热内结证。不大便，欲大便不行，心烦，身热，面色不荣，口干，烦躁，或腹满，或腹痛，舌红少津，脉虚。

2. 西医疾病　习惯性便秘、老年性便秘、产后便秘、出血引起的便秘、痔疮、神经性皮炎、咽炎、前列腺炎、盆腔炎等病变证机属于瘀热伤津证者。

【用药分析】 方中土瓜根汁方以清热化瘀兼益阴为主，从用药用量分析进而得出土瓜根汁方是治疗瘀热伤津证的重要基础用方。

【用方思路】

（1）土瓜根汁方既是辨治大肠瘀热内结证的重要代表方，又是辨治诸多杂病如脾胃病、大肠病、心病、男科病、妇科病等属于瘀热伤津证者的重要基础方。

（2）方中土瓜根汁既可清热，又可化瘀，更可通泻。土瓜根汁方的应用并不局限于大肠瘀热内结证，还可用于辨治诸多杂病，如消化、男科、妇科、内分泌及代谢、循环等系统疾病病变证机属于瘀热伤津证者。

（3）运用土瓜根汁方辨治的病证（无论病变部位在脾胃、在心或在肝胆）以瘀热伤津为主；其治当化瘀清热。

【随证合方】 若夹风痰血虚，可与藜芦芍药汤合方用之；若夹郁，可与橘枳姜汤合方用之；若夹痰热，可与小陷胸汤合方用之；若夹血热，可与百合地黄汤合方用之。应用时还必须结合病变主次酌情调整方药用量。

【注意事项】 运用土瓜根汁方既要辨清西医之病，又要辨清西医之病属于中医瘀热伤津证。辨西医之病可进一步了解疾病的发展演变规律及其转归，辨中医之证可更好地针对西医之病选用土瓜根汁方。

第四节 大肠热利证用方

一、葛根黄芩黄连汤

【导读】 ①学用葛根黄芩黄连汤应重视葛根和黄连的用量调配关系、黄连和黄芩的用量调配关系、葛根和甘草的用量调配关系。②葛根黄芩黄连汤虽是辨治大肠热利证的重要代表方，但在临床中还要明确指出葛根黄芩黄连汤主治基本证型是湿热蕴结夹虚证。

【方歌】 葛根黄芩黄连汤，再加甘草合成方，脏腑湿热诸般疾，清热燥湿益气好。

【方药】 葛根半斤（24g） 甘草炙，二两（6g） 黄芩三两（9g） 黄连三两（9g）

【用法】 上四味，以水八升，先煮葛根，减二升，内诸药，煮取二升，去滓。分温再服。

【功用】 清热燥湿，升清降浊，补益正气。

【主治基本证型】 湿热蕴结夹虚证。①湿证的基本症状表现即身体酸楚、沉重、困痛，或大便溏泻，或小便混浊，口腻，苔腻。②热证的基本症状表现即口渴，或口苦，或面赤，舌红苔黄。③气虚证、气伤证的基本症状表现即倦怠乏力，神志不佳，面色不荣；气虚证的病变证机及症状表现较气伤证为重。④湿热蕴结夹虚证病变在心有心的基本症状表现如心悸等，在肺有肺的基本症状表现如咳嗽等，在肾有肾的基本症状表现如腰酸等，在肝有肝的基本症状表现如胁肋不舒等，在脾胃有脾胃的基本症状表现如脘腹不适，在太阳有太阳的基本症状表现如发热、疼痛、瘙痒等。⑤辨识湿热蕴结夹虚证即包含大肠热利证的基本病变证机，于此适应证列举葛根黄芩黄连汤治疗大肠热利证的基本思路与方法。

【适应证】

1. 中医病证　大肠热利证。身热下利，胸脘烦热，口渴喜饮，喘而汗出，舌红、苔黄，脉数。

2. 西医疾病　急、慢性肠炎，非特异性溃疡性结肠炎，中毒性肠炎，肠伤寒，副伤寒，细菌性痢疾，上消化道出血等病变证机属于湿热蕴结夹虚证者。

【用药分析】方中葛根以清疏柔筋兼生津为主，黄连以清热燥湿兼开窍为主，黄芩以清热燥湿兼凉血为主，甘草以益气生津兼缓急为主，从用药用量分析进而得出葛根黄芩黄连汤是治疗湿热蕴结夹虚证的重要基础用方。

【用方思路】

（1）葛根黄芩黄连汤既是辨治大肠热利证的重要代表方，又是辨治诸多杂病如脾胃病、大肠病、肺病等属于湿热蕴结夹虚证者的重要基础方。

（2）方中葛根既可清热，又可生津；黄连、黄芩既清热，又燥湿；甘草既补气，又生津。从方中用药用量及调配分析得知，葛根黄芩黄连汤的应用并不局限于大肠热利证，还可用于辨治诸多杂病，如消化、呼吸、内分泌及代谢等系统疾病病变证机属于湿热蕴结夹虚证者。

（3）运用葛根黄芩黄连汤辨治的病证（无论病变部位在脾胃、在心或在大肠）以湿热蕴结夹虚为主；其治当清热燥湿。

【随证合方】若夹风痰热，可与藜芦紫参汤合方用之；若夹郁，可与四逆散合方用之；若夹瘀，可与桂枝茯苓丸合方用之；若夹阳虚，可与桂枝人参汤合方用之。应用时还必须结合病变主次酌情调整方药用量。

【注意事项】运用葛根黄芩黄连汤既要辨清西医之病，又要辨清西医之病属于中医湿热蕴结夹虚证。辨西医之病可进一步了解疾病的发展演变规律及其转归，辨中医之证可更好地针对西医之病选用葛根黄芩黄连汤。

二、紫参汤

【导读】①学用紫参汤应重视紫参和甘草的用量调配关系。②紫参汤虽是辨治热毒下利证的重要代表方，但在临床中还要明确指出紫参汤主治基本证型是热积气虚证。

【方歌】紫参汤中用甘草，清热解毒效果好，脏腑郁热夹气虚，先煮紫参疗效高。

【方药】紫参半斤（24 g）　甘草三两（9 g）

【用法】上二味，以水五升，先煮紫参，取二升，内甘草，煮取一升半。分温三服。

【功用】清热消积，益气生津。

【主治基本证型】热积气虚证。①热证的基本症状表现即口渴，或面赤，舌红苔薄黄；热积证的病变证机是热与气积而为聚结，或热与血积而为癥结。②气虚证、气伤证的基本症状表现即倦怠乏力，神志不佳，面色不荣；气虚证的病变证机及症状表现较气伤证为重。③热积气虚证病变在心有心的基本症状表现如心悸等，在肺有肺的基本症状表现如咳嗽等，在肾有肾的基本症状表现如腰酸等，在肝有肝的基本症状表现如胁肋不舒等，在脾胃有脾胃的基本症状表现如脘腹不适，在太阳有太阳的基本症状表现如发热、疼痛、瘙痒等。④辨识热积气虚证即包含热毒下利证的基本病变证机，于此适应证列举紫参汤治疗热毒下利证的基本思路与方法。

【适应证】

1. 中医病证　热毒下利证。胸痛，咳嗽，腹痛剧烈而拒按，下利，便脓血，身热，舌质红、苔黄，脉数。

2. 西医疾病　急、慢性肠炎，慢性非特异性溃疡性结肠炎，中毒性肠炎，肠伤寒，副伤寒，细菌性痢疾，上消化道出血，支气管炎，麻疹肺炎，膀胱炎，尿道炎，乙型脑炎，小儿麻痹症等病变证机属于热积气虚证者。

【用药分析】方中紫参以清热消积兼通九窍为主，甘草以益气生津兼缓急为主，从用药用量分析进而得出紫参汤是治疗热积气虚证的重要基础用方。

【用方思路】

（1）紫参汤既是辨治热毒下利证的重要代表方，又是辨治诸多杂病如脾胃病、大肠病、肺病等属于热积气虚证者的重要基础方。

（2）方中紫参既可清热，又可止利；甘草既补气，又生津。从方中用药用量及调配分析得知，紫参汤的应用并不局限于热毒下利证，还可用于辨治诸多杂病，如消化、呼吸、内分泌及代谢等系统疾病病变证机属于热积气虚证者。

（3）运用紫参汤辨治的病证（无论病变部位在脾胃或在肺）以热积气虚为主；其治当清热解毒。

【随证合方】若夹风痰血虚，可与藜芦芍药汤合方用之；若夹郁，可与橘枳姜汤合方用之；若夹痰热，可与小陷胸汤合方用之；若夹湿热，可与葛根芩连汤合方用之；若夹阳虚，可与四逆汤合方用之。应用时还必须结合病变主次酌情调整方药用量。

【注意事项】运用紫参汤既要辨清西医之病，又要辨清西医之病属于中医热积气虚证。辨西医之病可进一步了解疾病的发展演变规律及其转归，辨中医之证可更好地针对西医之病选用紫参汤。

第五节 大肠滑脱证用方

赤石脂禹余粮汤

【导读】①学用赤石脂禹余粮汤应重视赤石脂和禹余粮的用量调配关系。②赤石脂禹余粮汤虽是辨治大肠滑脱证的重要代表方，但在临床中还要明确指出赤石脂禹余粮汤主治基本证型是滑脱伤气阴证。

【方歌】赤石脂禹余粮汤，温涩固脱基础方，滑脱不固诸般疾，经方合方效非常。

【方药】赤石脂碎，一斤（48 g） 太一禹余粮碎，一斤（48 g）

【用法】上二味，以水六升，煮取二升，去滓。分温三服。

【功用】温涩固脱，益气敛阴。

【主治基本证型】滑脱伤气阴证。①滑脱证、不固证的基本症状表现即口涎多，汗出不止，或泪水多，或小便频数，或大便溏泻不止，或男子遗精早泄，或女子带下，或女子经血淋漓。②气虚证、气伤证的基本症状表现即倦怠乏力，神志不佳，面色不荣；气虚证的病变证机及症状表现较气伤证为重。③阴伤证的基本症状表现即皮肤粗糙，口咽干燥，舌红少津。④滑脱伤气阴证病变在心有心的基本症状表现如心悸等，在肺有肺的基本症状表现如咳嗽等，在肾有肾的基本症状表现如腰酸等，在肝有肝的基本症状表现如胁肋不舒等，在脾胃有脾胃的基本症状表现如脘腹不适，在太阳有太阳的基本症状表现如发热、疼痛、瘙痒等。⑤辨识滑脱伤气阴证即包含大肠滑脱证的基本病变证机，于此适应证列举赤石脂禹余粮汤治疗大肠滑脱证的基本思路与方法。

【适应证】

1. 中医病证　大肠滑脱证。下利，便脓血，腹痛喜按，手足不温，肛门下坠，或脱肛，体困身重，舌淡、苔薄，脉沉。

2. 西医疾病　肠易激综合征、慢性肠炎、过敏性肠炎、慢性非特异性溃疡性结肠炎、阴道炎、子宫内膜炎、子宫脱垂、早泄、前列腺炎等病变证机属于滑脱伤气阴证者。

【用药分析】 方中赤石脂以温补固涩兼息风为主，禹余粮以温涩固脱和阴兼通闭消癥为主，从用药用量分析进而得出赤石脂禹余粮汤是治疗滑脱伤气阴证的重要基础用方。

【用方思路】

（1）赤石脂禹余粮汤既是辨治大肠滑脱证的重要代表方，又是辨治诸多杂病如大肠病、膀胱病、男科病、妇科病等属于滑脱伤气阴证者的重要基础方。

（2）方中赤石脂、禹余粮既可温固，又可益阴。从方中用药用量及调配分析得知，赤石脂禹余粮汤的应用并不局限于大肠滑脱证，还可用于辨治诸多杂病如消化、内分泌及代谢、泌尿等系统疾病病变证机属于滑脱伤气阴证者。

（3）运用赤石脂禹余粮汤辨治的病证（无论病变部位在脾胃或在肾）以滑脱伤气阴为主；其治当固脱益气和阴。

【随证合方】 若风痰血虚，可与藜芦芍药汤合方用之；若夹阳虚，可与桂枝人参汤合方用之；若夹湿热，可与葛根芩连汤合方用之；若夹水气，可与五苓散合方用之。应用时还必须结合病变主次酌情调整方药用量。

【注意事项】 运用赤石脂禹余粮汤既要辨清西医之病，又要辨清西医之病属于中医滑脱伤气阴证。辨西医之病可进一步了解疾病的发展演变规律及其转归，辨中医之证可更好地针对西医之病选用赤石脂禹余粮汤。

第六节　大肠痰饮证用方

一、己椒苈黄丸

【导读】 ①学用己椒苈黄丸应重视防己、大黄、椒目、葶苈子的用量调配关系。②己椒苈黄丸虽是辨治大肠水结证的重要代表方，但在临床中还要明确指出己椒苈黄丸主治基本证型是水热郁结证。

【方歌】 仲景己椒苈黄丸，水热蕴结夹阳郁，脏腑营卫诸般疾，治表治里病可除。

【方药】 防己　椒目　葶苈熬　大黄各一两（3 g）

【用法】 上四味，末之，蜜丸如梧子大，先食，饮服一丸，日三服。稍增，口中有津液。渴者加芒硝半两。

【功用】 清泻热结，通利水道。

【主治基本证型】 水热郁结证。①水证、水气证的基本症状表现即四肢肌肤颜面水肿，身体困重，或腹中有水声，苔滑。②热证的基本症状表现即口渴，或口苦，或面赤，舌红苔黄。③郁结证的病变证机是邪与气郁结而壅滞气机，或邪与血郁结而阻滞经脉，或邪与痰郁结而郁滞气血。④水热郁结证病变在心有心的基本症状表现如心悸等，在肺有肺的基本症状表现如咳嗽等，在肾有肾的基本症状表现如腰酸等，在肝有肝的基本症状表现如胁肋不舒等，在脾胃有脾胃的基本症状表现如脘腹不适，在太阳有太阳的基本症状表现如发热、疼痛、瘙痒等。⑤辨识水热郁结证即包含大肠水结证的基本病变证机，于此适应证列举己椒苈黄丸治疗大肠水结证的基本思路与方法。

【适应证】

1. 中医病证　大肠水结证。腹满，口舌干燥，腹中有水声，渴欲饮水，或大便干，或大便溏，小便黄赤，或腹痛，或水肿，舌红、苔黄而燥，脉弦或数。

2. 西医疾病　肠结核、肝硬化腹水、脂肪肝、乳糜尿、慢性前列腺炎、心源性水肿、慢性肾小球肾炎等病变证机属于水热郁结证者。

【用药分析】 方中防己以清热利湿定狂兼利大小便为主，椒目以通利水道消胀兼通乳为主，葶苈子以清热通利兼化癥为主，大黄以清泻热结兼化瘀为主，从用药用量分析进而得出己椒苈黄丸是治疗水热郁结证的重要基础用方。

【用方思路】

（1）己椒苈黄丸既是辨治大肠水结证的重要代表方，又是辨治诸多杂病如脾胃病、肝病、肾病、心病等属于水热郁结证者的重要基础方。

（2）方中防己既可利水，又可祛风；葶苈子、椒目可通利三焦之水气；大黄可通利诸脏腑之热结。从方中用药用量及调配分析得知，己椒苈黄丸的应用并不局限于大肠水结证，还可用于辨治诸多杂病，如消化、泌尿、内分泌及代谢、循环等系统疾病病变证机属于水热郁结证者。

（3）运用己椒苈黄丸辨治的病证（无论病变部位在脾胃、在心或在肝肾）以水热郁结为主；其治当通利水气。

【随证合方】 若风痰血虚，可与藜芦芍药汤合方用之；若夹虚，可与桂枝人参汤合方用之；若夹瘀，可与桂枝茯苓丸合方用之；若夹水气，可与五苓散合方用之。应用时还必须结合病变主次酌情调整方药用量。

【注意事项】运用己椒苈黄丸既要辨清西医之病，又要辨清西医之病属于中医水热郁结证。辨西医之病可进一步了解疾病的发展演变规律及其转归，辨中医之证可更好地针对西医之病选用己椒苈黄丸。

二、甘遂半夏汤

【导读】①学用甘遂半夏汤应重视甘遂和半夏的用量调配关系、甘遂和甘草的用量调配关系、芍药和甘草的用量调配关系。②甘遂半夏汤虽是辨治饮结夹虚证的重要代表方，但在临床中还要明确指出甘遂半夏汤主治基本证型是寒热痰饮夹虚证。

【方歌】甘遂半夏汤芍药，加蜜煎煮用甘草，寒热痰饮夹虚证，妙用遂草疗效好。

【方药】甘遂大者，三枚（5 g）　半夏十二枚（8 g）　芍药五枚（15 g）　甘草炙，如指大一枚（3 g）

【用法】上四味，以水二升，煮取半升，去滓。以蜜半升，和药汁煎服八合。顿服之。

【功用】清热涤痰，温化寒痰，补益气血。

【主治基本证型】寒热痰饮夹虚证。①寒证、阴寒证的基本症状表现即手足不温，怕冷，舌质淡，苔白；阴寒证的病变证机及症状表现较寒证为重。②热证的基本症状表现即口渴，或口苦，或面赤，舌红苔黄。③痰证的基本症状表现即头身沉重、困倦、肿胀，或咽中痰阻，或咯痰，苔腻。④饮证的基本症状表现即头、面、身体浮肿、色泽光亮鲜明，口中涎沫，舌面涎液，大便溏泻胶结。⑤气虚证、气伤证的基本症状表现即倦怠乏力，神志不佳，面色不荣；气虚证的病变证机及症状表现较气伤证为重。⑥寒热痰饮夹虚证病变在心有心的基本症状表现如心悸等，在肺有肺的基本症状表现如咳嗽等，在肾有肾的基本症状表现如腰酸等，在肝有肝的基本症状表现如胁肋不舒等，在脾胃有脾胃的基本症状表现如脘腹不适，在太阳有太阳的基本症状表现如发热、疼痛、瘙痒等。⑦辨识寒热痰饮夹虚证即包含饮结夹虚证的基本病变证机，于此适应证列举甘遂半夏汤治疗饮结夹虚证的基本思路与方法。

【适应证】

1. 中医病证　饮结夹虚证。下利胶结不畅，虽利后反觉舒服，但心下仍坚满，按之似有物，肠间沥沥有水声，或便结不通，苔滑腻，脉沉滑或伏。

2. 西医疾病　慢性肠炎、肠梗阻、肠结核、淋巴水肿、慢性盆腔炎、流行性出血热少尿期伴肾衰竭、结核性腹水、肾炎水肿、心源性水肿、血吸虫病等病变证机属于寒热痰饮夹虚证者。

【用药分析】 方中甘遂以泻经隧水饮兼清泻为主，半夏以温化痰湿降逆兼散结为主，芍药以补血敛阴兼清泻为主，蜜以益气化阴兼治惊痫为主，甘草以益气生津兼缓急为主，从用药用量分析进而得出甘遂半夏汤是治疗寒热痰饮夹证的重要基础用方。

【用方思路】

（1）甘遂半夏汤既是辨治饮结夹虚证的重要代表方，又是辨治诸多杂病如脾胃病、大肠病、肾病、肝病、心病等属于寒热痰饮夹虚证者的重要基础方。

（2）方中甘遂可攻逐五脏六腑之饮结；半夏既可醒脾，又可降逆；芍药既可益阴，又可通利；甘草可益诸脏腑之气。从方中用药用量及调配分析得知，甘遂半夏汤的应用并不局限于饮结夹虚证，还可用于辨治诸多杂病，如消化、泌尿、内分泌及代谢、循环等系统疾病病变证机属于寒热痰饮夹虚证者。

（3）运用甘遂半夏汤辨治的病证（无论病变部位在脾胃、在心或在肝肾）以寒热痰饮夹虚为主；其治当攻逐饮结益虚。

【随证合方】 若夹气虚，可与桂枝人参汤合方用之；若夹血虚，可与胶艾汤合方用之；若夹瘀，可与桂枝茯苓丸合方用之。应用时还必须结合病变主次酌情调整方药用量。

【注意事项】 运用甘遂半夏汤既要辨清西医之病，又要辨清西医之病属于中医寒热痰饮夹虚证。辨西医之病可进一步了解疾病的发展演变规律及其转归，辨中医之证可更好地针对西医之病选用甘遂半夏汤。

第七节　肠痈证用方

一、大黄牡丹汤

【导读】 ①学用大黄牡丹汤应重视大黄和牡丹皮的用量调配关系、桃仁和冬瓜子的用量调配关系、大黄和芒硝的用量调配关系。②大黄牡丹汤虽是辨治肠痈瘀热证的重要代表方，但在临床中还要明确指出大黄牡丹汤主治基本证型是瘀热痈脓证。

【方歌】 仲景大黄牡丹汤，桃仁瓜子与芒硝，热结瘀血诸般疾，各科杂病皆可消。

【方药】 大黄四两（12 g）　牡丹一两（3 g）　桃仁五十个（8.5 g）　瓜子半升

（12 g） 芒硝三合（8 g）

【用法】 上五味，以水六升，煮取一升，去滓。内芒硝，再煎沸。顿服之。有脓当下，如无脓，当下血。

【功用】 清泻热结，软坚散结，消痈排脓。

【主治基本证型】 瘀热痈脓证。①瘀证的基本症状表现即疼痛如针刺，部位固定，舌质夹瘀紫。②热证的基本症状表现即口渴，或口苦，或面赤，舌红苔黄。③痈脓证的基本症状表现即在肺为咯吐脓血痰，在肠为脓血便，在皮肤为痈疽疔疮。④瘀热痈脓证病变在心有心的基本症状表现如心悸等，在肺有肺的基本症状表现如咳嗽等，在肾有肾的基本症状表现如腰酸等，在肝有肝的基本症状表现如胁肋不舒等，在脾胃有脾胃的基本症状表现如脘腹不适，在太阳有太阳的基本症状表现如发热、疼痛、瘙痒等。⑤辨识瘀热痈脓证即包含肠痈瘀热证的基本病变证机，于此适应证列举大黄牡丹汤治疗肠痈瘀热证的基本思路与方法。

【适应证】

1. 中医病证　肠痈瘀热证。右少腹疼痛拒按，按之痛如淋状，甚则局部肿痞，右腿屈而不伸，伸则痛剧，大便不调，小便自调或黄赤，发热，自汗恶寒，舌红、苔黄腻，脉滑数或涩。

2. 西医疾病　急性阑尾炎、阑尾脓肿或结石、多发性结肠憩室症、粘连性肠梗阻、细菌性痢疾等病变证机属于瘀热痈脓证者。

【用药分析】 方中大黄以清泻热结兼化瘀为主，芒硝以清泻热结兼软坚为主，牡丹皮以清热凉血兼活血为主，桃仁以活血化瘀兼滋阴为主，冬瓜子以清热利湿兼排脓为主，从用药用量分析进而得出大黄牡丹汤是治疗瘀热痈脓证的重要基础用方。

【用方思路】

（1）大黄牡丹汤既是辨治肠痈瘀热证的重要代表方，又是辨治诸多杂病如脾胃病、心病、大肠病、膀胱病、妇科病等属于瘀热痈脓证者的重要基础方。

（2）方中大黄、芒硝可攻逐五脏六腑之热结；牡丹皮既可凉血，又可散瘀；桃仁可化诸脏腑之瘀；冬瓜子既可清热，又可排脓。从方中用药用量及调配分析得知，大黄牡丹汤的应用并不局限于肠痈瘀热证，还可用于辨治诸多杂病，如消化、泌尿、内分泌、循环等系统疾病病变证机属于瘀热痈脓证者。

（3）运用大黄牡丹汤辨治的病证（无论病变部位在脾胃、在心或在肝肾）以瘀热痈脓为主；其治当泻热祛瘀。

【随证合方】 若夹寒瘀，可与附子白及汤合方用之；若夹阳虚，可与桂枝人参汤合方用之；若夹痰热，可与小陷胸汤合方用之；若夹郁，可与橘枳姜汤合方用之。应用时还必须结合病变主次酌情调整方药用量。

【注意事项】 运用大黄牡丹汤既要辨清西医之病，又要辨清西医之病属于中医瘀热痈脓证。辨西医之病可进一步了解疾病的发展演变规律及其转归，辨中医之证可更好地针对西医之病选用大黄牡丹汤。

二、薏苡附子败酱散

【导读】 ①学用薏苡附子败酱散应重视薏苡仁和附子的用量调配关系、附子和败酱草的用量调配关系。②薏苡附子败酱散虽是辨治肠痈寒湿证的重要代表方，但在临床中还要明确指出薏苡附子败酱散主治基本证型是寒热郁结夹瘀证。

【方歌】 薏苡附子败酱散，辨治寒热夹瘀证，治病用药细审斟，用量变化须调整。

【方药】 薏苡仁十分（30 g） 附子二分（6 g） 败酱五分（15 g）

【用法】 上三味，杵为散，取方寸匕，以水二升，煎减半，顿服，小便当下。

【功用】 温阳散寒，清热解毒，化瘀散结，益气利湿。

【主治基本证型】 寒热郁结夹瘀证。①寒证、阴寒证的基本症状表现即手足不温，怕冷，舌质淡，苔白；阴寒证的病变证机及症状表现较寒证为重。②热证的基本症状表现即口渴，或口苦，或面赤，舌红苔黄。③郁结证的病变证机是邪与气郁结而壅滞气机，或邪与血郁结而阻滞经脉，或邪与痰郁结而郁滞气血。④瘀证的基本症状表现即疼痛如针刺，部位固定，舌质夹瘀紫。⑤寒热郁结夹瘀证病变在心有心的基本症状表现如心悸等，在肺有肺的基本症状表现如咳嗽等，在肾有肾的基本症状表现如腰酸等，在肝有肝的基本症状表现如胁肋不舒等，在脾胃有脾胃的基本症状表现如脘腹不适，在太阳有太阳的基本症状表现如发热、疼痛、瘙痒等。⑥辨识寒热郁结夹瘀证即包含肠痈寒湿证的基本病变证机，于此适应证列举薏苡附子败酱散治疗肠痈寒湿证的基本思路与方法。

【适应证】

1. 中医病证　肠痈寒湿证。右少腹急结不舒，按之有物如肿状，柔软，不大便，或大便不畅，小便尚可，肌肤甲错，舌淡、苔薄白或腻，脉沉。

2. 西医疾病　急性阑尾炎、阑尾脓肿或结石、多发性结肠憩室症、粘连性肠梗阻、细菌性痢疾、泌尿系感染、慢性盆腔炎、前列腺炎、心脏病等病变证机属于寒热郁结夹瘀证者。

【用药分析】 方中薏苡仁以益气利湿兼清热通络为主，附子以温阳化瘀兼降逆为主，败酱草以清热解毒兼排脓为主，从用药用量分析进而得出薏苡附子败酱散是治疗寒热郁结夹瘀证的重要基础用方。

【用方思路】

（1）薏苡附子败酱散既是辨治肠痈寒湿证的重要代表方，又是辨治诸多杂病如脾胃病、大肠病、心病、肾病等属于寒热郁结夹瘀证者的重要基础方。

（2）方中附子可温壮五脏六腑之阳；薏苡仁既可利湿，又可清热；败酱草既可清热，又可排脓。从方中用药用量及调配分析得知，薏苡附子败酱散的应用并不局限于肠痈寒湿证，还可用于辨治诸多杂病，如消化、泌尿、生殖、循环等系统疾病病变证机属于寒热郁结夹瘀证者。

（3）运用薏苡附子败酱散辨治的病证（无论病变部位在脾胃、在心或在肾）以寒热郁结夹瘀为主；其治当泻热祛瘀散寒。

【随证合方】若夹寒痰，可与附子半夏汤合方用之；若夹瘀，可与桂枝茯苓丸合方用之；若夹痰热，可与小陷胸汤合方用之；若夹寒湿，可与甘姜苓术汤合方用之。应用时还必须结合病变主次酌情调整方药用量。

【注意事项】运用薏苡附子败酱散既要辨清西医之病，又要辨清西医之病属于中医寒热郁结夹瘀证。辨西医之病可进一步了解疾病的发展演变规律及其转归，辨中医之证可更好地针对西医之病选用薏苡附子败酱散。

第/十/章　膀/胱/病/证/用/方

学用膀胱病证用方，既要知道膀胱病证用方是主治膀胱病证的基本方，又要知道其主治并不局限于膀胱病证，还包括其他病证。用方选方的基本思路与方法是根据病变证机而选方用药，无论是膀胱病证还是其他病证，只要病变证机符合方药的主治，即可选用方药治疗。

第一节　膀胱瘀血证用方

一、桃核承气汤

【导读】①学用桃核承气汤应重视桃仁和大黄的用量调配关系、桂枝和大黄的用量调配关系、大黄和芒硝的用量调配关系。②桃核承气汤虽是辨治膀胱瘀热证的重要代表方，但在临床中还要明确指出桃核承气汤主治基本证型是瘀热阳郁夹虚证。

【方歌】桃核承气汤桃仁，大黄芒硝桂甘草，瘀热阳郁夹气虚，泻热化瘀通阳好。

【方药】桃仁去皮尖，五十个（8.5 g）　大黄四两（12 g）　桂枝去皮，二两（6g）　甘草炙，二两（6g）　芒硝二两（6g）

【用法】上五味，以水七升，煮取二升半，去滓。内芒硝，更上火微沸，下火。先食，温服五合，日三服。当微利。

【功用】清泻热结，活血化瘀，益气温阳。

【主治基本证型】瘀热阳郁夹虚证。①瘀证的基本症状表现即疼痛如针刺，部位固定，舌质夹瘀紫。②热证的基本症状表现即口渴，或口苦，或面赤，舌红苔黄。③阳郁证的基本症状表现即手足烦热而不温，心胸闷热而怕冷，口舌干燥而不渴。④气虚证、气伤证的基本症状表现即倦怠乏力，神志不佳，面色不荣；气虚证的病变证机及症状表现较气伤证为重。⑤瘀热阳郁夹虚证病变在心有心的基本症状表现如心悸等，在肺有肺的基本症状表现如咳嗽等，在肾有肾的基本症状表现如腰酸等，在肝有肝的基本症状表现如胁肋不舒等，在脾胃有脾胃的基本症状表现如脘腹不适，在太阳有太阳的基本症状表现如发热、疼痛、瘙痒等。⑥辨识瘀热阳郁夹虚证即包含膀胱瘀热证的基本病变证机，于此适应证列举桃核承气汤治疗膀胱瘀热证的基本思路与方法。

【适应证】

1. 中医病证　膀胱瘀热证。少腹急结，或疼痛，或胀满，尿痛，尿频，尿中带血，或如狂，或心烦，或痛经，或闭经，舌红、苔黄，脉数。

2. 西医疾病　肾炎尿毒症、慢性肾盂肾炎、运动性血红蛋白尿、急性间歇性卟啉病、尿路结石、精神分裂症、内分泌失调等病变证机属于瘀热阳郁夹虚证者。

【用药分析】方中桃仁以活血化瘀兼滋阴为主，桂枝以温宣通经兼补为主，大黄以清泻热结兼化瘀为主，芒硝以清泻热结兼软坚为主，甘草以益气生津兼缓急为主，从用药用量分析进而得出桃核承气汤是治疗瘀热阳郁夹虚证的重要基础用方。

【用方思路】

（1）桃核承气汤既是辨治膀胱瘀热证的重要代表方，又是辨治诸多杂病如肾病、膀胱病、心病、肝病、皮肤病等属于瘀热阳郁夹虚证者的重要基础方。

（2）方中桃仁可活五脏六腑之血；桂枝既可通经，又可散瘀；大黄、芒硝既可泻热，又可祛瘀；甘草可益诸脏腑之气。从方中用药用量及调配分析得知，桃核承气汤的应用并不局限于膀胱瘀热证，还可用于辨治诸多杂病，如泌尿、生殖、循环、内分泌系统疾病和皮肤病等病变证机属于瘀热阳郁夹虚证者。

（3）运用桃核承气汤辨治的病证（无论病变部位在膀胱、在心或在肝肾）以瘀热阳郁夹虚为主，其治当泻热祛瘀。

【随证合方】若夹寒瘀，可与附子白及汤合方用之；若夹阳虚，可与四逆汤合方用之；若夹郁，可与四逆散合方用之；若夹寒痰，可与赤丸合方用之。应用时还必须结合病变主次酌情调整方药用量。

【注意事项】运用桃核承气汤既要辨清西医之病，又要辨清西医之病属于中医瘀热阳郁夹虚证。辨西医之病可进一步了解疾病的发展演变规律及其转归，辨中医之证可更好地针对西医之病选用桃核承气汤。

二、蒲灰散

【导读】①学用蒲灰散应重视蒲黄和滑石的用量调配关系。②蒲灰散虽是辨治膀胱瘀湿证的重要代表方，但在临床中还要明确指出蒲灰散主治基本证型是瘀热水结证。

【方歌】 蒲灰散中用滑石，清热化瘀能利湿，湿热瘀血诸般疾，经方合方最相宜。

【方药】 蒲灰七分（21 g）　滑石三分（9 g）

【用法】 上二味，杵为散，饮服方寸匕，日三服。

【功用】 活血化瘀，清热利水，益气止血。

【主治基本证型】 瘀热水结证。①瘀证的基本症状表现即疼痛如针刺，部位固定，舌质夹瘀紫。②热证的基本症状表现即口渴，或口苦，或面赤，舌红苔黄。③水证、水气证的基本症状表现即四肢肌肤颜面水肿，身体困重，或腹中有水声，苔滑。④瘀热水结证病变在心有心的基本症状表现如心悸等，在肺有肺的基本症状表现如咳嗽等，在肾有肾的基本症状表现如腰酸等，在肝有肝的基本症状表现如胁肋不舒等，在脾胃有脾胃的基本症状表现如脘腹不适，在太阳有太阳的基本症状表现如发热、疼痛、瘙痒等。⑤辨识瘀热水结证即包含膀胱瘀湿证的基本病变证机，于此适应证列举蒲灰散治疗膀胱瘀湿证的基本思路与方法。

【适应证】

1. 中医病证　膀胱瘀湿证。小便不利，尿道疼痛，或尿中带血，尿道重坠，身重，或水肿，头昏，舌红、苔黄而腻，脉数。

2. 西医疾病　肾小球肾炎、肾盂肾炎、膀胱炎、淋菌性尿道炎、泌尿系结石、肝硬化腹水、心源性腹水、胸膜炎、腹膜炎等病变证机属于瘀热水结证者。

【用药分析】 方中蒲灰（蒲黄）以活血化瘀利水兼止血为主，滑石以清热利湿兼通窍为主，从用药用量分析进而得出蒲灰散是治疗瘀热水结证的重要基础用方。

【用方思路】

（1）蒲灰散既是辨治膀胱瘀湿证的重要代表方，又是辨治诸多杂病如肝病、肾病、心病等属于瘀热水结证的重要基础方。

（2）方中蒲黄既可活血，又可利水；滑石既可清热，又可利水。从方中用药用量及调配分析得知，蒲灰散的应用并不局限于膀胱瘀湿证，还可用于辨治诸多杂病，如消化、泌尿、内分泌及代谢、循环等系统疾病病变证机属于瘀热水结证者。

（3）运用蒲灰散辨治的病证（无论病变部位在膀胱、在心或在肝）以瘀热水结为主；其治当化瘀利湿。

【随证合方】 若夹痰水，可与藻戟遂芫甘草汤合方用之；若夹虚热，可与猪苓汤合方用之；若夹郁，可与四逆散合方用之；若夹湿热，可与牡蛎泽泻散合方用之。应用时还必须结合病变主次酌情调整方药用量。

【注意事项】运用蒲灰散既要辨清西医之病，又要辨清西医之病属于中医瘀热水结证。辨西医之病可进一步了解疾病的发展演变规律及其转归，辨中医之证可更好地针对西医之病选用蒲灰散。

三、滑石白鱼散

【导读】①学用滑石白鱼散应重视白鱼和滑石的用量调配关系。②滑石白鱼散虽是辨治膀胱瘀热湿证的重要代表方，但在临床中还要明确指出滑石白鱼散主治基本证型是瘀热水气夹虚证。

【方歌】滑石白鱼用乱发，清热化瘀能利湿，瘀热水气夹虚证，各科杂病服之宜。

【方药】滑石二分（6g）　乱发烧，二分（6g）　白鱼二分（6g）

【用法】上三味，杵为散，饮服方寸匕，日三服。

【功用】活血化瘀，清热利湿，益气消肿。

【主治基本证型】瘀热水气夹虚证。①瘀证的基本症状表现即疼痛如针刺，部位固定，舌质夹瘀紫。②热证的基本症状表现即口渴，或口苦，或面赤，舌红苔黄。③水证、水气证的基本症状表现即四肢肌肤颜面水肿，身体困重，或腹中有水声，苔滑。④气虚证、气伤证的基本症状表现即倦怠乏力，神志不佳，面色不荣；气虚证的病变证机及症状表现较气伤证为重。⑤瘀热水气夹虚证病变在心有心的基本症状表现如心悸等，在肺有肺的基本症状表现如咳嗽等，在肾有肾的基本症状表现如腰酸等，在肝有肝的基本症状表现如胁肋不舒等，在脾胃有脾胃的基本症状表现如脘腹不适，在太阳有太阳的基本症状表现如发热、疼痛、瘙痒等。⑥辨识瘀热水气夹虚证即包含膀胱瘀热湿证的基本病变证机，于此适应证列举滑石白鱼散治疗膀胱瘀热湿证的基本思路与方法。

【适应证】

1. 中医病证　膀胱瘀热湿证。小便不利，或尿急，或尿痛，或尿道重坠，少腹急结或胀满，或尿中带血，身重，或身热，舌红、苔黄略腻，脉数。

2. 西医疾病　慢性肾小球肾炎、肾盂肾炎、慢性膀胱炎、尿道炎、肝硬化腹水、盆腔炎、附件炎、心源性水肿等病变证机属于瘀热水气夹虚证者。

【用药分析】方中滑石以清热利湿兼通窍为主，乱发以活血化瘀兼利水为主，白鱼以益气利水兼散瘀为主，从用药用量分析进而得出滑石白鱼散是治疗瘀热水气夹虚证的重要基础用方。

【用方思路】

（1）滑石白鱼散既是辨治膀胱瘀热湿证的重要代表方，又是辨治诸多杂病如肾病、肝病、心病等属于瘀热水气夹虚证者的重要基础方。

（2）方中乱发既可活血，又可利水；滑石既可清热，又可利水；白鱼既可益气，又可利湿。从方中用药用量及调配分析得知，滑石白鱼散的应用并不局限于膀胱瘀热湿证，还可用于辨治诸多杂病，如泌尿、消化、循环、内分泌等系统疾病等病变证机属于瘀热水气夹虚证者。

（3）运用滑石白鱼散辨治的病证（无论病变部位在膀胱、在心或在肝肾）以瘀热水气夹虚为主；其治当化瘀利水益虚。

【随证合方】 若夹水热，可与甘草甘遂汤合方用之；若夹郁，可与四逆散合方用之；若夹寒，可与茯苓四逆汤合方用之；若夹血热，可与百合地黄汤合方用之。应用时还必须结合病变主次酌情调整方药用量。

【注意事项】 运用滑石白鱼散既要辨清西医之病，又要辨清西医之病属于中医瘀热水气夹虚证。辨西医之病可进一步了解疾病的发展演变规律及其转归，辨中医之证可更好地针对西医之病选用滑石白鱼散。

第二节　膀胱湿热证用方

一、牡蛎泽泻散

【导读】 ①学用牡蛎泽泻散应重视牡蛎和泽泻的用量调配关系、海藻和蜀漆的用量调配关系。②牡蛎泽泻散虽是辨治膀胱湿热证的重要代表方，但在临床中还要明确指出牡蛎泽泻散主治基本证型是湿热水气伤阴证。

【方歌】 仲景牡蛎泽泻散，海陆栝楼葶蜀漆，脏腑湿热夹水气，清利散结功效奇。

【方药】 牡蛎熬　泽泻　蜀漆暖水洗，去腥　葶苈子熬　商陆根熬　海藻洗去咸　栝楼根各等份

【用法】 上七味，异捣，下筛为散，更于臼中治之，白饮和，服方寸匕，日三服。小便利，止后服。

【功用】 清热利湿，软坚散结，益阴敛阴。

【主治基本证型】 湿热水气伤阴证。①湿证的基本症状表现即身体酸楚、沉重、困痛，或大便溏泻，或小便混浊，口腻，苔腻。②热证的基本症状表现即口渴，或口苦，或面赤，舌红苔黄。③水证、水气证的基本症状表现即四肢肌肤颜面水肿，身体困重，或腹中有水声，苔滑。④阴伤证的基本症状表现即皮肤粗糙，口咽干燥，舌红少津。⑤湿热水气伤阴证病变在心有心的基本症状

表现如心悸等，在肺有肺的基本症状表现如咳嗽等，在肾有肾的基本症状表现如腰酸等，在肝有肝的基本症状表现如胁肋不舒等，在脾胃有脾胃的基本症状表现如脘腹不适，在太阳有太阳的基本症状表现如发热、疼痛、瘙痒等。⑥辨识湿热水气伤阴证即包含膀胱湿热证的基本病变证机，于此适应证列举牡蛎泽泻散治疗膀胱湿热证的基本思路与方法。

【适应证】

1. 中医病证　膀胱湿热证。小便不利，或不通，欲尿不得，少腹疼痛或拒按，或尿时痛甚，身热，小便黄，舌红、苔黄略腻，脉滑或数。

2. 西医疾病　肾小球肾炎、肾盂肾炎、急性膀胱炎、黏液性水肿、肝硬化腹水、胸膜炎或腹膜炎之积水、心源性水肿、龟头炎及水肿、子宫内膜炎、盆腔炎、前列腺炎等病变证机属于湿热水气伤阴证者。

【用药分析】方中牡蛎以益气息风兼强骨定惊为主，泽泻以清热利水兼养五脏为主，蜀漆以清热利水安神兼消癥为主，葶苈子以清热通利兼化癥为主，商陆根以攻逐水气为主，海藻以软坚散结兼利水为主，栝楼根以清热生津兼疗伤化痰为主，从用药用量分析进而得出牡蛎泽泻散是治疗湿热水气伤阴证的重要基础用方。

【用方思路】

（1）牡蛎泽泻散既是辨治膀胱湿热证的重要代表方，又是辨治诸多杂病如肾病、肝病、心病、皮肤病、妇科病、男科病等属于湿热水气伤阴证者的重要基础方。

（2）方中泽泻、商陆、蜀漆可清利脏腑之湿热；牡蛎既可软坚，又可敛阴；葶苈子既可降气，又可利水；海藻既可软坚，又可利水；栝楼根既可益阴，又可化湿。从方中用药用量及调配分析得知，牡蛎泽泻散的应用并不局限于膀胱湿热证，还可用于辨治诸多杂病，如泌尿、内分泌等系统疾病病变证机属于湿热水气伤阴证者。

（3）运用牡蛎泽泻散辨治的病证（无论病变部位在膀胱、在心或在肝肾）以湿热水气伤阴为主；其治当清热利湿益阴。

【随证合方】若夹寒痰，可与附子半夏汤合方用之；若夹阳虚，可与四逆汤合方用之；若夹瘀，可与蒲黄散合方用之；若夹痰热，可与小陷胸汤合方用之。应用时还必须结合病变主次酌情调整方药用量。

【注意事项】运用牡蛎泽泻散既要辨清西医之病，又要辨清西医之病属于中医湿热水气伤阴证。辨西医之病可进一步了解疾病的发展演变规律及其转归，辨中医之证可更好地针对西医之病选用牡蛎泽泻散。

二、当归贝母苦参丸

【导读】①学用当归贝母苦参丸应重视当归和贝母的用量调配关系、贝母和苦参的用量调配关系。②当归贝母苦参丸虽是辨治膀胱湿热血虚证的重要代表方，但在临床中还要明确指出当归贝母苦参丸主治基本证型是湿热瘀血夹血虚证。

【方歌】当归贝母苦参丸，湿热瘀血夹血虚，脏腑营卫诸般疾，清补活血病可除。

【方药】当归　贝母　苦参各四两（12 g）

【用法】上三味，末之，炼蜜丸，如小豆大，饮服三丸，加至十丸。

【功用】补血活血，通利清热。

【主治基本证型】湿热瘀血夹血虚证。①湿证的基本症状表现即身体酸楚、沉重、困痛，或大便溏泻，或小便混浊，口腻，苔腻。②热证的基本症状表现即口渴，或口苦，或面赤，舌红苔黄。③瘀证的基本症状表现即疼痛如针刺，部位固定，舌质夹瘀紫。④血虚证、血伤证的基本症状表现即面色苍白，头晕目眩，肌肤指（趾）甲无泽；血虚证病变证机及症状表现较血伤证为重。⑤湿热瘀血夹血虚证病变在心有心的基本症状表现如心悸等，在肺有肺的基本症状表现如咳嗽等，在肾有肾的基本症状表现如腰酸等，在肝有肝的基本症状表现如胁肋不舒等，在脾胃有脾胃的基本症状表现如脘腹不适，在太阳有太阳的基本症状表现如发热、疼痛、瘙痒等。⑥辨识湿热瘀血夹血虚证即包含膀胱湿热血虚证的基本病变证机，于此适应证列举当归贝母苦参丸治疗膀胱湿热血虚证的基本思路与方法。

【适应证】

1. 中医病证　膀胱湿热血虚证。小便难或不利，或涩痛，少腹胀痛，或空痛，面色不荣，舌淡红、苔薄，脉弱。

2. 西医疾病　阴囊湿疹、阴道炎、布氏杆菌病、急性膀胱炎、心动过速、心律不齐、慢性支气管炎等病变证机属于湿热瘀血夹血虚证者。

【用药分析】方中当归以补血通利兼下气为主，贝母以清热化痰通乳兼消疮为主，苦参以清热燥湿消痈消癥兼通窍为主，蜜以益气化阴兼治惊痫为主，从用药用量分析进而得出当归贝母苦参丸是治疗湿热瘀血夹血虚证的重要基础用方。

【用方思路】

（1）当归贝母苦参丸既是辨治膀胱湿热血虚证的重要代表方，又是辨治诸多杂病如肾病、肝病、心病、妇科病、男科病等属于湿热瘀血夹血虚证者的重要基础方。

（2）方中当归既可补血，又可活血；贝母既可化痰，又可清热；苦参既可清热，又可燥湿。从方中用药用量及调配分析得知，当归贝母苦参丸的应用并不局限于膀胱湿热血虚证，还可用于辨治诸多杂病，如泌尿、内分泌系统疾病及妇科病、男科病等病变证机属于湿热瘀血夹血虚证。

（3）运用当归贝母苦参丸辨治的病证（无论病变部位在肾、在心或在肝）以湿热瘀血夹血虚为主；其治当清热利湿补血。

【随证合方】若夹风痰气虚，可与藜芦人参汤合方用之；若夹湿热，可与牡蛎泽泻散合方用之；若夹瘀，可与桂枝茯苓丸合方用之。应用时还必须结合病变主次酌情调整方药用量。

【注意事项】运用当归贝母苦参丸既要辨清西医之病，又要辨清西医之病属于中医湿热瘀血夹血虚证。辨西医之病可进一步了解疾病的发展演变规律及其转归，辨中医之证可更好地针对西医之病选用当归贝母苦参丸。

三、茯苓戎盐汤

【导读】①学用茯苓戎盐汤应重视茯苓和白术的用量调配关系、茯苓和戎盐的用量调配关系。②茯苓戎盐汤虽是辨治膀胱气虚湿热证的重要代表方，但在临床中还要明确指出茯苓戎盐汤主治基本证型是气虚水气夹热证。

【方歌】茯苓戎盐汤白术，寒热湿结夹气虚，温补利湿能清热，寒湿水热病可除。

【方药】茯苓半斤（24 g）　白术二两（6 g）　戎盐弹丸大一枚（15 g）

【用法】上三味（编者注：上三味之后用法乃《四部备要》补注），先将茯苓、白术煎成，入戎盐煎，分三服。

【功用】健脾制水，益气利水，清热化水。

【主治基本证型】气虚水气夹热证。①气虚证、气伤证的基本症状表现即倦怠乏力，神志不佳，面色不荣；气虚证的病变证机及症状表现较气伤证为重。②水证、水气证的基本症状表现即四肢肌肤颜面水肿，身体困重，或腹中有水声，苔滑。③热证的基本症状表现即口渴，或口苦，或面赤，舌红苔黄。④气虚水气夹热证病变在心有心的基本症状表现如心悸等，在肺有肺的基本症状表现如咳嗽等，在肾有肾的基本症状表现如腰酸等，在肝有肝的基本症状表现如胁肋不舒等，在脾胃有脾胃的基本症状表现如脘腹不适，在太阳有太阳的基本症状表现如发热、疼痛、瘙痒等。⑤辨识气虚水气夹热证即包含膀胱气虚湿热证的基本病变证机，于此适应证列举茯苓戎盐汤治疗膀胱气虚湿热证的基本思路与方法。

【适应证】

1. 中医病证　膀胱气虚湿热证。小便不利，或尿后余沥未尽，前阴重坠，四肢无力，身倦，喜卧，少腹胀痛，舌红、苔黄，脉弱。

2. 西医疾病　急、慢性膀胱炎，急性肾盂肾炎、膀胱炎，急、慢性尿道炎，慢性肠炎，慢性胃炎等病变证机属于气虚水气夹热证者。

【用药分析】 方中茯苓以益气利湿兼安神为主，戎盐以通窍利水兼益气强骨为主，白术以益气散寒燥湿兼生血为主，从用药用量分析进而得出茯苓戎盐汤是治疗气虚水气夹热证的重要基础用方。

【用方思路】

（1）茯苓戎盐汤既是辨治膀胱气虚湿热证的重要代表方，又是辨治诸多杂病如肾病、脾胃病、妇科病等属于气虚水气夹热证者的重要基础方。

（2）方中茯苓既可益气，又可利湿；白术既可健脾，又可燥湿；戎盐既可通利，又可利水。从方中用药用量及调配分析得知，茯苓戎盐汤的应用并不局限于膀胱气虚湿热证，还可用于辨治诸多杂病，如泌尿、消化、内分泌等系统疾病病变证机属于气虚水气夹热证者。

（3）运用茯苓戎盐汤辨治的病证（无论是心肾疾病还是妇科疾病）以气虚水气夹热为主；其治当健脾益气，清热利湿。

【随证合方】 若夹水热，可与甘草甘遂汤合方用之；若夹阴虚，可与猪苓汤合方用之；若夹瘀热，可与桃核承气汤合方用之；若夹气血虚，可与芍药甘草汤合方用之。应用时还必须结合病变主次酌情调整方药用量。

【注意事项】 运用茯苓戎盐汤既要辨清西医之病，又要辨清西医之病属于中医气虚水气夹热证。辨西医之病可进一步了解疾病的发展演变规律及其转归，辨中医之证可更好地针对西医之病选用茯苓戎盐汤。

第三节　膀胱水气证用方

葵子茯苓散

【导读】 ①学用葵子茯苓散应重视茯苓和葵子的用量调配关系。②葵子茯苓散虽是辨治膀胱阳郁水气证的重要代表方，但在临床中还要明确指出葵子茯苓散主治基本证型是水气夹气虚证。

【方歌】 仲景葵子茯苓散，清热益气利水气，脏腑营卫水气病，经方合方功效奇。

【方药】 葵子一斤（48 g） 茯苓三两（9 g）

【用法】 上二味，杵为散，饮服方寸匕，日三服。小便利则愈。

【功用】 通利小便，益气化水。

【主治基本证型】 水气夹气虚证。①水证、水气证的基本症状表现即四肢肌肤颜面水肿，身体困重，或腹中有水声，苔滑。②气虚证、气伤证的基本症状表现即倦怠乏力，神志不佳，面色不荣；气虚证的病变证机及症状表现较气伤证为重。③水气夹气虚证病变在心有心的基本症状表现如心悸等，在肺有肺的基本症状表现如咳嗽等，在肾有肾的基本症状表现如腰酸等，在肝有肝的基本症状表现如胁肋不舒等，在脾胃有脾胃的基本症状表现如脘腹不适，在太阳有太阳的基本症状表现如发热、疼痛、瘙痒等。④辨识水气夹气虚证即包含膀胱阳郁水气证的基本病变证机，于此适应证列举葵子茯苓散治疗膀胱阳郁水气证的基本思路与方法。

【适应证】

1. 中医病证 膀胱阳郁水气证。小便不利，洒淅恶寒，起即头眩，少腹胀满，身重，或水肿，舌淡、苔薄，脉沉。

2. 西医疾病 膀胱炎、尿道炎、肾盂肾炎、高血压、脂肪肝、妊娠中毒症等病变证机属于水气夹气虚证者。

【用药分析】 方中葵子以清热利水兼益气为主，茯苓以益气利湿兼安神为主，从用药用量分析进而得出葵子茯苓丸是治疗水气夹气虚证的重要基础用方。

【用方思路】

（1）葵子茯苓散既是辨治膀胱阳郁水气证的重要代表方，又是辨治诸多杂病如肾病、肝病、心病、妇科病等属于水气夹气虚证者的重要基础方。

（2）方中茯苓既可益气，又可利湿；葵子既可通阳，又可利水。从方中用药用量及调配分析得知，葵子茯苓散的应用并不局限于膀胱阳郁水气证，还可用于辨治诸多杂病，如泌尿、内分泌等系统疾病病变证机属于水气夹气虚证者。

（3）运用葵子茯苓散辨治的病证（无论是心肾疾病还是妇科疾病）以水气夹气虚为主；其治当通阳利水益气。

【随证合方】 若夹寒瘀，可与附子白及汤合方用之；若夹寒，可与真武汤合方用之；若夹热，可与猪苓汤合方用之；若夹湿热，可与栀子柏皮汤合方用之。应用时还必须结合病变主次酌情调整方药用量。

【注意事项】 运用葵子茯苓散既要辨清西医之病，又要辨清西医之病属于中医水气夹气虚证。辨西医之病可进一步了解疾病的发展演变规律及其转归，辨中医之证可更好地针对西医之病选用葵子茯苓散。

第十一章 血证及妇科病证用方

学用血证及妇科病证用方，既要知道血证及妇科病证用方是主治血证及妇科病证的基本方，又要知道其主治并不局限于血证及妇科病证，还包括其他病证。用方选方的基本思路与方法是根据病变证机而选方用药，无论是血证及妇科病证还是其他病证，只要病变证机符合方药主治，即可选用方药治疗。

第一节 血瘀证用方

一、抵当汤

【导读】①学用抵当汤应重视桃仁和大黄的用量调配关系、水蛭和虻虫的用量调配关系。②抵当汤虽是辨治下焦瘀热证的重要代表方，但在临床中还要明确指出抵当汤主治基本证型是瘀热癥积重证。

【方歌】抵当汤中黄桃仁，水蛭虻虫各三十，脏腑营卫诸癥积，泻热逐瘀功效奇。

【方药】水蛭熬，三十个（60 g） 虻虫去翅足，熬，三十个（6 g） 桃仁去皮尖，二十个（4 g） 大黄酒洗，三两（9 g）

【用法】上四味，以水五升，煮取三升，去滓。温服一升，不下，更服。

【功用】化瘀消癥，清泻郁热，软坚散结。

【主治基本证型】瘀热癥积重证。①瘀证的基本症状表现即疼痛如针刺，部位固定，舌质夹瘀紫。②热证的基本症状表现即口渴，或口苦，或面赤，舌红苔黄。③癥积证的病变证机是瘀与痰相结而凝聚且顽固坚结。④瘀热癥积重证病变在心有心的基本症状表现如心悸等，在肺有肺的基本症状表现如咳嗽等，在肾有肾的基本症状表现如腰酸等，在肝有肝的基本症状表现如胁肋不舒等，在脾胃有脾胃的基本症状表现如脘腹不适，在太阳有太阳的基本症状表现如发热、疼痛、瘙痒等。⑤辨识瘀热癥积重证即包含瘀热证的基本病变证机，于此适应证列举抵当汤治疗瘀热证的基本思路与方法。

【适应证】

1. 中医病证　瘀热证。少腹急结或疼痛，固定不移，或拒按，不大便，或屎虽硬大便反易，其色如柏油状，发狂，或心烦，或喜忘，或起卧不安，或身黄，小便自利，舌边有瘀紫点，脉沉微。

2. 西医疾病　肾炎尿毒症、慢性肾盂肾炎、运动性血红蛋白尿、急性间歇性卟啉病、尿路结石、精神分裂症、内分泌失调等病变证机属于瘀热癥积重证者。

【用药分析】方中大黄以清泻热结兼化瘀为主，水蛭以破瘀散结兼利水为主，虻虫以消癥利水兼通窍为主，桃仁以活血化瘀兼滋阴为主，从用药用量分析进而得出抵当汤是治疗瘀热癥积重证的重要基础用方。

【用方思路】

（1）抵当汤既是辨治下焦瘀热证的重要代表方，又是辨治诸多杂病如肾病、心病、肝病等属于瘀热癥积重证者的重要基础方。

（2）方中大黄既可泻热，又可祛瘀；桃仁、水蛭、虻虫可破诸脏腑之瘀。从方中用药用量及调配分析得知，抵当汤的应用并不局限于瘀热证，还可用于辨治诸多杂病，如循环、泌尿、内分泌等系统疾病病变证机属于瘀热癥积重证者。

（3）运用抵当汤辨治的病证（无论是心肾疾病还是妇科疾病）以瘀热癥积重证为主；其治当泻热祛瘀。

【随证合方】若夹郁，可与四逆散合方用之；若夹寒痰，可与赤丸合方用之；若夹水气，可与五苓散合方用之。应用时还必须结合病变主次酌情调整方药用量。

【注意事项】运用抵当汤既要辨清西医之病，又要辨清西医之病属于中医瘀热癥积重证。辨西医之病可进一步了解疾病的发展演变规律及其转归，辨中医之证可更好地针对西医之病选用抵当汤。

二、抵当丸

【导读】①学用抵当丸应重视桃仁和大黄的用量调配关系、水蛭和虻虫的用量调配关系。②抵当丸虽是辨治下焦瘀热缓证的重要代表方，但在临床中还要明确指出抵当丸主治基本证型是瘀热癥积轻证。

【方歌】抵当丸虻虫水蛭，大黄桃仁合成方，脏腑营卫瘀热证，清泻瘀热效非常。

【方药】水蛭熬，二十个（40 g）　虻虫去翅足，熬，二十个（4 g）　桃仁去皮尖，二十五个（5 g）　大黄三两（9 g）

【用法】上四味，捣，分四丸，以水一升，煮一丸，取七合服之。晬时当下血，若不下，更服。

【功用】化瘀消癥，清泻郁热，软坚散结。

【主治基本证型】瘀热癥积轻证。①瘀证的基本症状表现即疼痛如针刺，部位固定，舌质夹瘀紫。②热证的基本症状表现即口渴，或口苦，或面赤，舌红苔黄。③癥积证的病变证机是瘀与痰相结而凝积且顽固坚结。④瘀热癥积轻证病变在心有心的基本症状表现如心悸等，在肺有肺的基本症状表现如咳嗽等，在肾有肾的基本症状表现如腰酸等，在肝有肝的基本症状表现如胁肋不舒等，在脾胃有脾胃的基本症状表现如脘腹不适，在太阳有太阳的基本症状表现如发热、疼痛、瘙痒等。⑤辨识瘀热癥积轻证即包含下焦瘀热缓证的基本病变证机，于此适应证列举抵当丸治疗下焦瘀热缓证的基本思路与方法。

【适应证】

1. 中医病证　下焦瘀热缓证。少腹满或硬或痛，固定不移，大便硬反易，色如漆状，喜忘，身热，舌质暗淡，脉沉或涩。

2. 西医疾病　冠心病心绞痛、肺源性心脏病急性发作、脑血栓形成、脑动脉硬化、慢性结肠炎、慢性胃炎、慢性肝炎、慢性胰腺炎、急性盆腔炎、急性附件炎、胎盘滞留、子宫肌瘤、痛经、闭经、前列腺炎、前列腺肥大、睾丸结核、急性尿潴留、输尿管炎、肾盂肾炎等病变证机属于瘀热癥积轻证者。

【用药分析】方中大黄以清泻热结兼化瘀为主，水蛭以破瘀散结兼利水为主，虻虫以消癥利水兼通窍为主，桃仁以活血化瘀兼滋阴为主，从用药用量分析进而得出抵当丸是治疗瘀热癥积轻证的重要基础用方。

【用方思路】

（1）抵当丸既是辨治下焦瘀热缓证的重要代表方，又是辨治诸多杂病如肾病、心病、肝病等属于瘀热癥积轻证者的重要基础方。

（2）方中大黄既可泻热，又可祛瘀；桃仁、水蛭、虻虫可破诸脏腑之瘀。从方中用药用量及调配分析得知，抵当丸的应用并不局限于下焦瘀热缓证，还可用于辨治诸多杂病，如循环、泌尿、内分泌等系统疾病病变证机属于瘀热癥积轻证者。

（3）运用抵当丸辨治的病证（无论是心肾疾病还是妇科疾病）以瘀热癥积轻证为主；其治当泻热祛瘀。

【随证合方】若夹郁，可与四逆散、橘枳姜汤合方用之；若夹寒痰，可与四逆汤、赤丸合方用之；若夹水气，可与五苓散、真武汤合方用之。应用时还必须结合病变主次酌情调整方药用量。

【注意事项】运用抵当丸既要辨清西医之病，又要辨清西医之病属于中医瘀热癥积轻证。辨西医之病可进一步了解疾病的发展演变规律及其转归，辨中医之证可更好地针对西医之病选用抵当丸。

三、下瘀血汤

【导读】①学用下瘀血汤应重视桃仁和大黄的用量调配关系、大黄和䗪虫的用量调配关系。②下瘀血汤虽是辨治胞中瘀热证的重要代表方，但在临床中还要明确指出下瘀血汤主治基本证型是瘀热胶结证。

【方歌】下瘀血汤用大黄，桃仁䗪虫合成方，脏腑瘀热诸般疾，清泻瘀热病可康。

【方药】大黄二两（6 g） 桃仁二十枚（4 g） 䗪虫熬，去足，二十枚（10 g）

【用法】上三味，末之，炼蜜和为四丸，以酒一升，煎一丸，取八合，顿服之，新血下如豚肝。

【功用】清泻热结，化瘀消癥。

【主治基本证型】瘀热胶结证。①瘀证的基本症状表现即疼痛如针刺，部位固定，舌质夹瘀紫。②热证的基本症状表现即口渴，或口苦，或面赤，舌红苔黄。③胶结证的病变证机是气血被邪所阻结且病情顽固难治。④瘀热胶结证病变在心有心的基本症状表现如心悸等，在肺有肺的基本症状表现如咳嗽等，在肾有肾的基本症状表现如腰酸等，在肝有肝的基本症状表现如胁肋不舒等，在脾胃有脾胃的基本症状表现如脘腹不适，在太阳有太阳的基本症状表现如发热、疼痛、瘙痒等。⑤辨识瘀热胶结证即包含胞中瘀热证的基本病变证机，于此适应证列举下瘀血汤治疗胞中瘀热证的基本思路与方法。

【适应证】

1. 中医病证　胞中瘀热证。少腹胀满或疼痛，入夜尤甚，固定不移，拒按，或恶露不尽，经下夹血块，色紫黑，或经水不利，舌质紫或有瘀点，脉沉涩。

2. 西医疾病　痛经、闭经、急性盆腔炎、急性附件炎、胎盘滞留、产后恶血不去、慢性肾炎、乙型肝炎等病变证机属于瘀热胶结证者。

【用药分析】方中桃仁以活血化瘀兼滋阴为主，大黄以清泻热结兼化瘀为主，䗪虫以清热消癥通闭兼降浊为主，酒以温通行气兼活血为主，蜜以益气化阴兼治惊痫为主，从用药用量分析进而得出下瘀血汤是治疗瘀热胶结证的重要基础用方。

【用方思路】

（1）下瘀血汤既是辨治胞中瘀热证的重要代表方，又是辨治诸多杂病如妇科病、男科病、心病、肾病、肝病等属于瘀热胶结证者的重要基础方。

（2）方中大黄既可泻热，又可祛瘀；桃仁、䗪虫可破诸脏腑之瘀；酒通行百脉；蜜益气缓急。从方中用药用量及调配分析得知，下瘀血汤的应用并不局限于胞中瘀热证，还可用于辨治诸多杂病，如妇科、男科疾病和循环、泌尿、内分泌等系统疾病病变证机属于瘀热胶结证者。

（3）运用下瘀血汤辨治的病证（无论是肝肾疾病还是妇科、男科疾病）以瘀热胶结为主；其治当泻热祛瘀。

【随证合方】若夹寒瘀，可与附子白及汤合方用之；若夹寒，可与当归四逆汤合方用之；若夹郁，可与四逆散合方用之；若夹血虚，可与胶艾汤合方用之。应用时还必须结合病变主次酌情调整方药用量。

【注意事项】运用下瘀血汤既要辨清西医之病，又要辨清西医之病属于中医瘀热胶结证。辨西医之病可进一步了解疾病的发展演变规律及其转归，辨中医之证可更好地针对西医之病选用下瘀血汤。

四、土瓜根散

【导读】①学用土瓜根散应重视土瓜根和芍药的用量调配关系、桂枝和䗪虫的用量调配关系。②土瓜根散虽是辨治胞中阳郁血瘀证的重要代表方，但在临床中还要明确指出土瓜根散主治基本证型是瘀热血虚夹寒证。

【方歌】土瓜根散䗪虫芍，桂枝通阳能化瘀，瘀热血虚夹寒证，各科杂病效非常。

【方药】土瓜根　芍药　桂枝　䗪虫各三两（9 g）

【用法】上四味，杵为散，酒服方寸匕，日三服。

【功用】清泻瘀热，通利血脉，温通经脉。

【主治基本证型】瘀热血虚夹寒证。①瘀证的基本症状表现即疼痛如针刺，部位固定，舌质夹瘀紫。②热证的基本症状表现即口渴，或口苦，或面赤，舌红苔黄。③血虚证、血伤证的基本症状表现即面色苍白，头晕目眩，肌肤指（趾）甲无泽；血虚证病变证机及症状表现较血伤证为重。④寒证、阴寒证的基本症状表现即手足不温，怕冷，舌质淡，苔白；阴寒证的病变证机及症状表现较寒证为重。⑤瘀热血虚夹寒证病变在心有心的基本症状表现如心悸等，在肺有肺的基本症状表现如咳嗽等，在肾有肾的基本症状表现如腰酸等，在肝有肝的基本症状表现如胁肋不舒等，在脾胃有脾胃的基本症状表现如脘腹不适，在太阳有太阳的基本症状表现如发热、疼痛、瘙痒等。⑥辨识瘀热血虚夹寒证即包含胞中阳郁血瘀证的基本病变证机，于此适应证列举土瓜根散治疗胞中阳郁血瘀证的基本思路与方法。

【适应证】

1. 中医病证　胞中阳郁血瘀证。经行不畅，少腹满痛或刺痛，或经行一月再现，经量少，色紫有块，带下色赤，恶寒，或手足不温，或头汗出，身热，舌紫暗，脉迟或涩。

2. 西医疾病　中枢性痛经、闭经、月经不调、输卵管不全梗阻、附件炎、盆腔炎、慢性肾炎、慢性肝炎、肝硬化等病变证机属于瘀热血虚夹寒证者。

【用药分析】方中土瓜根以清热化瘀兼益阴为主，桂枝以温宣通经兼补为主，芍药以补血敛阴兼清泻为主，䗪虫以清热消癥通闭兼降浊为主，酒以温通行气兼活血为主，从用药用量分析进而得出土瓜根散是治疗瘀热血虚夹寒证的重要基础用方。

【用方思路】

（1）土瓜根散既是辨治胞中阳郁血瘀证的重要代表方，又是辨治诸多杂病如妇科病、男科病、脾胃病、肝病等属于瘀热血虚夹寒证者的重要基础方。

（2）方中土瓜根既可泻热，又可祛瘀；䗪虫可破诸脏腑之瘀；桂枝既可通阳，又可通经；芍药既可益血，又可敛阴。从方中用药用量及调配分析得知，土瓜根散的应用并不局限于胞中阳郁血瘀证，还可用于辨治诸多杂病，如妇科、男科疾病和消化、循环、泌尿、内分泌等系统疾病病变证机属于瘀热血虚夹寒证者。

（3）运用土瓜根散辨治的病证（无论是肝肾疾病还是妇科、男科疾病）以瘀热血虚夹寒为主；其治当通阳泻热祛瘀。

【随证合方】若夹风痰气虚，可与藜芦人参汤合方用之；若夹寒，可与当归四逆汤合方用之；若夹痰热，可与小陷胸汤合方用之；若夹寒痰，可与赤丸合方用之。应用时还必须结合病变主次酌情调整方药用量。

【注意事项】运用土瓜根散既要辨清西医之病，又要辨清西医之病属于中医瘀热血虚夹寒证。辨西医之病可进一步了解疾病的发展演变规律及其转归，辨中医之证可更好地针对西医之病选用土瓜根散。

五、红蓝花酒

【导读】①红蓝花酒的组成药物仅有一味，临证最好合方应用，疗效会更好。②红蓝花酒虽是辨治妇人气血郁瘀证的重要代表方，但在临床中还要明确指出红蓝花酒主治基本证型是血瘀气郁证。

【方歌】红蓝花酒基础方，调理气血功效良，内外妇儿皆可治，脏腑气血病可康。

【方药】 红蓝花一两（3 g）

【用法】 上一味，以酒一大碗，煎减半。顿服一半，未止再服。

【功用】 温通活血，行气解郁。

【主治基本证型】 血瘀气郁证。①瘀证的基本症状表现即疼痛如针刺，部位固定，舌质夹瘀紫。②气郁证的基本症状表现即胀、满、闷，或情绪低落，或所愿不遂，或急躁易怒。③血瘀气郁证病变在心有心的基本症状表现如心悸等，在肺有肺的基本症状表现如咳嗽等，在肾有肾的基本症状表现如腰酸等，在肝有肝的基本症状表现如胁肋不舒等，在脾胃有脾胃的基本症状表现如脘腹不适，在太阳有太阳的基本症状表现如发热、疼痛、瘙痒等。④辨识血瘀气郁证即包含妇人气血郁瘀证的基本病变证机，于此适应证列举红蓝花酒治疗妇人气血郁瘀证的基本思路与方法。

【适应证】

1. 中医病证 妇人气血郁瘀证。少腹胀痛，攻冲胁肋，痛如针刺，受凉加重，或经期延至，经色紫暗夹血块，舌紫或暗，脉弦或涩。

2. 西医疾病 中枢性痛经、闭经、月经不调、输卵管不全梗阻、附件炎、盆腔炎、慢性肾炎、慢性肝炎、肝硬化等病变证机属于血瘀气郁证者。

【用药分析】 方中红蓝花以活血通经止痛兼行气为主，白酒以温通行气兼活血为主，从用药用量分析进而得出红蓝花酒是治疗血瘀气郁证的重要基础用方。

【用方思路】

（1）红蓝花酒既是辨治妇人气血郁瘀证的重要代表方，又是辨治诸多杂病如妇科病、男科病、心病、肝病等属于血瘀气郁证者的重要基础方。

（2）方中红蓝花既可活血，又可化瘀，既可通经，又可通络；酒既可活血，又可通阳。从方中用药用量及调配分析得知，红蓝花酒的应用并不局限于气血郁瘀证，还可用于辨治诸多杂病，如妇科、男科疾病和循环、内分泌等系统疾病病变证机属于血瘀气郁证者。

（3）运用红蓝花酒辨治的病证（无论是心病还是妇科、男科疾病）以血瘀气郁为主；其治当温阳通经化瘀。

【随证合方】 若夹寒瘀，可与附子白及汤合方用之；若夹热，可与桃核承气汤合方用之；若夹痰热，可与小陷胸汤合方用之；若夹郁，可与四逆散合方用之。应用时还必须结合病变主次酌情调整方药用量。

【注意事项】 运用红蓝花酒既要辨清西医之病，又要辨清西医之病属于中医血瘀气郁证。辨西医之病可进一步了解疾病的发展演变规律及其转归，辨中医之证可更好地针对西医之病选用红蓝花酒。

六、鳖甲煎丸

【导读】①学用鳖甲煎丸应重视鳖甲和鼠妇的用量调配关系、大黄和芍药的用量调配关系、阿胶和桃仁的用量调配关系、人参和蜣螂的月量调配关系。②鳖甲煎丸虽是辨治瘀郁痰湿证的重要代表方，但在临床中还要明确指出鳖甲煎丸主治基本证型是寒热瘀痰夹虚证。

【方歌】鳖甲煎丸乌芩胡，桂葶妇姜大黄芍，石厚丹麦紫夏参，虫胶蜂硝蜣螂桃。

【方药】鳖甲炙，十二分（36 g） 乌扇烧，三分（9 g） 黄芩三分（9 g） 柴胡六分（18 g） 鼠妇熬，三分（9 g） 干姜三分（9 g） 大黄三分（9 g） 芍药五分（15 g） 桂枝三分（9 g） 葶苈熬，一分（3 g） 石韦去毛，三分（9 g） 厚朴三分（9 g） 牡丹去心，五分（15 g） 瞿麦二分（6 g） 紫葳三分（9 g） 半夏一分（3 g） 人参一分（3 g） 䗪虫熬，五分（15 g） 阿胶炙，三分（9 g） 蜂窝炙，四分（12 g） 赤硝十二分（36 g） 蜣螂熬，六分（18 g） 桃仁二分（6g）

【用法】上二十三味，为末，取煅灶下灰一斗，清酒一斛五斗，浸灰，候酒尽一半，着鳖甲于中，煮令泛烂如胶漆，绞取汁，内诸药，煎如丸，如梧子大，空心服七丸。日三服。

【功用】软坚散结，活血消癥，清热散寒，燥湿化痰，补益气血。

【主治基本证型】寒热瘀痰夹虚证。①寒证、阴寒证的基本症状表现即手足不温，怕冷，舌质淡，苔白；阴寒证的病变证机及症状表现较寒证为重。②热证的基本症状表现即口渴，或口苦，或面赤，舌红苔黄。③瘀证的基本症状表现即疼痛如针刺，部位固定，舌质夹瘀紫。④痰证的基本症状表现即头身沉重、困倦、肿胀，或咽中痰阻，或咯痰，苔腻。⑤气虚证、气伤证的基本症状表现即倦怠乏力，神志不佳，面色不荣；气虚证的病变证机及症状表现较气伤证为重。⑥血虚证、血伤证的基本症状表现即面色苍白，头晕目眩，肌肤指（趾）甲无泽；血虚证病变证机及症状表现较血伤证为重。⑦寒热瘀痰夹虚证病变在心有心的基本症状表现如心悸等，在肺有肺的基本症状表现如咳嗽等，在肾有肾的基本症状表现如腰酸等，在肝有肝的基本症状表现如胁肋不舒等，在脾胃有脾胃的基本症状表现如脘腹不适，在太阳有太阳的基本症状表现如发热、疼痛、瘙痒等。⑧辨识寒热瘀痰夹虚证即包含瘀郁痰湿证的基本病变证机，于此适应证列举鳖甲煎丸治疗瘀郁痰湿证的基本思路与方法。

【适应证】

1. 中医病证 瘀郁痰湿证。癥块或在肝，或在脾，或在肾，或在心，或在肺，或在六腑，或在茎中，或在胞中，疼痛固定，按之不移，肌肉消瘦，食欲减退，或有寒热，或困倦，或四肢无力，女子月经不行，舌紫有瘀点，脉涩。

2. 西医疾病　中枢性痛经、闭经、月经不调、输卵管不全梗阻、附件炎、盆腔炎、慢性肾炎、慢性肝炎、肝硬化等病变证机属于寒热瘀痰夹虚证者。

【用药分析】 方中鳖甲以破癥散瘕兼清热消食为主，清酒以温通行气兼活血为主，桂枝以温宣通经兼补为主，芍药以补血敛阴兼清泻为主，赤硝以破坚散结兼行气为主，䗪虫以清热消癥通闭兼降浊为主，大黄以清泻热结兼化瘀为主，半夏以温化痰湿降逆兼散结为主，阿胶以补血化阴兼止血为主，人参以益气生津兼摄血为主，干姜以温中散寒兼宣通为主，柴胡以清疏通调兼化食为主，瞿麦以清热利水兼散瘀为主，乌扇（射干）以清热降逆兼化痰为主，葶苈子以清热通利兼化癥为主，桃仁以活血化瘀兼滋阴为主，鼠妇以破血逐瘀兼利水为主，蜣螂以化瘀破积兼通窍为主，紫葳以化痰消积兼行气为主，牡丹皮以清热凉血兼活血为主，石韦以利水祛湿兼消肿为主，厚朴以行气降逆兼通阳化饮为主，黄芩以清热燥湿兼凉血为主，蜂窝以平调寒热祛痰瘀兼益精为主，从用药用量分析进而得出鳖甲煎丸是治疗寒热瘀痰夹虚证的重要基础用方。

【用方思路】

（1）鳖甲煎丸既是辨治瘀郁痰湿证的重要代表方，又是辨治诸多杂病如心病、肝病、肺病、肾病、脾胃病、妇科病、男科病、皮肤病等属于寒热瘀痰夹虚证者的重要基础方。

（2）方中鳖甲既可软坚，又可散结；清酒、赤硝、䗪虫、桃仁、鼠妇、蜣螂、紫葳可化五脏六腑之瘀；半夏、乌扇（射干）、葶苈子、石韦、瞿麦、蜂窝可化脏腑之痰；厚朴、柴胡可行诸脏腑之气；大黄既可泻热，又可祛瘀；阿胶、芍药既可滋阴，又可养血；人参补益正气；干姜、桂枝可温通诸脏腑之阳气；牡丹皮既可散瘀，又可凉血；黄芩既可清热，又可燥湿。从方中用药用量及调配分析得知，鳖甲煎丸的应用并不局限于瘀郁痰湿证，还可用于辨治诸多杂病，如循环、呼吸、泌尿、消化、生殖、内分泌及代谢等系统疾病病变证机属于寒热瘀痰夹虚证者。

（3）运用鳖甲煎丸辨治的病证（无论病变部位在膀胱、在心或在肝肾等）以寒热瘀痰夹虚为主；其治当活血行气化痰。

【随证合方】 若夹风痰气虚，可与藜芦人参汤合方用之；若以夹寒为主，可酌情加大干姜、桂枝用量；若以夹热为主，可酌情加大黄芩、牡丹皮用量；若以夹湿为主，可酌情加大石韦、葶苈子用量；若以夹虚为主，可酌情加大人参用量。应用时还必须结合病变主次酌情调整方药用量。

【注意事项】 运用鳖甲煎丸既要辨清西医之病，又要辨清西医之病属于中医寒热瘀痰夹虚证。辨西医之病可进一步了解疾病的发展演变规律及其转归，辨中医之证可更好地针对西医之病选用鳖甲煎丸。

七、王不留行散

【导读】①学用王不留行散应重视王不留行和蒴藋细叶的用量调配关系、黄芩和干姜的用量调配关系、厚朴和芍药的用量调配关系、甘草和川椒的用量调配关系。②王不留行散虽是辨治瘀郁寒热夹杂证的重要代表方，但在临床中还要明确指出王不留行散主治基本证型是寒热瘀夹虚证。

【方歌】王不留行草黄芩，蒴藋细叶姜芍药，桑根白皮椒厚朴，温通清热瘀血消。

【方药】王不留行八月八采，十分（30 g） 蒴藋细叶七月七采，十分（30 g） 桑东南根白皮三月三采，十分（30 g） 甘草十八分（54 g） 川椒除目及闭口，去汗，三分（9 g） 黄芩二分（6 g） 干姜二分（6 g） 厚朴二分（6 g） 芍药二分（6 g）

【用法】上九味，桑根皮以上三味烧灰存性，勿令灰过；各别杵筛，合治之，为散，服方寸匕。小疮即粉之，大疮但服之，产后亦可服。如风寒，桑根勿取之。前三物皆阴干百日。

【功用】通经活血，清热止血，温阳止痛，补益气血。

【主治基本证型】寒热瘀夹虚证。①寒证、阴寒证的基本症状表现即手足不温，怕冷，舌质淡，苔白；阴寒证的病变证机及症状表现较寒证为重。②热证的基本症状表现即口渴，或口苦，或面赤，舌红苔黄。③瘀证的基本症状表现即疼痛如针刺，部位固定，舌质夹瘀紫。④气虚证、气伤证的基本症状表现即倦怠乏力，神志不佳，面色不荣；气虚证的病变证机及症状表现较气伤证为重。⑤血虚证、血伤证的基本症状表现即面色苍白，头晕目眩，肌肤指（趾）甲无泽；血虚证病变证机及症状表现较血伤证为重。⑥寒热瘀夹虚证病变在心有心的基本症状表现如心悸等，在肺有肺的基本症状表现如咳嗽等，在肾有肾的基本症状表现如腰酸等，在肝有肝的基本症状表现如胁肋不舒等，在脾胃有脾胃的基本症状表现如脘腹不适，在太阳有太阳的基本症状表现如发热、疼痛、瘙痒等。辨识寒热瘀夹虚证即包含伤科、疡科、妇科瘀郁寒热夹杂证的基本病变证机，于此适应证列举王不留行散治疗伤科、疡科、妇科瘀郁寒热夹杂证的基本思路与方法。

【适应证】

1. 中医病证　伤科、疡科、妇科瘀郁寒热夹杂证。局部紫斑或肿块，或机械性损伤肿胀，或局部疼痛，或入夜尤甚，或手足心热，或手足冷，或女子经血不畅，舌紫或有瘀点，脉沉或涩。

2. 西医疾病　产后胎盘滞留、子宫内膜炎、附件炎、月经不调、肌肉损伤、肌肉疼痛、跌打损伤、肋间神经疼痛、肋软骨炎、乳腺增生、风湿结节等病变证机属于寒热瘀夹虚证者。

【用药分析】 方中王不留行以活血化瘀兼行气为主，蒴藋细叶以活血通络消肿兼舒筋为主，桑东南根白皮以清热疗金伤兼降逆为主，黄芩以清热燥湿兼凉血为主，干姜以温中散寒兼宣通为主，芍药以补血敛阴兼清泻为主，川椒以温通降逆兼止痛为主，厚朴以行气降逆兼通阳化饮为主，甘草以益气生津兼缓急为主，从用药用量分析进而得出王不留行散是治疗寒热瘀夹虚证的重要基础用方。

【用方思路】

（1）王不留行散既是辨治瘀郁寒热夹杂证的重要代表方，又是辨治诸多杂病如心病、肝病、妇科病、男科病、皮肤病等属于寒热瘀夹虚证者的重要基础方。

（2）方中王不留行、蒴藋细叶可活诸脏腑之血；厚朴可行诸脏腑之气；桑东南根白皮、黄芩既可清热，又可消肿；干姜、川椒可温脏腑血脉；芍药通络养血；甘草可益诸脏腑之气。从方中用药用量及调配分析得知，王不留行散的应用并不局限于瘀郁寒热夹杂证，还可用于辨治诸多杂病，如男科、妇科、皮肤疾病和循环、内分泌等系统疾病病变证机属于寒热瘀夹虚证者。

（3）运用王不留行散辨治的病证（无论是心肝疾病还是妇科疾病）以寒热瘀夹虚为主；其治当活血行气，平调寒热。

【随证合方】 若夹风痰气虚，可与藜芦人参汤合方用之；若夹痰热，可与小陷胸汤合方用之；若夹虚，可与桂枝人参汤合方用之；若夹虚热，可与白虎加人参汤合方用之；若夹血热，可与百合地黄汤合方用之。应用时还必须结合病变主次酌情调整方药用量。

【注意事项】 运用王不留行散既要辨清西医之病，又要辨清西医之病属于中医寒热瘀夹虚证。辨西医之病可进一步了解疾病的发展演变规律及其转归，辨中医之证可更好地针对西医之病选用王不留行散。

八、桂枝茯苓丸

【导读】 ①学用桂枝茯苓丸应重视桂枝和茯苓的用量调配关系、芍药和桃仁的用量调配关系。②桂枝茯苓丸虽是辨治胞宫癥积证的重要代表方，但在临床中还要明确指出桂枝茯苓丸主治基本证型是寒热湿瘀虚证。

【方歌】 桂枝茯苓桃芍丹，脏腑癥积基础方，各科杂病皆可治，活血消癥效非常。

【方药】 桂枝　茯苓　牡丹去心　芍药　桃仁去皮尖，熬，各等份（12 g）

【用法】 上五味，末之，炼蜜和丸，如兔屎大，每日食前服一丸。不知，加至三丸。

【功用】 温通经脉，消癥散结，凉血补血，利水消肿。

【主治基本证型】 寒热湿瘀虚证。①寒证、阴寒证的基本症状表现即手足不温，怕冷，舌质淡，苔白；阴寒证的病变证机及症状表现较寒证为重。②热证的基本症状表现即口渴，或口苦，或面赤，舌红苔黄。③湿证的基本症状表现即身体酸楚、沉重、困痛，或大便溏泻，或小便混浊，口腻，苔腻。④瘀证的基本症状表现即疼痛如针刺，部位固定，舌质夹瘀紫。⑤血虚证、血伤证的基本症状表现即面色苍白，头晕目眩，肌肤指（趾）甲无泽；血虚证病变证机及症状表现较血伤证为重。⑥寒热湿瘀虚证病变在心有心的基本症状表现如心悸等，在肺有肺的基本症状表现如咳嗽等，在肾有肾的基本症状表现如腰酸等，在肝有肝的基本症状表现如胁肋不舒等，在脾胃有脾胃的基本症状表现如脘腹不适，在太阳有太阳的基本症状表现如发热、疼痛、瘙痒等。⑦辨识寒热湿瘀虚证即包含胞宫癥积证的基本病变证机，于此适应证列举桂枝茯苓丸治疗胞宫癥积证的基本思路与方法。

【适应证】

1. 中医病证　胞宫癥积证。经水漏下不止，血色紫黑晦暗，或经行不定期，或一月再至，或经水不行，或经期正常，少腹痞块，按之坚硬有物，或胎动不安，舌紫或边有瘀斑，脉沉或涩。

2. 西医疾病　子宫肌瘤、宫外孕、卵巢囊肿、子宫内膜异位症、慢性盆腔炎、慢性附件炎，以及肿瘤、囊肿等病变证机属于寒热湿瘀虚证者。

【用药分析】 方中桂枝以温宣通经兼补为主，芍药以补血敛阴兼清泻为主，茯苓以益气利湿兼安神为主，桃仁以活血化瘀兼滋阴为主，牡丹皮以清热凉血兼活血为主，从用药用量分析进而得出桂枝茯苓丸是治疗寒热湿瘀虚证的重要基础用方。

【用方思路】

（1）桂枝茯苓丸既是辨治胞宫癥积证的重要代表方，又是辨治诸多杂病如妇科病、男科病、心病、肾病、肝病、脾胃病等属于寒热湿瘀虚证者的重要基础方。

（2）方中桂枝既可通经活血，又可温阳；茯苓可利诸脏腑之水；桃仁可活诸脏腑之血；芍药既可通络，又可养血；牡丹皮既可活血，又可清热凉血。从方中用药用量及调配分析得知，桂枝茯苓丸的应用并不局限于胞宫癥积证，还可用于辨治诸多杂病，如循环、生殖、泌尿、内分泌等系统疾病病变证机属于寒热湿瘀虚证者。

（3）运用桂枝茯苓丸辨治的病证（无论是心、肝、肾疾病还是妇科或男科疾病）以寒热湿瘀虚为主；其治当活血利水。

【随证合方】若夹寒瘀，可与附子白及汤合方用之；若夹热，可与桃核承气汤合方用之；若夹寒，可与当归四逆汤合方用之；若夹郁，可与四逆散合方用之；若夹阳虚，可与桂枝人参汤合方用之。应用时还必须结合病变主次酌情调整方药用量。

【注意事项】运用桂枝茯苓丸既要辨清西医之病，又要辨清西医之病属于中医寒热湿瘀虚证。辨西医之病可进一步了解疾病的发展演变规律及其转归，辨中医之证可更好地针对西医之病选用桂枝茯苓丸。

九、温经汤

【导读】①学用温经汤应重视吴茱萸和桂枝的用量调配关系、芍药和阿胶的用量调配关系、人参和半夏的用量调配关系、牡丹皮和麦门冬的用量调配关系。②温经汤虽是辨治胞宫寒瘀虚证的重要代表方，但在临床中还要明确指出温经汤主治基本证型是寒瘀虚痰夹热证。

【方歌】温经归芍桂萸芎，姜夏麦冬与丹皮，参草益气胶益血，虚瘀寒热皆能医。

【方药】吴茱萸三两（9 g）　当归二两（6 g）　川芎二两（6 g）　芍药二两（6g）　人参二两（6 g）　桂枝二两（6 g）　阿胶二两（6 g）　生姜二两（6 g）　牡丹皮去心，二两（6 g）　甘草二两（6 g）　半夏半升（12 g）　麦门冬去心，一升（24 g）

【用法】上十二味，以水一斗，煮取三升，分温三服。亦主妇人少腹寒，久不受胎；兼取崩中去血，或月水过多，及至期不来。

【功用】温经散寒，活血化瘀，燥湿化痰，清热益阴，补益气血。

【主治基本证型】寒瘀虚痰夹热证。①寒证、阴寒证的基本症状表现即手足不温，怕冷，舌质淡，苔白；阴寒证的病变证机及症状表现较寒证为重。②瘀证的基本症状表现即疼痛如针刺，部位固定，舌质夹瘀紫。③气虚证、气伤证的基本症状表现即倦怠乏力，神志不佳，面色不荣；气虚证的病变证机及症状表现较气伤证为重。④血虚证、血伤证的基本症状表现即面色苍白，头晕目眩，肌肤指（趾）甲无泽；血虚证病变证机及症状表现较血伤证为重。⑤热证的基本症状表现即口渴，或口苦，或面赤，舌红苔黄。⑥寒瘀虚痰夹热证病变在心有心的基本症状表现如心悸等，在肺有肺的基本症状表现如咳嗽等，在肾有肾的基本症状表现如腰酸等，在肝有肝的基本症状表现如胁肋不舒等，在脾胃有脾胃的基本症状表现如脘腹不适，在太阳有太阳的基本症状表现如发热、疼痛、瘙痒等。⑦辨识寒瘀虚痰夹热证即包含胞宫寒瘀证的基本病变证机，于此适应证列举温经汤治疗胞宫寒瘀证的基本思路与方法。

【适应证】

1. 中医病证　胞宫寒瘀虚证。少腹冷痛，受凉加重，暮即发热，唇口干燥，手足心热，经血量少、色紫暗，或婚后久不受孕，或痛经，或闭经，或崩漏，舌质暗淡或紫，脉沉迟或涩。

2. 西医疾病　子宫卵巢发育不全、功能性子宫出血、围绝经期综合征、输卵管粘连、附件炎、盆腔炎、中枢神经性闭经、子宫内膜异位症等病变证机属于寒瘀虚痰夹热证者。

【用药分析】 方中吴茱萸以温通除血痹兼降逆为主，桂枝以温宣通经兼补为主，芍药以补血敛阴兼清泻为主，当归以补血通利兼下气为主，川芎以活血行气兼开窍为主，阿胶以补血化阴兼止血为主，人参以益气生津兼摄血为主，生姜以温通宣散兼降逆为主，半夏以温化痰湿降逆兼散结为主，牡丹皮以清热凉血兼活血为主，麦门冬以滋阴清热兼调理为主，甘草以益气生津兼缓急为主，从用药用量分析进而得出温经汤是治疗寒瘀虚痰夹热证的重要基础用方。

【用方思路】

（1）温经汤既是辨治胞宫寒瘀虚证的重要代表方，又是辨治诸多杂病如妇科病、男科病、心病、肾病、肌肉关节病等属于寒瘀虚痰夹热证的重要基础方。

（2）方中吴茱萸、桂枝、生姜可温诸脏腑之阳气；当归、芍药、阿胶可补诸脏腑之血；川芎既可活血，又可行气；半夏既可醒脾，又可降逆燥湿；牡丹皮、麦门冬既可清热，又可益阴；人参、甘草可益诸脏腑之气。从方中用药用量及调配分析得知，温经汤的应用并不局限于胞宫寒瘀虚证，还可用于辨治诸多杂病，如循环、生殖、泌尿、内分泌等系统疾病病变证机属于寒瘀虚痰夹热证者。

（3）运用温经汤辨治的病证（无论是肝肾疾病还是妇科、男科疾病）以寒瘀虚痰夹热为主；其治当散寒活血补虚。

【随证合方】 若夹郁，可与四逆散合方用之；若夹寒痰，可与赤丸合方用之；若夹郁热，可与栀子豉汤合方用之。应用时还必须结合病变主次酌情调整方药用量。

【注意事项】 运用温经汤既要辨清西医之病，又要辨清西医之病属于中医寒瘀虚痰夹热证。辨西医之病可进一步了解疾病的发展演变规律及其转归，辨中医之证可更好地针对西医之病选用温经汤。

十、大黄甘遂汤

【导读】①学用大黄甘遂汤应重视大黄和甘遂的用量调配关系、大黄和阿胶的用量调配关系、甘遂和阿胶的用量调配关系。②大黄甘遂汤虽是辨治胞宫水血证的重要代表方，但在临床中还要明确指出大黄甘遂汤主治基本证型是热瘀水饮夹虚证。

【方歌】大黄甘遂汤阿胶，泻热逐水治瘀虚，脏腑筋脉诸般疾，辨治杂病皆可除。

【方药】大黄四两（12 g） 甘遂二两（6 g） 阿胶二两（6 g）

【用法】上三味，以水三升，煮取一升，顿服之。其血当下。

【功用】泻热祛瘀，攻逐水饮，补血化阴。

【主治基本证型】热瘀水饮夹虚证。①热证的基本症状表现即口渴，或口苦，或面赤，舌红苔黄。②瘀证的基本症状表现即疼痛如针刺，部位固定，舌质夹瘀紫。③水证、水气证的基本症状表现即四肢肌肤颜面水肿，身体困重，或腹中有水声，苔滑。④饮证的基本症状表现即头、面、身体浮肿、色泽光亮，口中涎沫，舌面涎液，大便溏泻胶结。⑤血虚证、血伤证的基本症状表现即面色苍白，头晕目眩，肌肤指（趾）甲无泽；血虚证病变证机及症状表现较血伤证为重。⑥热瘀水饮夹虚证病变在心有心的基本症状表现如心悸等，在肺有肺的基本症状表现如咳嗽等，在肾有肾的基本症状表现如腰酸等，在肝有肝的基本症状表现如胁肋不舒等，在脾胃有脾胃的基本症状表现如脘腹不适，在太阳有太阳的基本症状表现如发热、疼痛、瘙痒等。⑦辨识热瘀水饮夹虚证即包含胞宫水血证的基本病变证机，于此适应证列举大黄甘遂汤治疗胞宫水血证的基本思路与方法。

【适应证】

1. 中医病证　胞宫水血证。（妇人）少腹满痛膨大如敦状，小便难，口不渴，或产后瘀血不去，恶露不尽，舌紫或暗，脉涩或脉沉。

2. 西医疾病　胎盘滞留、子宫瘀血不去、恶露不尽、急性盆腔炎、附件炎、肥胖症、肝硬化腹水、神经性水肿等病变证机属于热瘀水饮夹虚证者。

【用药分析】方中大黄以清泻热结兼化瘀为主，甘遂以泻经隧水饮兼清泻为主，阿胶以补血化阴兼止血为主，从用药用量分析进而得出大黄甘遂汤是治疗热瘀水饮夹虚证的重要基础用方。

【用方思路】

（1）大黄甘遂汤既是辨治胞宫水血证的重要代表方，又是辨治诸多杂病如妇科病、男科病、心病、肾病等属于热瘀水饮夹虚证者的重要基础方。

（2）方中大黄既可泻热，又可泻瘀；甘遂可通利诸脏腑之痰水；阿胶可补诸脏腑之血。从方中用药用量及调配分析得知，大黄甘遂汤的应用并不局限于胞宫水血证，还可用于辨治诸多杂病，如生殖、循环、泌尿、内分泌等系统疾病病变证机属于热瘀水饮夹虚证者。

（3）运用大黄甘遂汤辨治的病证（无论是心肾疾病还是妇科、男科疾病）以热瘀水饮夹虚为主；其治当活血泻热补虚。

【随证合方】若夹郁，可与四逆散合方用之；若夹寒，可与桂枝人参汤合方用之；若夹水气，可与十枣汤合方用之。应用时还必须结合病变主次酌情调整方药用量。

【注意事项】运用大黄甘遂汤既要辨清西医之病，又要辨清西医之病属于中医热瘀水饮夹虚证。辨西医之病可进一步了解疾病的发展演变规律及其转归，辨中医之证可更好地针对西医之病选用大黄甘遂汤。

十一、矾石丸

【导读】①学用矾石丸应重视矾石和杏仁的用量调配关系。②矾石丸虽是辨治胞宫瘀湿证的重要代表方，但在临床中还要明确指出矾石丸主治基本证型是湿热痰瘀夹寒证。

【方歌】矾石丸中用杏仁，清热化瘀又化痰，湿热夹瘀又夹痰，妇科男科病可安。

【功用】清热燥湿，温化寒痰，活血化瘀。

【方药】矾石烧，三分（9 g）　杏仁一分（3 g）

【用法】上二味，末之，炼蜜和丸枣核大，内脏中，剧者再内之。

【主治基本证型】湿热痰瘀夹寒证。①湿证的基本症状表现即身体酸楚、沉重、困痛，或大便溏泻，或小便混浊，口腻，苔腻。②热证的基本症状表现即口渴，或口苦，或面赤，舌红苔黄。③痰证的基本症状表现即头身沉重、困倦、肿胀，或咽中痰阻，或咯痰，苔腻。④瘀证的基本症状表现即疼痛如针刺，部位固定，舌质夹瘀紫。⑤寒证、阴寒证的基本症状表现即手足不温，怕冷，舌质淡，苔白；阴寒证的病变证机及症状表现较寒证为重。⑥湿热痰瘀夹寒证病变在心有心的基本症状表现如心悸等，在肺有肺的基本症状表现如咳嗽等，在肾有肾的基本症状表现如腰酸等，在肝有肝的基本症状表现如胁肋不舒等，在脾胃有脾胃的基本症状表现如脘腹不适，在太阳有太阳的基本症状表现如发热、疼痛、瘙痒等。⑦辨识湿热痰瘀夹寒证即包含胞宫瘀湿证的基本病变证机，于此适应证列举矾石丸治疗胞宫瘀湿证的基本思路与方法。

【适应证】

1. 中医病证 胞宫瘀湿证。少腹疼痛，固定不移，按之则硬，少腹困胀重坠，或闭经，或经行不畅，或经血夹瘀块，或带下量多色白质黏，或头重，或肢体困重，舌淡或紫暗，脉沉或涩。

2. 西医疾病 中枢性闭经、慢性盆腔炎、真菌性阴道炎、滴虫性阴道炎、带状疱疹、支气管哮喘等病变证机属于湿热痰瘀夹寒证者。

【用药分析】方中矾石以化痰消疮息风兼活血强骨为主，杏仁以温降化痰兼润为主，蜜以益气化阴兼治惊痫为主，从用药用量分析进而得出矾石丸是治疗湿热痰瘀夹寒证的重要基础用方。

【用方思路】

（1）矾石丸既是辨治胞宫瘀湿证的重要代表方，又是辨治诸多杂病如妇科病、男科病、心病、皮肤病等属于湿热痰瘀夹寒证者的重要基础方。

（2）方中矾石既可燥湿，又可散瘀；杏仁既可泻痰，又可润燥。从方中用药用量及调配分析得知，矾石丸的应用并不局限于胞宫瘀湿证，还可用于辨治诸多杂病，如妇科、男科疾病和循环、泌尿、内分泌等系统疾病病变证机属于湿热痰瘀夹寒证者。

（3）运用矾石丸辨治的病证（无论是心病还是妇科、男科疾病）以湿热痰瘀夹寒为主；其治当散瘀泻湿。

【随证合方】若夹寒痰气逆，可与附子半夏汤合方用之；若夹湿热，可与牡蛎泽泻散合方用之；若夹寒湿，可与甘姜苓术汤合方用之；若夹郁，可与四逆散合方用之。应用时还必须结合病变主次酌情调整方药用量。

【注意事项】运用矾石丸既要辨清西医之病，又要辨清西医之病属于中医湿热痰瘀夹寒证。辨西医之病可进一步了解疾病的发展演变规律及其转归，辨中医之证可更好地针对西医之病选用矾石丸。

第二节　血虚证用方

一、胶艾汤（芎归胶艾汤）

【导读】①学用胶艾汤应重视阿胶和艾叶的用量调配关系、芍药和干地黄的用量调配关系、阿胶和甘草的用量调配关系。②胶艾汤虽是辨治血虚出血证的重要代表方，但在临床中还要明确指出胶艾汤主治基本证型是血虚不固夹瘀证。

【方歌】胶艾汤中芎甘草，当归芍药与地黄，血虚夹瘀及出血，补血止血效非常。

【方药】川芎　阿胶　甘草各二两（6 g）　艾叶　当归各三两（9 g）　芍药四两（12 g）　干地黄六两（18 g）

【用法】上七味，以水五升，清酒三升，合煮取三升，去滓，内胶，令消尽。温服一升，日三服。不瘥，更作。

【功用】温通补血，清滋养血，行气活血，温固止血。

【主治基本证型】血虚不固夹瘀证。①血虚证、血伤证的基本症状表现即面色苍白，头晕目眩，肌肤指（趾）甲无泽；血虚证病变证机及症状表现较血伤证为重。②血虚不固证的基本症状表现即月经过多且色淡，或月经点点滴滴，淋漓不止。③瘀证的基本症状表现即疼痛如针刺，部位固定，舌质夹瘀紫。④血虚不固夹瘀证病变在心有心的基本症状表现如心悸等，在肺有肺的基本症状表现如咳嗽等，在肾有肾的基本症状表现如腰酸等，在肝有肝的基本症状表现如胁肋不舒等，在脾胃有脾胃的基本症状表现如脘腹不适，在太阳有太阳的基本症状表现如发热、疼痛、瘙痒等。⑤辨识血虚不固夹瘀证即包含血虚出血证的基本病变证机，于此适应证列举胶艾汤治疗血虚出血证的基本思路与方法。

【适应证】

1. 中医病证　血虚出血证。出血，或经血淋漓不止，或崩漏，色淡质稀，或久不受孕，头晕目眩，心悸失眠，面色无华，两目干涩，舌淡、苔薄，脉弱。

2. 西医疾病　功能性子宫出血、习惯性流产、产后子宫复旧不全、黄体功能不全、不孕症、过敏性血小板减少性紫癜等病变证机属于血虚不固夹瘀证者。

【用药分析】方中阿胶以补血化阴兼止血为主，艾叶以温中止血兼调经为主，当归以补血通利兼下气为主，芍药以补血敛阴兼清泻为主，干地黄以滋阴凉血兼补血为主，川芎以活血行气兼开窍为主，清酒以温通行气兼活血为主，甘草以益气生津兼缓急为主，从用药用量分析进而得出胶艾汤是治疗血虚不固夹瘀证的重要基础用方。

【用方思路】

（1）胶艾汤既是辨治血虚出血证的重要代表方，又是辨治诸多杂病如心病、肝病、肾病、脾胃病、皮肤病等属于血虚不固夹瘀证者的重要基础方。

（2）方中阿胶既补血，又止血；当归既补血，又活血；芍药既补血，又敛阴；川芎既活血，又行气；艾叶既温经，又止血；甘草可补脏腑之气。从方中用药用量及调配分析得知，胶艾汤的应用并不局限于血虚出血证，还可用于辨治诸多杂病，如妇科、男科疾病和循环、泌尿、内分泌等系统疾病病变证机属于血虚不固夹瘀证者。

（3）运用胶艾汤辨治的病证（无论是心肝疾病还是妇科疾病）以血虚不固夹瘀为主；其治当补血止血活血。

【随证合方】若夹风痰气虚，可与藜芦人参汤合方用之；若夹郁，可与四逆散合方用之；若夹瘀，可与桂枝茯苓丸合方用之；若夹阳虚，可与四逆汤合方用之。应用时还必须结合病变主次酌情调整方药用量。

【注意事项】运用胶艾汤既要辨清西医之病，又要辨清西医之病属于中医血虚不固夹瘀证。辨西医之病可进一步了解疾病的发展演变规律及其转归，辨中医之证可更好地针对西医之病选用胶艾汤。

二、黄芪桂枝五物汤

【导读】①学用黄芪桂枝五物汤应重视黄芪和芍药的用量调配关系、芍药和桂枝的用量调配关系。②黄芪桂枝五物汤虽是辨治气血虚痹证的重要代表方，但在临床中还要明确指出黄芪桂枝五物汤主治基本证型是气虚伤血夹寒证。

【方歌】黄芪桂枝五物汤，芍药大枣与生姜，气虚伤血夹寒证，益气补血能温阳。

【方药】黄芪三两（9 g）　芍药三两（9 g）　桂枝三两（9 g）　生姜六两（18 g）　大枣十二枚

【用法】上五味，以水六升，煮取二升。温服七合，日三服。

【功用】益气生血，调补营卫，温通散寒。

【主治基本证型】气虚伤血夹寒证。①气虚证、气伤证的基本症状表现即倦怠乏力，神志不佳，面色不荣；气虚证的病变证机及症状表现较气伤证为重。②血虚证、血伤证的基本症状表现即面色苍白，头晕目眩，肌肤指（趾）甲无泽；血虚证病变证机及症状表现较血伤证为重。③寒证、阴寒证的基本症状表现即手足不温，怕冷，舌质淡，苔白；阴寒证的病变证机及症状表现较寒证为重。④气虚伤血夹寒证病变在心有心的基本症状表现如心悸等，在肺有肺的基本症状表现如咳嗽等，在肾有肾的基本症状表现如腰酸等，在肝有肝的基本症状表现如胁肋不舒等，在脾胃有脾胃的基本症状表现如脘腹不适，在太阳有太阳的基本症状表现如发热、疼痛、瘙痒等。⑤辨识气虚伤血夹寒证即包含气血虚痹证的基本病变证机，于此适应证列举黄芪桂枝五物汤治疗气血虚痹证的基本思路与方法。

【适应证】

1. 中医病证　气血虚痹证。肌肤麻木或疼痛，因劳累加重，头晕目眩，四肢无力，面色不荣，或汗出，或肌肉抽搐，舌淡、苔薄白，脉微涩或紧。

2. 西医疾病　多发性神经根炎、末梢神经炎、面神经炎、皮肤炎、中风后遗症、上肢肌肉震颤、耳源性眩晕、过敏性血小板减少性紫癜、再生障碍性贫血等病变证机属于气虚伤血夹寒证者。

【用药分析】方中黄芪以益气兼消疮为主，桂枝以温宣通经兼补为主，芍药以补血敛阴兼清泻为主，生姜以温通宣散兼降逆为主，大枣以益气兼补血为主，从用药用量分析进而得出黄芪桂枝五物汤是治疗气虚伤血夹寒证的重要基础用方。

【用方思路】

（1）黄芪桂枝五物汤既是辨治气血虚痹证的重要代表方，又是辨治诸多杂病如心病、肝病、肾病等属于气虚伤血夹寒证者的重要基础方。

（2）方中黄芪、大枣可补诸脏腑及营卫之气；桂枝、生姜既可温营卫，又可温脏腑；芍药可补五脏六腑之阴血。从方中用药用量及调配分析得知，黄芪桂枝五物汤的应用并不局限于气血虚痹证，还可用于辨治诸多杂病，如妇科、男科、皮肤疾病和循环、内分泌及代谢等系统疾病病变证机属于气虚伤血夹寒证者。

（3）运用黄芪桂枝五物汤辨治的病证（无论病变部位在心、在肝或在皮肤）以气虚伤血夹寒为主；其治当补益气血。

【随证合方】若夹风痰气虚，可与藜芦人参汤合方用之；若夹湿热，可与栀子柏皮汤合方用之；若夹阳虚，可与四逆汤合方用之；若夹痰，可与小陷胸汤合方用之。应用时还必须结合病变主次酌情调整方药用量。

【注意事项】运用黄芪桂枝五物汤既要辨清西医之病，又要辨清西医之病属于中医气虚伤血夹寒证。辨西医之病可进一步了解疾病的发展演变规律及其转归，辨中医之证可更好地针对西医之病选用黄芪桂枝五物汤。

三、当归散

【导读】①学用当归散应重视当归和芍药的用量调配关系、白术和黄芩的用量调配关系、白术和川芎的用量调配关系。②当归散虽是辨治气血虚夹热证的重要代表方，但在临床中还要明确指出当归散主治基本证型是气血虚瘀夹热证。

【方歌】当归散中川芎芍，芩术安胎为圣药，气血虚瘀夹郁热，补益清调效果好。

【方药】 当归一斤（48 g） 黄芩一斤（48 g） 芍药一斤（48 g） 川芎一斤（48 g） 白术半斤（24 g）

【用法】 上五味，杵为散，酒饮服方寸匕，日三服。妊娠常服即易产，胎无苦疾。产后百病悉主之。

【功用】 补益气血，调理气血，清解郁热。

【主治基本证型】 气血虚瘀夹热证。①气虚证、气伤证的基本症状表现即倦怠乏力，神志不佳，面色不荣；气虚证的病变证机及症状表现较气伤证为重。②血虚证、血伤证的基本症状表现即面色苍白，头晕目眩，肌肤指（趾）甲无泽；血虚证病变证机及症状表现较血伤证为重。③气血虚滞证的病变证机是气血虚弱，运行不利而滞涩。④热证的基本症状表现即口渴，或口苦，或面赤，舌红苔黄。⑤气血虚瘀夹热证病变在心有心的基本症状表现如心悸等，在肺有肺的基本症状表现如咳嗽等，在肾有肾的基本症状表现如腰酸等，在肝有肝的基本症状表现如胁肋不舒等，在脾胃有脾胃的基本症状表现如脘腹不适，在太阳有太阳的基本症状表现如发热、疼痛、瘙痒等。⑥辨识气血虚瘀夹热证即包含气血虚夹热证的基本病变证机，于此适应证列举当归散治疗气血虚夹热证的基本思路与方法。

【适应证】

1. 中医病证　气血虚夹热证。面色不荣，指（趾）甲不泽，肌肤枯燥，头晕目眩，心烦，手足心热，失眠，或妊娠腹痛，舌淡红、苔薄略黄，脉弱。

2. 西医疾病　习惯性流产、先兆流产、月经不调、过敏性血小板减少性紫癜、再生障碍性贫血、点状角膜炎等病变证机属于气血虚瘀夹热证者。

【用药分析】 方中当归以补血通利兼下气为主，芍药以补血敛阴兼清泻为主，川芎以活血行气兼开窍为主，黄芩以清热燥湿兼凉血为主，白术以益气散寒燥湿兼生血为主，酒以温通行气兼活血为主，从用药用量分析进而得出当归散是治疗气血虚瘀夹热证的重要基础用方。

【用方思路】

（1）当归散既是辨治气血虚夹热证的重要代表方，又是辨治诸多杂病如妇科病、男科病、心病、肝病、皮肤病等属于气血虚瘀夹热证者的重要基础方。

（2）方中当归、芍药可补诸脏腑及营卫之血；川芎既可活血，又可行气；白术既可补五脏六腑之气，又可安胎；黄芩既可清热，又可安胎。从方中用药用量及调配分析得知，当归散的应用并不局限于气血虚夹热证，还可用于辨治诸多杂病，如妇科、男科疾病和循环、泌尿、内分泌等系统疾病病变证机属于气血虚瘀夹热证者。

（3）运用当归散辨治的病证（无论是心肝疾病还是妇科、男科疾病）以气血虚瘀夹热为主；其治当补血益气清热。

【随证合方】若夹寒瘀，可与附子白及汤合方用之；若夹郁，可与四逆散合方用之；若夹寒，可与当归四逆汤合方用之；若夹血虚，可与胶艾汤合方用之。应用时还必须结合病变主次酌情调整方药用量。

【注意事项】运用当归散既要辨清西医之病，又要辨清西医之病属于中医气血虚瘀夹热证。辨西医之病可进一步了解疾病的发展演变规律及其转归，辨中医之证可更好地针对西医之病选用当归散。

第三节　出血证用方

一、泻心汤

【导读】①学用泻心汤应重视大黄和黄连的用量调配关系、黄连和黄芩的用量调配关系。②泻心汤虽是辨治血热出血证的重要代表方，但在临床中还要明确指出泻心汤主治基本证型是湿热动血证。

【方歌】泻心汤用大连芩，清泻热结能燥湿，脏腑湿热动血证，各科杂病皆可医。

【方药】大黄二两（6 g）　黄连　黄芩各一两（3 g）

【用法】上三味，以水三升，煮取一升。顿服之。

【功用】清热燥湿，凉血止血。

【主治基本证型】湿热动血证。①湿证的基本症状表现即身体酸楚、沉重、困痛，或大便溏泻，或小便混浊，口腻，苔腻。②热证的基本症状表现即口渴，或口苦，或面赤，舌红苔黄。③动血证的病变证机是邪热浸淫肆虐损伤脉络。④湿热动血证病变在心有心的基本症状表现如心悸等，在肺有肺的基本症状表现如咳嗽等，在肾有肾的基本症状表现如腰酸等，在肝有肝的基本症状表现如胁肋不舒等，在脾胃有脾胃的基本症状表现如脘腹不适，在太阳有太阳的基本症状表现如发热、疼痛、瘙痒等。⑤辨识湿热动血证即包含血热出血证的基本病变证机，于此适应证列举泻心汤治疗血热出血证的基本思路与方法。

【适应证】

1. 中医病证　血热出血证。吐血，或鼻衄，或牙龈肿痛，或出血，或目赤肿痛，或口舌生疮，或胸中烦热，口干，鼻燥，渴欲饮水，舌红、苔黄，脉数。

2. 西医疾病　细菌性痢疾、病毒性肝炎、急性肠炎、过敏性血小板减少性紫癜、流行性出血热、猩红热、败血症、脓毒血症、急性泌尿系感染、乙型脑炎、病毒性心肌炎等病变证机属于湿热动血证者。

【用药分析】方中大黄以清泻热结兼化瘀为主，黄连以清热燥湿兼开窍为主，黄芩以清热燥湿兼凉血为主，从用药用量分析进而得出泻心汤是治疗湿热动血证的重要基础用方。

【用方思路】

（1）泻心汤既是辨治血热出血证的重要代表方，又是辨治诸多杂病如心病、脾胃病、皮肤病等属于湿热动血证者的重要基础方。

（2）方中大黄既可泻诸脏腑及营卫之热，又可止血；黄连、黄芩既可清诸脏腑之热，又可止血。从方中用药用量及调配分析得知，泻心汤的应用并不局限于血热出血证，还可用于辨治诸多杂病，如妇科疾病和循环、泌尿、内分泌及代谢等系统疾病病变证机属于湿热动血证者。

（3）运用泻心汤辨治的病证（无论是心病还是妇科疾病）以湿热动血为主；其治当清热止血。

【随证合方】若夹风痰血虚，可与藜芦芍药汤合方用之；若夹寒，可与胶姜汤合方用之；若夹瘀，可与桂枝茯苓丸合方用之；若夹血虚，可与胶艾汤合方用之。应用时还必须结合病变主次酌情调整方药用量。

【注意事项】运用泻心汤既要辨清西医之病，又要辨清西医之病属于中医湿热动血证。辨西医之病可进一步了解疾病的发展演变规律及其转归，辨中医之证可更好地针对西医之病选用泻心汤。

二、赤小豆当归散

【导读】①学用赤小豆当归散应重视当归和赤小豆的用量调配关系。②赤小豆当归散虽是辨治虚湿瘀出血证的重要代表方，但在临床中还要明确指出赤小豆当归散主治基本证型是虚湿瘀夹热证。

【方歌】赤小豆当归散方，补血活血能利湿，脏腑营卫诸般疾，各科杂病服之宜。

【方药】赤小豆浸，令芽出，曝干，三升（72 g）　当归十两（30 g）

【用法】上二味，杵为散，浆水服方寸匕，日三服。

【功用】利湿清热，活血补血，消痈止血。

【主治基本证型】虚湿瘀夹热证。①血虚证、血伤证的基本症状表现即面色苍白，头晕目眩，肌肤指（趾）甲无泽；血虚证病变证机及症状表现较血伤证为重。②湿证的基本症状表现即身体酸楚、沉重、困痛，或大便溏泻，或小便混浊，口腻，苔腻。③瘀证的基本症状表现即疼痛如针刺，部位固定，舌质夹瘀紫。④热证的基本症状表现即口渴，或口苦，或面赤，舌红苔黄。⑤虚湿瘀夹热证病变在心有心的基本症状表现如心悸等，在肺有肺的基本症状表现如咳嗽等，在肾有肾的基本症状表现如腰酸等，在肝有肝的基本症状表现如胁肋不舒等，在脾胃有脾胃的基本症状表现如脘腹不适，在太阳有太阳的基本症状表现如发热、疼痛、瘙痒等。⑥辨识虚湿瘀夹热证即包含虚湿瘀出血证的基本病变证机，于此适应证列举赤小豆当归散治疗虚湿瘀出血证的基本思路与方法。

【适应证】

1. 中医病证　虚湿瘀出血证。大便下血，色鲜红、量多，先血后便，肛门坠胀，或腹痛，大便不畅或硬，舌红、苔薄黄，脉沉或数。

2. 西医疾病　贝赫切特综合征、女子前阴溃烂、男子阴茎溃烂、渗液性皮肤病、尖锐湿疣、痔疮下血、肾炎、慢性胃炎等病变证机属于虚湿瘀夹热证者。

【用药分析】方中赤小豆以利湿消肿兼止血为主，当归以补血通利兼下气为主，从用药用量分析进而得出赤小豆当归散是治疗虚湿瘀夹热证的重要基础用方。

【用方思路】

（1）赤小豆当归散既是辨治虚湿瘀出血证的重要代表方，又是辨治诸多杂病如脾胃病、肝病、心病、皮肤病等属于虚湿瘀夹热证者的重要基础方。

（2）方中赤小豆既可泻诸脏腑及营卫之湿热，又可益气利湿；当归既可补血，又可活血。从方中用药用量及调配分析得知，赤小豆当归散的应用并不局限于虚湿瘀出血证，还可用于辨治诸多杂病，如妇科、男科疾病和循环、泌尿、内分泌等系统疾病病变证机属于虚湿瘀夹热证者。

（3）运用赤小豆当归散辨治的病证（无论是心病、脾胃病还是妇科、男科疾病）以虚湿瘀夹热为主；其治当利湿清热，活血止血。

【随证合方】若夹寒热，可与附子花粉汤合方用之；若夹阳虚，可与黄土汤合方用之；若夹湿热，可与泻心汤合方用之；若夹血热，可与百合地黄汤合方用之。应用时还必须结合病变主次酌情调整方药用量。

【注意事项】运用赤小豆当归散既要辨清西医之病，又要辨清西医之病属于中医虚湿瘀夹热证。辨西医之病可进一步了解疾病的发展演变规律及其转归，辨中医之证可更好地针对西医之病选用赤小豆当归散。

三、黄土汤

【导读】①学用黄土汤应重视灶心黄土和附子的用量调配关系、干地黄和黄芩的用量调配关系、干地黄和阿胶的用量调配关系。②黄土汤虽是辨治阳虚出血证的重要代表方，但在临床中还要明确指出黄土汤主治基本证型是阳虚夹热伤血证。

【方歌】黄土汤中术附草，阿胶黄芩干地黄，阳虚伤血夹热证，出血用之效非常。

【方药】甘草三两（9 g） 干地黄三两（9 g） 白术三两（9 g） 附子炮，三两（9 g） 阿胶三两（9 g） 黄芩三两（9 g） 灶心黄土半斤（24 g）

【用法】上七味，以水八升，煮取三升。分温二服。

【功用】益气温阳，补血止血，清热凉血。

【主治基本证型】阳虚夹热伤血证。①阳虚证、阳伤证的基本症状表现即寒证+气虚证；阳虚证病变证机及症状表现较阳伤证为重。②热证的基本症状表现即口渴，或口苦，或面赤，舌红苔黄。③血虚证、血伤证的基本症状表现即面色苍白，头晕目眩，肌肤指（趾）甲无泽；血虚证病变证机及症状表现较血伤证为重。④阳虚夹热伤血证病变在心有心的基本症状表现如心悸等，在肺有肺的基本症状表现如咳嗽等，在肾有肾的基本症状表现如腰酸等，在肝有肝的基本症状表现如胁肋不舒等，在脾胃有脾胃的基本症状表现如脘腹不适，在太阳有太阳的基本症状表现如发热、疼痛、瘙痒等。⑤辨识阳虚夹热伤血证即包含阳虚出血证的基本病变证机，于此适应证列举黄土汤治疗阳虚出血证的基本思路与方法。

【适应证】

1. 中医病证　阳虚出血证。便血，或崩漏，或月经过多，或吐血，血色紫暗，面色萎黄，四肢不温，体倦，食少，或心悸，或失眠，舌淡，脉细弱。

2. 西医疾病　胃及十二指肠溃疡出血、上消化道出血、功能性子宫出血、血小板减少性紫癜、再生障碍性贫血等病变证机属于阳虚夹热伤血证者。

【用药分析】方中灶心黄土以温阳止血为主，附子以温阳化瘀兼降逆为主，白术以益气散寒燥湿兼生血为主，干地黄以滋阴凉血兼补血为主，阿胶以补血化阴兼止血为主，黄芩以清热燥湿兼凉血为主，甘草以益气生津兼缓急为主，从用药用量分析进而得出黄土汤是治疗阳虚夹热伤血证的重要基础用方。

【用方思路】

（1）黄土汤既是辨治阳虚出血证的重要代表方，又是辨治诸多杂病如脾胃病、肝病、肾病、心病、妇科病等属于阳虚夹热伤血证者的重要基础方。

（2）方中灶心黄土既温阳，又止血；附子既温阳，又壮阳；阿胶、干地黄既补血，又止血；黄芩既止血，又燥湿；白术、甘草可补益诸脏腑之气。从方中用药用量及调配分析得知，黄土汤的应用并不局限于阳虚出血证，还可用于辨治诸多杂病，如消化、循环、泌尿、内分泌等系统疾病及妇科疾病病变证机属于阳虚夹热伤血证者。

（3）运用黄土汤辨治的病证（无论是心病、脾胃病还是妇科病）以阳虚夹热伤血为主；其治当温阳益气止血。

【随证合方】 若夹风痰气虚，可与藜芦人参汤合方用之；若夹阳虚，可与理中丸合方用之；若夹瘀，可与桂枝茯苓丸合方用之；若夹湿热，可与泻心汤合方用之。应用时还必须结合病变主次酌情调整方药用量。

【注意事项】 运用黄土汤既要辨清西医之病，又要辨清西医之病属于中医阳虚夹热伤血证。辨西医之病可进一步了解疾病的发展演变规律及其转归，辨中医之证可更好地针对西医之病选用黄土汤。

四、柏叶汤

【导读】 ①学用柏叶汤应重视柏叶和干姜的用量调配关系、柏叶和艾叶的用量调配关系。②柏叶汤虽是辨治阳虚出血轻证的重要代表方，但在临床中还要明确指出柏叶汤主治基本证型是寒热迫血夹郁证。

【方歌】 柏叶汤中艾干姜，温清止血基础方，阳虚夹热出血证，治内治外效非常。

【方药】 柏叶　干姜各三两（9 g）　艾三把（15 g）

【用法】 上三味，以水五升，取马通汁一升，合煮取一升。分温再服。

【功用】 温阳止血，清热止血，行气解郁。

【主治基本证型】 寒热迫血夹郁证。①寒证、阴寒证的基本症状表现即手足不温，怕冷，舌质淡，苔白；阴寒证的病变证机及症状表现较寒证为重。②热证的基本症状表现即口渴，或口苦，或面赤，舌红苔黄。③迫血证的病变证机是邪热浸淫肆虐损伤脉络。④气郁证的基本症状表现即胀、满、闷，或情绪低落，或所愿不遂，或急躁易怒。⑤寒热迫血夹郁证病变在心有心的基本症状表现如心悸等，在肺有肺的基本症状表现如咳嗽等，在肾有肾的基本症状表现如腰酸等，在肝有肝的基本症状表现如胁肋不舒等，在脾胃有脾胃的基本症状表现如脘腹不适，在太阳有太阳的基本症状表现如发热、疼痛、瘙痒等。⑥辨识寒热迫血夹郁证即包含阳虚出血轻证的基本病变证机，于此适应证列举柏叶汤治疗阳虚出血轻证的基本思路与方法。

【适应证】

1. 中医病证 阳虚出血轻证。吐血，鼻衄，龈衄，血色淡或暗，恶寒，面色萎黄，口中和，脉虚弱。

2. 西医疾病 胃及十二指肠溃疡出血、鼻腔出血、牙龈出血、上消化道出血、上呼吸道出血、慢性鼻炎、皮肤过敏等病变证机属于寒热迫血夹郁证者。

【用药分析】 方中柏叶以凉血止血兼益气为主，干姜以温中散寒兼宣通为主，艾叶以温中止血兼调经为主，马通汁以凉血止血为主，从用药用量分析进而得出柏叶汤是治疗寒热迫血夹郁证的重要基础用方。

【用方思路】

（1）柏叶汤既是辨治阳虚出血轻证的重要代表方，又是辨治诸多杂病如脾胃病、心病、肾病、妇科病等属于寒热迫血夹郁证者的重要基础方。

（2）方中干姜、艾叶既温阳，又止血；柏叶既止血，又制阳热。从方中用药用量及调配分析得知，柏叶汤的应用并不局限于阳虚出血轻证，还可用于辨治诸多杂病，如妇科病和消化、循环、泌尿等系统疾病病变证机属于寒热迫血夹郁证者。

（3）运用柏叶汤辨治的病证（无论是心病、脾胃病还是妇科病）以寒热迫血夹郁为主；其治当温阳益气止血。

【随证合方】 若夹风痰血虚，可与藜芦芍药汤合方用之；若夹郁，可与四逆散合方用之；若夹瘀，可与桂枝茯苓丸合方用之；若夹瘀热，可与桃核承气汤合方用之。应用时还必须结合病变主次酌情调整方药用量。

【注意事项】 运用柏叶汤既要辨清西医之病，又要辨清西医之病属于中医寒热迫血夹郁证。辨西医之病可进一步了解疾病的发展演变规律及其转归，辨中医之证可更好地针对西医之病选用柏叶汤。

五、胶姜汤

【导读】 ①学用胶姜汤应重视阿胶和干姜的用量调配关系。②胶姜汤虽是辨治阳虚血少漏下证的重要代表方，但在临床中还要明确指出胶姜汤主治基本证型是血虚寒结证。

【方歌】 胶姜汤补血温阳，阳虚血虚基础方，内外妇儿诸般疾，温补固血效非常。

【方药】 阿胶三两（9 g） 干姜三两（9 g）（编者注：方药及剂量引自《经方辨治疑难杂病技巧》）

【用法】 上二味，以水四升，煮干姜减一升，去滓，内胶烊化，微沸。温服一升，日三服（编者注：用法引自《经方辨治疑难杂病技巧》）。

【功用】补血止血，温阳散寒。

【主治基本证型】血虚寒结证。①血虚证、血伤证的基本症状表现即面色苍白，头晕目眩，肌肤指（趾）甲无泽；血虚证病变证机及症状表现较血伤证为重。②寒证、阴寒证的基本症状表现即手足不温，怕冷，舌质淡，苔白；阴寒证的病变证机及症状表现较寒证为重。③寒结证的病变证机是寒与血结而浸淫肆虐。④血虚寒结证病变在心有心的基本症状表现如心悸等，在肺有肺的基本症状表现如咳嗽等，在肾有肾的基本症状表现如腰酸等，在肝有肝的基本症状表现如胁肋不舒等，在脾胃有脾胃的基本症状表现如脘腹不适，在太阳有太阳的基本症状表现如发热、疼痛、瘙痒等。⑤辨识血虚寒结证即包含阳虚血少漏下证的基本病变证机，于此适应证列举胶姜汤治疗阳虚血少漏下证的基本思路与方法。

【适应证】

1. 中医病证　阳虚血少漏下证。经行漏下不止，上至十余日，甚者至月不尽，经血量少色黯，四肢不温，面色萎黄，恶寒，舌淡、苔薄，脉虚。

2. 西医疾病　功能性子宫出血、子宫内膜炎、宫颈糜烂、支气管扩张咯血、血小板减少性紫癜等病变证机属于血虚寒结证者。

【用药分析】方中阿胶以补血化阴兼止血为主，干姜以温中散寒兼宣通为主，从用药用量分析进而得出胶姜汤是治疗血虚寒结证的重要基础用方。

【用方思路】

（1）胶姜汤既是辨治阳虚血少漏下证的重要代表方，又是辨治诸多杂病如妇科病、心病、肝病、肾病、脾胃病等属于血虚寒结证者的重要基础方。

（2）方中干姜既温阳，又止血；阿胶既补血，又止血。从方中用药用量及调配分析得知，胶姜汤的应用并不局限于阳虚血少漏下证，还可用于辨治诸多杂病，如妇科疾病和循环、泌尿、消化等系统疾病病变证机属于血虚寒结证者。

（3）运用胶姜汤辨治的病证（无论是心肝疾病还是妇科疾病）以血虚寒结为主；其治当温阳补血止血。

【随证合方】若夹风痰血虚，可与藜芦芍药汤合方用之；若夹热，可与泻心汤合方用之；若夹寒，可与桂枝人参汤合方用之；若夹郁，可与四逆散合方用之。应用时还必须结合病变主次酌情调整方药用量。

【注意事项】运用胶姜汤既要辨清西医之病，又要辨清西医之病属于中医血虚寒结证。辨西医之病可进一步了解疾病的发展演变规律及其转归，辨中医之证可更好地针对西医之病选用胶姜汤。

第四节　热毒血证用方

一、升麻鳖甲汤

【导读】①学用升麻鳖甲汤应重视升麻和鳖甲的用量调配关系、当归和蜀椒的用量调配关系、雄黄和甘草的用量调配关系。②升麻鳖甲汤虽是辨治热毒阳郁血证的重要代表方，但在临床中还要明确指出升麻鳖甲汤主治基本证型是阳郁瘀热伤阴证。

【方歌】升麻鳖甲用当归，蜀椒甘草与雄黄，面赤斑斑如锦纹，益阴化瘀能通阳。

【方药】升麻二两（6 g）　当归一两（3 g）　蜀椒炒，去汗，一两（3 g）　甘草二两（6 g）　雄黄研，半两（1.5 g）　鳖甲炙，手指大一枚（10 g）

【用法】上六味，以水四升，煮取一升。顿服之。老小再服，取汗。

【功用】温通化瘀，清解郁热，补血化阴。

【主治基本证型】阳郁瘀热伤阴证。①阳郁证的基本症状表现即手足烦热而不温，心胸闷热而怕冷，口舌干燥而不渴。②瘀证的基本症状表现即疼痛如针刺，部位固定，舌质夹瘀紫。③热证的基本症状表现即口渴，或口苦，或面赤，舌红苔黄。④阴伤证的基本症状表现即皮肤粗糙，口咽干燥，舌红少津。⑤阳郁瘀热伤阴证病变在心有心的基本症状表现如心悸等，在肺有肺的基本症状表现如咳嗽等，在肾有肾的基本症状表现如腰酸等，在肝有肝的基本症状表现如胁肋不舒等，在脾胃有脾胃的基本症状表现如脘腹不适，在太阳有太阳的基本症状表现如发热、疼痛、瘙痒等。⑥辨识阳郁瘀热伤阴证即包含热毒阳郁血证的基本病变证机，于此适应证列举升麻鳖甲汤治疗热毒阳郁血证的基本思路与方法。

【适应证】

1. 中医病证　热毒阳郁血证。面赤斑斑如锦纹，咽喉痛，唾脓血，舌红或紫或有瘀点，脉数。

2. 西医疾病　毒血症、败血症、红斑狼疮、白血病、再生障碍性贫血、血小板减少性紫癜、荨麻疹等病变证机属于阳郁瘀热伤阴证者。

【用药分析】方中升麻以发越郁阳兼清解疫毒为主，鳖甲以破癥散瘕兼清热消食为主，当归以补血通利兼下气为主，雄黄以通阳化瘀消痰解毒兼杀虫为主，蜀椒以温通降逆兼止痛为主，甘草以益气生津兼缓急为主，从用药用量分析进而得出升麻鳖甲汤是治疗阳郁瘀热伤阴证的重要基础用方。

【用方思路】

（1）升麻鳖甲汤既是辨治热毒阳郁血证的重要代表方，又是辨治诸多杂病如肝病、肾病、心病等属于阳郁瘀热伤阴证者的重要基础方。

（2）方中升麻既清热，又透散；鳖甲既软坚，又消瘀；当归既活血，又补血；蜀椒、雄黄温化郁毒；甘草既益气，又解毒。从方中用药用量及调配分析得知，升麻鳖甲汤的应用并不局限于热毒阳郁血证，还可用于辨治诸多杂病，如循环、泌尿、内分泌及代谢、运动等系统疾病病变证机属于阳郁瘀热伤阴证者。

（3）运用升麻鳖甲汤辨治的病证（无论病变部位在心、在肝或在肾）以阳郁瘀热伤阴为主；其治当清热通阳解毒。

【随证合方】若夹风痰气虚，可与藜芦人参汤合方用之；若夹湿热，可与泻心汤、栀子柏皮汤合方用之；若夹瘀热，可与桃核承气汤合方用之；若夹寒瘀，可与当归四逆汤合方用之。应用时还必须结合病变主次酌情调整方药用量。

【注意事项】运用升麻鳖甲汤既要辨清西医之病，又要辨清西医之病属于中医阳郁瘀热伤阴证。辨西医之病可进一步了解疾病的发展演变规律及其转归，辨中医之证可更好地针对西医之病选用升麻鳖甲汤。

二、升麻鳖甲去雄黄蜀椒汤

【导读】①学用升麻鳖甲去雄黄蜀椒汤应重视升麻和鳖甲的用量调配关系、当归和甘草的用量调配关系。②升麻鳖甲去雄黄蜀椒汤虽是辨治热毒血证的重要代表方，但在临床中还要明确指出升麻鳖甲去雄黄蜀椒汤主治基本证型是瘀热夹虚证。

【方歌】升麻鳖甲草当归，补血活血能软坚，清热解毒能化阴，内外妇儿病可安。

【方药】升麻二两（6 g）　当归一两（3 g）　甘草二两（6 g）　鳖甲炙，手指大一枚（10 g）

【用法】上四味，以水四升，煮取一升。顿服之。老小再服，取汗。

【功用】益气补血，清热滋阴，活血化瘀。

【主治基本证型】瘀热夹虚证。①瘀证的基本症状表现即疼痛如针刺，部位固定，舌质夹瘀紫。②热证的基本症状表现即口渴，或口苦，或面赤，舌红苔黄。③气虚证、气伤证的基本症状表现即倦怠乏力，神志不佳，面色不荣；气虚证的病变证机及症状表现较气伤证为重。④血虚证、血伤证的基本症状表现即面色苍白，头晕目眩，肌肤指（趾）甲无泽；血虚证病变证机及症状表现较血伤证为重。⑤瘀热夹虚证病变在心有心的基本症状表现如心悸等，在肺有肺的基本症状表现如咳嗽等，在肾有肾的基本症状表现如腰酸等，在肝有肝的基本症状表现如胁肋不舒等，在脾胃有脾胃的基本症状表现如脘腹不适，在太阳有太阳的基本症状表现如发热、疼痛、瘙痒等。⑥辨识瘀热夹虚证即包含热毒血证的基本病变证机，于此适应证列举升麻鳖甲去雄黄蜀椒汤治疗热毒血证的基本思路与方法。

【适应证】

1. 中医病证　热毒血证。面目赤或青或肿，身疼痛，或疼痛剧烈，咽喉疼痛，舌红，脉数。

2. 西医疾病　毒血症、败血症、红斑狼疮、白血病、再生障碍性贫血、血小板减少性紫癜、荨麻疹等病变证机属于瘀热夹虚证者。

【用药分析】 方中升麻以发越郁阳兼治清解疫毒为主，鳖甲以破癥散瘕兼清热消食为主，当归以补血通利兼下气为主，甘草以益气生津兼缓急为主，从用药用量分析进而得出升麻鳖甲去雄黄蜀椒汤是治疗瘀热夹虚证的重要基础用方。

【用方思路】

（1）升麻鳖甲去雄黄蜀椒汤既是辨治热毒血证的重要代表方，又是辨治诸多杂病如肝病、肾病、心病等属于瘀热夹虚证的重要基础方。

（2）方中升麻既清热，又透散；鳖甲既软坚，又消瘀；当归既活血，又补血；甘草既益气，又解毒。从方中用药用量及调配分析得知，升麻鳖甲去雄黄蜀椒汤的应用并不局限于热毒血证，还可用于辨治诸多杂病，如循环、泌尿、内分泌及代谢、运动等系统疾病病变证机属于瘀热夹虚证者。

（3）运用升麻鳖甲汤辨治的病证（无论是心病、肝肾疾病，还是妇科、男科疾病）以瘀热夹虚为主；其治当清热解毒。

【随证合方】 若夹风痰气虚，可与藜芦人参汤合方用之；若夹郁，可与四逆散合方用之；若夹瘀热，可与桃核承气汤合方用之；若夹痰热，可与小陷胸汤合方用之。应用时还必须结合病变主次酌情调整方药用量。

【注意事项】 运用升麻鳖甲去雄黄蜀椒汤既要辨清西医之病，又要辨清西医之病属于中医瘀热夹虚证。辨西医之病可进一步了解疾病的发展演变规律及其转归，辨中医之证可更好地针对西医之病选用升麻鳖甲去雄黄蜀椒汤。

第/十/二/章　痹/证/用/方

学用痹证用方，既要知道痹证用方是主治痹证的基本方，又要知道其主治并不局限于痹证，还包括其他病证。用方选方的基本思路与方法是根据病变证机而选方用药，无论是痹证还是其他病证，只要病变证机符合方药主治，即可选用方药治疗。

第一节　阳虚痹证用方

一、桂枝附子汤

【导读】①学用桂枝附子汤应重视桂枝和附子的用量调配关系、附子和甘草的用量调配关系。②桂枝附子汤虽是辨治阳虚肌痹证的重要代表方，但在临床中还要明确指出桂枝附子汤主治基本证型是阳虚夹瘀证。

【方歌】桂枝附子枣草姜，阳虚夹瘀诸般疾，温补散寒兼化瘀，各科杂病皆可医。

【方药】桂枝去皮，四两（12 g）　附子炮，去皮，破，三枚（15 g）　生姜切，三两（9 g）　大枣擘，十二枚　甘草炙，二两（6 g）

【用法】上五味，以水六升，煮取二升，去滓。分温三服。

【功用】温阳散寒，补益正气，活血散结。

【主治基本证型】阳虚夹瘀证。①阳虚证、阳伤证的基本症状表现即寒证+气虚证；阳虚证病变证机及症状表现较阳伤证为重。②瘀证的基本症状表现即疼痛如针刺，部位固定，舌质夹瘀紫。③阳虚夹瘀证病变在心有心的基本症状表现如心悸等，在肺有肺的基本症状表现如咳嗽等，在肾有肾的基本症状表现如腰酸等，在肝有肝的基本症状表现如胁肋不舒等，在脾胃有脾胃的基本症状表现如脘腹不适，在太阳有太阳的基本症状表现如发热、疼痛、瘙痒等。④辨识阳虚夹瘀证即包含阳虚肌痹证的基本病变证机，于此适应证列举桂枝附子汤治疗阳虚肌痹证的基本思路与方法。

【适应证】

1. 中医病证　阳虚肌痹证。身体骨节疼痛，不能自主转侧，受凉加重，不呕，不渴，大便溏，小便不利，或下肢水肿，舌淡，脉浮虚而涩。

2. 西医疾病　糖尿病神经病变、风湿性关节炎、类风湿关节炎、坐骨神经痛、骨质增生、慢性前列腺炎、慢性荨麻疹、心脏病等病变证机属于阳虚夹瘀证者。

【用药分析】 方中桂枝以温宣通经兼补为主，附子以温阳化瘀兼降逆为主，生姜以温通宣散兼降逆为主，大枣以益气兼补血为主，甘草以益气生津兼缓急为主，从用药用量分析进而得出桂枝附子汤是治疗阳虚夹瘀证的重要基础用方。

【用方思路】

（1）桂枝附子汤既是辨治阳虚肌痹证的重要代表方，又是辨治诸多杂病如肌肉关节病、心病、皮肤病等属于阳虚夹瘀证者的重要基础方。

（2）方中附子、生姜、桂枝既温阳，又通经，更能宣通内外；大枣、甘草既益气，又缓急。从方中用药用量及调配分析得知，桂枝附子汤的应用并不局限于阳虚肌痹证，还可用于辨治诸多杂病，如运动、循环、内分泌等系统疾病及皮肤病等病变证机属于阳虚夹瘀证者。

（3）运用桂枝附子汤辨治的病证（无论病变部位在心、在肝或在肾）以阳虚夹瘀为主；其治当温阳通痹。

【随证合方】 若夹热，可与白虎加桂枝汤合方用之；若夹寒痰，可与赤丸合方用之；若夹血虚，可与当归四逆汤合方用之。应用时还必须结合病变主次酌情调整方药用量。

【注意事项】 运用桂枝附子汤既要辨清西医之病，又要辨清西医之病属于中医阳虚夹瘀证。辨西医之病可进一步了解疾病的发展演变规律及其转归，辨中医之证可更好地针对西医之病选用桂枝附子汤。

二、桂枝附子去桂加白术汤（白术附子汤）

【导读】 ①学用桂枝附子去桂加白术汤应重视白术和附子的用量调配关系、白术和甘草的用量调配关系。②桂枝附子去桂加白术汤虽是辨治阳虚肌痹证的重要代表方，但在临床中还要明确指出白术附子汤主治基本证型是寒瘀湿气虚证。

【方歌】 白术附子汤生姜，大枣甘草合成方，脏腑筋骨诸般证，温通益气效非常。

【方药】 附子炮，去皮，破，三枚（15 g） 白术四两（12 g） 生姜切，三两（9 g） 大枣擘，十二枚 甘草炙，二两（6 g）

【用法】 上五味，以水六升，煮取二升，去滓。分温三服。初一服，其人身如痹，半日许复服之，三服都尽，其人如冒状，勿怪。此以附子、白术并走皮内，逐水气未得除，故使之耳。法当加桂枝四两，此本一方二法。以大便硬，小便自利，去桂也；以大便不硬，小便不利，当加桂。附子三枚，恐多也，虚弱家及产妇，宜减服之。

【功用】 温阳散寒，温通筋骨，活血化瘀，益气燥湿。

【主治基本证型】 寒瘀湿气虚证。①寒证、阴寒证的基本症状表现即手足不温，怕冷，舌质淡，苔白；阴寒证的病变证机及症状表现较寒证为重。②瘀证的基本症状表现即疼痛如针刺，部位固定，舌质夹瘀紫。③湿证的基本症状表现即身体酸楚、沉重、困痛，或大便溏泻，或小便混浊，口腻，苔腻。④气虚证、气伤证的基本症状表现即倦怠乏力，神志不佳，面色不荣；气虚证的病变证机及症状表现较气伤证为重。⑤寒瘀湿气虚证病变在心有心的基本症状表现如心悸等，在肺有肺的基本症状表现如咳嗽等，在肾有肾的基本症状表现如腰酸等，在肝有肝的基本症状表现如胁肋不舒等，在脾胃有脾胃的基本症状表现如脘腹不适，在太阳有太阳的基本症状表现如发热、疼痛、瘙痒等。⑥辨识寒瘀湿气虚证即包含阳虚肌痹证以湿为主的基本病变证机，于此适应证列举白术附子汤治疗阳虚肌痹证以湿为主的基本思路与方法。

【适应证】

1. 中医病证　阳虚肌痹证以湿为主。身体肌肤烦疼沉重，不能自主转侧，受凉加重，大便硬，小便自利，舌淡，脉浮或虚。

2. 西医疾病　风湿性关节炎、类风湿关节炎、坐骨神经痛、骨质增生症、慢性胃炎、慢性结肠炎、心脏病等病变证机属于寒瘀湿气虚证者。

【用药分析】 方中附子以温阳化瘀兼降逆为主，白术以益气兼燥湿为主，生姜以温通宣散兼降逆为主，大枣以益气兼补血为主，甘草以益气生津兼缓急为主，从用药用量分析进而得出白术附子汤是治疗寒瘀湿气虚证的重要基础用方。

【用方思路】

（1）白术附子汤既是辨治阳虚湿郁肌痹证的重要代表方，又是辨治诸多杂病如肌肉关节病、脾胃病、心病、皮肤病等属于寒瘀湿气虚证者的重要基础方。

（2）方中附子、生姜既温阳，又通痹；白术既益气，又燥湿；大枣、甘草既益气，又缓急。从方中用药用量及调配分析得知，白术附子汤的应用并不局限于阳虚湿郁肌痹证，还可用于辨治诸多杂病，如运动、循环、内分泌系统疾病及皮肤病等病变证机属于寒瘀湿气虚证者。

（3）运用白术附子汤辨治的病证（无论病变部位在肝、在肾或在心）以寒瘀湿气虚为主；其治当温阳化瘀，燥湿通痹。

【随证合方】若夹湿热，可与栀子柏皮汤合方用之；若夹瘀，可与当归四逆汤合方用之；若夹寒痰，可与赤丸合方用之。应用时还必须结合病变主次酌情调整方药用量。

【注意事项】运用白术附子汤既要辨清西医之病，又要辨清西医之病属于中医寒瘀湿气虚证。辨西医之病可进一步了解疾病的发展演变规律及其转归，辨中医之证可更好地针对西医之病选用白术附子汤。

三、甘草附子汤

【导读】①学用甘草附子汤应重视桂枝和附子的用量调配关系、白术和附子的用量调配关系。②甘草附子汤虽是辨治阳虚骨痹证的重要代表方，但在临床中还要明确指出甘草附子汤主治基本证型是阳虚夹瘀湿证。

【方歌】仲景甘草附子汤，白术桂枝合成方，脏腑骨节诸般证，温化益气效非常。

【方药】甘草炙，二两（6 g）　附子炮，去皮，破，二枚（10 g）　白术二两（6 g）　桂枝去皮，四两（12 g）

【用法】上四味，以水六升，煮取三升，去滓。温服一升，日三服。初服，得微汗则解，能食；汗止，复烦者，将服五合；恐一升多者，宜服六七合为始。

【功用】补益正气，散寒燥湿，通经化瘀。

【主治基本证型】阳虚夹瘀湿证。①阳虚证、阳伤证的基本症状表现即寒证+气虚证；阳虚证病变证机及症状表现较阳伤证为重。②瘀证的基本症状表现即疼痛如针刺，部位固定，舌质夹瘀紫。③湿证的基本症状表现即身体酸楚、沉重、困痛，或大便溏泻，或小便混浊，口腻，苔腻。④阳虚夹瘀湿证病变在心有心的基本症状表现如心悸等，在肺有肺的基本症状表现如咳嗽等，在肾有肾的基本症状表现如腰酸等，在肝有肝的基本症状表现如胁肋不舒等，在脾胃有脾胃的基本症状表现如脘腹不适，在太阳有太阳的基本症状表现如发热、疼痛、瘙痒等。⑤辨识阳虚夹瘀湿证即包含阳虚骨痹证的基本病变证机，于此适应证列举甘草附子汤治疗阳虚骨痹证的基本思路与方法。

【适应证】

1. 中医病证　阳虚骨痹证。骨节疼痛，掣痛不得屈伸，近之则痛剧，受凉加剧，汗出，短气，小便不利，或身微肿，舌淡、苔薄，脉沉或弱。

2. 西医疾病　风湿性关节炎、类风湿关节炎、坐骨神经痛、骨质增生症、慢性胃炎、慢性结肠炎等病变证机属于阳虚夹瘀湿证者。

【用药分析】方中甘草以益气生津兼缓急为主，附子以温阳化瘀兼降逆为主，白术以益气兼燥湿为主，桂枝以温宣通经兼补为主，从用药用量分析进而得出甘草附子汤是治疗阳虚夹瘀湿证的重要基础用方。

【用方思路】

（1）甘草附子汤既是辨治阳虚骨痹证的重要代表方，又是辨治诸多杂病如肌肉关节病、心病、肾病等属于阳虚夹瘀湿证者的重要基础方。

（2）方中附子、桂枝既温阳，又通痹；白术既益气，又燥湿；甘草既益气，又缓急。从方中用药用量及调配分析得知，甘草附子汤的应用并不局限于阳虚骨痹证，还可用于辨治诸多杂病，如运动、循环、泌尿系统疾病和皮肤病等病变证机属于阳虚夹瘀湿证者。

（3）运用甘草附子汤辨治的病证（无论病变部位在心、在肝肾或是在运动系统）以阳虚夹瘀湿为主；其治当温阳壮骨通痹。

【随证合方】若夹热，可与白虎加桂枝汤合方用之；若夹瘀，可与桂枝茯苓丸合方用之；若夹痰热，可与小陷胸汤合方用之。应用时还必须结合病变主次酌情调整方药用量。

【注意事项】运用甘草附子汤既要辨清西医之病，又要辨清西医之病属于中医阳虚夹瘀湿证。辨西医之病可进一步了解疾病的发展演变规律及其转归，辨中医之证可更好地针对西医之病选用甘草附子汤。

第二节　气虚痹证用方

乌头汤

【导读】①学用乌头汤应重视乌头和麻黄的用量调配关系、黄芪和芍药的用量调配关系、芍药和麻黄的用量调配关系。②乌头汤虽是辨治气血虚寒痹证的重要代表方，但在临床中还要明确指出乌头汤主治基本证型是寒瘀夹气血虚证。

【方歌】乌头汤辨治杂病，麻黄芍药草黄芪，脏腑筋骨诸般病，寒瘀夹虚最相宜。

【方药】麻黄三两（9 g）　芍药三两（9 g）　黄芪三两（9 g）　甘草炙，三两（9 g）　川乌㕮咀，以蜜二升，煎取一升，即出乌头，五枚（10 g）

【用法】上五味，㕮咀四味，以水三升，煮取一升，去滓。内蜜煎中，更煎之。服七合。不知，尽服之。

【功用】温阳散寒，宣通化瘀，益气补血，缓急止痛。

【主治基本证型】寒瘀夹气血虚证。①寒证、阴寒证的基本症状表现即手足不温，怕冷，舌质淡，苔白；阴寒证的病变证机及症状表现较寒证为重。②瘀证的基本症状表现即疼痛如针刺，部位固定，舌质夹瘀紫。③气虚证、气伤证的基本症状表现即倦怠乏力，神志不佳，面色不荣；气虚证的病变证机及症状表现较气伤证为重。④血虚证、血伤证的基本症状表现即面色苍白，头晕目眩，肌肤指（趾）甲无泽；血虚证病变证机及症状表现较血伤证为重。⑤寒瘀夹气血虚证病变在心有心的基本症状表现如心悸等，在肺有肺的基本症状表现如咳嗽等，在肾有肾的基本症状表现如腰酸等，在肝有肝的基本症状表现如胁肋不舒等，在脾胃有脾胃的基本症状表现如脘腹不适，在太阳有太阳的基本症状表现如发热、疼痛、瘙痒等。⑥辨识寒瘀夹气血虚证即包含气血虚寒痹证的基本病变证机，于此适应证列举乌头汤治疗气血虚寒痹证的基本思路与方法。

【适应证】

1. 中医病证　气血虚寒痹证。肌肉、关节疼痛，难以屈伸，受凉加重，少气，乏力，身倦，嗜卧，舌淡、苔薄，脉沉或涩。

2. 西医疾病　风湿性关节炎、骨质增生、坐骨神经痛、腰椎间盘突出、神经性头痛等病变证机属于寒瘀夹气血虚证者。

【用药分析】方中乌头以温通降泄兼化瘀为主，黄芪以益气兼消疮为主，麻黄以温宣兼降泄为主，芍药以补血敛阴兼清泻为主，甘草以益气生津兼缓急为主，从用药用量分析进而得出乌头汤是治疗寒瘀夹气血虚证的重要基础用方。

【用方思路】

（1）乌头汤既是辨治气血虚寒痹证的重要代表方，又是辨治诸多杂病如肌肉关节病、心病、肾病、肝病、皮肤病等属于寒瘀夹气血虚证者的重要基础方。

（2）方中乌头既温阳，又通痹；黄芪既益气，又固卫；芍药既补血，又缓急；麻黄既散寒，又通痹；甘草既益气，又缓急。从方中用药用量及调配分析得知，乌头汤的应用并不局限于气血虚寒痹证，还可用于辨治诸多杂病，如运动、循环、泌尿系统疾病和皮肤病等病变证机属于寒瘀夹气血虚证者。

（3）运用乌头汤辨治的病证（无论病变部位在心、在肝或在肾）以寒瘀夹气血虚证为主；其治当益气补血，温阳化瘀。

【随证合方】若夹风痰气虚，可与藜芦人参汤合方用之；若夹阳虚，可与桂枝人参汤合方用之；若夹寒瘀，可与当归四逆汤合方用之；若夹寒痰，可与赤丸合方用之。应用时还必须结合病变主次酌情调整方药用量。

【注意事项】运用乌头汤既要辨清西医之病，又要辨清西医之病属于中医寒瘀夹气血虚证。辨西医之病可进一步了解疾病的发展演变规律及其转归，辨中医之证可更好地针对西医之病选用乌头汤。

第三节 阳虚热郁痹证用方

桂枝芍药知母汤

【导读】①学用桂枝芍药知母汤应重视附子和麻黄的用量调配关系、白术和芍药的用量调配关系、芍药和知母的用量调配关系。②桂枝芍药知母汤虽是辨治阳虚热郁痹证的重要代表方，但在临床中还要明确指出桂枝芍药知母汤主治基本证型是寒瘀湿虚夹热证。

【方歌】桂枝芍药知母汤，麻黄生姜与甘草，白术防风与附子，阳虚夹热效果好。

【方药】桂枝四两（12 g） 芍药三两（9 g） 甘草二两（6 g） 麻黄二两（6 g） 生姜五两（15 g） 白术五两（15 g） 知母四两（12 g） 防风四两（12 g） 附子炮，二枚（10 g）

【用法】上九味，以水七升，煮取二升。温服七合，日三服。

【功用】温阳散寒，温通血脉，益气燥湿，清热益阴。

【主治基本证型】寒瘀湿虚夹热证。①寒证、阴寒证的基本症状表现即手足不温，怕冷，舌质淡，苔白；阴寒证的病变证机及症状表现较寒证为重。②瘀证的基本症状表现即疼痛如针刺，部位固定，舌质夹瘀紫。③湿证的基本症状表现即身体酸楚、沉重、困痛，或大便溏泻，或小便混浊，口腻，苔腻。④气虚证、气伤证的基本症状表现即倦怠乏力，神志不佳，面色不荣；气虚证的病变证机及症状表现较气伤证为重。⑤热证的基本症状表现即口渴，或口苦，或面赤，舌红苔黄。⑥寒瘀湿虚夹热证病变在心有心的基本症状表现如心悸等，在肺有肺的基本症状表现如咳嗽等，在肾有肾的基本症状表现如腰酸等，在肝有肝的基本症状表现如胁肋不舒等，在脾胃有脾胃的基本症状表现如脘腹不适，在太阳有太阳的基本症状表现如发热、疼痛、瘙痒等。⑦辨识寒瘀湿虚夹热证即包含阳虚热郁痹证的基本病变证机，于此适应证列举桂枝芍药知母汤治疗阳虚热郁痹证的基本思路与方法。

【适应证】

1. **中医病证** 阳虚热郁痹证。肢节疼痛，受凉加重，关节肿大，两脚肿胀，麻木不仁，或似有身体关节欲脱散，头晕，目眩，短气，心烦，急躁，或呕吐，舌红、苔薄白或薄黄，脉沉。

2. **西医疾病** 风湿性关节炎、类风湿关节炎、坐骨神经痛、骨质增生等病变证机属于寒瘀湿虚夹热证者。

【用药分析】方中桂枝以温宣通经兼补为主，芍药以补血敛阴兼清泻为主，知母以清热兼益阴为主，麻黄以温宣兼降泄为主，生姜以温通宣散兼降逆为主，防风以疏散调理兼解痉为主，附子以温阳化瘀兼降逆为主，白术以益气兼燥湿为主，甘草以益气生津兼缓急为主，从用药用量分析进而得出桂枝芍药知母汤是治疗寒瘀湿虚夹热证的重要基础用方。

【用方思路】

（1）桂枝芍药知母汤既是辨治阳虚热郁痹证的重要代表方，又是辨治诸多杂病如肌肉关节病、心病、肾病等属于寒瘀湿虚夹热证者的重要基础方。

（2）方中桂枝、麻黄、生姜、防风、附子既可温营卫筋脉骨节，又可温脏腑阳气；知母、芍药既可清热，又可益阴；白术、甘草可补诸脏腑之气。从方中用药用量及调配分析得知，桂枝芍药知母汤的应用并不局限于阳虚热郁痹证，还可用于辨治诸多杂病，如运动、循环、内分泌及代谢等系统疾病病变证机属于寒瘀湿虚夹热证者。

（3）运用桂枝芍药知母汤辨治的病证（无论病变部位在肝、在肾或在心）以寒瘀湿虚夹热为主；其治当温阳益气，清热化瘀。

【随证合方】若夹风痰气虚，可与藜芦人参汤合方用之；若夹痰热，可与小陷胸汤合方用之；若夹瘀热，可与桃核承气汤合方用之；若夹湿热，可与栀子柏皮汤合方用之。应用时还必须结合病变主次酌情调整方药用量。

【注意事项】运用桂枝芍药知母汤既要辨清西医之病，又要辨清西医之病属于中医寒瘀湿虚夹热证。辨西医之病可进一步了解疾病的发展演变规律及其转归，辨中医之证可更好地针对西医之病选用桂枝芍药知母汤。

第/十/三/章　痰/病/证/用/方

学用痰病证用方，既要知道痰病证用方是主治痰病证的基本方，又要知道其主治并不局限于痰病证，还包括其他病证。用方选方的基本思路与方法是根据病变证机而选方用药，无论是痰病证还是其他病证，只要病变证机符合方药主治，即可选用方药治疗。

第一节　痰郁咽喉证用方

半夏厚朴汤

【导读】①学用半夏厚朴汤应重视半夏和厚朴的用量调配关系、半夏和生姜的用量调配关系、茯苓和苏叶的用量调配关系。②半夏厚朴汤虽是辨治气郁痰阻证和肺气郁闭证的重要代表方，但在临床中还要明确指出半夏厚朴汤主治基本证型是气郁寒痰证。

【方歌】仲景半夏厚朴汤，茯苓生姜共紫苏，行气化痰能降逆，痰气郁结病可除。

【方药】半夏一升（24 g）　厚朴三两（9 g）　茯苓四两（12 g）　生姜五两（15 g）　干苏叶二两（6 g）

【用法】上五味，以水七升，煮取四升。分温四服，日三夜一服。

【功用】行气降气，温化寒痰，调理气机。

【主治基本证型】气郁寒痰证。①气郁证的基本症状表现即胀、满、闷，或情绪低落，或所愿不遂，或急躁易怒。②寒证、阴寒证的基本症状表现即手足不温，怕冷，舌质淡，苔白；阴寒证的病变证机及症状表现较寒证为重。③痰证的基本症状表现即头身沉重、困倦、肿胀，或咽中痰阻，或咯痰，苔腻。④气郁寒痰证病变在心有心的基本症状表现如心悸等，在肺有肺的基本症状表现如咳嗽等，在肾有肾的基本症状表现如腰酸等，在肝有肝的基本症状表现如胁肋不舒等，在脾胃有脾胃的基本症状表现如脘腹不适，在太阳有太阳的基本症状表现如发热、疼痛、瘙痒等。⑤辨识气郁寒痰证即包含梅核气（气郁痰阻证）和肺气郁闭证的基本病变证机，于此适应证列举半夏厚朴汤治疗梅核气（气郁痰阻证）和肺气郁闭证的基本思路与方法。

【适应证】

1. 中医病证　①梅核气（气郁痰阻证）。咽中如有物阻，咯之不出，吞之不下，因情绪不佳而加重，胸闷，或胁痛，或咳，或呕，舌淡、苔白腻，脉弦。②肺气郁闭证。

2. 西医疾病　慢性胃炎、胃及十二指肠溃疡、焦虑性神经症、精神抑郁症、过敏性哮喘、慢性咽炎、咽喉异感症、咽神经紧张综合征等病变证机属于气郁寒痰证者。

【用药分析】 方中半夏以温化痰湿降逆兼散结为主，厚朴以行气降逆兼通阳化饮为主，茯苓以益气利湿兼安神为主，生姜以温通宣散兼降逆为主，干苏叶以温通开郁散结兼化痰为主，从用药用量分析进而得出半夏厚朴汤是治疗气郁寒痰证的重要基础用方。

【用方思路】

（1）半夏厚朴汤既是辨治气郁痰阻证和肺气郁闭证的重要代表方，又是辨治诸多杂病如咽喉病、肺病、心病、脾胃病、肝病等属于气郁寒痰证者的重要基础方。

（2）方中半夏既醒脾燥湿，又降逆化痰；厚朴、苏叶既可行气，又可解郁；生姜既可行散，又可化痰；茯苓既可益气，又可利湿。从方中用药用量及调配分析得知，半夏厚朴汤的应用并不局限于气郁痰阻证和肺气郁闭证，还可用于辨治诸多杂病，如咽喉疾病和呼吸、循环、消化、内分泌等系统疾病病变证机属于气郁寒痰证者。

（3）运用半夏厚朴汤辨治的病证（无论病变部位在咽喉、在肺或在心）以气郁寒痰为主；其治当行气化痰。

【随证合方】 若夹寒瘀，可与附子白及汤合方用之；若夹热，可与桔梗汤合方用之；若夹气阴虚，可与麦门冬汤合方用之；若夹阳虚，可与四逆汤合方用之。应用时还必须结合病变主次酌情调整方药用量。

【注意事项】 运用半夏厚朴汤既要辨清西医之病，又要辨清西医之病属于中医气郁寒痰证。辨西医之病可进一步了解疾病的发展演变规律及其转归，辨中医之证可更好地针对西医之病选用半夏厚朴汤。

第二节　痰阻胸脘证用方

瓜蒂散

【导读】①学用瓜蒂散应重视瓜蒂和赤小豆的用量调配关系、瓜蒂和香豉的用量调配关系。②瓜蒂散虽是辨治痰阻胸脘证的重要代表方，但在临床中还要明确指出瓜蒂散主治基本证型是痰湿郁结证。

【方歌】瓜蒂散中赤小豆，香豉调配基础方，调理气机能升降，痰食中毒效非常。

【方药】瓜蒂熬黄，一分（3 g）　赤小豆一分（3 g）

【用法】上二味，各别捣筛，为散已，合治之，取一钱匕，以香豉一合，用热汤七合，煮作稀粥，去滓。取汁和散，温，顿服之，不吐者，少少加，得快吐，乃止。诸亡血虚家，不可与瓜蒂散。

【功用】燥湿化痰，利湿消痈，行气宣散。

【主治基本证型】痰湿郁结证。①痰证的基本症状表现即头身沉重、困倦、肿胀，或咽中痰阻，或咯痰，苔腻。②湿证的基本症状表现即身体酸楚、沉重、困痛，或大便溏泻，或小便混浊，口腻，苔腻。③气郁证的基本症状表现即胀、满、闷，或情绪低落，或所愿不遂，或急躁易怒。④郁结证的病变证机是痰湿郁相互胶织蕴结。⑤痰湿郁结证病变在心有心的基本症状表现如心悸等，在肺有肺的基本症状表现如咳嗽等，在肾有肾的基本症状表现如腰酸等，在肝有肝的基本症状表现如胁肋不舒等，在脾胃有脾胃的基本症状表现如脘腹不适，在太阳有太阳的基本症状表现如发热、疼痛、瘙痒等。⑥辨识痰湿郁结证即包含痰（食或毒物）阻胸脘证的基本病变证机，于此适应证列举瓜蒂散治疗痰（食或毒物）阻胸脘证的基本思路与方法。

【适应证】

1. 中医病证　痰（食或毒物）阻胸脘证。胸中痞硬，气上冲喉咽不得息，心胸烦闷不安，欲吐不出，手足寒，舌淡、苔腻或厚，脉微浮或弦迟。

2. 西医疾病　精神分裂症、抑郁症、癫痫、中毒、胃扩张、病毒性肝炎、内分泌紊乱等病变证机属于痰湿郁结证者。

【用药分析】方中瓜蒂以清热利水兼涌吐痰食为主，赤小豆以利湿消肿兼止血为主，香豉以宣散调中兼解肌为主，从用药用量分析进而得出瓜蒂散是治疗痰湿郁结证的重要基础用方。

【用方思路】

（1）瓜蒂散既是辨治痰阻胸脘证的重要代表方，又是辨治诸多杂病如咽喉病、心病、头部疾病、脾胃病、精神神经疾病等属于痰湿郁结证者的重要基础方。

（2）方中瓜蒂既涌吐，又涤痰；赤小豆既降利，又益气；香豉芳香透达。从方中用药用量及调配分析得知，瓜蒂散的应用并不局限于痰阻胸脘证，还可用于辨治诸多杂病，如呼吸、循环、消化、内分泌及代谢等系统疾病病变证机属于痰湿郁结证者。

（3）运用瓜蒂散辨治的病证（无论病变部位在咽喉、在胸膈或在胃）以痰湿郁结为主；其治当涤痰。

【随证合方】若夹风痰气虚，可与藜芦人参汤合方用之；若夹郁，可与四逆散合方用之；若夹瘀热，可与下瘀血汤合方用之；若夹寒痰，可与赤丸合方用之。应用时还必须结合病变主次酌情调整方药用量。

【注意事项】运用瓜蒂散既要辨清西医之病，又要辨清西医之病属于中医痰湿郁结证。辨西医之病可进一步了解疾病的发展演变规律及其转归，辨中医之证可更好地针对西医之病选用瓜蒂散。

第三节　痰热牡疟证用方

蜀漆散

【导读】①学用蜀漆散应重视蜀漆和龙骨的用量调配关系、蜀漆和云母的用量调配关系。②蜀漆散虽是辨治痰热牡疟证的重要代表方，但在临床中还要明确指出蜀漆散主治基本证型是痰热瘀结证。

【方歌】经典名方蜀漆散，龙骨云母合成方，清热化痰能安神，脏腑营卫病可康。

【方药】蜀漆洗，去腥　云母烧二日夜　龙骨等份

【用法】上三味，杵为散，未发前以浆水服半钱。温疟加蜀漆半分，临发时，服一钱匕。

【功用】清热化痰，消癥散结。

【主治基本证型】痰热瘀结证。①痰证的基本症状表现即头身沉重、困倦、肿胀，或咽中痰阻，或咯痰，苔腻。②热证的基本症状表现即口渴，或口

苦，或面赤，舌红苔黄。③瘀证的基本症状表现即疼痛如针刺，部位固定，舌质夹瘀紫。④郁结证的病变证机是痰热相互郁结而浸淫肆虐。⑤痰热瘀结证病变在心有心的基本症状表现如心悸等，在肺有肺的基本症状表现如咳嗽等，在肾有肾的基本症状表现如腰酸等，在肝有肝的基本症状表现如胁肋不舒等，在脾胃有脾胃的基本症状表现如脘腹不适，在太阳有太阳的基本症状表现如发热、疼痛、瘙痒等。⑥辨识痰热瘀结证即包含痰热牡疟证的基本病变证机，于此适应证列举蜀漆散治疗痰热牡疟证的基本思路与方法。

【适应证】

1. 中医病证　痰热牡疟证。发热恶寒，寒多热少，汗出热解，移时又作，胸闷，脘痞，神疲体倦，全身酸困，口中和，苔腻或略黄，脉弦。

2. 西医疾病　疟疾、猩红热、抑郁症、神经衰弱、神经症、神经系统感染性病变、血管感染性病变等病变证机属于痰热瘀结证者。

【用药分析】方中蜀漆以清热利水安神兼消癥为主，云母以温通潜阳涤痰安神兼益气为主，龙骨以潜阳和阴安神兼清热止泄为主，从用药用量分析进而得出蜀漆散是治疗痰热瘀结证的重要基础用方。

【用方思路】

（1）蜀漆散既是辨治痰热牡疟证的重要代表方，又是辨治诸多杂病如营卫病、气血病、肺病、心病、皮肤病等属于痰热瘀结证者的重要基础方。

（2）方中蜀漆既清热，又化痰；云母既化痰，又潜阳；龙骨既清热潜阳，又化痰。从方中用药用量及调配分析得知，蜀漆散的应用并不局限于痰热牡疟证，还可用于辨治诸多杂病，如呼吸、循环、内分泌及代谢等系统疾病和皮肤病病变证机属于痰热瘀结证者。

（3）运用蜀漆散辨治的病证（无论病变部位在营卫、肌肉、胸膈或在心肾）以痰热瘀结为主；其治当清热化痰。

【随证合方】若夹风痰血虚，可与藜芦芍药汤合方用之；若夹郁热，可与小柴胡汤合方用之；若夹瘀热，可与桃核承气汤合方用之；若夹虚热，可与竹叶石膏汤合方用之。应用时还必须结合病变主次酌情调整方药用量。

【注意事项】运用蜀漆散既要辨清西医之病，又要辨清西医之病属于中医痰热瘀结证。辨西医之病可进一步了解疾病的发展演变规律及其转归，辨中医之证可更好地针对西医之病选用蜀漆散。

第四节　饮结胸胁脘腹证用方

一、十枣汤

【导读】①学用十枣汤应重视大戟、甘遂和芫花的用量调配关系。②十枣汤虽是辨治悬饮证和水肿实证的重要代表方，但在临床中还要明确指出十枣汤主治基本证型是痰夹寒热证。

【方歌】十枣大戟遂芫花，各科杂病皆可医，痰饮水湿诸般疾，汤散合用因人宜。

【方药】芫花熬　甘遂　大戟各等份

【用法】上三味，等份，分别捣为散，以水一升半，先煮大枣肥者十枚，取八合，去滓。内药末，强人服一钱匕（1.5~1.8 g），羸人服半钱，温服之，平旦服。若下少病不除者，明日更服，加半钱，得快下利后，糜粥自养。

【功用】温化寒痰，清化热痰，温通经脉。

【主治基本证型】痰夹寒热证。①痰证的基本症状表现即头身沉重、困倦、肿胀，或咽中痰阻，或咯痰，苔腻。②寒证、阴寒证的基本症状表现即手足不温，怕冷，舌质淡，苔白；阴寒证的病变证机及症状表现较寒证为重。③热证的基本症状表现即口渴，或口苦，或面赤，舌红苔黄。④痰夹寒热证病变在心有心的基本症状表现如心悸等，在肺有肺的基本症状表现如咳嗽等，在肾有肾的基本症状表现如腰酸等，在肝有肝的基本症状表现如胁肋不舒等，在脾胃有脾胃的基本症状表现如脘腹不适，在太阳有太阳的基本症状表现如发热、疼痛、瘙痒等。⑤辨识痰夹寒热证即包含悬饮证和水肿实证的基本病变证机，于此适应证列举十枣汤治疗悬饮证和水肿实证的基本思路与方法。

【适应证】

1. 中医病证　①悬饮证。咳唾胸胁引痛，心下痞硬满，干呕，短气，头痛，目眩，或胸背掣痛不得息，或汗出，苔滑腻，脉沉弦。②水肿实证。一身悉肿，身半以下为重，二便不通，腹胀喘满。

2. 西医疾病　胸膜炎或腹膜炎、流行性出血热少尿期伴肾衰竭、肝硬化腹水、结核性腹水、肾炎水肿、心源性水肿、血吸虫病、肥胖等病变证机属于痰夹寒热证者。

【用药分析】方中大戟以泻脏腑水饮兼清热为主，甘遂以泻经隧水饮兼清泻为主，芫花以泻胸胁脘腹水饮兼温通为主，大枣以益气兼补血为主，从用药用量分析进而得出十枣汤是治疗痰夹寒热证的重要基础用方。

【用方思路】

（1）十枣汤既是辨治悬饮证和水肿实证的重要代表方，又是辨治诸多杂病如肺病、心病、肝病、肾病、皮肤病等属于痰夹寒热证者的重要基础方。

（2）方中大戟、甘遂、芫花可攻逐诸脏腑、筋骨、肌肤之水饮；大枣可补益诸脏腑之气。从方中用药用量及调配分析得知，十枣汤的应用并不局限于悬饮证，还可用于辨治诸多杂病，如呼吸、循环、泌尿、内分泌及代谢等系统疾病属于痰夹寒热证者。

（3）运用十枣汤辨治的病证（无论病变部位在肺、在肾或在心）以痰夹寒热为主；其治当攻逐水饮。

【随证合方】若夹阳虚，可与四逆汤合方用之；若夹湿热，可与栀子柏皮汤合方用之；若夹寒湿，可与甘姜苓术汤合方用之。应用时还必须结合病变主次酌情调整方药用量。

【注意事项】运用十枣汤既要辨清西医之病，又要辨清西医之病属于中医痰夹寒热证。辨西医之病可进一步了解疾病的发展演变规律及其转归，辨中医之证可更好地针对西医之病选用十枣汤。

二、大陷胸汤

【导读】①学用大陷胸汤应重视大黄和甘遂的用量调配关系、甘遂和芒硝的用量调配关系。②大陷胸汤虽是辨治热饮结胸证的重要代表方，但在临床中还要明确指出大陷胸汤主治基本证型是痰热水结证。

【方歌】大陷胸汤芒大黄，甘遂为末效力彰，通泻热结能逐水，痰热水结病可康。

【方药】　大黄去皮，六两（18 g）　芒硝一升（24 g）　甘遂一钱匕（1.5 g）

【用法】上三味，以水六升，先煮大黄，取二升，去滓。内芒硝，煮一两沸，内甘遂末，温服一升。得快利，止后服。

【功用】清泻热结，攻逐痰水，软坚消癥。

【主治基本证型】痰热水结证。①痰证的基本症状表现即头身沉重、困倦、肿胀，或咽中痰阻，或咯痰，苔腻。②热证的基本症状表现即口渴，或口苦，或面赤，舌红苔黄。③水证、水气证的基本症状表现即四肢肌肤颜面水肿，身体困重，或腹中有水声，苔滑。④痰热水结证病变在心有心的基本症状表现如心悸等，在肺有肺的基本症状表现如咳嗽等，在肾有肾的基本症状表现如腰酸等，在肝有肝的基本症状表现如胁肋不舒等，在脾胃有脾胃的基本症状表现如脘腹不适，在太阳有太阳的基本症状表现如发热、疼痛、瘙痒等。⑤辨识痰热水结证即包含热饮结胸证的基本病变证机，于此适应证列举大陷胸汤治疗热饮结胸证的基本思路与方法。

【适应证】

1. 中医病证　热饮结胸证。胸膈疼痛，或脘腹疼痛，疼痛从心下至少腹不可近，心中懊侬，烦躁，短气，头汗出，日晡发热，舌上燥而渴，舌红、苔黄腻，脉沉紧。

2. 西医疾病　结核性胸膜炎或腹膜炎、肾小球肾炎、肾盂肾炎等病变证机属于痰热水结证者。

【用药分析】方中甘遂以泻经隧水饮兼清泻为主，大黄以清泻热结兼化瘀为主，芒硝以清泻热结兼软坚为主，从用药用量分析进而得出大陷胸汤是治疗痰热水结证的重要基础用方。

【用方思路】

（1）大陷胸汤既是辨治热饮结胸证的重要代表方，又是辨治诸多杂病如心病、肾病、肝病、肺病、皮肤病等属于痰热水结证者的重要基础方。

（2）方中甘遂可攻逐诸脏腑、筋骨、肌肤之水饮；大黄、芒硝既可泻热，又可涤实。从方中用药用量及调配分析得知，大陷胸汤的应用并不局限于热饮结胸证，还可用于辨治诸多杂病，如呼吸、循环、泌尿、内分泌及代谢等系统疾病病变证机属于痰热水结证者。

（3）运用大陷胸汤辨治的病证（无论病变部位在胸膈、在脘腹或在肝肾）以痰热水结为主；其治当泻热攻饮。

【随证合方】若夹阳虚，可与四逆加人参汤合方用之；若夹湿热，可与栀子柏皮汤合方用之；若夹郁，可与四逆散合方用之。应用时还必须结合病变主次酌情调整方药用量。

【注意事项】运用大陷胸汤既要辨清西医之病，又要辨清西医之病属于中医痰热水结证。辨西医之病可进一步了解疾病的发展演变规律及其转归，辨中医之证可更好地针对西医之病选用大陷胸汤。

三、大陷胸丸

【导读】①学用大陷胸丸应重视大黄和葶苈子的用量调配关系、大黄和甘遂的用量调配关系、大黄和芒硝的用量调配关系、杏仁和葶苈子的用量调配关系。②大陷胸丸虽是辨治热饮结胸轻证的重要代表方，但在临床中还要明确指出大陷胸丸主治基本证型是痰热水结伤阴证。

【方歌】大陷胸丸用大黄，芒硝杏仁葶苈子，甘遂研末加白蜜，泻热降逆功效奇。

【方药】大黄半斤（24 g） 葶苈子熬，半升（12 g） 芒硝半升（12 g） 杏仁去皮尖，熬黑，半升（12 g）

【用法】上四味，捣筛二味，内杏仁、芒硝，合研如脂，和散，取如弹丸一枚，别捣甘遂一钱匕，白蜜二合，水二升，煮取一升，温，顿服之。一宿乃下，如不下，更服，取下为效，禁如药法。

【功用】清泻热结，攻逐痰水，软坚消癥，益气化阴。

【主治基本证型】痰热水结伤阴证。①痰证的基本症状表现即头身沉重、困倦、肿胀，或咽中痰阻，或咯痰，苔腻。②热证的基本症状表现即口渴，或口苦，或面赤，舌红苔黄。③水证、水气证的基本症状表现即四肢肌肤颜面水肿，身体困重，或腹中有水声，苔滑。④阴伤证的基本症状表现即皮肤粗糙，口咽干燥，舌红少津。⑤痰热水结伤阴证病变在心有心的基本症状表现如心悸等，在肺有肺的基本症状表现如咳嗽等，在肾有肾的基本症状表现如腰酸等，在肝有肝的基本症状表现如胁肋不舒等，在脾胃有脾胃的基本症状表现如脘腹不适，在太阳有太阳的基本症状表现如发热、疼痛、瘙痒等。⑥辨识痰热水结伤阴证即包含热饮结胸轻证的基本病变证机，于此适应证列举大陷胸丸治疗热饮结胸轻证的基本思路与方法。

【适应证】

1. 中医病证　热饮结胸轻证。胸膈疼痛，短气，烦躁，心中懊侬，汗出，项强，舌红、苔黄腻，脉沉或数。

2. 西医疾病　闭塞性脉管炎、结核性胸膜炎或腹膜炎、肾小球肾炎、肾盂肾炎等病变证机属于痰热水结伤阴证者。

【用药分析】方中大黄以清泻热结兼化瘀为主，葶苈子以清热通利兼化癥为主，芒硝以清泻热结兼化瘀为主，杏仁以温降化痰兼润为主，甘遂以泻经隧水饮兼清泻为主，蜜以益气化阴兼治惊痫为主，从用药用量分析进而得出大陷胸丸是治疗痰热水结伤阴证的重要基础用方。

【用方思路】

（1）大陷胸丸既是辨治热饮结胸轻证的重要代表方，又是辨治诸多杂病如心病、肾病、肝病、肺病、皮肤病等属于痰热水结伤阴证者的重要基础方。

（2）方中甘遂可攻逐诸脏腑、筋骨、肌肤之水饮；大黄、芒硝既可泻热，又可涤实；葶苈子既泻肺，又行水；杏仁既降泄，又润燥。从方中用药用量及调配分析得知，大陷胸丸的应用并不局限于热饮结胸轻证，还可用于辨治诸多杂病，如呼吸、循环、泌尿、内分泌及代谢等系统疾病病变证机属于痰热水结伤阴证者。

（3）运用大陷胸丸辨治的病证（无论病变部位在胸膈或在脘腹）以痰热水结伤阴为主；其治当泻热攻饮。

【随证合方】若夹寒，可与四逆汤合方用之；若夹虚热，可与竹叶石膏汤合方用之；若夹气血虚，可与芍药甘草汤合方用之。应用时还必须结合病变主次酌情调整方药用量。

【注意事项】运用大陷胸丸既要辨清西医之病，又要辨清西医之病属于中医痰热水结伤阴证。辨西医之病可进一步了解疾病的发展演变规律及其转归，辨中医之证可更好地针对西医之病选用大陷胸丸。

四、三物白散

【导读】①学用三物白散应重视巴豆和桔梗的用量调配关系、巴豆和贝母的用量调配关系。②三物白散虽是辨治寒饮结胸证的重要代表方，但在临床中还要明确指出三物白散主治基本证型是寒痰郁结夹热证。

【方歌】三物白散豆桔贝，脏腑筋脉诸般疾，温化寒痰能清热，寒热夹痰服之宜。

【方药】桔梗三分（9 g）　巴豆去皮尖，熬黑，研如脂，一分（3 g）　贝母三分（9 g）

【用法】上三味，为散，内巴豆，更于臼中杵之，与白饮和服。强人半钱匕，羸者减之。病在膈上必吐，在膈下必利。不利，进热粥一杯，利过不止，进冷粥一杯。身热皮粟不解，欲引衣自覆，若以水潠之、洗之，益令热劫不得出，当汗而不汗，则烦。假令汗出已，腹中痛，与芍药三两，如上法。

【功用】温通化痰，活血消癥，清泻郁热。

【主治基本证型】寒痰郁结夹热证。①寒证、阴寒证的基本症状表现即手足不温，怕冷，舌质淡，苔白；阴寒证的病变证机及症状表现较寒证为重。②痰证的基本症状表现即头身沉重、困倦、肿胀，或咽中痰阻，或咯痰，苔腻。③郁结证的病变证机是寒痰热相互胶织蕴结阻滞。④热证的基本症状表现即口渴，或口苦，或面赤，舌红苔黄。⑤寒痰郁结夹热证病变在心有心的基本症状表现如心悸等，在肺有肺的基本症状表现如咳嗽等，在肾有肾的基本症状表现如腰酸等，在肝有肝的基本症状表现如胁肋不舒等，在脾胃有脾胃的基本症状表现如脘腹不适，在太阳有太阳的基本症状表现如发热、疼痛、瘙痒等。⑥辨识寒痰郁结夹热证即包含寒饮结胸证的基本病变证机，于此适应证列举三物白散治疗寒饮结胸证的基本思路与方法。

【适应证】

1. 中医病证　寒饮结胸证。胸中疼痛，短气，或心下石硬而疼痛，或从心下至少腹硬满疼痛而不可按，或咳，或喘，或恶寒，或不大便，舌淡、苔薄或腻，脉沉紧。

2. 西医疾病　肺脓肿、肺间质纤维化、支气管炎、哮喘、渗出性胸膜炎、渗出性腹膜炎、肝硬化腹水、肾小球肾炎、肾病综合征等病变证机属于寒痰郁结夹热证者。

【用药分析】方中巴豆以温通利水兼活血为主，贝母以清热化痰通乳兼消疮为主，桔梗以宣利化痰兼降逆为主，从用药用量分析进而得出三物白散是治疗寒痰郁结夹热证的重要基础用方。

【用方思路】

（1）三物白散既是辨治寒饮结胸或夹热证的重要代表方，又是辨治诸多杂病如心病、肾病、肝病、肺病、皮肤病等属于寒痰郁结夹热证者的重要基础方。

（2）方中巴豆可攻逐诸脏腑、筋骨、肌肤之寒饮；贝母既可清热，又可化痰；桔梗既宣发，又化痰。从方中用药用量及调配分析得知，三物白散的应用并不局限于寒饮结胸或夹热证，还可用于辨治诸多杂病，如呼吸、循环、泌尿、内分泌及代谢等系统疾病病变证机属于寒痰郁结夹热证者。

（3）运用三物白散辨治的病证（无论病变部位在胸膈或在脘腹）以寒痰郁结夹热为主；其治当温逐寒饮。

【随证合方】若夹风痰气虚，可与藜芦人参汤合方用之；若夹郁，可与四逆散合方用之；若夹寒瘀，可与当归四逆汤合方用之；若夹瘀热，可与桃核承气汤合方用之。应用时还必须结合病变主次酌情调整方药用量。

【注意事项】运用三物白散既要辨清西医之病，又要辨清西医之病属于中医寒痰郁结夹热证。辨西医之病可进一步了解疾病的发展演变规律及其转归，辨中医之证可更好地针对西医之病选用三物白散。

第五节　膈间水饮证用方

一、木防己汤

【导读】①学用木防己汤应重视木防己和人参的用量调配关系、木防己和石膏的用量调配关系、桂枝和人参的用量调配关系。②木防己汤虽是辨治膈间阳郁热饮夹虚证的重要代表方，但在临床中还要明确指出木防己汤主治基本证型是郁热气虚夹寒证。

【方歌】木防己汤石桂人，郁热气虚夹寒瘀，各科杂病诸般疾，清补温通病可除。

【方药】木防己三两（9 g）　石膏十二枚，鸡子大（48 g）　桂枝二两（6 g）　人参四两（12 g）

【用法】上四味，以水六升，煮取二升。分温再服。

【功用】清泻郁热，补益正气，温通化瘀。

【主治基本证型】郁热气虚夹寒证。①郁热证的基本症状表现即肌肤骨节烦热，心胸脘腹闷热，舌红苔黄。②气虚证、气伤证的基本症状表现即倦怠乏力，神志不佳，面色不荣；气虚证的病变证机及症状表现较气伤证为重。③寒证、阴寒证的基本症状表现即手足不温，怕冷，舌质淡，苔白；阴寒证的病变证机及症状表现较寒证为重。④郁热气虚夹寒证病变在心有心的基本症状表现如心悸等，在肺有肺的基本症状表现如咳嗽等，在肾有肾的基本症状表现如腰酸等，在肝有肝的基本症状表现如胁肋不舒等，在脾胃有脾胃的基本症状表现如脘腹不适，在太阳有太阳的基本症状表现如发热、疼痛、瘙痒等。⑤辨识郁热气虚夹寒证即包含膈间阳郁热饮夹虚证的基本病变证机，于此适应证列举木防己汤治疗膈间阳郁热饮夹虚证的基本思路与方法。

【适应证】

1. 中医病证　膈间阳郁热饮夹虚证。胸闷而满，心烦，气喘，心下痞硬坚，面色黧黑，短气，乏力，舌红、苔黄腻，脉迟或沉。

2. 西医疾病　冠心病、心功能不全、高血压、肺气肿、肺间质纤维化、支气管哮喘、胸腔积液等病变证机属于郁热气虚夹寒证者。

【用药分析】方中木防己以清热利湿定狂兼利大小便为主，石膏以清泻兼生津为主，桂枝以温宣通经兼补为主，人参以益气生津兼摄血为主，从用药用量分析进而得出木防己汤是治疗郁热气虚夹寒证的重要基础用方。

【用方思路】

（1）木防己汤既是辨治膈间阳郁热饮夹虚证的重要代表方，又是辨治诸多杂病如心病、脾胃病、肺病、肾病等属于郁热气虚夹寒证者的重要基础方。

（2）方中木防己既可降泄肌肤营卫之水，又可降泄诸脏腑之水；石膏既可清营卫之热，又可泻脏腑之热；人参可补诸脏腑及营卫之气；桂枝既可通阳，又可温化。从方中用药用量及调配分析得知，木防己汤的应用并不局限于膈间阳郁热饮夹虚证，还可用于辨治诸多杂病，如呼吸、循环、消化、内分泌及代谢等系统疾病病变证机属于郁热气虚夹寒证者。

（3）运用木防己汤辨治的病证（无论病变部位在胸膈、在肺或在心）以郁热气虚夹寒为主；其治当清热通阳，益气化饮。

【随证合方】若夹风痰血虚，可与藜芦芍药汤合方用之；若夹郁，可与枳实薤白桂枝汤合方用之；若夹瘀，可与桂枝茯苓丸合方用之；若夹阳虚，可与理中丸合方用之。应用时还必须结合病变主次酌情调整方药用量。

【注意事项】运用木防己汤既要辨清西医之病，又要辨清西医之病属于中医郁热气虚夹寒证。辨西医之病可进一步了解疾病的发展演变规律及其转归，辨中医之证可更好地针对西医之病选用木防己汤。

二、木防己去石膏加茯苓芒硝汤

【导读】①学用木防己去石膏加茯苓芒硝汤应重视木防己和人参的用量调配关系、木防己和茯苓的用量调配关系、茯苓和人参的用量调配关系。②木防己去石膏加茯苓芒硝汤虽是辨治膈间阳郁饮结夹虚重证的重要代表方，但在临床中还要明确指出木防己去石膏加茯苓芒硝汤主治基本证型是寒热气虚水结证。

【方歌】木防己汤去石膏，桂枝人参苓芒硝，郁热气虚水热结，通阳泻饮病可消。

【方药】木防己二两（6 g）　桂枝二两（6 g）　人参四两（12 g）　芒硝三合（9 g）　茯苓四两（12 g）

【用法】上五味，以水六升，煮取二升，去滓。内芒硝，再微煎。分温再服，微利则愈。

【功用】清泻热结，益气利水，温通化瘀。

【主治基本证型】寒热气虚水结证。①寒证、阴寒证的基本症状表现即手足不温，怕冷，舌质淡，苔白；阴寒证的病变证机及症状表现较寒证为重。②热证的基本症状表现即口渴，或口苦，或面赤，舌红苔黄。③气虚证、气伤证的基本症状表现即倦怠乏力，神志不佳，面色不荣；气虚证的病变证机及症状表现较气伤证为重。④水证、水气证的基本症状表现即四肢肌肤颜面水肿，身体困重，或腹中有水声，苔滑。⑤寒热气虚水结证病变在心有心的基本症状表现如心悸等，在肺有肺的基本症状表现如咳嗽等，在肾有肾的基本症状表现如腰酸等，在肝有肝的基本症状表现如胁肋不舒等，在脾胃有脾胃的基本症状表现如脘腹不适，在太阳有太阳的基本症状表现如发热、疼痛、瘙痒等。⑥辨识寒热气虚水结证即包含膈间阳郁饮结夹虚重证的基本病变证机，于此适应证列举木防己去石膏加茯苓芒硝汤治疗膈间阳郁饮结夹虚重证的基本思路与方法。

【适应证】

1. 中医病证　膈间阳郁饮结夹虚重证。胸满闷而痛，胸中滞塞，气喘，短气，身倦，心下坚满或疼痛，小便不利，面色黧黑，舌淡质胖、苔黄或夹白，脉沉弦。

2. 西医疾病　冠心病、心功能不全、高血压、肺气肿、肺间质纤维化、支气管哮喘、胸腔积液等病变证机属于寒热气虚水结证者。

【用药分析】方中木防己以清热利湿定狂兼利大小便为主，茯苓以益气利湿兼安神为主，芒硝以清泻热结兼化瘀为主，桂枝以温宣通经兼补为主，人参以益气生津兼摄血为主，从用药用量分析进而得出木防己去石膏加茯苓芒硝汤是治疗寒热气虚水结证的重要基础用方。

【用方思路】

（1）木防己去石膏加茯苓芒硝汤既是辨治膈间阳郁饮结夹虚重证的重要代表方，又是辨治诸多杂病如心病、脾胃病、肺病、肾病等属于寒热气虚水结证者的重要基础方。

（2）方中木防己既可降泄肌肤营卫之水，又可降泄诸脏腑之水；芒硝既可泻脏腑营卫之热，又可软坚散结；人参、茯苓可补诸脏腑及营卫之气；桂枝既可通阳，又可温化。从方中用药用量及调配分析得知，木防己去石膏加茯苓芒硝汤的应用并不局限于膈间阳郁饮结夹虚重证，还可用于辨治诸多杂病，如呼吸、循环、消化、内分泌及代谢等系统疾病病变证机属于寒热气虚水结证者。

（3）运用木防己去石膏加茯苓芒硝汤辨治的病证（无论病变部位在胸膈、在肺或在心）以寒热气虚水结为主；其治当清热通阳，泻饮益虚。

【随证合方】若夹风痰血虚，可与藜芦芍药汤合方用之；若夹胃郁，可与橘枳姜汤合方用之；若夹肝郁，可与四逆散合方用之；若夹心郁，可与枳实薤白桂枝汤合方用之。应用时还必须结合病变主次酌情调整方药用量。

【注意事项】运用木防己去石膏加芒硝汤既要辨清西医之病，又要辨清西医之病属于中医寒热气虚水结证。辨西医之病可进一步了解疾病的发展演变规律及其转归，辨中医之证可更好地针对西医之病选用木防己去石膏加茯苓芒硝汤。

三、猪苓散

【导读】①学用猪苓散应重视猪苓和茯苓的用量调配关系、茯苓和白术的用量调配关系。②猪苓散虽是辨治膈间气虚饮停上逆证的重要代表方，但在临床中还要明确指出猪苓散主治基本证型是寒热水气证。

【方歌】 猪苓散白术茯苓，益气清热能化湿，脏腑营卫皆可治，寒热水气服之宜。

【方药】 猪苓 茯苓 白术各等份

【用法】 上三味，杵为散，饮服方寸匕，日三服。

【功用】 清热利湿，温化燥湿，通利水气。

【主治基本证型】 寒热水气证。①寒证、阴寒证的基本症状表现即手足不温，怕冷，舌质淡，苔白；阴寒证的病变证机及症状表现较寒证为重。②热证的基本症状表现即口渴，或口苦，或面赤，舌红苔黄。③水证、水气证的基本症状表现即四肢肌肤颜面水肿，身体困重，或腹中有水声，苔滑。④寒热水气证病变在心有心的基本症状表现如心悸等，在肺有肺的基本症状表现如咳嗽等，在肾有肾的基本症状表现如腰酸等，在肝有肝的基本症状表现如胁肋不舒等，在脾胃有脾胃的基本症状表现如脘腹不适，在太阳有太阳的基本症状表现如发热、疼痛、瘙痒等。⑤辨识寒热水气证即包含膈间气虚饮停上逆证的基本病变证机，于此适应证列举猪苓散治疗膈间气虚饮停上逆证的基本思路与方法。

【适应证】

1. 中医病证 膈间气虚饮停上逆证。呕吐清稀涎水，呕后喜饮，或胸满，或胸闷，膈间逆满，或口渴，舌淡、苔薄，脉沉。

2. 西医疾病 心律不齐、高血压、高脂血症、慢性胃炎、幽门水肿、贲门痉挛等病变证机属于寒热水气证者。

【用药分析】 方中猪苓以清热利水消肿兼治蛊疰为主，茯苓以益气利湿兼安神为主，白术以益气散寒燥湿兼生血为主，从用药用量分析进而得出猪苓散是治疗寒热水气证的重要基础用方。

【用方思路】

（1）猪苓散既是辨治膈间气虚饮停上逆证的重要代表方，又是辨治诸多杂病如心病、肺病、脾胃病、肾病等属于寒热水气证者的重要基础方。

（2）方中猪苓、茯苓可渗利诸脏腑之水；白术、茯苓既可补诸脏腑及营卫之气，又可治诸脏腑及营卫之水。从方中用药用量及调配分析得知，猪苓散的应用并不局限于膈间气虚饮停上逆证，还可用于辨治诸多杂病，如呼吸、循环、消化、泌尿、内分泌及代谢等系统疾病病变证机属于寒热水气证者。

（3）运用猪苓散辨治的病证（无论病变部位在胸膈、在肺或在心）以寒热水气为主；其治当泻饮益气。

【随证合方】 若夹水热，可与甘草甘遂汤合方用之；若夹阳虚，可与真武汤合方用之；若夹阴虚，可与百合地黄汤合方用之；若夹湿热，可与牡蛎泽泻散合方用之。应用时还必须结合病变主次酌情调整方药用量。

【注意事项】运用猪苓散既要辨清西医之病，又要辨清西医之病属于中医寒热水气证。辨西医之病可进一步了解疾病的发展演变规律及其转归，辨中医之证可更好地针对西医之病选用猪苓散。

第六节 风痰证用方

藜芦甘草汤

【导读】①学用藜芦甘草汤应重视藜芦和甘草的用量调配关系。②藜芦甘草汤虽是辨治风痰证的重要代表方，但在临床中还要明确指出藜芦甘草汤主治基本证型是风痰气虚证。

【方歌】经典藜芦甘草汤，风痰气虚服之宜，各科杂病明病机，经方合方功效奇。

【方药】藜芦一两（3 g） 甘草二两（6 g）（编者注：仲景原方无用量，此处为编者所加）

【用法】以水二升，煮取一升五合，分二服，温服之（编者注：仲景未言用法，此处为编者所加）。

【功用】祛风息风，燥湿化痰，解毒疗疮，降泄浊逆，涩止泄痢，杀诸虫毒，祛腐生肌，益气生津。

【主治基本证型】风痰气虚证。①风证的基本症状表现即肢体麻木、抽搐、挛急，瘙痒，头晕。②痰证的基本症状表现即头身沉重、困倦、肿胀，或咽中痰阻，或咯痰，苔腻。③气虚证、气伤证的基本症状表现即倦怠乏力，神志不佳，面色不荣；气虚证的病变证机及症状表现较气伤证为重。④风痰气虚证病变在心有心的基本症状表现如心悸等，在肺有肺的基本症状表现如咳嗽等，在肾有肾的基本症状表现如腰酸等，在肝有肝的基本症状表现如胁肋不舒等，在脾胃有脾胃的基本症状表现如脘腹不适，在太阳有太阳的基本症状表现如发热、疼痛、瘙痒等。⑤辨识风痰气虚证即包含风痰证的基本病变证机，于此适应证列举藜芦甘草汤治疗风痰证的基本思路与方法。

【适应证】

1. 中医病证　风痰证。手指、臂肿动，或肌肉颤动，或手足麻木不仁，或筋脉拘急或疼痛，或口眼㖞斜，舌淡、苔薄，脉滑。

2. 西医疾病　帕金森病、高血压、高脂血症、脑动脉硬化、肌肉或关节僵硬、心脏病、肺病、肝病等病变证机属于风痰气虚证者。

【用药分析】 方中藜芦以化痰息风降逆兼疗疮止泻为主，甘草以益气生津兼缓急为主，从用药用量分析进而得出藜芦甘草汤是治疗风痰气虚证的重要基础用方。

【用方思路】

（1）藜芦甘草汤既是辨治风痰证的重要代表方，又是辨治诸多杂病如心病、肝病、肾病、肌肉皮肤病等属于风痰气虚证者的重要基础方。

（2）方中藜芦既可祛风，又可涤痰；甘草既可补诸脏腑及营卫之气，又可益诸脏腑及营卫之津。从方中用药用量及调配分析得知，藜芦甘草汤的应用并不局限于风痰证，还可用于辨治诸多杂病，如精神神经、循环、内分泌及代谢、运动等系统疾病病变证机属于风痰气虚证者。

（3）运用藜芦甘草汤辨治的病证（无论病变部位在心、在肝或在皮肤）以风痰气虚为主；其治当息风化痰益气。

【随证合方】 若夹郁热，可与小柴胡汤合方用之；若夹阳虚，可与茯苓四逆汤合方用之；若夹虚热，可与白虎加人参汤合方用之。应用时还必须结合病变主次酌情调整方药用量。

【注意事项】 运用藜芦甘草汤既要辨清西医之病，又要辨清西医之病属于中医风痰气虚证。辨西医之病可进一步了解疾病的发展演变规律及其转归，辨中医之证可更好地针对西医之病选用藜芦甘草汤。

第/十/四/章　咽/痛/证/用/方

学用咽痛证用方，既要知道咽痛证用方是主治咽痛证的基本方，又要知道其主治并不局限于咽痛证，还包括其他病证。用方选方的基本思路与方法是根据病变证机而选方用药，无论是咽痛证还是其他病证，只要病变证机符合方药主治，即可选用方药治疗。

一、甘草汤

【导读】①甘草汤的组成药物仅有一味，合方应用疗效会更好。②甘草汤虽是辨治咽痛热证的重要代表方，但在临床中还要明确指出甘草汤主治基本证型是气虚津伤证。

【方歌】甘草汤是基础方，内外妇儿皆可治，气虚夹热诸多疾，经方合方功效奇。

【方药】甘草二两（6 g）

【用法】上一味，以水三升，煮取一升半，去滓。温服七合，日二服。

【功用】益气化阳，生津化阴。

【主治基本证型】气虚津伤证。①气虚证、气伤证的基本症状表现即倦怠乏力，神志不佳，面色不荣；气虚证的病变证机及症状表现较气伤证为重。②津伤证的基本症状表现即头面枯涸无泽，肌肤粗糙，口舌干燥。③气虚津伤证病变在心有心的基本症状表现如心悸等，在肺有肺的基本症状表现如咳嗽等，在肾有肾的基本症状表现如腰酸等，在肝有肝的基本症状表现如胁肋不舒等，在脾胃有脾胃的基本症状表现如脘腹不适，在太阳有太阳的基本症状表现如发热、疼痛、瘙痒等。④辨识气虚津伤证即包含咽痛热证的基本病变证机，于此适应证列举甘草汤治疗咽痛热证的基本思路与方法。

【适应证】

1. 中医病证　咽痛热证。咽痛，咽部红肿炽热，舌红、苔黄，脉数。

2. 西医疾病　急性咽炎、急性扁桃体炎、急性腮腺炎、消化系统疾病、呼吸系统疾病、内分泌系统疾病等病变证机属于气虚津伤证者。

【用药分析】方中甘草以益气生津兼缓急为主，从用药用量分析进而得出甘草汤是治疗气虚津伤证的重要基础用方。

【用方思路】

（1）甘草汤既是辨治咽痛热证的重要代表方，又是辨治诸多杂病如咽喉病、心病、肝病、肺病、脾胃病、肾病等属于气虚津伤证者的重要基础方。

（2）方中生甘草既可清诸脏腑及营卫之热，又可益诸脏腑及营卫之气阴。从方中用药用量及调配分析得知，甘草汤的应用并不局限于咽痛热证，还可用于辨治诸多杂病，如咽喉、生殖、呼吸、循环、消化、内分泌及代谢等系统疾病病变证机属于气虚津伤证者。

（3）辨治的病证（无论病变部位在心、在肺、在肝或在脾胃）以气虚津伤为主；其治当清热益气生津。

【随证合方】若夹寒痰气逆，可与附子半夏汤合方用之；若夹郁，可与四逆散合方用之；若夹瘀，可与桂枝茯苓丸合方用之；若夹郁热，可与栀子豉汤合方用之；若夹寒痰，可与赤丸合方用之。应用时还必须结合病变主次酌情调整方药用量。

【注意事项】运用甘草汤既要辨清西医之病，又要辨清西医之病属于中医气虚津伤证。辨西医之病可进一步了解疾病的发展演变规律及其转归，辨中医之证可更好地针对西医之病选用甘草汤。

二、苦酒汤

【导读】①学用苦酒汤应重视半夏和苦酒（醋）的用量调配关系、半夏和鸡子清的用量调配关系。②苦酒汤虽是辨治痰热伤咽证的重要代表方，但在临床中还要明确指出苦酒汤主治基本证型是寒热痰伤阴证。

【方歌】苦酒汤中鸡子清，半夏利咽合成方，清滋化痰能收敛，经方合方效非常。

【方药】半夏洗，碎如枣核，十四枚（5 g）　鸡子去黄，内上苦酒，着鸡子壳中，一枚

【用法】上二味，内半夏，著苦酒中，以鸡子壳置刀环中，安火上，令三沸，去滓。少少含咽之。不瘥，更作三剂。

【功用】温化寒痰，清热育阴，通利消肿。

【主治基本证型】寒热痰伤阴证。①寒证、阴寒证的基本症状表现即手足不温，怕冷，舌质淡，苔白；阴寒证的病变证机及症状表现较寒证为重。②热证的基本症状表现即口渴，或口苦，或面赤，舌红苔黄。③痰证的基本症

状表现即头身沉重、困倦、肿胀，或咽中痰阻，或咯痰，苔腻。④阴伤证的基本症状表现即皮肤粗糙，口咽干燥，舌红少津。⑤寒热痰伤阴证病变在心有心的基本症状表现如心悸等，在肺有肺的基本症状表现如咳嗽等，在肾有肾的基本症状表现如腰酸等，在肝有肝的基本症状表现如胁肋不舒等，在脾胃有脾胃的基本症状表现如脘腹不适，在太阳有太阳的基本症状表现如发热、疼痛、瘙痒等。⑥辨识寒热痰伤阴证即包含痰热伤咽证的基本病变证机，于此适应证列举苦酒汤治疗痰热伤咽证的基本思路与方法。

【适应证】

1. 中医病证　痰热伤咽证。咽痛，咽中溃烂，或咽中痰阻，或咳吐黄痰，或咽痛灼热，语言不利，声音嘶哑，舌红、苔黄腻，脉数或滑。

2. 西医疾病　急性咽炎、急性扁桃体炎、急性腮腺炎、消化系统疾病、呼吸系统疾病、内分泌系统疾病等病变证机属于寒热痰伤阴证者。

【用药分析】 方中苦酒以滋阴兼消肿为主，半夏以温化痰湿降逆兼散结为主，鸡子壳以收敛利咽为主，鸡子清以清热滋阴兼利咽为主，从用药用量分析进而得出苦酒汤是治疗寒热痰伤阴证的重要基础用方。

【用方思路】

（1）苦酒汤既是辨治痰热伤咽证的重要代表方，又是辨治诸多杂病如咽喉病、肺病等属于寒热痰伤阴证者的重要基础方。

（2）方中苦酒既可泻诸脏腑及营卫之热，又可益阴生津；半夏既醒脾，又化痰；鸡子壳既收敛，又降利；鸡子清既益阴，又清利。从方中用药用量及调配分析得知，苦酒汤的应用并不局限于痰热伤咽证，还可用于辨治诸多杂病，如咽喉、呼吸、内分泌及代谢等系统疾病病变证机属于寒热痰伤阴证者。

（3）运用苦酒汤辨治的病证（无论病变部位在咽喉或在肺）以寒热痰伤阴为主；其治当清热化痰益阴。

【随证合方】 若夹风痰气虚，可与藜芦人参汤合方用之；若夹寒，可与半夏散及汤合方用之；若夹痰，可与半夏厚朴汤合方用之；若夹郁热，可与桔梗汤合方用之。应用时还必须结合病变主次酌情调整方药用量。

【注意事项】 运用苦酒汤既要辨清西医之病，又要辨清西医之病属于中医寒热痰伤阴证。辨西医之病可进一步了解疾病的发展演变规律及其转归，辨中医之证可更好地针对西医之病选用苦酒汤。

三、半夏散及汤

【导读】 ①学用半夏散及汤应重视半夏和桂枝的用量调配关系、半夏和甘草的用量调配关系。②半夏散及汤虽是辨治寒痰咽痛证的重要代表方，但在临床中还要明确指出半夏散及汤主治基本证型是寒痰阳郁气虚证。

【方歌】仲景半夏散及汤，桂枝甘草合成方，温通降逆能益气，寒痰伤气效非常。

【方药】半夏洗　桂枝去皮　甘草炙

【用法】上三味，等份，各别捣筛已，合治之。白饮和，服方寸匕，日三服。若不能服散者，以水一升，煎七沸，内散两方寸匕，更煮三沸，下火，令小冷。少少咽之。半夏有毒，不当散服。

【功用】燥湿化痰，温通阳气，补益正气。

【主治基本证型】寒痰阳郁气虚证。①寒证、阴寒证的基本症状表现即手足不温，怕冷，舌质淡，苔白；阴寒证的病变证机及症状表现较寒证为重。②痰证的基本症状表现即头身沉重、困倦、肿胀，或咽中痰阻，或咯痰，苔腻。③阳郁证的基本症状表现即手足烦热而不温，心胸闷热而怕冷，口舌干燥而不渴。④气虚证、气伤证的基本症状表现即倦怠乏力，神志不佳，面色不荣；气虚证的病变证机及症状表现较气伤证为重。⑤寒痰阳郁气虚证病变在心有心的基本症状表现如心悸等，在肺有肺的基本症状表现如咳嗽等，在肾有肾的基本症状表现如腰酸等，在肝有肝的基本症状表现如胁肋不舒等，在脾胃有脾胃的基本症状表现如脘腹不适，在太阳有太阳的基本症状表现如发热、疼痛、瘙痒等。⑥辨识寒痰阳郁气虚证即包含寒痰咽痛证的基本病变证机，于此适应证列举半夏散及汤治疗寒痰咽痛证的基本思路与方法。

【适应证】

1. 中医病证　寒痰咽痛证。咽痛，或咽中如有物阻，或咳白痰，咽部红肿不明显，或咽干不欲饮水，舌淡、苔白，脉紧。

2. 西医疾病　急、慢性咽炎，扁桃体炎，支气管炎，支气管哮喘等病变证机属于寒痰阳郁气虚证者。

【用药分析】方中半夏以温化痰湿降逆兼散结为主，桂枝以温宣通经兼补为主，甘草以益气生津兼缓急为主。半夏散及汤是治疗寒痰阳郁气虚证的重要基础用方。

【用方思路】

（1）半夏散及汤既是辨治寒痰咽痛证的重要代表方，又是辨治诸多杂病如咽喉病、肺病、心病等属于寒痰阳郁气虚证者的重要基础方。

（2）方中半夏既醒脾，又化痰；桂枝既可温阳，又可通利；甘草既益气，又缓急。从方中用药用量及调配分析得知，半夏散及汤的应用并不局限于寒痰咽痛证，还可用于辨治诸多杂病，如咽喉疾病和呼吸、循环、消化等系统疾病病变证机属于寒痰阳郁气虚证者。

（3）运用半夏散及汤辨治的病证（无论病变部位在胸膈、在肺、在心、在肝或在脾胃）以寒痰阳郁气虚为主；其治当温化寒痰。

【随证合方】 若夹风痰气虚，可与藜芦人参汤合方用之；若夹肝郁，可与四逆散合方用之；若夹心郁，可与枳实薤白桂枝汤合方用之；若夹瘀，可与桂枝茯苓丸合方用之。应用时还必须结合病变主次酌情调整方药用量。

【注意事项】 运用半夏散及汤既要辨清西医之病，又要辨清西医之病属于中医寒痰阳郁气虚证。辨西医之病可进一步了解疾病的发展演变规律及其转归，辨中医之证可更好地针对西医之病选用半夏散及汤。

第/十/五/章　虫/证/用/方

结合临床，中药治疗肠道寄生虫病不像西药那样效果显著，对肠道寄生虫病最好采用西药或中西药结合治疗，以取得最佳治疗效果。

甘草粉蜜汤

【导读】①学用甘草粉蜜汤应重视甘草与轻粉或铅粉的用量调配关系、甘草与蜜的用量调配关系。②甘草粉蜜汤虽是辨治虫证的重要代表方，但在临床中还要明确指出甘草粉蜜汤主治基本证型是热毒夹气阴伤证。

【方歌】杀虫甘草粉蜜汤，缓急安中能止痛，治内治外诸虫疾，内服外用有奇功。

【方药】甘草二两（6 g）　粉一两（3 g）　蜜四两（12 g）

【用法】上三味，以水三升，先煮甘草，取二升，去滓。内粉、蜜，搅令和，煎如薄粥。温服一升，瘥即止。

【功用】清热解毒，消积软坚，益气化阴。

【主治基本证型】热毒夹气阴伤证。①热证的基本症状表现即口渴，或面赤，舌红苔薄黄；热毒证的病变证机是邪热潜藏而蕴结。②气虚证、气伤证的基本症状表现即倦怠乏力，神志不佳，面色不荣；气虚证的病变证机及症状表现较气伤证为重。③阴伤证的基本症状表现即皮肤粗糙，口咽干燥，舌红少津。④热毒夹气阴伤证病变在心有心的基本症状表现如心悸等，在肺有肺的基本症状表现如咳嗽等，在肾有肾的基本症状表现如腰酸等，在肝有肝的基本症状表现如胁肋不舒等，在脾胃有脾胃的基本症状表现如脘腹不适，在太阳有太阳的基本症状表现如发热、疼痛、瘙痒等。⑤辨识热毒夹气阴伤证即包含虫证的基本病变证机，于此适应证列举甘草粉蜜汤治疗虫证的基本思路与方法。

【适应证】

1. 中医病证　虫证。脘腹疼痛，时作时止，痛甚则吐清水，舌质红、苔黄，脉紧或浮滑。

2. 西医疾病　绦虫病、蛲虫病、钩虫病、蛔虫病、蛔虫性肠梗阻、蛔虫毒素引起的精神神经系统症状、过敏性皮炎、支气管炎、支气管哮喘等病变证机属于热毒夹气阴伤证者。

【用药分析】方中甘草以益气生津兼缓急为主，轻粉或铅粉以消肿散结兼驱虫解毒为主，蜜以益气化阴兼治惊痫为主，从用药用量分析进而得出甘草粉蜜汤是治疗热毒夹气阴伤证的重要基础用方。

【用方思路】

（1）甘草粉蜜汤既是辨治虫证的重要代表方，又是辨治诸多杂病如虫病、肺病、皮肤病等属于热毒夹气阴伤证者的重要基础方。

（2）方中轻粉或铅粉杀诸虫或解毒；蜜、甘草既益气，又诱虫食之。从方中用药用量及调配分析得知，甘草粉蜜汤的应用并不局限于虫证，还可用于辨治诸多杂病，如虫病及呼吸、内分泌等系统疾病病变证机属于热毒夹气阴证者。

（3）运用甘草粉蜜汤辨治的病证（无论病变部位在肠中、在肺或在脾胃）以热毒夹气阴伤为主；其治当解毒益气。

【随证合方】若夹寒瘀，可与附子白及汤合方用之；若夹阳虚，可与四逆汤合方用之；若夹郁热，可与栀子豉汤合方用之；若夹热结，可与大承气汤合方用之；若夹寒结，可与大黄附子汤合方用之。应用时还必须结合病变主次酌情调整方药用量。

【注意事项】运用甘草粉蜜汤既要辨清西医之病，又要辨清西医之病属于中医热毒夹气阴伤证。辨西医之病可进一步了解疾病的发展演变规律及其转归，辨中医之证可更好地针对西医之病选用甘草粉蜜汤。

第/十/六/章　外/治/用/方

学用外治病证用方，既要知道外治病证用方是主治外治病证的基本方，又要知道其主治并不局限于外治病证，还包括其他病证。用方选方的基本思路与方法是根据病变证机而选方用药，无论是外治病证还是其他病证，只要病变证机符合方药主治，即可选用方药治疗。

一、苦参汤

【导读】①苦参汤的组成药物仅有一味，单用比较少，最好合方应用。②苦参汤虽是辨治湿热浸淫证的重要代表方，但在临床中还要明确指出苦参汤主治基本证型是湿热痈疽证。

【方歌】清热燥湿苦参汤，治内治外基础方，脏腑营卫皆可治，经方合方效非常。

【方药】苦参十两（30 g）（编者注：方药及用量引自《经方辨治疑难杂病技巧》）

【用法】上一味，以水二斗半，煮取一斗半，去滓。分早晚熏洗（编者注：用法引自《经方辨治疑难杂病技巧》）。

【功用】清热燥湿，消癥消肿。

【主治基本证型】湿热痈疽证。①湿证的基本症状表现即身体酸楚、沉重、困痛，或大便溏泻，或小便混浊，口腻，苔腻。②热证的基本症状表现即口渴，或口苦，或面赤，舌红苔黄。③痈疽证的病变证机是湿热浸淫灼腐气血而损伤肌肤脉络。④湿热痈疽证病变在心有心的基本症状表现如心悸等，在肺有肺的基本症状表现如咳嗽等，在肾有肾的基本症状表现如腰酸等，在肝有肝的基本症状表现如胁肋不舒等，在脾胃有脾胃的基本症状表现如脘腹不适，在太阳有太阳的基本症状表现如发热、疼痛、瘙痒等。⑤辨识湿热痈疽证即包含湿热浸淫证的基本病变证机，于此适应证列举苦参汤治疗湿热浸淫证的基本思路与方法。

【适应证】

1. 中医病证　湿热浸淫证。阴部瘙痒或溃烂，或口腔溃烂，或流渗出物，或疼痛，女子带下黄浊，男子淫黄浊物，或风疹，或湿疹，或牛皮癣，舌红，口干，苔黄，脉滑。

2. 西医疾病　滴虫性阴道炎、真菌性阴道炎、淋病、尖锐湿疣、梅毒、过敏性皮炎、皮肤真菌病、银屑病、病毒性疱疹、贝赫切特综合征、心律失常等病变证机属于湿热痈疽证者。

【用药分析】 方中苦参以清热燥湿消痈消癥兼通窍为主，从用药用量分析进而得出苦参汤是治疗湿热痈疽证的重要基础用方。

【用方思路】

（1）苦参汤既是辨治湿热浸淫证的重要代表方，又是辨治诸多杂病如皮肤病、妇科病、男科病、口腔病等属于湿热痈疽证者的重要基础方。

（2）方中苦参既可辨治肌肤营卫湿热，又可辨治脏腑之湿热。苦参汤的应用并不局限于湿热浸淫证，还可用于辨治诸多杂病，如妇科、男科、皮肤、口腔等疾病病变证机属于湿热痈疽证者。

（3）运用苦参汤辨治的病证（无论病变部位在口腔或在皮肤）以湿热痈疽为主；其治当清热燥湿。

【随证合方】 若夹风痰气虚，可与藜芦人参汤合方用之；若夹寒，可与蛇床子散合方用之；若夹阳虚，可与天雄散合方用之；若夹寒痰，可与赤丸合方用之。应用时还必须结合病变主次酌情调整方药用量。

【注意事项】 运用苦参汤既要辨清西医之病，又要辨清西医之病属于中医湿热痈疽证。辨西医之病可进一步了解疾病的发展演变规律及其转归，辨中医之证可更好地针对西医之病选用苦参汤。

二、狼牙汤

【导读】 ①狼牙汤的组成药物仅有一味，单用比较少，最好合方应用。②狼牙汤虽是辨治阴中湿热疮证的重要代表方，但在临床中还要明确指出狼牙汤主治基本证型是湿热疮疡证。

【方歌】 狼牙汤是基础方，治病贵在用合方，湿热疮疡诸般疾，各科杂病效非常。

【方药】 狼牙三两（9 g）

【用法】 上一味，以水四升，煮取半升，以绵缠箸如茧，浸汤沥阴中，日四遍。

【功用】清热燥湿，消肿敛疮。

【主治基本证型】湿热疮疡证。①湿证的基本症状表现即身体酸楚、沉重、困痛，或大便溏泻，或小便混浊，口腻，苔腻。②热证的基本症状表现即口渴，或口苦，或面赤，舌红苔黄。③疮证的病变证机是湿热灼腐气血而演变为疔疮。④湿热疮疡证病变在心有心的基本症状表现如心悸等，在肺有肺的基本症状表现如咳嗽等，在肾有肾的基本症状表现如腰酸等，在肝有肝的基本症状表现如胁肋不舒等，在脾胃有脾胃的基本症状表现如脘腹不适，在太阳有太阳的基本症状表现如发热、疼痛、瘙痒等。⑤辨识湿热疮疡证即包含阴中湿热疮证的基本病变证机，于此适应证列举狼牙汤治疗阴中湿热疮证的基本思路与方法。

【适应证】

1. 中医病证　阴中湿热疮证。阴中瘙痒，或溃烂，灼热疼痛，带下黄浊淋漓不止，舌红、苔薄黄或腻，脉滑数。

2. 西医疾病　淋病、真菌性阴道炎、滴虫性阴道炎、阴道溃疡、尖锐湿疣、带下病、过敏性皮炎、皮肤真菌病、银屑病、病毒性疱疹、阴囊湿疹、前列腺炎等病变证机属于湿热疮疡证者。

【用药分析】方中狼牙以清热解毒兼燥湿敛疮为主，从用药用量分析进而得出狼牙汤是治疗湿热疮疡证的重要基础用方。

【用方思路】

（1）狼牙汤既是辨治阴中湿热疮疡证的重要代表方，又是辨治诸多杂病如皮肤病、妇科病、男科病、口腔病等属于湿热疮疡证者的重要基础方。

（2）方中狼牙既可辨治肌肤营卫湿热疮，又可辨治脏腑之湿热疮。狼牙汤的应用并不局限于阴中湿热疮疡证，还可用于辨治诸多杂病，如妇科、男科、皮肤、口腔等疾病病变证机属于湿热疮疡证者。

（3）运用狼牙汤辨治的病证（无论是胸膈病变还是妇科或男科疾病）以湿热疮疡为主；其治当清热燥湿。

【随证合方】若夹风痰血虚，可与藜芦芍药汤合方用之；若病变证机以湿热为主，可与牡蛎泽泻散合方用之；若夹寒湿，可与甘姜苓术汤合方用之；若夹瘀热，可与桃核承气汤合方用之。应用时还必须结合病变主次酌情调整方药用量。

【注意事项】运用狼牙汤既要辨清西医之病，又要辨清西医之病属于中医湿热疮疡证。辨西医之病可进一步了解疾病的发展演变规律及其转归，辨中医之证可更好地针对西医之病选用狼牙汤。

三、蛇床子散

【导读】①蛇床子散的组成药物仅有一味，单用比较少，最好合方应用。②蛇床子散虽是辨治寒湿下注证的重要代表方，但在临床中还要明确指出蛇床子散主治基本证型是寒湿浸淫证。

【方歌】蛇床子散经典方，寒湿瘙痒常用方，内服外用变通方，治病核心是合方。

【方药】蛇床子仁

【用法】上一味，末之，以白粉少许，和令相得，如枣大，绵裹内之，自然温。

【功用】温化寒湿，消疮止痒，通利关节，定痫止痛，益气化阴。

【主治基本证型】寒湿浸淫证。①寒证、阴寒证的基本症状表现即手足不温，怕冷，舌质淡，苔白；阴寒证的病变证机及症状表现较寒证为重。②湿证的基本症状表现即身体酸楚、沉重、困痛，或大便溏泻，或小便混浊，口腻，苔腻。③浸淫证的病变证机是寒湿之邪浸淫肆虐损伤肌肤脉络。④寒湿浸淫证病变在心有心的基本症状表现如心悸等，在肺有肺的基本症状表现如咳嗽等，在肾有肾的基本症状表现如腰酸等，在肝有肝的基本症状表现如胁肋不舒等，在脾胃有脾胃的基本症状表现如脘腹不适，在太阳有太阳的基本症状表现如发热、疼痛、瘙痒等。⑤辨识寒湿浸淫证即包含寒湿下注证的基本病变证机，于此适应证列举蛇床子散治疗寒湿下注证的基本思路与方法。

【适应证】

1. 中医病证　寒湿下注证。前阴瘙痒，带下量多色白，腰膝酸软，或湿疹，或湿疮，或恶寒，舌淡、苔薄，脉迟。

2. 西医疾病　淋病、真菌性阴道炎、滴虫性阴道炎、阴道溃疡、尖锐湿疣、带下病、过敏性皮炎、皮肤真菌病、银屑病、病毒性疱疹等病变证机属于寒湿浸淫证者。

【用药分析】方中蛇床子以温阳散寒燥湿兼壮阳为主，从用药用量分析进而得出蛇床子散是治疗寒湿浸淫证的重要基础用方。

【用方思路】

（1）运用蛇床子散既是辨治寒湿下注证的重要代表方，又是辨治诸多杂病如皮肤病、妇科病、男科病、肾病等属于寒湿浸淫证者的重要基础方。

（2）方中蛇床子既可辨治肌肤营卫寒湿，又可辨治脏腑之寒湿。蛇床子散的应用并不局限于寒湿下注证，还可用于辨治诸多杂病，如妇科、男科、皮肤等疾病病变证机属于寒湿浸淫证者。

（3）运用蛇床子散辨治的病证（无论是肾病还是妇科、男科疾病）以寒湿浸淫为主；其治当温阳化湿。

【随证合方】若夹寒热伤阴，可与附子花粉汤合方用之；若夹热，可与苦参汤、黄连粉方合方用之；若夹阳虚，可与天雄散合方用之；若夹痰热，可与小陷胸汤合方用之。应用时还必须结合病变主次酌情调整方药用量。

【注意事项】运用蛇床子散既要辨清西医之病，又要辨清西医之病属于中医寒湿浸淫证。辨西医之病可进一步了解疾病的发展演变规律及其转归，辨中医之证可更好地针对西医之病选用蛇床子散。

四、矾石汤

【导读】①矾石汤的组成药物仅有一味，单用比较少，最好合方应用。②矾石汤虽是辨治湿毒脚气证的重要代表方，但在临床中还要明确指出矾石汤主治基本证型是湿热浸注证。

【方歌】湿热浸注矾石汤，清热燥湿基础方，皮肤瘙痒诸般疾，亦可内服治晕狂。

【方药】矾石二两（6 g）

【用法】上一味，以浆水一斗五升，煎三五沸，浸脚良。

【功用】清热燥湿，消疮收敛。

【主治基本证型】湿热浸注证。①湿证的基本症状表现即身体酸楚、沉重、困痛，或大便溏泻，或小便混浊，口腻，苔腻。②热证的基本症状表现即口渴，或口苦，或面赤，舌红苔黄。③浸注证的病变证机是湿热走窜流注肆虐肌肤。④湿热浸注证病变在心有心的基本症状表现如心悸等，在肺有肺的基本症状表现如咳嗽等，在肾有肾的基本症状表现如腰酸等，在肝有肝的基本症状表现如胁肋不舒等，在脾胃有脾胃的基本症状表现如脘腹不适，在太阳有太阳的基本症状表现如发热、疼痛、瘙痒等。⑤辨识湿热浸注证即包含湿毒脚气证的基本病变证机，于此适应证列举矾石汤治疗湿毒脚气证的基本思路与方法。

【适应证】

1. 中医病证　湿毒脚气证。脚肿，或溃烂，或疼痛，或心悸，或气喘，或呕吐，或头晕，或泄利，或发狂，舌淡、苔薄，脉迟或沉。

2. 西医疾病　过敏性皮炎、皮肤真菌病、银屑病、病毒性疱疹、疥癣、湿疹、脚部肿胀、慢性盆腔炎、慢性附件炎、慢性前列腺炎等病变证机属于湿热浸注证者。

【用药分析】方中矾石以化痰消疮息风兼活血强骨为主，浆水以调中开胃兼消肿收敛为主，从用药用量分析进而得出矾石汤是治疗湿热浸注证的重要基础用方。

【用方思路】

（1）矾石汤既是辨治湿毒脚气证的重要代表方，又是辨治诸多杂病如皮肤病、妇科病、男科病、肾病等属于湿热浸注证者的重要基础方。

（2）方中矾石可辨治诸湿热；浆水既解毒，又消肿。矾石汤的应用并不局限于湿热脚气证，还可用于辨治诸多杂病，如妇科病、男科病、皮肤病、肾病等病变证机属于湿热浸注证者。

（3）运用矾石汤辨治的病证（无论是肾病还是妇科、男科疾病）以湿热浸注为主；其治当清热燥湿。

【随证合方】若夹风痰血虚，可与藜芦芍药汤合方用之；若夹阳虚，可与桂枝人参汤合方用之；若夹寒湿，可与甘姜苓术汤合方用之；若湿热比较重，可与牡蛎泽泻汤合方用之。应用时还必须结合病变主次酌情调整方药用量。

【注意事项】运用矾石汤既要辨清西医之病，又要辨清西医之病属于中医湿热浸注证。辨西医之病可进一步了解疾病的发展演变规律及其转归，辨中医之证可更好地针对西医之病选用矾石汤。

五、小儿疳虫蚀齿方

【导读】①小儿疳虫蚀齿方在临床中单用比较少，最好合方应用。②小儿疳虫蚀齿方虽是辨治疳热生虫证的重要代表方，但在临床中还要明确指出小儿疳虫蚀齿方主治基本证型是湿热夹寒伤阴证。

【方歌】小儿疳虫蚀齿方，猪脂槐枝苈雄黄，温化寒痰能清热，合理调配效非常。

【方药】雄黄　葶苈

【用法】上二味，末之，取腊日猪脂熔，以槐枝绵裹头四五枚，点药烙之。

【功用】清热燥湿，温化寒毒，滋阴润燥。

【主治基本证型】湿热夹寒伤阴证。①湿证的基本症状表现即身体酸楚、沉重、困痛，或大便溏泻，或小便混浊，口腻，苔腻。②热证的基本症状表现即口渴，或口苦，或面赤，舌红苔黄。③寒证、阴寒证的基本症状表现即手足不温，怕冷，舌质淡，苔白；阴寒证的病变证机及症状表现较寒证为重。④阴伤证的基本症状表现即皮肤粗糙，口咽干燥，舌红少津。⑤湿热夹寒伤阴证病变在心有心的基本症状表现如心悸等，在肺有肺的基本症状表现如咳嗽等，在肾有肾的基本症状表现如腰酸等，在肝有肝的基本症状表现如胁肋不舒等，在脾胃有脾胃的基本症状表现如脘腹不适，在太阳有太阳的基本症状表现如发热、疼痛、瘙痒等。⑥辨识湿热夹寒伤阴证即包含疳热生虫证的基本病变证机，于此适应证列举小儿疳虫蚀齿方治疗疳热生虫证的基本思路与方法。

【适应证】

1. 中医病证　疳热生虫证。牙齿虫蚀，牙齿黄或黑，牙龈糜烂或肿或痛。

2. 西医疾病　牙龈糜烂、牙周炎、口腔溃疡、牙齿黑或黄、过敏性皮炎、支气管炎、前列腺炎等病变证机属于湿热夹寒伤阴证者。

【用药分析】方中雄黄以通阳化瘀消痰解毒兼杀虫为主，葶苈子以清热通利兼化癥为主，猪脂以凉血润燥为主，槐枝以凉血散邪为主，从用药用量分析进而得出小儿疳虫蚀齿方是治疗湿热夹寒伤阴证的重要基础用方。

【用方思路】

（1）小儿疳虫蚀齿方既是辨治疳热生虫证的重要代表方，又是辨治诸多杂病如口腔病、咽喉病、皮肤病等属于湿热夹寒伤阴证者的重要基础方。

（2）方中雄黄既可驱杀诸虫，又可化解诸毒；葶苈子、槐枝清热凉血解毒；猪脂润燥。从方中用药用量及调配分析得知，小儿疳虫蚀齿方的应用并不局限于疳热生虫证，还可用于辨治诸多杂病，如生殖、呼吸、循环、消化、内分泌及代谢等系统疾病病变证机属于湿热夹寒伤阴证者。

（3）运用小儿疳虫蚀齿方辨治的病证（无论病变部位在口腔或在咽喉）以湿热夹寒伤阴为主；其治当清热温化解毒。

【随证合方】若夹风痰气虚，可与藜芦人参汤合方用之；若夹郁热，可与栀子豉汤合方用之；若夹虚热，可与麦门冬汤合方用之；若夹血热，可与百合地黄汤合方用之。应用时还必须结合病变主次酌情调整方药用量。

【注意事项】运用小儿疳虫蚀齿方既要辨清西医之病，又要辨清西医之病属于中医湿热夹寒伤阴证。辨西医之病可进一步了解疾病的发展演变规律及其转归，辨中医之证可更好地针对西医之病选用小儿疳虫蚀齿方。

六、雄黄熏方

【导读】①雄黄熏方的组成药物仅有一味，单用比较少，最好合方应用。②雄黄熏方虽是辨治湿毒下注证的重要代表方，但在临床中还要明确指出雄黄熏方主治基本证型是寒痰瘀毒证。

【方歌】雄黄熏方基础方，温化寒湿经典方，寒湿瘀毒诸般证，调配内服治惊狂。

【方药】 雄黄二两（6g）（编者注：用量引自《经方辨治疑难杂病技巧》）

【用法】 上一味，为末，筒瓦二枚合之，烧，向肛熏之。

【功用】 温化寒痰，化瘀消疮。

【主治基本证型】 寒痰瘀毒证。①寒证、阴寒证的基本症状表现即手足不温，怕冷，舌质淡，苔白；阴寒证的病变证机及症状表现较寒证为重。②痰证的基本症状表现即头身沉重、困倦、肿胀，或咽中痰阻，或咯痰，苔腻。③瘀证的基本症状表现即疼痛如针刺，部位固定，舌质夹瘀紫。④寒痰瘀毒证的病变证机是寒痰瘀相互胶结而浸淫肆虐。⑤寒痰瘀毒证病变在心有心的基本症状表现如心悸等，在肺有肺的基本症状表现如咳嗽等，在肾有肾的基本症状表现如腰酸等，在肝有肝的基本症状表现如胁肋不舒等，在脾胃有脾胃的基本症状表现如脘腹不适，在太阳有太阳的基本症状表现如发热、疼痛、瘙痒等。⑥辨识寒痰瘀毒证即包含湿毒下注证的基本病变证机，于此适应证列举雄黄熏方治疗湿毒下注证的基本思路与方法。

【适应证】

1. 中医病证　湿毒下注证。前后阴瘙痒，或溃烂，色红不甚，口不渴，或惊，或痫，或疟，或痰核，或虫，舌淡、苔薄，脉沉。

2. 西医疾病　牙龈糜烂、牙周炎、口腔溃疡、牙齿黑或黄、过敏性皮炎、支气管炎等病变证机属于寒痰瘀毒证者。

【用药分析】 方中雄黄以通阳化瘀祛痰解毒兼杀虫为主，从用药用量分析进而得出雄黄熏方是治疗寒痰瘀毒证的重要基础用方。

【用方思路】

（1）雄黄熏方既是辨治湿毒下注证的重要代表方，又是辨治诸多杂病如妇科病、男科病、心病、肾病、口腔病、皮肤病等属于寒痰瘀毒证者的重要基础方。

（2）方中雄黄既可驱杀诸虫，又可化解诸毒。雄黄熏方的应用并不局限于湿毒下注证，还可用于辨治诸多杂病，如妇科、男科疾病和循环、泌尿、内分泌及代谢等系统疾病病变证机属于寒痰瘀毒证者。

（3）运用雄黄熏方辨治的病证（无论是心肾疾病还是妇科、男科疾病）以寒痰瘀毒为主；其治当温阳化痰，化瘀解毒。

【随证合方】 若夹风痰血虚，可与藜芦芍药汤合方用之；若夹湿热，可与苦参汤合方用之；若夹阳虚，可与天雄散合方用之；若夹寒痰，可与赤丸合方用之。应用时还必须结合病变主次酌情调整方药用量。

【注意事项】 运用雄黄熏方既要辨清西医之病，又要辨清西医之病属于中医寒痰瘀毒证。辨西医之病可进一步了解疾病的发展演变规律及其转归，辨中医之证可更好地针对西医之病选用雄黄熏方。